Handbuch
Psychopharmaka

von

Borwin Bandelow, Stefan Bleich und Stefan Kropp

Deutsche Bearbeitung der englischsprachigen Version von

Kalyna Z. Bezchlibnyk-Butler und J. Joel Jeffries

2., überarbeitete Auflage

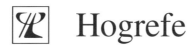

Göttingen • Bern • Toronto • Seattle

Prof. Dr. med. Borwin Bandelow, geb. 1951. Seit 1995 geschäftsführender Oberarzt der Klinik für Psychiatrie und Psychotherapie der Universität Göttingen.

PD Dr. med. Stefan Bleich, geb. 1968. Seit 2001 Oberarzt in der Klinik mit Poliklinik für Psychiatrie und Psychotherapie der Universität Erlangen-Nürnberg.

PD Dr. med. Stefan Kropp, geb. 1966. Seit 2002 Oberarzt an der Abteilung für Klinische Psychiatrie und Psychotherapie der Medizinischen Hochschule Hannover.

Wichtiger Hinweis: Der Verlag hat für die Wiedergabe aller in diesem Buch enthaltenen Informationen (Programme, Verfahren, Mengen, Dosierungen, Applikationen etc.) mit Autoren bzw. Herausgebern große Mühe darauf verwandt, diese Angaben genau entsprechend dem Wissenstand bei Fertigstellung des Werkes abzudrucken. Trotz sorgfältiger Manuskripterstellung und Korrektur des Satzes können Fehler nicht ganz ausgeschlossen werden. Autoren bzw. Herausgeber und Verlag übernehmen infolgedessen keine Verantwortung und keine daraus folgende oder sonstige Haftung, die auf irgendeine Art aus der Benutzung der in dem Werk enthaltenen Informationen oder Teilen davon entsteht. Geschützte Warennamen (Warenzeichen) werden nicht besonders kenntlich gemacht. Aus dem Fehlen eines solchen Hinweises kann also nicht geschlossen werden, dass es sich um einen freien Warennamen handele.

© by Hogrefe-Verlag, Göttingen • Bern • Toronto • Seattle 2000 und 2004
Rohnsweg 25, D-37085 Göttingen

http://www.hogrefe.de
Aktuelle Informationen • Weitere Titel zum Thema • Ergänzende Materialien

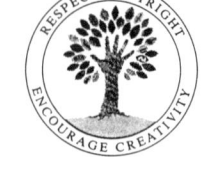 Das Werk einschließlich aller seiner Teile ist urheberrechtlich geschützt. Jede Verwertung außerhalb der engen Grenzen des Urheberrechtsgesetzes ist ohne Zustimmung des Verlages unzulässig und strafbar. Das gilt insbesondere für Vervielfältigungen, Übersetzungen, Mikroverfilmungen und die Einspeicherung und Verarbeitung in elektronischen Systemen.

Satz: Beate Hautsch, Göttingen
Druck: Schlütersche GmbH & Co. KG Verlag und Druckerei
Printed in Germany
Auf säurefreiem Papier gedruckt

ISBN 3-8017-1720-8

Anregungen und Änderungsvorschläge sind willkommen. Bitte schreiben Sie an:

Prof. Dr. med. Borwin Bandelow, Dipl.-Psych.
Klinik für Psychiatrie und Psychotherapie
von-Siebold-Str. 5,
D-37075 Göttingen
Tel. 0551-39-6610,
Fax: 0551-39-2004
E-mail: bbandel@gwdg.de

Priv.-Doz. Dr. med. Stefan Bleich
Klinik für Psychiatrie und Psychotherapie der Universität Erlangen
Schwabachanlage 6-10
D-91504 Erlangen
Tel.: 09131-853-4597
Fax: 09131-853-4105
E-mail: stefan.bleich@psych.imed.uni-erlangen.de

Priv.-Doz. Dr. med. Stefan Kropp
Klinische Psychiatrie und Psychotherapie
Medizinische Hochschule Hannover
D-30623 Hannover
Tel. 0511-532-3167,
Fax: 0511-532-2415
E-mail: kropp.stefan@mh-hannover.de

INHALT

Vorworte 4

ANTIDEPRESSIVA 6
Selektive Serotoninwiederaufnahmehemmer (SSRI) 7
Selektiver Serotonin-Noradrenalin-Wiederaufnahmehemmer (SSNRI) 23
Selektiver Noradrenalin-Wiederaufnahmehemmer (SNRI) 27
Trizyklische Antidepressiva (TZA) 31
Andere Antidepressiva 43
Antidepressiva: Pharmakologische Wirkungen auf
   Neurotransmitter/Rezeptoren 55
Monoaminooxidasehemmer (MAOH) 56
Antidepressive Augmentationsverfahren 69

ELEKTROKONVULSIONSTHERAPIE (EKT) 77

REPETITIVE TRANSKRANIELLE MAGNETSTIMULATION (rTMS) 84

LICHTTHERAPIE 86

NEUROLEPTIKA (ANTIPSYCHOTIKA) 88
Atypische Neuroleptika (Antipsychotika der 2. Generation) 98
Antipsychotika der „3. Generation" 105
Typische Neuroleptika (Antipsychotika der 1. Generation) 107
Depotneuroleptika 119
Pharmakologische Wirkung der Neuroleptika auf Neurotransmitter
   und Rezeptoren 123
Nebenwirkungen der Neuroleptika: Zeitverlauf 127
Umstellen der Neuroleptikatherapie 128
Augmentationstrategien in der Neuroleptikabehandlung 130

ANTIPARKINSONMITTEL 135

ANXIOLYTIKA 142
Buspiron 143

HYPNOTIKA/SEDATIVA 146
Benzodiazepine 147
Benzodiazepinähnliche Hypnotika 161
Antihistaminika 165
Chloralderivate 168
Clomethiazol 170

PHASENPROPHYLAKTIKA 172
Lithium 176
Carbamazepin 183
Valproat 189

Clonazepam 194
L-Tryptophan 196

PSYCHOSTIMULANZIEN 198

ANTIDEMENTIVA („COGNITION-ENHANCERS") 208
Cholinesterasehemmer 209
Kalzium-Antagonist 218
NMDA-Glutamat-Antagonist 220
Andere Antidementiva 222
Zerebrale Vasotherapeutika 226

TRIEBDÄMPFENDE ARZNEIMITTEL 228

MISSBRÄUCHLICH VERWENDETE SUBSTANZEN 231
Alkohol 234
Halluzinogene 237
Psychostimulanzien 243
Opiate 246
Inhalativa/Aerosole 250
Gamma-Hydroxy-Butyrat (GHB) 252

BEHANDLUNG DES SUBSTANZMISSBRAUCHS
   UND MITTEL ZUR RAUCHERENTWÖHNUNG 253

NEUE, NICHT ETABLIERTE BEHANDLUNGSFORMEN BEI
   PSYCHIATRISCHEN ERKRANKUNGEN 268
Adrenerge Substanzen 270
Kalziumantagonisten 273
Cholinerge Substanzen 274
Dopaminerge Substanzen 274
GABAerge Substanzen 275
Serotoninantagonisten 277
Opioid-Antagonisten 277
Steroid-Biosynthese-Hemmer 278
Verschiedene Substanzen 278

PHYTOPHARMAKA 281

GLOSSAR 286

WEITERFÜHRENDE LITERATUR 290

INDEX DER MEDIKAMENTE 294

TABELLENVERZEICHNIS 299

PATIENTENINFORMATIONEN 300

Vorwort zur 1. Auflage

Das vorliegende Handbuch basiert auf dem kanadischen Buch „Clinical Handbook of Psychotropic Drugs" (1999), herausgegeben von Kalyna Z. Bezchlibnyk-Butler und J. Joel Jeffries (9. Auflage; Seattle, Toronto, Göttingen, Bern: Hogrefe & Huber Publishers). Es handelt sich jedoch nicht nur um eine reine Übersetzung dieses Buches. Weite Teile mussten neu erstellt werden, da zwischen dem Psychopharmakamarkt in Kanada/USA und Deutschland, Österreich und der Schweiz nur teilweise Übereinstimmungen bestehen.

Hinweise:
Der Arzneimittelmarkt ist ständigen Veränderungen unterworfen. Die Angaben zu den Neben- und Wechselwirkungen der Arzneimittel gehen teilweise über die Angaben der Fachinformationen hinaus, da versucht wurde, den neuesten Erkenntnisstand über die jeweiligen Medikamente darzustellen.

Angaben zu den nicht zugelassenen Indikationen dienen zur Stimulierung kontrollierter Untersuchungen und zur Darstellung der Behandlungsmöglichkeiten in anderweitig therapieresistenten Fällen. Der behandelnde Arzt sollte beachten, dass es möglicherweise medizinrechtliche Probleme bei der Verordnung von Medikamenten in nicht zugelassenen Indikationen geben kann.

Die in diesem Buch aufgeführten Angaben zur Medikation wurden sorgfältig geprüft. Dennoch können Autor und Verlag keine Gewähr für die Richtigkeit der Angaben übernehmen. Dem Leser wird empfohlen, sich vor einer Medikation in eigener Verantwortung anhand des Beipackzettels, der Fachinformation oder anderer Herstellungsunterlagen kritisch zu informieren.

Die Autoren danken Frau Christa Mehlhorn und Frau Sonja Hausmann für ihre unermüdliche Arbeit bei der Erstellung des Manuskripts.

Göttingen, Hannover, Mai 2000

Borwin Bandelow
Stefan Bleich
Stefan Kropp

Vorwort zur 2. Auflage

Die Psychopharmakologie entwickelt sich rasch weiter, und so wurde – bereits zwei Jahre nach dem Erscheinen – eine Neuauflage des „Handbuchs Psychopharmaka" notwendig. Das Buch wurde vollständig durchgesehen, und es gab wohl kaum eine Seite, auf der nicht Verbesserungen und Ergänzungen vorgenommen wurden. Es beruht auf der 2003 erschienenen 13. Auflage des „Clinical Handbook of Psychotropic Drugs". Neue Medikamente wurden aufgenommen, und das Werk wurde durch weitere Tabellen ergänzt. Dabei wurde das Prinzip des Buches – eine auf der Evidenz aus randomisierten Studien beruhende, möglichst fundierte und vollständige Dokumentation der aktuellen Erkenntnisse über Wirkungen und Nebenwirkungen der Psychopharmaka – weiter verfolgt.

An dieser Stelle möchten wir allen danken, die uns Hinweise für Korrekturen und Verbesserungen gegeben haben.

Göttingen, Erlangen, Hannover, Herbst 2003

Borwin Bandelow
Stefan Bleich
Stefan Kropp

Vorwort von Prof. Dr. Eckart Rüther

Ein profundes Wissen über Psychopharmaka ist heute für jeden Arzt und besonders für den psychiatrischen Facharzt von großer Relevanz. Informationen über Psychopharmaka sind ständigen Wechseln unterworfen. Der zunehmende Erkenntnisstand über diese Arzneimittel erfordert immer differenziellere, individuell auf den Patienten abgestimmte Behandlungsschemata.

In dem vorliegenden Buch werden alle in Deutschland, Österreich und der Schweiz erhältlichen psychopharmakologisch wirksamen Substanzen in übersichtlicher Form dargestellt. Dieses Buch wendet sich an Allgemeinärzte, Fachärzte, Pharmazeuten, Studenten und das in der Psychiatrie tätige Pflegepersonal und ermöglicht einen raschen, aber dennoch kompetenten Überblick. Die Angaben zu den Medikamenten beruhen auf den neuesten wissenschaftlichen Erkenntnissen. Auch sehr seltene Risiken und Wechselwirkungen der Psychopharmaka werden dargestellt. Zahlreiche Tabellen erleichtern den täglichen klinischen Umgang mit den Medikamenten.

Vorliegende Erkenntnisse zu Phytopharmaka werden ebenso kritisch und ausführlich dargestellt. Zusätzlich enthält das Buch eine vollständige Darstellung der Pharmakologie der Suchtstoffe mit ihren Wirkungen und Wechselwirkungen sowie Anleitungen zur Behandlung des Alkohol- und Drogenmissbrauchs.

Hilfreich ist auch die vollständige Darstellung neuer, noch nicht etablierter Behandlungsformen, die jedoch bereits in vorläufigen Studien untersucht worden sind. Hiervon kann insbesondere die Behandlung anderweitig therapieresistenter Patienten profitieren.

Auch für das Pflegepersonal gibt es Hinweise für den Umgang mit den psychopharmakologisch behandelten Patienten, das Erkennen von Nebenwirkungen und die Überwachung in risikoreichen Situationen.

Ein umfangreiches Glossar erleichtert die Suche nach speziellen Fachausdrücken.

In allgemeinverständlicher Form können dem Patienten Informationen über die verordneten Psychopharmaka in kopierter Form mitgegeben werden. Die relevante Literatur zur Vertiefung des Wissens wird aufgeführt, meist in Form von kompetenten Übersichtsarbeiten. Diese klare Übersicht über die aktuelle Pharmakopsychiatrie kann allen psychiatrisch Tätigen wärmstens empfohlen werden.

Göttingen, im Januar 2000   Eckart Rüther

ANTIDEPRESSIVA

Klasseneinteilung der Antidepressiva

Eine befriedigende Klassifikation der Antidepressiva nach einem einheitlichen Prinzip ist nur zum Teil möglich. In der folgenden Einteilung werden daher diejenigen Antidepressiva in Gruppen zusammengefasst, bei denen sich Ähnlichkeiten der chemischen Struktur oder der pharmakologischen Wirkweise auch in Gemeinsamkeiten der klinischen Wirkungen und Nebenwirkungen widerspiegeln:

- Selektive Serotoninwiederaufnahmehemmer (selective serotonin-reuptake inhibitors, SSRI)
- Selektive Serotonin-Noradrenalin-Wiederaufnahmehemmer (SSNRI)
- Selektiver Noradrenalin-Wiederaufnahmehemmer (SNRI)
- Trizyklische Antidepressiva
- Andere Antidepressiva (hierunter werden einige Arzneimittel zusammengefasst, die sich weder nach chemischer Struktur noch nach dem Wirkmechanismus oder dem Nebenwirkungsprofil in andere Gruppen einteilen oder zuordnen lassen)
- Monoaminooxidasehemmer
  - Selektiver, reversibler MAO-A-Hemmer (RIMA)
  - Nicht selektiver, irreversibler MAO-A/B-Hemmer (MAOH)

Allgemeine Hinweise

- Die antidepressive Wirkung der Antidepressiva setzt im Allgemeinen erst nach etwa 2–6 Wochen ein; eine eventuell bestehende Antriebsminderung bessert sich aber meist schon vorher. Bei suizidalen Patienten besteht daher in Einzelfällen die Gefahr, dass geplante Suizidversuche wegen der beginnenden Antriebssteigerung in diesem Zeitraum realisiert werden
- Bestimmte Antidepressiva (trizyklische Antidepressiva und irreversible MAO-Hemmer) sind in Überdosierungen toxisch; bei Patienten mit Suizidalität sollten diese Medikamente den Patienten nur in begrenzten Mengen verschrieben werden
- Bei der Rezidivprophylaxe mit Antidepressiva sollte die Dosis ebenso hoch sein wie bei der Akutbehandlung
- Bei Patienten mit therapieresistenter Depression kommen eventuell Augmentationsstrategien in Frage (siehe Seite 69, Antidepressive Augmentationsverfahren)

Therapeutische Wirkungen

Folgende Symptome einer Depression werden gebessert:

- Stimmung, Antrieb, Ermüdbarkeit, Aktivitätseinschränkung, Aufmerksamkeit, Konzentration, Selbstwertgefühl, Selbstvertrauen, Schuldgefühle, Gefühle der Wertlosigkeit, negative und pessimistische Zukunftsperspektiven, Schlafstörungen, Appetitmangel, Suizidgedanken

Selektive Serotoninwiederaufnahmehemmer (SSRI)

Verfügbare Substanzen

Wirkstoffe	Handelsnamen Deutschland	Handelsnamen Österreich	Handelsnamen Schweiz
Citalopram	Cipramil®, citadura®, Citalopram AZU®, citalopram-biomo®, Citalopram-Hexal®, Citalopram-neuraxpharm®, Citalopram-ratiopharm®, Citalopram STADA®, Sepram®, Serital®	Sepram®, Seropram®, Cipram®, Apertia®	Seropram®
Escitalopram	Cipralex®	Cipralex®	Cipralex®
Fluoxetin	Fluctin®, Fluneurin®, Fluox®, Fluoxa®, Fluoxemerck®, Fluoxetin-Heumann®, Fluoxetin AZU®, Fluoxetin-ratiopharm®, Fluxet®, Fysionorm®, u.a.	Fluctine®, Felicium®, Fluoxibene®, Fluoxistad®, Flux®, Fluoxetin-Arcana®, Fluoxetin-Kwizda®, Mutan®, Fluxil®, u.a.	Fluctine®, Fluocim®, Fluoxetin-Helvepharm®, Fluoxetin-Mepha®, Fluoxifar®, Flusol®, u.a.
Fluvoxamin	Fevarin®, Desiflu®, Flurohexal® Fluvoxadura®, Fluroamin-neuraxpharm®, -ratiopharm®, Fluroxamin Stada®	Floxyfral®, Felixsan®, Fluvoxaminmaleat-Solvay®	Floxyfral®, Flox-ex®
Paroxetin	Seroxat®, Tagonis®, Euplix®, Paroxat®, paroxedura®, Paroxetin beta®, Paroxetin-ratiopharm®	Seroxat®, Ennos®, Paroxat®, Paroxetin-Allen®, Paroxetin-Arcana®, -GSK®, Paroxetin-SKB®	Deroxat®
Sertralin	Gladem®, Zoloft®	Gladem®, Tresleen®	Gladem®, Zoloft®

Indikationen

Zugelassene Indikationen:

- Depression („major depression")
- Prophylaxe bei rezidivierenden Depressionen (unipolare affektive Störung)
- Sekundäre Depression im Rahmen anderer psychiatrischer Erkrankungen, z.B. Schizophrenie, Demenz
- Depressive Phasen bei bipolaren affektiven Störungen
- Dysthymie
- Bulimie, nur im Rahmen eines zugleich auch psychotherapeutisch ausgerichteten Gesamtkonzeptes (Fluoxetin)
- Atypische Depression
- Zwangsstörung
- Panikstörung mit oder ohne Agoraphobie (Citalopram, Escitalopram, Paroxetin)
- Soziale Phobie
- Posttraumatischen Belastungsstörung (Paroxetin), akut und in der Rückfallprophylaxe, nach vorläufigen Daten auch Sertralin
- Generalisierte Angststörung (Paroxetin)

Antidepressiva

Antidepressiva

Weitere Indikationen:

- Aggressivität, impulsives Verhalten
- Nach Fallberichten Linderung affektiver oder somatischer Symptome bei prämenstrueller Verstimmung oder Depression
- Fluoxetin kann möglicherweise bei der Nikotinentwöhnung hilfreich sein, außerdem in der Alkohol- oder Drogen-Entzugsbehandlung
- Nach Fallberichten Besserungen beim „chronic fatigue syndrome" und Dysmorphophobie
- Vorläufige Daten lassen eine Wirksamkeit bei tiefgreifenden Entwicklungsstörungen (Autismus, Rett-Syndrom, Asperger-Syndrom) und elektivem Mutismus vermuten
- Kombinationsbehandlung bei Schmerzzuständen, z. B. bei diabetischer Polyneuropathie, Arthritis, Phantomschmerz (Fluoxetin), Morbus Raynaud (Fluoxetin), Fibrositis und Fibromyalgie (Fluoxetin)
- Reduktion von Kataplexie-Episoden möglich
- Ejaculatio praecox
- Nach vorläufigen Daten bei funktioneller Enuresis wirksam
- Nach vorläufigen Daten bei Heißhungerattacken wirksam (Fluvoxamin), ebenso bei Flush-Symptomatik
- Depressionen im Rahmen von Komorbidität (z. B. Depression nach Apoplex, Herzinfarkt, Morbus Alzheimer)
- Die Wirksamkeit von SSRIs in der Behandlung von sexuellen Deviationen (Paraphilien) wird kontrovers diskutiert. SSRIs zur Behandlung von Patienten mit Paraphilien sollten daher mit entsprechender Vorsicht verabreicht werden
- Trichotillomanie

Pharmakologie

- siehe S. 74, Tabelle 16
- Die genauen Wirkmechanismen der Antidepressiva sind noch nicht vollständig aufgeklärt; das gemeinsame Wirkprinzip aller Antidepressiva ist die Beeinflussung der Monoaminsysteme (Serotonin- und Noradrenalinsysteme) des Gehirns in unterschiedlichem Ausmaß
- Als gesicherter Wirkmechanismus der SSRI gilt die Hemmung der Wiederaufnahme von Serotonin aus dem synaptischen Spalt; dadurch kommt es zu einer Erhöhung der verfügbaren Serotoninkonzentration. Diese Wiederaufnahmehemmung führt zu einer Down-Regulation von Rezeptoren (z. B. der Serotonin-$5\text{-}HT_2$-Rezeptoren). Es ist jedoch nicht geklärt, ob diese Down-Regulation mit der antidepressiven Wirkung zusammenhängt

Allgemeine Hinweise

- SSRI können manchmal bei der Behandlung der schweren („melancholischen" bzw. „endogenen") Depression weniger wirksam sein als trizyklische Antidepressiva
- Frauen scheinen stärker auf SSRI (und weniger gut auf Trizyklika) anzusprechen als Männer; auch besseres Ansprechen bei Frauen vor der Menopause möglich
- Escitalopram ist das S-Isomer des razemischen Citaloprams; die Wirkung scheint 2–4 mal stärker zu sein als bei Citalopram (nach in-vitro- und klinischen Daten)

Dosierung

- Siehe S. 72, Tabelle 14. Antidepressiva: Dosierung
- SSRI haben eine flache Dosiswirkungskurve, d. h. etwa 75 % der Patienten bessern sich bereits mit der Regeldosis. Die Dosis sollte nicht erhöht werden, bevor ein steady state erreicht ist (4 Wochen für Fluoxetin und 1 Woche für die übrigen Medikamente). Für Fluoxetin wird ein „therapeutisches Fenster" angenommen
- Die Dosis von Fluoxetin, Fluvoxamin und Sertralin sollte bei Patienten mit Leberinsuffizienz um 50 % reduziert werden. Eine Dosisreduktion bei Nierenerkrankungen ist in der Regel SSRI nicht notwendig
- Bei Zwangserkrankungen kann eine höhere Dosierung der SSRI notwendig sein

- Bei Patienten mit Panikstörung kann wegen erhöhter Empfindlichkeit möglicherweise zu Beginn der Behandlung mit SSRI eine niedrigere Dosis notwendig sein
- Zur Prophylaxe von Depressionen mit Fluoxetin wurden Dosierungen von 20 mg alle 2 – 7 Tage angewendet
- Eine intermittierende Dosierung (während der Lutealphase des Menstruationszyklus) zur Behandlung prämenstrueller Verstimmungen ist möglicherweise effektiver

Pharmakokinetik

- Siehe S. 73, Tabelle 15. Antidepressiva: Pharmakokinetik
- SSRI werden nach oraler Gabe rasch resorbiert und unterliegen einem geringen first-pass Effekt
- SSRI haben eine starke Plasmaeiweißbindung, so dass sie andere Medikamente aus der Proteinbindung verdrängen und so deren Plasmaspiegel erhöhen können (siehe S. 16, Tabelle 2. SSRI: Wechselwirkungen); am geringsten ist dies bei Fluvoxamin ausgeprägt
- SSRI werden hauptsächlich in der Leber metabolisiert; sie beeinflussen das Cytochrom-P-450-System (bei Citalopram, Escitalopram und Sertralin in geringem Ausmaß) (siehe S. 16, Tabelle 2. SSRI: Wechselwirkungen, und S. 20, Tabelle 3. Wechselwirkungen im Cytochrom-P450-System). Fluoxetin und Paroxetin können ihren eigenen Metabolismus verlangsamen
- Der maximale Plasmaspiegel von Sertralin ist bei gleichzeitiger Nahrungsaufnahme um etwa 30 % höher, da dadurch der first pass-Effekt vermindert wird
- Fluoxetin und sein aktiver Metabolit Norfluoxetin haben die längsten Halbwertszeiten (Fluoxetin bis zu 70 Stunden; Norfluoxetin bis zu 330 Stunden). Dies hat unter anderem für das Erreichen eines steady state Bedeutung. Außerdem ist auch nach Absetzen von Fluoxetin wegen des wirksamen Metaboliten Norfluoxetin über Tage hinaus eine klinische Wirkung zu erwarten
- Die Clearance von Fluoxetin, Sertralin und Fluvoxamin ist bei Patienten mit Leberzirrhose vermindert; Citalopram und Escitalopram: bei älteren Patienten (> 65 Jahre) sind aufgrund einer verminderten Metabolisierungsrate längere Halbwertszeiten und niedrigere Clearancewerte festgestellt worden

Art und Dauer der Anwendung

- SSRI sind lang wirksame Medikamente und können in einer einzigen Tagesdosierung gegeben werden, vorzugsweise morgens
- Ein therapeutischer Effekt tritt in der Regel nach 7 – 28 Tagen ein. Bei den meisten Patienten mit depressiver Symptomatik reicht bereits die Regeldosis aus. Tritt die Besserung nicht sofort ein, sollte die Dosis frühestens nach 6 Wochen erhöht werden
- Bei einigen Patienten entwickeln sich nach mehrmonatiger Behandlung Toleranzphänomene; eine Anpassung der Dosierung kann dann notwendig sein. In manchen Fällen kommen aber auch Umstellung auf eine andere Substanzklasse oder „Augmentationsverfahren" in Betracht

Nebenwirkungen

- Siehe S. 13, Tabelle 1. SSRI: Häufigkeit von Nebenwirkungen
- Das Nebenwirkungsprofil der SSRI ist von der Stärke der Neurotransmitterwiederaufnahmehemmung und von der Rezeptoraffinität abhängig (siehe S. 74, Tabelle 16)
- Die wichtigsten unerwünschten Wirkungen der SSRI sind Übelkeit, Appetitlosigkeit, Gewichtsabnahme, Diarrhoe, Unruhe, Schlafstörung, Kopfschmerzen, Schwitzen, Mundtrockenheit, sexuelle Störungen (Libidoverlust, Ejakulationsstörungen), allergische Reaktion, Hautausschlag, Manieauslösung, gelegentlich extrapyramidale Störungen
- Bei den SSRI spielen kardiale Nebenwirkungen eine geringe Rolle. Tremor kommt unter den SSRI seltener vor als unter den trizyklischen Antidepressiva. Sedierende Wirkungen sind bei den SSRI weniger ausgeprägt als bei den trizyklischen Antidepressiva. Die Antriebssteigerung ist zwar oft therapeutisch erwünscht, kann jedoch bei sehr agitierten und suizidgefärdeten Patienten problematisch sein

Antidepressiva

Antidepressiva

- Viele Nebenwirkungen bessern sich im Verlauf der Behandlung
- Absetzphänomene einer vorangegangenen Behandlung mit Antidepressiva könnten irrtümlich für Nebenwirkungen der neu begonnenen Medikation gehalten werden

---

1. ZNS-Nebenwirkungen

Ursache: Histamin-H_1-Rezeptor- und α_1-Adrenozeptor-Blockade

a) Kognitive Nebenwirkungen

- Unruhe, aber auch Sedierung können zu Beginn der Behandlung vorkommen
- Unruhe, Erregung, Impulskontrollstörung, Angst, Agitiertheit, Schlafstörung sind häufiger bei höheren Dosierungen (evtl. Besserung durch Lorazepam)
- Paradoxe Angstsymptome bei Angstpatienten zu Beginn der Behandlung (mit niedriger Dosis beginnen)
- Vermehrtes Träumen, Alpträume, Träume mit sexuellen Themen oder Zwangsvorstellungen können insbesondere unter Fluoxetin auftreten (evtl. Besserung durch Clonazepam)
- Benommenheit (insbesondere bei Fluvoxamin; die Hauptdosis sollte dann zur Nacht gegeben werden). Müdigkeit bei Fluoxetin (selten) dürfte auf eine erhöhte Konzentration des aktiven Metaboliten Norfluoxetin zurückzuführen sein
- Umschlag in eine Hypomanie bzw. Manie (bis zu 30 % bei Patienten mit bipolarer Störung; seltener bei Lithiumpatienten); selten Psychosen, Panikattacken, in einzelnen Fällen motorische Unruhe, Aggression und Aktivitätssteigerung, gesteigerte Impulsivität, Suizidgedanken
- In Einzelfällen Apathie, Antriebsmangel (evtl. Besserung durch Bromocriptin 2,5 – 60 mg/Tag, Bupropion, Amantadin 100 – 200 mg/Tag, Buspiron, Modafinil 100–200 mg/Tag, Olanzapin 2,5 – 10 mg/Tag, Methylphenidat 10 – 30 mg/Tag)
- Fallberichte über kognitive Störungen, verminderte Aufmerksamkeit und Störungen im Bereich des Kurzzeitgedächtnisses (evtl. Besserung durch Donepezil 2,5 – 10 mg/Tag)

b) Neurologische Nebenwirkungen

- Kopfschmerzen; Verschlimmerung von Migräne-Kopfschmerzen (Behandlung: Analgetika)
- Feinschlägiger Tremor (evtl. Besserung durch Dosisreduktion oder Propranolol)
- Akathisie (vor allem bei Fluoxetin); Abhilfe: Dosisreduktion, Propranolol oder Benzodiazepine
- Dystonie, Dyskinesie, Parkinsonismus oder Tics, besonders bei älteren Patienten
- Tinnitus
- Myoklonien (evtl. Besserung durch Gabapentin, Lamotrigin oder Bromocriptin)
- Sprachstörungen, Stottern
- Gleichgewichtsstörungen; besonders bei älteren Patienten
- Extrapyramidalmotorische Nebenwirkungen können bei gleichzeitiger Neuroleptikagabe induziert oder verschlimmert werden
- Symptome eines Morbus Parkinson können verstärkt werden
- In Einzelfällen wurden Spätdyskinesien als Folge einer chronischen Einnahme von Fluoxetin, Sertralin oder Paroxetin beobachtet; besonders bei älteren Patienten, wobei ältere Frauen noch häufiger betroffen waren
- Nächtliches Zähneknirschen (Bruxismus) bei Einnahme von Fluoxetin und Sertralin möglich (kann zu Zahnschäden führen)
- Parästhesien, evtl. durch Vitamin B_6-Mangel bedingt (Behandlung: Vitamin B_6 50 – 150 mg/Tag)
- Gelenkschmerzen
- Fallberichte über Exazerbation eines restless-legs-Syndroms
- Vereinzelt wurden Krampfanfälle beobachtet, besonders bei Patienten mit bekanntem Anfallsleiden. Bei Patienten, die während einer Behandlung gleichzeitig eine Elektrokonvulsionstherapie erhalten, kann die Krampfdauer verlängert sein

2. Kardiovaskuläre Nebenwirkungen	• Arterielle Hypertonie (Einzelfälle) • Tachykardie, Palpitationen, Vorhofflimmern (Einzelfälle) • Bradykardie (gelegentlich) • Schwindel • In Einzelfällen kann es zur Vasokonstriktion von Koronargefäßen kommen; Vorsicht bei Patienten mit Angina pectoris • Einzelfälle einer Sinusbradykardie unter Fluoxetin und Citalopram; Vorsicht bei Patienten mit Sinusknoten-Erkrankungen oder stark eingeschränkter linksventrikulärer Funktion

3. Gastrointestinale Nebenwirkungen

- Ursache: Serotoninwiederaufnahmehemmung (Aktivierung von 5-HT$_3$-Rezeptoren)
- Übelkeit, Erbrechen (Besserung bei Einnahme während der Mahlzeiten; wenn dadurch keine Besserung eintritt, vorsichtige Behandlung mit Cyproheptadin 2 mg oder mit Lactobacillus acidophilus [z. B. Jogurt]), Durchfall, Blähungen, Völlegefühl; diese vor allem anfangs auftretenden Beschwerden sind im Allgemeinen dosisabhängig und bessern sich meist im weiteren Verlauf der Behandlung
- Berichte über das Auftreten von Blutungen aus dem oberen Gastrointestinaltrakt liegen vor
- Gewichtsabnahme; insbesondere bei zuvor übergewichtigen Patienten, Patienten mit „carbohydrate craving"
- Gewichtszunahme (> 7 %) wurde bei etwa 5 – 10 % der Patienten nach chronischer Behandlung beobachtet, häufiger unter Paroxetin; Citalopram kann phasisch mit Heißhungerattacken assoziiert sein
- Fallberichte über Stomatitis unter Fluoxetin

4. Sexuelle Störungen

- Ursache: veränderte Dopamin-D$_2$-Aktivität, Acetylcholinblockade, Serotoninwiederaufnahmehemmung und reduzierte Stickoxid-(NO)-Spiegel; scheint dosisabhängig aufzutreten; stärker bei älteren Patienten und Komedikation
- Relativ häufig Verminderung der Libido, Impotenz. Behandlung: Versuch mit Amantadin 100 – 400 mg b. Bd., Bethanechol 3 x 10 mg oder 10 – 50 mg b. Bd., Cyproheptadin 4 – 16 mg b. Bd. (Verlust der antidepressiven Wirkung wurde mit Cyproheptadin beobachtet), Neostigmin 7,5 – 15 mg b. Bd., Buspiron 15 – 60 mg oder b. Bd., Yohimbin 3 x 5,4 mg oder 5,4 – 16,2 mg b. Bd oder Pemolin 1 x 20 mg, Granisetron 1 – 2 mg b. Bd. oder Sildenafil 25 – 100 mg b. Bd.; SSRI 24 Std. vor Verkehr aussetzen
- Taubheitsgefühl im Bereich der Genitalien (Fluoxetin, Sertralin); Behandlung mit Ginkgo biloba 240 – 900 mg
- Anorgasmie; Behandlung: Amantadin (100 – 400 mg b. Bd.), Cyproheptadin (4 – 16 mg b. Bd.), Buspiron 1 x 15 – 60 mg b. Bd., Mitrazapin 1 x 15 – 45 mg, Yohimbin 1 x 5,4 – 10,8 mg oder b. Bd., Pemolin (1 x 18,75 mg), Ginseng, Ginkgo biloba (180 – 900 mg), Granisetron (1 – 2 mg b. Bd.), Sildenafil (25 – 100 mg b. Bd.), Methylphenidat (1 x 5 – 40 mg)
- Spontanorgasmus beim Gähnen
- Priapismus bzw. klitoraler Priapismus bei Citalopram

5. Endokrine Nebenwirkungen

- SIADH (Syndrom der inadäquaten ADH-Sekretion) mit Hyponatriämie (Folgen: Übelkeit, Müdigkeit, Kopfschmerzen, Kognitive Störungen, Krampfanfälle), insbesondere bei älteren und weiblichen Patienten (Inzidenz bis zu 28 %), bei Patienten mit Leberzirrhose sowie bei Rauchern und gleichzeitiger Einnahme von Diuretika
- Hyperprolaktinämie; Galaktorrhoe in Einzelfällen möglich
- Hypoglykämie; Blutzuckersenkung von bis zu 30 % des Nüchternblutzuckers wurden beobachtet
- Gynäkomastie

6. Allergische Reaktionen

- Selten
- Ikterus, Hepatitis, Hautausschlag, Urtikaria, Psoriasisexazerbation, Pruritus, Ödeme, Photosensibilisierung, photoallergische Reaktion (Einzelfälle); pathologische Hautblutungen (Ekchymosen, Purpura); Kreuzreaktion zwischen SSRI möglich

Antidepressiva

- Selten: Blutbildveränderungen mit Neutropenie und aplastischer Anämie
- Serumkrankheit: toxische epidermale Nekrolyse (Fluvoxamin)
- Spontanberichte über die folgenden Ereignisse, bei denen aber ein kausaler Zusammenhang mit einer Einnahme von SSRI nicht gegeben sein muss, liegen vor: Thrombozytopenie und Störung der Thrombozytenfunktion (Fluoxetin). Bei einigen Patienten kam es zu Blutungen, z. B. Nasenbluten oder kleinflächigen Hautblutungen (thrombozytopenische Purpura, Petechien); Risiko 1 % bei Fluoxetin. Die Gabe von Ascorbinsäure (500 mg) kann die Blutungsneigung möglicherweise verstärken

| 7. Sonstige Nebenwirkungen |

- Haarausfall (Einzelfälle)
- Gelegentlich: Rhinitis
- starkes Schwitzen; (Behandlung: tägliches Duschen, Talkum-Puder; in schweren Fällen: Versuch mit Terazosin 1 – 10 mg/Tag, Oxybutynin bis zu 2 x 5 mg oder Clonidin (2 x 0,1 mg), Umsetzen des Antidepressivums
- Harndrang, Harnretention, Inkontinenz oder Zystitis (Einzelfälle)
- Veränderung des Augeninnendruckes; Glaukomanfall bei Patienten mit Engwinkelglaukom bei Paroxetin (Einzelfälle)
- Exazerbation eines Raynaud-Syndroms (Einzelfälle)
- Fallberichte über Verminderung der Schilddrüsenwerte unter Sertralin

Absetzphänomene

Plötzliches oder abruptes Absetzen einer höherdosierten Medikation kann gelegentlich zu einem Absetzsyndrom mit folgenden Symptomen führen:

- Somatische Symptome: Schwindel, Antriebsmangel, Übelkeit, Kopfschmerzen, Fieber, Schwitzen, Unwohlsein, Ataxie, Schlafstörungen, lebhafte Träumen
- Neurologische Symptome: Parästhesien, Dyskinesien, Sehstörungen, „elektrische Schläge"
- Psychische Symptome: Angstgefühle, Agitiertheit, Weinen, Reizbarkeit, Konzentrations- und Gedächtnisstörungen, verlangsamtes Denken, Desorientiertheit, Aggressivität, Hypomanie, Manie
- Die meisten dieser Symptome treten etwa 24–48 Stunden nach Absetzen der Medikation auf; es ist dann zu empfehlen, das Medikament erneut zu verabreichen und dann langsam auszuschleichen
- Nach Fallberichten soll Ingwer Übelkeit und Schwindel bessern können
- Die Inzidenz (etwa 2–40 %) der aufgeführten Symptome hängt u. a. auch von der Halbwertzeit der jeweiligen Substanz ab, die Symptomatik tritt am häufigsten beim plötzlichen Absetzen von Paroxetin auf und seltener beim Absetzen von Fluoxetin
- Behandlung: Patienten im Vorfeld aufklären, dass es beim Ausschleichen der Medikation zu Absetzphänomenen kommen kann; treten Absetzphänomene auf, so ist die Dosis wieder zu erhöhen und dann noch vorsichtiger auszuschleichen; die zusätzliche Gabe von 10 – 20 mg Fluoxetin kann hilfreich sein, um Absetzphänomene zu behandeln
- ← **SSRIs nach längerer Gabe langsam ausschleichen (um 25 % pro Woche reduzieren; auf Wiederauftreten der Symptomatik achten)**

Kontraindikationen

- Überempfindlichkeit gegen den Wirkstoff oder einen anderen Bestandteil der Präparatzusammensetzung
- Bei schwerer Nierenfunktionsstörung (GFR unter 10 ml/min) nicht anwenden; bei leichter bis mittelgradiger Nierenfunktionseinschränkung sollte die Dosis angepasst werden
- Beim Auftreten von Hautausschlag oder anderen allergisch bedingten Erscheinungen sollte die Behandlung mit Fluoxetin abgebrochen werden, da sonst lebensbedrohliche Reaktionen möglich sind; evtl. kann eine vorübergehende Behandlung mit Kortikosteroiden notwendig sein
- Gleichzeitige Behandlung mit irreversiblen MAO-Hemmern oder Tryptophan (siehe S. 16, Tabelle 2. SSRI: Wechselwirkungen)

Tabelle 1. SSRI: Häufigkeit von Nebenwirkungen

Nebenwirkungen	Citalopram	Escitalopram	Fluoxetin	Fluvoxamin	Paroxetin	Sertralin
ZNS Nebenwirkungen						
Sedierung	>10 %	>2 %	>10 %	>10 %	>10 %	>10 %
Schlafstörungen	>10 %	>10 %	>10 %[i]	<10 %	>10 %	>10 %
Erregung, Hypomanie**	>2 %	<2 %	>10 %	>10 %	>2 %	>10 %
Orientierungsstörung, Verwirrtheit	<2 %	<2 %	>10 %	>2 %	<2 %	<2 %
Kopfschmerzen	>10 %	<2 %	>10 %	>10 %	>10 %	>10 %
Schwäche, Antriebsmangel	>10 %	>2 %	>10 %	>10 %	>10 %	>2 %
Anticholinerge Nebenwirkungen						
Mundtrockenheit	>10 %	>10 %	>10 %	>10 %	>10 %	>10 %
Verschwommenes Sehen	>2 %	<2 %	>2 %	>2 %	>2 %	>2 %
Obstipation	>2 %	>2 %	>2 %	>10 %	>10 %	>2 %
Schwitzen	>10 %	>2 %	>2 %	>10 %	>10 %	>2 %
Verzögerte Miktion*	>2 %	–	>2 %	>2 %	>2 %	<2 %
Extrapyramidale Nebenwirkungen						
Unspezifische EPS	<2 %	<2 %	>2 %[b]	>2 %	>2 %	>2 %
Tremor	>2 %	<2 %	>10 %	>10 %	>10 %	>10 %
Kardiovaskuläre Nebenwirkungen						
Orthostatische Hypotonie/ Schwindel	>10 %	>2 %	>10 %	>2 %	>10 %	>10 %
Tachykardie, Palpitationen	>2 %[d]	<2 %[d]	<2 %[d]	<2 %[d]	>2 %[d]	>2 %[d]
EKG-Veränderungen***	<2 %	<2 %	<2 %	<2 %	<2 %	<2 %
Herzrhythmusstörungen	<2 %	<2 %	<2 %[f]	<2 %	<2 %	<2 %
Gastrointestinale Nebenwirkungen	>10 %	>10 %	>10 %	>30 %	>10 %	>10 %
Dermatitis, Hautausschlag	>2 %	<2 %	>2 %	<2 %	>2 %	>2 %
Gewichtszunahme (über 6 kg)	>2 %[e]	<2 %[e]	>2 %[e]	>2 %[e]	>10 %[e]	>2 %[e]
Sexuelle Störungen	>2 %	>2 %	>30 %[c]	>30 %	>30 %	>2 %[c]
Epileptische Krampfanfälle [a]	<2 %	–	<2 %	<2 %	<2 %	<2 %

[a] Patienten ohne bekanntes Anfallsleiden; erhöhtes Risiko mit steigenden Plasmaspiegeln oder bei Patienten mit Bulimie; [b] Spätdyskinesien beobachtet (selten); [c] Priapismus beobachtet; [d] Reduktion der Herzfrequenz beobachtet; [e] Gewichtsverlust beobachtet; [f] Verlangsamung des Sinusrhythmus und Vorhofrhythmusstörungen; * besonders bei älteren Patienten; ** wahrscheinlicher bei Patienten mit bipolarer affektiver Störung; *** EKG-Veränderungen in der Regel keine Beeinträchtigung

Vorsichtsmaßnahmen und Anwendungsbeschränkungen

- Vorsicht bei Patienten mit bipolaren affektiven Störungen mit raschem Phasenwechsel (Umschlag in die Manie bei 20 % der bipolaren Patienten möglich)
- Bei Leberfunktionsstörungen soll die Dosis angepasst werden
- Patienten mit Epilepsie sowie anderen Formen von Krampfanfällen, insbesondere mit organischer Hirnschädigung, müssen medikamentös ausreichend eingestellt sein und sorgfältig überwacht werden; beim Auftreten von Krampfanfällen ist die Behandlung abzubrechen. Bei Patienten, die während der letzten 8 Wochen eine Elektrokonvulsionsbehandlung erhielten, ist Vorsicht geboten
- Vorsicht bei Patienten, die gleichzeitig mit Lithium behandelt werden, bei Diabetikern und bei Patienten mit Herz- oder Ateminsuffizienz
- Vorsicht bei Intoxikationen mit ZNS-dämpfenden Substanzen

Antidepressiva

Antidepressiva

- Alkohol meiden (SSRI können die Wirkungen von Alkohol verstärken)
- Im Einzelfall können nicht vorhersehbare Wirkungen auf das Zentralnervensystem besonders zu Beginn der Behandlung nicht ausgeschlossen werden; daher ist Vorsicht beim Führen eines Kraftfahrzeuges oder beim Bedienen gefährlicher Maschinen geboten
- **Die Kombination von SSRI mit anderen serotonergen Substanzen kann zu einem hypermetabolischen Serotoninsyndrom mit folgenden Symptomen führen (nach ca. 24 Stunden):** Übelkeit, Schwindel, Diarrhoe, Schüttelfrost, Schwitzen, erhöhter Temperatur, Blutdruckanstieg, Herzklopfen, gesteigertem Muskeltonus und Muskelfaszikulationen, Tremor, Myoklonien, Hyperreflexie, unsicherem Gang, Unruhe, Erregung, Orientierungsstörung, Verwirrheit, Delir; evtl. Rhabdomyolyse, Koma und Tod (siehe S. 16, Tabelle 2. SSRI: Wechselwirkungen); **Behandlung:** Medikation sofort absetzen, supportive Maßnahmen; **die Gabe von Cyproheptadin (4–16 mg) kann die Dauer der Symptomatik reduzieren**
- Fluoxetin, Paroxetin und Sertralin können andere Medikamente aus der Plasmaeiweißbindung verdrängen und so zu einer Erhöhung der Plasmaspiegel führen
- Fluoxetin, Fluvoxamin, Paroxetin beeinflussen das Cytochrom-P-450-System und können dadurch den Abbau anderer Medikamenten reduzieren und deren Plasmakonzentration erhöhen; Sertralin beeinflusst dieses System erst in höherer Dosierung (über 100 mg/Tag). Citalopram und Escitalopram inhibieren nur schwach die Spartein-Oxygenase (CYP 2D6) (siehe S. 20, Tabelle 3. Wechselwirkungen im Cytochrom-P450-System)
- Die Kombination von SSRI mit trizyklischen Antidepressiva kann zur Erhöhung der Plasmaspiegel der trizyklischen Antidepressiva führen. Die Kombination eines SSRI mit einem trizyklischen Antidepressiva kann bei therapieresistenten Patienten angezeigt sein
- Vorsicht ist geboten beim Wechsel von Fluoxetin zu anderen Antidepressiva; ebenso beim Wechseln von einem SSRI zu einem anderen

Überdosierung

- Insgesamt gesehen ist die Toxizität der SSRI gering. Ein Todesfall trat unter einer Dosis von 6.000 mg Fluoxetin auf. Insgesamt gab es 6 Todesfälle unter Citalopram (Dosis: 840–3920 mg), wobei 5 Patienten gleichzeitig auch andere sedierende Medikamente oder Alkohol einnahmen. Todesfälle unter Citalopram in Kombination mit Moclobemid wurden berichtet. Krampfanfälle wurden bei einem Jugendlichen nach Einnahme von 1.880 mg Fluoxetin beobachtet
- Überdosierung mit 8 g Sertralin führte zu einem Serotonin-Syndrom (Fallbericht)
- Symptome einer Überdosierung: Übelkeit, Erbrechen, Hypomanie, Unruhe, Erregung, Tachykardie, evtl. Akkommodationsstörungen, Krampfanfälle; selten kam es zu EKG-Veränderungen und Krampfanfällen unter Citalopram
- Behandlung: Symptomatisch und supportiv; es gibt kein spezifisches Antidot. Bei Überdosierung ist auf freie Atemwege und auf eine ausreichende Sauerstoffzufuhr zu achten; eine Überwachung der Vitalfunktionen wird empfohlen; Magenspülung und Aktiv-kohle sind wahrscheinlich wirksamer als das Herbeiführen von Erbrechen (in früh erkannten Fällen)

Behandlung von Kindern

- SSRI wurden in der Behandlung von Depression, Dysthymie, Panikstörung, sozialer Phobie, Bulimie, Zwangsstörung, Autismus, Gilles-de-la-Tourette-Syndrom und der Aufmerksamkeitsdefizit-Hyperaktivitätsstörung (ADHS) eingesetzt. Nach vorläufigen Daten sind SSRIs bei Kindern mit tiefgreifenden Entwicklungsstörungen und elektivem Mutismus wirksam
- Paroxetin war bei Depression bei Kindern unter 18 Jahren nicht besser wirksam als Placebo; es traten in Studien häufiger Suizid-gedanken und -versuche auf
- Bei Kindern werden SSRIs schneller absorbiert und metabolisiert als bei Erwachsenen; die notwendigen Dosierungen können daher höher liegen (z. B. 80 mg Fluoxetin täglich)
- Folgende Nebenwirkungen können bei Kindern häufiger auftreten: Erregung, Unruhe (32–46%), Antriebssteigerung, Hypomanie (bis 13%), Schlafstörungen (bis 21%), Reizbarkeit und Störung des Sozialverhaltens (bis 25%)

- Übelkeit (bis 21 %), gastrointestinale Beschwerden (6–21 %); Abhilfe: mit niedriger Dosis beginnen (z. B. 5 mg Fluoxetin), Einnahme während der Mahlzeiten
- Gewichtsabnahme (bis 12 %)
- Kopfschmerzen häufig (21 %)
- Antriebsmangelsyndrom nach mehrmonatiger Behandlung (evtl. durch eine Funktionsstörung des Frontallappens verursacht); auszuschließen sind depressive Störungen oder Hypothyreoidismus
- Die Wirksamkeit von SSRIs zur Behandlung von prämenstruellen Verstimmungen bei Mädchen ist bislang noch unklar
- Nach vorläufigen Daten kann die Langzeitanwendung bei Kindern die Wachstumsraten vermindern

Behandlung von älteren Patienten

- Insgesamt gelten die SSRI auch bei älteren Patienten als relativ sichere Medikamente. Im Vergleich zu den trizyklischen Antidepressiva haben sie geringere ZNS-dämpfende, kaum anticholinerge und relativ geringe kardiovaskuläre Wirkungen
- Zu Beginn sollte die Dosis der SSRI gering sein und dann langsam gesteigert werden. Eine zu hohe Fluoxetindosis kann zum Delir führen
- Bei älteren Patienten kann ein Therapieerfolg sich manchmal erst nach längerer Behandlung einstellen; selbst nach 12 Wochen kann noch eine Besserung eintreten
- Bei älteren Patienten steigt die Halbwertszeit von Paroxetin um bis zu 170 % an; die Clearance von Sertralin ist reduziert
- Überwachung empfehlenswert bei Medikamentenwechselwirkungen und bei ausgeprägtem Gewichtsverlust bei geschwächten Patienten
- Neurologische Nebenwirkungen werden bei älteren Patienten gehäuft beobachtet
- Eine Besserung der kognitiven Funktionen bei älteren, depressiven Patienten wurde beobachtet
- In Einzelfällen wurden Gleichgewichtsstörungen und Stürze beobachtet, besonders bei hohen Dosen und zu Beginn der Behandlung
- Regelmäßige Kontrollen von Elektrolyten; Hyponatriämie (Verwirrtheit, Somnolenz, Delir, Halluzinationen, Hypotonie, Harninkontinenz und Übelkeit)

Schwangerschaft

- Im Allgemeinen gilt für Sertralin in der Schwangerschaft eine strenge Indikationsstellung; für Citalopram, Escitalopram, Fluvoxamin und Fluoxetin sowie Paroxetin gilt Schwangerschaft als Kontraindikation. Für Escitalopram gilt die Schwangerschaft-Kategorie B (Schweiz): Reproduktionsstudien bei Tieren haben keine Risiken für Schwangerschaft, embryonale und foetale Entwicklung, Geburt oder postnatale Entwicklung gezeigt. Es fehlen jedoch klinische Daten zu Escitalopram bei schwangeren Frauen. Die Verschreibung an schwangere Frauen ist deshalb mit Vorsicht vorzunehmen. Nach einer Untersuchung kam es bei 375 Patientinnen, die Citalopram in der Schwangerschaft erhalten hatten, zu keinen in der Neugeborenenphase feststellbaren erhöhten Risiken für das Kind.
- Bisher wurden keine teratogenen Wirkungen beim Menschen durch SSRI beobachtet; möglicherweise besteht ein erhöhtes Risiko für Fehlgeburten
- Wenn möglich, sollte die Gabe von SSRI im ersten Schwangerschaftsdrittel vermieden werden; beim Absetzen von Fluoxetin ist auf die lange Halbwertszeit des aktiven Metaboliten Norfluoxetin zu achten
- Verabreichung von SSRI im letzten Schwangerschaftsdrittel können zu einer erhöhten Frühgeburtenrate und zu Problemen bei der postnatalen Adaptation führen
- Postnatale Entzugssymptome beim Neugeborenen können sich in Zittern, Ruhelosigkeit oder Nervosität äußern (bei Fluoxetin-Gabe abhängig von Fluoxetin- und Norfluoxetinblutspiegeln; außerdem bei Paroxetin möglich)

Stillzeit

- Citalopram und Fluoxetin gehen in therapeutischen Spiegeln in die Muttermilch über, daher ist Vorsicht geboten (der Säugling kann bis zu 17 % der mütterlichen Dosis von Fluoxetin [9 % Citalopram] erhalten); Paroxetin und Fluvoxamin finden sich in nur

Antidepressiva

sehr niedrigen Konzentrationen im Plasma des Säuglings. Sertralin wurde vor allem bei Dosen $\geq$ 100 mg/Tag in der Muttermilch gemessen. Es wird angenommen, dass Escitalopram in die Muttermilch übertritt; falls eine Behandlung notwendig ist, sollte abgestillt werden

Hinweise für die Pflege

- Stützende Gespräche mit dem Patienten sind ein wesentlicher Bestandteil der Depressionsbehandlung
- Bei Veränderung der Stimmungslage ist an das Umschlagen in eine Manie zu denken
- Bei suizidgefährdeten Patienten ist darauf zu achten, dass evtl. die antriebssteigernde Wirkung eher eintritt als stimmungsaufhellende Effekte; evtl. geplante Suizidversuche können dann in die Tat umgesetzt werden
- Der übermäßige Genuss von Koffein bzw. koffeinhaltigen Nahrungsmitteln oder Medikamenten kann zum Auftreten von Angstgefühlen oder gesteigerter Unruhe führen
- Fluvoxamin-Filmtabletten sollten unzerkaut mit etwas Flüssigkeit eingenommen werden
- Sertralin sollte während der Mahlzeiten eingenommen werden

Hinweise für Patienten

Ausführliche Patienteninformationen: S. 301

- Das Führen eines Kraftfahrzeuges oder das Bedienen gefährlicher Maschinen sollte vermieden werden, zumindest so lange, bis der therapeutische Effekt des Medikamentes eintritt und keine beeinträchtigenden Nebenwirkungen mehr auftreten
- Alkohol oder Schlaf- und Beruhigungsmittel können das Schlafbedürfnis erhöhen
- Die Medikamenteneinnahme sollte grundsätzlich nicht plötzlich unterbrochen werden (oder nur nach Rücksprache mit dem behandelnden Arzt), da sonst Entzugssymptome auftreten können
- Eine zusätzliche Einnahme anderer Medikamente sollte vorher mit dem Arzt besprochen werden; dies gilt auch für Medikamente gegen Erkältungskrankheiten, Hustensäfte etc. (auch dem Zahnarzt sollte die Medikamenteneinnahme mitgeteilt werden, da es zu Wechselwirkungen mit zahnärztlichen Medikamenten kommen kann)
- Bei Einnahme von Fluvoxamin und Sertralin ist das Trinken von Grapefruitsaft zu vermeiden, da der Blutspiegel des eingenommenen Medikamentes ansteigen kann

Tabelle 2. SSRI: Wechselwirkungen

Medikamentenklasse	Beispiele	Wechselwirkungen (SSRI)
Antiarrhythmika	Propafenon, Flecainid, Mexiletin	Anstieg des Plasmaspiegels der Antiarrhythmika durch Abbauhemmung via CYP 2D6 (Fluoxetin und Paroxetin)
Antibiotika	Erythromycin, Clarithromycin, Linezolid	Anstieg des Citalopram-Plasmaspiegels (Abbauhemmung via CYP 3A4) ist möglich, aber noch nicht bewiesen in Einzelfällen erhöhter Fluoxetinspiegel mit deliranten Symptomen; Fallbericht eines Serotonin-Syndroms mit Citalopram; Serotonerge Wirkungen wegen der geringen MAO-Inhibition durch Linezolid möglich
Antidepressiva trizyklische Antidepressiva, andere Antidepressiva	Amitriptylin, Desipramin, Imipramin	Die Plasmaspiegel der trizyklischen Antidepressiva steigen bei Fluoxetin, Fluvoxamin und Paroxetin durch Verdrängung aus der Plasmaeiweißbindung an, ferner durch die Inhibition des oxidativen Metabolismus. Dieser Effekt kann auch bei höheren Dosierungen von Sertralin eintreten. Bei therapieresistenten Patienten ist eine additiv verstärkte antidepressive Wirkung möglich. Die gleichzeitige Gabe von Desipramin (CYP 2D6-Substrat) und Escitalopram sowie Citalopram kann zur Verdopplung der Desipramin-Plasmaspiegel führen; die gleichzeitige Gabe hat deshalb mit Vorsicht zu erfolgen. Ein ähnlicher Anstieg der Desipramin-Plasmaspiegel wurde bei gleichzeitiger Gabe von Imipramin und razemischem Citalopram beobachtet

Fortsetzung nächste Seite

Medikamentenklasse	Beispiele	Wechselwirkungen (SSRI)
	Clomipramin	Verstärkte serotonerge Wirkungen; bei therapieresistenten Patienten additive Verstärkung der antidepressiven Wirkung möglich
	Mirtazapin	Bis zu 4fache Erhöhung des Mirtazapin-Plasmaspiegels in Kombination mit Fluroxamin möglich (Abbauhemmung via CYP 1A2, -2D6 und -3A4); additive Verstärkung der antidepressiven Wirkung möglich; Linderung von SSRI-induzierten sexuellen Dysfunktionen ist möglich; verstärkte serotonerge Wirkungen sind möglich; Zunahme von Sedierung und Körpergewicht wurden in der Kombination beobachtet
	Trazodon	Additive Verstärkung der antidepressiven Wirkung möglich; Anstieg der Plasmaspiegel von Trazodon mit erhöhter Gefahr von serotonergen Nebenwirkungen (Fallbericht über Serotonin-Syndrom unter Fluoxetin) Anstieg der MCPP-Metabolite von Trazodon unter Paroxetin (Abbauhemmung via CYP 2D6); erhöhtes anxiogenes Potenzial möglich
Irreversibler MAOH	Tranylcypromin	In Kombination mit irreversiblen MAO-Hemmern kann es zu einem Serotoninsyndrom, auch mit Todesfolge, kommen; MAO-Hemmer sind mindestens 2 Wochen vor der Behandlung mit dem SSRI abzusetzen; aufgrund der langen Halbwertzeit von Fluoxetin und seines aktiven Metaboliten sollte zwischen dem Ende einer Behandlung mit Fluoxetin und dem Beginn einer Behandlung mit einem MAO-Hemmer mindestens 5 Wochen liegen. Bei Gabe von Paroxetin können erhöhte Plasmaspiegel von Tranylcypromin (bis zu 15 %) auftreten; Anstieg des Tranylcypromin-Plasmaspiegels (bis 15 %) mit Paroxetin
RIMA	Moclobemid	Die Kombination mit Moclobemid kann zu additiv verstärkten antidepressiven Effekten bei therapieresistenten Patienten führen; wegen der möglichen serotonergen Wirkungen ist dabei jedoch Vorsicht geboten. Die gleichzeitige Gabe von Escitalopram und MAO-A-Hemmer ist kontraindiziert (Serotonin-Syndrom möglich)
SSNRI	Venlafaxin	Kombination mit SSRI, die CYP2D6 inhibieren (Paroxetin, Fluoxetin), kann zu erhöhten Venlafaxin-Spiegeln führen (Blutdruckerhöhung, anticholinerge und serotonerge Wirkungen)
Antiadipositum	Sibutramin	Verstärkte serotonerge Wirkungen möglich
Antikoagulanzien	Warfarin	Blutungsgefahr durch verzögerten Abbau der Antikoagulanzien; 65%iger Plasmaanstieg von Warfarin durch Fluvoxamin und Paroxetin (bezügl. Fluoxetin widersprüchliche Daten). Erhöhte Prothrombinzeit oder INR-Response bei Paroxetin und Sertralin
Antikonvulsiva	Barbiturate	Wegen verstärker Enzyminduktion kann der SSRI-Spiegel reduziert werden (evtl. SSRI höher dosieren); der Abbau von Barbituraten kann durch Fluoxetin gehemmt werden
	Carbamazepin, Phenytoin	Anstieg des Plasmaspiegels von Carbamazepin oder Phenytoin durch Abbauhemmung (Fluoxetin, Fluvoxamin); erhöhter Phenytoinspiegel bei Sertralin und Paroxetin; reduzierter Plasmaspiegel der SSRI; die Halbwertzeit von Paroxetin reduziert sich um etwa 28 % Verstärkte Übelkeit bei Kombination von Fluvoxamin und Carbamazepin
	Topiramat	Engwinkel-Glaukom bei weiblichen Patienten (2 Fallberichte)
	Valproinsäure/Valproat	In Kombination mit Fluoxetin kann der Valproatplasmaspiegel um bis zu 50 % ansteigen; Valproat kann den Plasmaspiegel von Fluoxetin erhöhen
Antimykotika	Itraconazol, Ketoconazol	Erhöhter Plasmaspiegel von Citalopram durch Abbauhemmung via CYP 3A4 möglich Die Pharmakokinetik von Escitalopram wird durch die gleichzeitige Gabe von Ketoconazol (starker CYP 3A4-Hemmer) signifikant verändert; die klinische Relevanz ist noch unklar

Fortsetzung nächste Seite

Antidepressiva

Antidepressiva

Medikamentenklasse	Beispiele	Wechselwirkungen (SSRI)
Anxiolytika Buspiron		Additive Wirkungsverstärkung bei Zwangssymptomen möglich Die anxiolytische Wirkung von Buspiron kann antagonisiert werden Der Buspiron-Plasmaspiegel kann bei Kombination mit Fluvoxamin um das 3fache ansteigen Linderung von SSRI-induzierten sexuellen Dysfunktionen ist möglich Fallbericht: Serotoninsyndrom bei Kombination mit Fluoxetin
Benzodiazepine	Alprazolam, Diazepam, Bromazepam	Erhöhte Plasmaspiegel durch Abbauhemmung von Alprazolam (um 100%), Bromazepam, Triazolam, Midazolam und Diazepam, insbesondere bei Fluvoxamin und Fluoxetin. Bei Kombination mit Sertralin ist die Clearance von Diazepam um etwa 13% vermindert. Verstärkte Sedierung möglich. Psychomotorische Störungen, Gedächtnisstörungen
Betablocker	Propranolol, Metoprolol	Additive Wirkungsverstärkung, Synkopen, Bradykardie, Antriebsmangel. Bei Kombination mit Fluvoxamin ist wegen eines reduzierten Abbaus der Betablocker ein 5facher Anstieg der Plasmaspiegel (z. B. bei Propranolol) möglich Die gleichzeitige Gabe von Metoprolol (CYP 2D6-Substrat) und Citalopram sowie Escitalopram führt zur Verdoppelung der Metoprolol-Plasmaspiegel
	Pindolol	Bei Kombination mit Pindolol Ansteigen der postsynaptischen Serotoninkonzentration, daher ist evtl. ein rascherer Wirkungseintritt möglich Die Halbwertszeit von Pindolol steigt bei Kombination mit Fluoxetin um etwa 28% an; Anstieg der Pindolol-Spiegel unter Paroxetin (Abbauhemmung via CYP 2D6)
Cimetidin		Verminderter Abbau und erhöhte Plasmaspiegel von Sertralin (um 25%), Paroxetin (um 50%) und Escitalopram
Cisaprid		Bei Kombination mit Fluoxetin, Fluvoxamin wegen Enzyminhibition (CYP 3A4) Anstieg der Cisaprid-Blutspiegel, dadurch vor allem kardiovaskuläre Nebenwirkungen möglich
Cyclosporin (Ciclosporin)		Verminderte Clearance von Cyclosporin unter Sertralin durch konkurrierenden Metabolismus (CYP 3A4)
Cyproheptadin		Die antidepressive und antibulimische Wirkung von Fluoxetin und Paroxetin kann aufgehoben werden
Digoxin		Bei Kombination mit Paroxetin kann der Plasmaspiegel von Digoxin um etwa 18% sinken
Diuretika		Hyponatriämie, SIADH
Ginkgo biloba		Erhöhtes Risiko von Petechien und erhöhte Blutungsgefahr durch kombinierte antikoagulative Eigenschaften möglich
Grapefruitsaft		Die Plasmaspiegel von Fluvoxamin und Sertralin können wegen eines verminderten Abbaus dieser Substanzen ansteigen (Wirkungsverstärkung)
Johanniskraut		Verstärkte Nebenwirkungen von Escitalopram
Insulin		Verstärkte Insulinempfindlichkeit (Hypoglykämie) ist beschrieben
Kalziumantagonisten	Nifedipin, Verapamil	Verstärkung der Nebenwirkungen (Kopfschmerzen, Flush-Syndrom, Ödeme) wegen gestörter Clearance der Kalziumantagonisten unter Fluoxetin
	Diltiazem	Bradykardie in Kombination mit Fluvoxamin
Koffein		Bei Kombination mit Fluvoxamin höherer Koffeinspiegel durch Enzyminhibition (CYP 1A2). Die Halbwertszeit des Koffeins kann bis auf 31 Stunden ansteigen. Unruhe, Zittern und Schlafstörungen möglich

Fortsetzung nächste Seite

Medikamentenklasse	Beispiele	Wechselwirkungen (SSRI)
Lithium		Verstärkte serotonerge Wirkungen; Veränderungen der Lithium-Blutspiegel und der Lithium-Clearance möglich. Vorsicht bei Fluoxetin und Fluvoxamin; verstärkte Neurotoxizität und Krampfanfälle möglich. Tremor und Übelkeit in Kombination mit Sertralin und Paroxetin. Additiv verstärkte antidepressive Wirkungen bei therapieresistenten Patienten möglich
L-Tryptophan		Kann zu zentraler und peripherer Toxizität führen, hypermetabolisches Syndrom möglich (s. Serotoninsyndrom)
Magen-Darm-Mittel	Cimetidin	Wegen Abbauhemmung kann der Plasmaspiegel von Sertralin um etwa 25 % ansteigen, der Paroxetinspiegel auf 50 %. Der Plasmaspiegel von Citalopram wird nur geringfügig angehoben; die gleichzeitige Gabe von Escitalopram und Cimetidin (potenter CYP 2D6-, 3A4 und 1A2-Hemmer) führt zu einer erhöhten Plasma-konzentration des Racemates (<45 % Erhöhung). Bei gleichzeitiger Gabe von hohen Dosen von Cimetidin ist deshalb im oberen Dosisbereich von Escitalopram Vorsicht geboten
	Omeprazol	Erhöhte Citalopram-Plasmaspiegel (Abbauhemmung via CYP 2C19)
Malariamittel	Proguanil	Erhöhter Proguanil-Plasmaspiegel in Kombination mit Fluvoxamin (Abbauhemmung via CYP C19)
Mutterkorn-Alkaloide (Antimigränemittel)	Dihydroergotamin	Verstärkte serotonerge Wirkungen bei intravenöser Zufuhr (Kontraindikation!); orale, rektale oder subkutane Gabe unter Beobachtung und entsprechender Vorsicht ist möglich
	Ergotamin	Erhöhte Ergotonin-Plasmaspiegel durch Abbauhemmung via CYP 3A4 in Kombination mit Fluoxetin und Fluvoxamin
MAO$_B$-Hemmer	Selegelin	Einzelberichte über serotonerge Reaktionen liegen vor (hypertensive Krisen); Manie in Kombination mit Fluoxetin (selten)
Metoclopramid		Fallbericht über extrapyramidale und serotonerge Wirkungen bei Kombination mit Sertralin
Neuroleptika	Chlorpromazin, Fluphenazin, Haloperidol, Perphenazin, Pimozid, Clozapin, Risperidon, Olanzapin, Thioridazin	Der Plasmaspiegel von Neuroleptika kann ansteigen (Anstieg des Haloperidolspiegels kann um 100 % bei Kombination mit Fluvoxamin oder Fluoxetin, 2–7facher Anstieg bei Kombination von Clozapin und Fluvoxamin, 76 %iger Anstieg mit Fluoxetin, 40–45 %iger Anstieg mit Paroxetin und Sertralin); bis zu 21facher Anstieg der Perphenazin-Spiegel mit Paroxetin; verminderte Clearance (um etwa 50 %) von Olanzapin mit Fluvoxamin; nicht kombinieren: Fluvoxamin, Fluoxetin oder Paroxetin mit Thioridazin (Gefahr der kardialen Erregungsleitungsstörung). Extrapyramidale Nebenwirkungen können verstärkt werden. Akathisie möglich, insbesondere dann, wenn die antidepressiven Medikamente schon früh in Kombination mit Neuroleptika gegeben werden Die Kombination von Neuroleptika und SSRI kann bei schizophrener Negativsymptomatik sinnvoll sein Additive Wirkungsverstärkung bei der Behandlung von Zwangserkrankungen möglich
Nikotin		Der Abbau von Fluvoxamin kann bis zu 25 % gesteigert werden (evtl. Dosiserhöhung erforderlich)
NSAR	Acetylsalicylsäure	Nach vorläufigen Daten erhöhte Gefahr von Blutungen im oberen Gastrointestinaltrakt
Opioide	Codein, Hydrocodein Pentazocin, Tramadol Methadon, Morphin Fentanyl	Verminderte analgetische Wirkung bei gleichzeitiger Gabe von Fluoxetin oder Paroxetin wegen eines verminderten Abbaus zu aktiven Verbindungen Die Kombination von Fluoxetin und Pentazocin sowie von Paroxetin, Escitalopram oder Sertralin mit Tramadol kann zu verstärkten serotonergen Effekten führen Bei Kombination von Fluoxetin mit Methadon können optische Halluzinationen auftreten; außerdem erhöhte Methadon-Plasmaspiegel von 10 – 100 % bei Kombination mit Fluvoxamin möglich. Ebenso verstärkte analgetische Wirkungen von Morphin und Fentanyl mit SSRI möglich
Parasympatholytika	Tolterodin	Die orale Clearance von Tolterodin ist bis zu 93 % in Kombination mit Fluoxetin vermindert
Procyclidin		Der Plasmaspiegel von Procyclidin kann bei Kombination mit Paroxetin um etwa 40 % ansteigen

Fortsetzung nächste Seite

Medikamentenklasse	Beispiele	Wechselwirkungen (SSRI)
Proteaseinhibitoren	Ritonavir	Erhöhte Plasmaspiegel von Sertralin durch konkurrierenden Metabolismus; mäßig erhöhte Plasmaspiegel von Fluoxetin und Paroxetin; Serotonin-Syndrom in Kombination mit hohen Fluoxetin-Dosen (Fallberichte); kardiale und neurologische NW in Kombination mit Fluoxetin
Psychostimulanzien	Amphetamin, Pemolin, Methylphenidat	Bei der Behandlung von Depressionen, Dysthymie, Zwangserkrankungen sowie bei ADHS sind verstärkte Wirkungen zu erwarten; serotonerge Nebenwirkungen sind möglich; möglicherweise verbesserte Response bei Paraphilien (sexuellen Deviationen)
Schilddrüsenmedikamente	Triiodthyronin (T3)	Verstärkung der antidepressiven Wirkungen möglich (Augmentationstherapie); erhöhte Thyreotropin-Spiegel und reduzierte freie Thyroxin-Konzentration unter Sertralin
Sulfonylharnstoffe/Antidiabetika	Glibenclamid, Tolbutamid	Verstärkte Neigung zur Hypoglykämie bei diabetischen Patienten wurden beschrieben. Der Plasmaspiegel von Tolbutamid kann wegen verminderter Clearance (bis zu 16 % in Kombination mit Sertralin) ansteigen
Tacrin		Der Tacrin-Plasmaspiegel kann bei Kombination mit Fluvoxamin bis zum 5fachen ansteigen. Die Clearance kann durch Abbauhemmung im CYP 1A2-System um bis zu 88 % reduziert sein
Theophyllin		Der Plasmaspiegel von Theophyllin kann bei Kombination mit Fluvoxamin durch Abbauhemmung im CYP 1A2-System ansteigen
Thrombozytenaggregationshemmer	Ticlopidin, Dipyridamol	pathologische Hautblutungen (Ekchymosen, Purpura)
Triptane	Sumatriptan, Rizatriptan, Zolmitriptan	Verstärkte serotonerge Wirkungen und Serotoninsyndrom sind möglich (selten); Kombination mit SSRI kann auch zur Exazerbation eines Migränekopfschmerzes führen
ZNS-dämpfende Arzneimittel	Alkohol, Antihistaminika, Chloralhydrat	Additive Verstärkung der ZNS-Dämpfung; insgesamt geringes Risiko. Die Fluvoxamin-Resorption wird durch Äthanol erhöht. Verstärkte Sedierung und Nebenwirkungen durch verminderten Abbau von Chloralhydrat (Fluoxetin)
Zolpidem		In Kombination mit Sertralin, Fluoxetin und Paroxetin kann es zu Halluzinationen und deliranter Symptomatik kommen (Fallberichte). Die Gabe von Sertralin beschleunigt den Eintritt der Wirksamkeit und erhöht die (Peak)-Plasmakonzentration von Zolpidem

Tabelle 3. Wechselwirkungen im Cytochrom-P450-System

Cytochrom-P450-Enzym	Inhibitoren	Induktoren	Substrate
CYP1A2	Fluvoxamin Cimetidin Ciprofloxacin Erythromycin Grapefruit-Saft Mirtazapin (schwach) Tacrin Ritonavir	Phenytoin Omeprazol Rauchen Phenobarbital	Haloperidol, Clozapin (major) Trizyklische Antidepressiva Diazepam, Tacrin Theophyllin, Koffein Propranolol, Verapamil Paracetamol, Olanzapin Fluvoxamin, Mirtazapin Ondansetron, Mexiletin (gering) Propafenon, Riluzol Ritonavir, Tamoxifen Testosteron, Warfarin Zolpidem, Methadon

Fortsetzung nächste Seite

Cytochrom-P450-Enzym	Inhibitoren	Induktoren	Substrate
CYP 2C9	Amiodaron Cimetidin Diclofenac Disulfiram Fluconazol Fluoxetin Fluvoxamin Ritonavir Sertralin Sulfonamide Omeprazol	Carbamazepin Ethanol Phenytoin Rifampycin	Barbiturate, Carvedilol Diclofenac, Fluoxetin Ibuprofen, Losartan Mirtazapin, Ritonavir Tetrahydrocannibinol Trizyklische Antidepressiva Warfarin
CYP 2C19	Ketokonazol Omeprazol (Escitalopram) (Fluvoxamin, Fluoxetin, Paroxetin, Sertralin?) Felbamat	Rifampycin	Trizyklische Antidepressiva Escitalopram, Diazepam Phenytoin, Tolbutamid (?) Warfarin (?), Citalopram Desmethyldiazepam, Lanosprazol Omeprazol, Valproat Tolbutamid, Ritonavir Propranolol
CYP 2D6	Escitalopram, Fluoxetin, Fluvoxamin, Paroxetin Fluphenazin Haloperidol Chinidin (Sertralin, Citalopram, Venlafaxin) Valproat Methadon (Mirtazapin) Norfluoxetin	Barbiturate Carbamazepin Dexamethason Rifampicin Phenytoin	Trizyklische Antidepressiva, selektive Serotoninwiederaufnahmehemmer Venlafaxin, Mianserin, Trazodon, Sertralin Reboxetin Neuroleptika, Risperidon Donezepil, Morphin Betablocker, Antiarrhythmika Omeprazol, Clozapin Chlorpramazin, Codein (Olanzapin), Odansetron Zolpidem, Paroxetin Mirtazapin, Fluoxetin Fluphenazin, Carvedilol Escitalopram
CYP 2E1	Disulfiram Ritonavir	Ethanol Isoniazid Rifampycin	Enfluran, Ethanol Halothan, Isofluran Isoniazid, Ondansetron Ritonavir, Tamoxifen Theophyllin

Fortsetzung nächste Seite

Antidepressiva

Antidepressiva

Cytochrom-P450-Enzym	Inhibitoren	Induktoren	Substrate
CYP 3A4	Ketoconazol, Itrakonazol, Metronidazol Erythromycin Fluoxetin, Norfluoxetin, Paroxetin (Fluvoxamin, Sertralin) (Mirtazapin) Cimetidin Clarithromycin Diltiazem Grapefruit-Saft Propranolol Ranitidin Ritonavir	Barbiturate Carbamazepin Dexamethason, Prednisolon Rifampicin Phenytoin Macrolid-Antibiotika	Trizyklische Antidepressiva Reboxetin, Venlafaxin Benzodiazepine Carbamazepin, Clozapin Donezepil Terfenadin, Astemizol Chinidin, Nifedipin Erythromycin, Clarithromycin, Clindamycin Lidocain, Cyclosporin Paracetamol, Testosteron, Östradiol Vinblastin, Alfentanil Bromocriptin, Citalopram Progesteron, Omeprazol Ritonavir, Sertralin Simvastatin, Sufentanil Tacrolismus, Tamoxifen Terfenadin, Verapamil Vincristin, Warfarin Yohimbin, Zolpidem Escitalopram

In Klammern: schwache Wirkung

Selektiver Serotonin-Noradrenalin-Wiederaufnahmehemmer (SSNRI)

Verfügbare Substanz

Wirkstoff	Handelsnamen Deutschland	Handelsnamen Österreich	Handelsnamen Schweiz
Venlafaxin	Trevilor®	Efectin®	Efexor®

Indikationen

Zugelassene Indikationen:
- Depression („major depression")
- Depressive Phasen bei bipolarer affektiver Störung
- Erhaltungstherapie und Rezidivprophylaxe depressiver Erkrankungen
- Generalisierte Angststörung

Weitere Indikationen:
- Möglicherweise wirksam bei therapieresistenten Depressionen und melancholischer (endogener) Depression
- Nach mehreren Doppelblindstudien bei sozialer Angststörung wirksam
- Möglicherweise wirksam bei Zwangserkrankung, Panikstörung, prämenstruellem Syndrom, Fibromyalgie, Borderline-Persönlichkeitsstörung, Aufmerksamkeitsdefizit-Hyperaktivitätssyndrom (ADHS; bei Kindern und Erwachsenen) sowie zur Besserung einer Flash-Symptomatik
- Venlafaxin soll nach Einzelfallberichten bei SSRI-induzierten sexuellen Dysfunktionen eine Besserung bewirken können
- Migräne- und Spannungskopfschmerz sowie bei neuropathischer Schmerzsymptomatik

Pharmakologie

- Starke Serotonin- und Noradrenalinwiederaufnahmehemmung; insgesamt nur schwache Dopaminwiederaufnahmehemmung (verstärkt bei hohen Dosen)
- Schnelle Down-Regulation von β-Rezeptoren; daher evtl. früher Wirkungseintritt

Dosierung

- Allgemeine Hinweise:
  - Dosierungen für die Krankheitsbilder Depression und generalisierte Angststörung sind sehr ähnlich; bei generalisierter Angststörung sollte Venlafaxin jedoch langsamer auftitriert werden
  - Frauen scheinen nach der Menopause besser auf Venlafaxin anzusprechen als auf SSRIs
  - Ein therapeutischer Effekt wird im Allgemeinen nach etwa 7–28 Tagen beobachtet
- Beginn mit 1–2 x 37,5 mg/Tag (bei Retard-Tabletten 1 x tägliche Gabe zu Beginn); bei mangelnder Wirksamkeit schrittweise Erhöhung der Tagesdosis maximal um etwa 75 mg alle 4 Tage bis auf 225 mg/Tag (Dosis aufteilen). Einige Patienten benötigen bis zu 375 mg/Tag (Dosis aufteilen)
- Eine Dosisanpassung bei organisch gesunden älteren Patienten ist nicht notwendig
- Bei mittelgradiger Leberfunktionsstörung Dosis um etwa 50 % senken; bei Niereninsuffizienz (GFR < 30 ml/min) Dosis um etwa 25–50 % senken
- Bei 10–30 % der Patienten kann nach initial erfolgreicher Therapie nach mehreren Monaten wieder eine depressive Symptomatik auftreten; es empfiehlt sich dann, die Dosierung zu erhöhen, evtl. ist eine Augmentationstherapie sinnvoll
- Nach Anwendung von mehr als 6 Wochen Dauer die Dosis beim Absetzen schrittweise reduzieren
- Durch die Verwendung der Retardformen kann die Nebenwirkungsrate geringer gehalten werden

Antidepressiva

Antidepressiva

Pharmakokinetik

- Siehe S. 73, Tabelle 15. Antidepressiva: Pharmakokinetik
- Venlafaxin wird rasch im Gastrointestinaltrakt absorbiert. Die Nahrungsaufnahme hat keinen Einfluss auf die Resorption. Die Retardform wird langsam absorbiert (15 ± 6 Stunden)
- Plasmaproteinbindung < 35 %
- Maximale Plasmaspiegel von Venlafaxin werden nach 1–3 Stunden erreicht; der maximale Plasmaspiegel des aktiven Metaboliten O-Desmethylvenlafaxin (ODV) nach etwa 2–6 Stunden
- Ein steady state wird innerhalb von 3 Tagen erreicht (Venlafaxin und Metabolit)
- Die Eliminationshalbwertzeit von Venlafaxin beträgt 3–7 Stunden, die des aktiven Metaboliten 9–13 Stunden
- Hauptausscheidung über den Urin; die Clearance ist bei Niereninsuffizienz um etwa 24 % reduziert, bei Leberinsuffizienz um etwa 50 %
- Venlafaxin wird über das Cytochrom-P-450-Isoenzym CYP 2D6 metabolisiert; Venlafaxin ist außerdem ein schwacher Enzyminhibitor in diesem System (siehe S. 20, Tabelle 3. Wechselwirkungen im Cytochrom-P450-System)
- Der Metabolit OVD wird durch CYP 3A3/4 abgebaut

Nebenwirkungen

- Die Nebenwirkungen sind im Allgemeinen dosisabhängig; siehe S. 75, Tabelle 17. Antidepressiva: Übersicht über die wichtigsten Nebenwirkungen, und S. 76, Tabelle 18. Antidepressiva: Behandlung von Nebenwirkungen
- Die wichtigsten unerwünschten Wirkungen sind Übelkeit, Appetitlosigkeit, Schwäche, Kopfschmerzen, gastrointestinale Beschwerden, Schüttelfrost, Blutdruckanstieg, Vasodilatation, Herzklopfen, Erbrechen, Appetitzunahme, Obstipation, Diarrhoe, Gewichtszu- oder -abnahme, Erregung, Angst, Schwindel, Schlafstörung, sexuelle Dysfunktion, Parästhesien, Tremor, Sedierung, Mundtrockenheit, Akkomodationsstörung, Schwitzen, Exantheme, Polyurie, Manieauslösung

1. ZNS-Nebenwirkungen
- Sowohl Sedierung als auch Schlafstörungen wurden beschrieben; Störungen im Schlafrhythmus mit Reduktion des REM-Schlafes, vermehrtes Träumen, Alpträume, ungewöhnliche Trauminhalte
- Kopfschmerzen
- Agitiertheit, Schwäche, Nervosität
- Manie- bzw. Hypomanieauslösung (Risiko etwa 0,5 %)
- Krampfanfälle (selten, ca. 0,3 %)
- Restless-Legs-Syndrom (Fallberichte); Myoklonus

2. Anticholinerge Nebenwirkungen
- Vermutlich durch Noradrenalin-Wiederaufnahmehemmung bedingt
- Mundtrockenheit
- Schwitzen
- Harnretention
- Obstipation
- Erhöhung des Augeninnendruckes bei Glaukom-Patienten (Fallberichte)

3. Kardiovaskuläre Nebenwirkungen
- Es kann zu einer länger anhaltenden geringen Erhöhung des Blutdrucks kommen (meist innerhalb von 2 Monaten ab Dosisstabilisierung). Dies wurde bei ca. 3 % der Patienten mit Dosen < 100 mg/Tag und bei ca. 13 % der Patienten mit Dosen > 300 mg/Tag beobachtet. Daher Vorsicht bei Patienten mit anamnestisch bekannter Hypertonie; Empfehlung: Blutdruckkontrollen über 2 Monate bei Patienten mit Dosierungen über 225 mg/Tag
- Tachykardie: bei etwa 2 % der Patienten erhöht sich die Herzfrequenz um etwa 4 Schläge pro Minute
- Hypotonie
- Gelegentlich Schwindelanfälle

4. Gastrointestinale Nebenwirkungen	• Übelkeit (häufig); Besserung nach 1–2 Wochen, evtl. durch Gabe von Cisaprid (2 x 5 – 10 mg). Seltener bei der Retardform • Gewichtszunahme wurde nicht berichtet
5. Sexuelle Störungen	• Sexuelle Störungen werden etwa bei über 30 % der Patienten beobachtet (Behandlung : s. Kapitel SSRI)
6. Andere Nebenwirkungen	• Anstieg des Serumcholesterols um 3 mg/dl wurde beobachtet • Brustschmerzen, Brustschwellungen (Einzelfälle) • Hyponatriämie (Fallberichte)

Absetzphänomene

• Abruptes Absetzen des Medikaments nach mehr als sechswöchiger Behandlung kann nach 8 – 16 Stunden zu Schwäche (2 %), Schwindel (3 %), Kopfschmerzen (3 %), Schlafstörungen (3 %), Tinnitus (6 %), Nervosität (2 %), Verwirrtheit oder Diarrhoe führen; das Medikament sollte daher über etwa 2–6 Wochen ausgeschlichen werden
• Auch bei Dosisreduktion und bei der Retardform wurden Absetzphänomene beobachtet
➡ **Venlafaxin nach längerer Gabe langsam ausschleichen**

Kontraindikationen

• Behandlung: Über 2 – 6 Wochen ausschleichen; die Gabe von 10 – 20 mg Fluoxetin gegen Ende des Ausschleichens von Venlafaxin kann Absetzphänomene lindern; die Gabe von Odansetron (8 – 12 mg/Tag) über 10 Tage kann während des Ausschleichens hilfreich sein
• Gleichzeitige Behandlung mit MAO-Hemmern (Gefahr eines Serotoninsyndroms)

Anwendungs- beschränkungen

• Vorsicht bei Patienten mit anamnestisch bekannter Hypertonie
• Vorsicht bei epileptischen Anfällen in der Anamnese, kürzlich zurückliegendem Herzinfarkt und nicht stabilisierten Herzerkrankungen
• Dosisreduktion bei Patienten mit mittelgradiger Leberfunktionsstörung und Niereninsuffizienz
• Vorsicht bei Patienten mit bipolarer affektiver Störung (Manieauslösung möglich), sehr selten auch bei Patienten mit unipolarer Depression

Symptome bei Überdosierung

• Sedierung, Somnolenz, geringgradige Sinustachykardie, epileptische Anfälle, Verlängerung der QT-Zeit
• Bisher wurden bei Überdosierungen keine Todesfälle bekannt

Behandlung von Kindern

• Bei Depression und generalisierter Angststörung war Venlafaxin bei Kindern unter 18 nicht besser wirksam als Placebo
• Die Wirksamkeit und Sicherheit bei Patienten unter 18 Jahren ist bis jetzt noch nicht ausreichend untersucht. In klinischen Studien kam es bei Personen unter 18 Jahren zu verstärkter Aggressivität; besonders bei Depressionen kam es zu einer Zunahme von Suizidgedanken und selbstverletzendem Verhalten.
• Möglicherweise wirksam beim Aufmerksamkeitsdefizit-Hyperaktivitätssyndrom (ADHS); allerdings kann es auch zu einer Verschlimmerung der Symptomatik und Hyperaktivität kommen
• Kinder können Venlafaxin unter Umständen schneller abbauen als Erwachsene

Behandlung von älteren Patienten

• Bei gesunden älteren Patienten ist eine Dosisanpassung nicht unbedingt notwendig; Vorsicht jedoch bei älteren Patienten mit Begleiterkrankungen (z. B. kardiovaskuläre Erkrankungen)

Schwangerschaft

• Insgesamt strenge Indikationsstellung
• In Tierversuchen wurde eine Reduktion des Geburtsgewichtes der Nachkommen beobachtet, außerdem bei hohen Dosen ein Anstieg der Totgeburten
• Beim Menschen wurden bisher noch keine teratogenen Nebenwirkungen beschrieben; möglicherweise ist ein erhöhter Trend zu Spontanaborten vorhanden

Antidepressiva

Tabelle 4. SSNRI: Wechselwirkungen

Medikamentenklasse	Beispiele	Wechselwirkungen
Antiarrhythmikum	Propafenon	Anstieg des Venlafaxin-Plasmaspiegels
Anticholinergika	Biperiden, Trizyklika, etc.	Verstärkung von anticholinergen Nebenwirkungen möglich
Antidepressiva Trizyklische AD	Imipramin Desipramin Trimipramin	Fallbericht über Serotoninsyndrom; Cmax und AUC von Imipramin um 40 % erhöht, Desipramin-Clearance um 20 % reduziert Fallbericht über Krampfanfall
MAOH	Tranylcypromin	Kontraindikation; in Kombination mit MAO-Hemmern kann es zu hypertensiven Krisen kommen, außerdem Gefahr des Serotoninsyndroms
Mirtazapin		Fallbericht über Serotoninsyndrom
RIMA	Moclobemid	Verstärkte noradrenerge und serotonerge Wirkungen möglich. Vorsicht: es liegen noch keine gesicherten Daten über die Kombinationstherapie vor
SSRI	Paroxetin, Fluoxetin	Erhöhter Venlafaxin-Spiegel durch Enzyminhibition (CYP 2D6); dadurch Blutdruckanstieg, anticholinerge oder serotonerge Wirkungen möglich
Trazodon		Fallbericht über Serotoninsyndrom
Cimetidin		Anstieg des Venlafaxin-Plasmaspiegels (verminderte Clearance um etwa 43 %); Anstieg der max. Plasmakonzentrationen bis zu 60 %
Lithium		Fallbericht über Serotoninsyndrom
MAO$_B$-Hemmer	Selegilin	Serotonerge Reaktionen (Einzelfälle)
Metoclopramid		Fallbericht über extrapyramidale und serotonerge Wirkungen
Neuroleptika	Haloperidol	Anstieg des Plasmaspiegels und der unerwünschten Wirkungen von Haloperidol möglich; keine Änderung der Halbwertszeit
	Thioridazin	Anstieg des Venlafaxinspiegels und verminderte Konzentration des Metaboliten
	Risperidon	Erhöhte AUC von Risperidon (um 33 %); um 20 % verminderte renale Clearance
Protease-Inhibitor	Ritonavir	Geringgradige Verminderung der Venlafaxin-Clearance
	Indinavir	Sowohl Erhöhung der Indinavir-Plasmakonzentration (um 13 %) als auch Verminderung der Indinavir-Plasmakonzentration (um 60 %) beobachtet
Psychostimulans	Dextroamphetamin	Fallbericht über Serotoninsyndrom
Zolpidem		Delir und Halluzinationen bei Kombination möglich (Fallbericht)

Stillzeit

- Bislang ist noch unklar, ob Venlafaxin in die Muttermilch übergeht

Hinweise für Patienten

- Ausführliche Patienteninformationen: S. 303
- Retard-Tabletten schlucken, nicht zerbeißen oder zerkauen
- Dosiserhöhung nur nach Rücksprache mit dem behandelnden Arzt. Vorsicht beim Führen eines Kraftfahrzeuges und beim Bedienen gefährlicher Maschinen
- Wurde die Tabletteneinnahme vergessen, sollte die Einnahme nicht nachgeholt werden, stattdessen Fortführen der Medikamenteneinnahme im regulären Schema

Selektiver Noradrenalin-Wiederaufnahmehemmer (SNRI)

Verfügbare Substanz

Wirkstoff	Handelsnamen Deutschland	Handelsnamen Österreich	Handelsnamen Schweiz
Reboxetin	Edronax®, Solvex®	Edronax®, Reboxetine®	Edronax®

Indikationen

Zugelassene Indikationen:
- Depression („major depression")
- Depressive Phase einer bipolaren affektiven Störung

Weitere Indikationen:
- Nach vorläufigen Studien bei Panikstörung wirksam
- Dysthymie
- Nach vorläufigen Daten möglicherweise bei neuropathischen Schmerzen wirksam

Pharmakologie

- Reboxetin ist ein hochselektiver und potenter Noradrenalin-Wiederaufnahmehemmer. Es hat nur einen schwachen Effekt auf die 5-HT-Wiederaufnahme und beeinflusst nicht die Aufnahme von Dopamin. Reboxetin hat keine signifikante Affinität zu adrenergen (α_1, α_2, β) und muskarinischen Rezeptoren in vitro. In vivo kann eine Wechselwirkung mit α-Adrenozeptoren bei hohen Dosen nicht ausgeschlossen werden

Dosierung

- Empfohlene therapeutische Dosis: 2 x täglich 4 mg oral. Die volle therapeutische Dosis kann von Therapiebeginn an gegeben werden. Nach drei bis vier Wochen kann diese Dosis bei unzureichender Wirkung auf 10 mg/Tag erhöht werden. Die tägliche Dosis sollte 12 mg nicht überschreiten

Pharmakokinetik

- Maximale Plasmaspiegel von 130 ng/ml werden innerhalb von 2 Stunden nach Einnahme erreicht. Absolute Bioverfügbarkeit mindestens 60 %. Ein steady state wird innerhalb von fünf Tagen erreicht. Halbwertszeit 13 Stunden, Plasmaproteinbindung bei jungen Patienten bis zu 97 %, bei älteren Patienten bis zu 92 %
- Die Metabolisierungswege von Reboxetin sind nicht ausreichend charakterisiert. In vivo-Wechselwirkungsstudien liegen kaum vor, daher sind Vorhersagen über mögliche Wechselwirkungen schwierig
- Metabolisiert durch das Cytochrom-P450-System und CYP 3A4 (siehe S. 20, Tabelle 3. Wechselwirkungen im Cytochrom-P450-System)
- 10 % der Dosis werden als unveränderte Substanz im Urin ausgeschieden
- Erhöhung der Plasmaspiegel und eine Verlängerung der Halbwertzeit bis zum 2fachen der Norm bei Patienten mit Leber- und Niereninsuffizienz

Nebenwirkungen

Allgemein

- Kältegefühl (häufig)

1. ZNS

- Schlafstörungen (häufig), vermehrtes Schwitzen, Geschmacksirritationen
- Agitiertheit, Aufregung, Somnolenz, Ängstlichkeit, Migräne
- Selten: Akathisie, Hyperkinesie, Nervosität, Schwindel, Konfusion, Hypokinese, Muskelkrämpfe, Ataxie, abnormale Träume, Konzentrationsschwierigkeiten

Antidepressiva

Antidepressiva

2. Noradrenerge (indirekt anticholinerge) Wirkungen

- Häufig Mundtrockenheit, Verstopfung, Miktionsbeschwerden einschließlich Harnverhalt (besonders bei Männern)
- Sehr selten: Apathie, Dyskinesie, emotionale Labilität, extrapyramidales Syndrom, Hypästhesie, Neuritis, Polyneuritis, Krampfanfälle

3. Kardiovaskuläre Nebenwirkungen

- Tachykardie, Schwindel, selten Hypotonie oder Hypertonie, Herzklopfen
- Extrasystolen (selten)
- Sehr selten: Angina pectoris, Arterienthrombose

4. Gastrointestinale Nebenwirkungen

- Diarrhoe, Verstopfung, Übelkeit, Erbrechen
- Selten: Flatulenz, erhöhter Speichelfluss, Dysphagie, Gastritis, Gelbfärbung der Schleimhäute, erhöhte Leberenzyme, Gewichtszu- oder -abnahme
- Sehr selten: Schmerzen der Gallenblase, Kolitis, gesteigerter Appetit

5. Sexuelle Störungen

- Impotenz
- Selten: abnorme Ejakulation (verzögerte oder schmerzhafte Ejakulation), Hodenschmerzen

6. Andere Nebenwirkungen

- Hyponatriämie (Fallberichte), Harnverhalten, Miktionsbeschwerden, Harnwegsinfekte

Absetzphänomene

- Absetzphänomene, die nach abruptem Abbruch der Einnahme beobachtet wurde, traten selten und bei Patienten unter Reboxetin (4 %) weniger häufig als unter Placebobehandlung (6 %) auf

Kontraindikationen

- Schwangerschaft, Stillzeit
- Überempfindlichkeit gegen einen Bestandteil des Arzneimittels
- Gleichzeitige Einnahme von MAO-Hemmern (Schweiz)

Anwendungs-beschränkungen

- Da Reboxetin in klinischen Studien nicht an Patienten mit Krampfanfällen geprüft wurde und während der klinischen Studien vereinzelt Anfälle beobachtet wurden, sollte das Arzneimittel nur unter engmaschiger Kontrolle an Patienten mit Krampfanfällen in der Anamnese verabreicht werden. Absetzen beim Auftreten von Krampfanfällen
- Wie bei allen Antidepressiva ist ein Wechsel zur Manie/Hypomanie beobachtet worden. Daher ist eine sorgfältige Kontrolle bipolarer Patienten angezeigt
- Harnretention
- Prostatavergrößerung
- Glaukom
- Kardiale Erkrankungen, Patienten sollten engmaschig kontrolliert werden
- Patienten mit Leber- oder Niereninsuffizienz sollten zunächst als Anfangsdosis 2 x 2 mg Reboxetin/Tag erhalten. Die Dosis kann je nach Verträglichkeit erhöht werden
- Da nach der Gabe von Reboxetin in höheren Dosen als den empfohlenen ein orthostatisch bedingter Blutdruckabfall häufig beobachtet wurde, ist bei gleichzeitiger Gabe von blutdrucksenkenden Medikamenten eine engmaschige Kontrolle des Patienten geboten

Vorsichtsmaßnahmen

- Ein Suizidrisiko ist mit depressiven Erkrankungen verbunden und kann bis zur deutlichen Besserung der Erkrankung bestehen bleiben. Daher wird während der Anfangsphase der Therapie eine engmaschige Beobachtung der Patienten empfohlen
- Bei Teilnahme am Straßenverkehr und Bedienen von Maschinen ist Vorsicht geboten

Schwangerschaft/Stillzeit

- Kontrollierte Studien liegen nicht vor, Schwangerschaft gilt als Kontraindikation
  Stillzeit: Es ist nicht bekannt, ob Reboxetin in die Muttermilch übertritt. Daher soll Reboxetin nicht an stillende Mütter verabreicht werden

Überdosierung

- Die Erfahrungen mit Überdosierungen sind begrenzt. Bisher sind ein Fall mit einer Überdosis von 416 mg und zwei Fälle mit einer Überdosis von je 208 mg bekannt. In beiden Fällen kam es zur Remission. Als Folge einer Überdosierung können möglicherweise folgende Symptome auftreten: Krampfanfälle, Hypotonie, Hypertonie, Angst

Behandlung von Kindern und Jugendlichen

- Einsatz von Reboxetin bei Kindern wird nicht empfohlen, da die Verträglichkeit und Wirksamkeit nicht untersucht wurde

Behandlung von älteren Patienten

- Die Wirksamkeit und Verträglichkeit wurde bisher nicht unter placebokontrollierten Bedingungen untersucht. Daher kann die Einnahme bei älteren Patienten nicht empfohlen werden
- Klinische Erfahrungen mit der Langzeittherapie von älteren Patienten sind zzt. begrenzt. In dieser Patientengruppe wurde ab der 14. Behandlungswoche eine Senkung des durchschnittlichen Kaliumspiegels gefunden. Die Reduktion betrug nicht mehr als 0,8 mmol/l. Der Kaliumspiegel fiel nie unter Normwerte

Hinweise für Patienten

- Siehe S. 305

Antidepressiva

Tabelle 5. SNRI: Wechselwirkungen

• Zu Wechselwirkungen mit Reboxetin liegen nur begrenzte Erfahrungen vor

Medikamentenklasse	Beispiele	Wechselwirkungen
Antiarrhythmika		Vorsicht bei der Kombination, da Interaktionen in den CYP 3A4- (und CYP 2D6-)Systemen möglich sind (Erfahrungen liegen nicht vor)
Antidepressiva		Allgemein: Es kann angenommen werden, dass CYP 3A4-Inhibitoren die Plasmakonzentration von Reboxetin erhöhen; daher ist Vorsicht geboten
Trizyklische Antidepressiva		Interaktionen in den CYP 3A4- (und CYP 2D6-)Systemen möglich
SSRI	Fluvoxamin	Keine Kombination mit Fluvoxamin, da Interaktionen im CYP 3A4-System möglich sind (Erfahrungen liegen nicht vor)
Irreversibler MAO-Hemmer	Tranylcypromin	Kombination vermeiden (Tyramineffekt)
Azol-Antimykotika	Ketoconazol	Erhöhung der Plasmakonzentration von Reboxetin um etwa 50 % in Kombination mit Ketoconazol
Benzodiazepine	Lorazepam	Es wurde keine reziproke pharmakokinetische Interaktion zwischen Reboxetin und Lorazepam gefunden
	Lithium	Es liegen keine Studien vor, daher sollten Patienten, die gleichzeitig Reboxetin und Lithium erhalten, entsprechend überwacht werden
Cyclosporin		Vorsicht bei der Kombination, da Interaktionen in den CYP 3A4- und CYP 2D6-Systemen möglich sind (Erfahrungen liegen nicht vor)
Ergotalkaloidderivate		Blutdruckerhöhung
Kalium-ausschwemmende Diuretika		Hypokaliämie möglich
Makrolid-Antibiotika	Erythromycin	Keine Kombination mit Erythromycin, da Interaktion im CYP 3A4-System möglich sind (Erfahrungen liegen nicht vor)
Neuroleptika		Vorsicht bei der Kombination, da Interaktionen in den CYP 3A4- (und CYP 2D6-)Systemen sind möglich (Erfahrungen liegen nicht vor); leichte Erhöhung der Plasmaspiegel von Risperidon und Clozapin in der Kombination mit Reboxetin (5–10%)
ZNS-dämpfende Pharmaka	Sedativa, Hypnotika, Schmerzmittel, Alkohol	Evtl. orthostatische Erhöhung der Herzschlagfrequenz. Für eine Verstärkung der Alkoholwirkung liegen keine Hinweise vor

Trizyklische Antidepressiva (TZA)

Verfügbare Substanzen

Wirkstoff	Handelsnamen Deutschland	Handelsnamen Österreich	Handelsnamen Schweiz
Amitriptylin	Laroxyl®, Novoprotect®, Saroten®, Amitriptylin-beta®, Amineurin®, Amioxid-neuraxpharm®, Amitriptylin Desitin®, Syneudon® Amitriptylin-RPh®, Amitriptylin -TEVA®, Amitriptylin von ct®	Saroten®, Tryptizol®, Limbitrol®[2], Pantrop®	Saroten®, Tryptizol®, Limbitrol®[2]
Amitriptylinoxid	Equilibrin®, Amioxid-neuraxpharm®	–	
Clomipramin	Anafranil®, Clomipramin-neuraxpharm®, Hydiphen®, Clomipramin-ratiopharm®	Anafranil®	Anafranil®, Clomicalm®
Desipramin	Pertofran®, Petylyl®	Pertofran®	–
Dibenzepin	Noveril®	Noveril®	Noveril®
Dosulepin	Idom®	Harmomed®, Xerenal®	Protiaden®
Doxepin	Aponal®, Doneurin®, Doxepia®, Doxepin-Holsten®, Doxepin AL®, Doxepin AZU®, Doxepin beta®, doxepin-biomo®, Doxepin-ratiopharm®, Mareen®, Sinquan®, u. a.	Sinequan®	Sinquan®
Imipramin	Imipramin-neuraxpharm®, Pryleugan®, Tofranil®	Tofranil®	Tofranil®
Lofepramin	Gamonil®	Tymelyt®	Gamonil®
Maprotilin[1]	Deprilept®, Ludiomil®, Maprolu®, Maprotilin-Holsten®, Maprotilin von ct®, Maprotilin-neurax-pharm®, Maprotilin-ratiopharm®, Maprotilin-TEVA®	Ludiomil®, Maprotilin-hydro-chlorid®	Ludiomil®
Melitracen	–	Dixeran®	–
Nortriptylin	Nortrilen®	Nortrilen®	Nortrilen®
Opipramol	Insidon®	Insidon®	Insidon®
Trimipramin	Stangyl®, Herphonal®, Trimineurin®, Trimipramin-neuraxpharm®	–	Surmontil®

[1] Obwohl Maprotilin zu den tetrazyklischen Substanzen gerechnet wird, wird es wegen seiner weitgehenden Ähnlichkeiten mit der Gruppe der trizyklischen Antidepressiva hier aufgeführt

[2] Kombinationspräparat. Wirkstoffe: Amitriptylinhydrochlorid und Chlordiazepoxid

Antidepressiva

Indikationen

Zugelassene Indikationen:

- Depression („major depression")
- Prophylaxe bei rezidivierender Depression (unipolare affektive Störung)
- Behandlung sekundärer Depression bei anderen neurologischen und psychiatrischen Erkrankungen (z. B. Schizophrenie, Demenz)
- Angstbetonte Depressionszustände (Kombination aus Amitriptylin und Chlordiazepoxid)
- Depressive Phase bei bipolaren affektiven Störungen
- Zwangserkrankungen (Clomipramin)
- Behandlung der Enuresis (Bettnässen) und Pavor nocturnus im Rahmen eines therapeutischen Gesamtkonzepts bei Kindern und Jugendlichen (Imipramin)
- Behandlung und Prophylaxe der Panikstörung mit oder ohne Agoraphobie (Clomipramin, Imipramin, Desipramin)
- Unruhe- und Spannungszustände, klimakterische Beschwerden, somatoforme Störungen (Opipramol)

Weitere Indikationen:

- Nach vorläufigen Daten in der Behandlung der Dysthymie wirksam (Imipramin, Desipramin)
- Generalisierte Angststörung (Opipramol)
- Bulimie
- Anpassungsstörungen: nach vorläufigen Daten bei depressiver Symptomatik im Rahmen einer posttraumatischen Belastungsstörung wirksam
- Aufmerksamkeitsstörungen beim Aufmerksamkeitsdefizit-Hyperaktivitätssyndrom (ADHS), die auf Psychostimulanzien nicht angesprochen haben
- Nach Fallberichten bei Autismus mit Ritualhandlungen und Aggression (Clomipramin) sowie Hyperaktivität (Desipramin) wirksam
- Drogenentzugssyndrome: Milderung der Entzugssymptomatik beim Opioidentzug (Doxepin). Häufig höhere Dosierungen als bei antidepressiver Therapie notwendig (z. B. Doxepin bis zu 300 mg/Tag)
- Prämenstruelles Syndrom mit depressiver Verstimmung (Clomipramin, Nortriptylin)
- Nach Fallberichten bei vorzeitiger Ejakulation wirksam (Clomipramin)
- Protektive Wirkung bei Magengeschwüren (Doxepin)
- Behandlung von Schmerzzuständen (z. B. Migränekopfschmerz, diabetische Polyneuropathie)
- Clozapin-induzierte Sialorrhoe (Amitriptylin)
- Hilfreich bei der Raucherentwöhnung (Nortriptylin)

Pharmakologie

- Der genaue Wirkmechanismus der Antidepressiva ist noch nicht befriedigend aufgeklärt. Als ein relativ gesicherter antidepressiver Wirkmechanismus gilt die Hemmung der Wiederaufnahme von Serotonin und/oder Noradrenalin aus dem synaptischen Spalt und die dadurch bewirkte Erhöhung der verfügbaren Konzentration der Monoamine. Trizyklische Antidepressiva binden außerdem in unterschiedlichem Maße an serotoninerge (5-HT$_{1A}$-, 5-HT$_{2A}$-, 5-HT$_{2C}$-, 5-HT$_3$-), adrenerge (α_1-, α_2-), cholinerge (muskarinische) und histaminerge (H$_1$-, H$_2$-) Rezeptoren und blockieren sie kompetitiv. Es wird vermutet, dass auch direkte agonistische oder antagonistische Wirkungen an den Serotonin- oder Noradrenalinrezeptoren zu einer Verstärkung der Neurotransmission in diesen Systemen führen können
- Trimipramin gehört chemisch zwar zu der Gruppe der TZA, bildet aber in dieser Gruppe eine Ausnahme, da die Substanz nicht die Wiederaufnahme von Noradrenalin oder Serotonin hemmt. Der Wirkmechanismus ist unbekannt. Die Rezeptorblockade und das Nebenwirkungsprofil entsprechen den TZA
- Die Wirksamkeit bei Enuresis beruht möglicherweise auf dem anticholinergen Effekt oder auf einer ZNS-Stimulation, die zu einem früheren Erwachen durch Harndrang führt

- Analgetische Effekte werden wahrscheinlich durch Blockade von Natriumkanälen vermittelt

Allgemeine Hinweise

- Vermutlich sind trizyklische Antidepressiva bei Männern wirksamer als bei Frauen

Dosierung

- Siehe S. 72, Tabelle 14. Antidepressiva: Dosierung
- Die Variabilität der Dosierung ist groß; zwischen oraler Dosis, Plasmaspiegel und klinischer Wirkung bestehen keine hohen Korrelationen
- Zu Beginn sollte das jeweilige Medikament in einer niedrigen Dosierung verabreicht werden; dann sollte nach entsprechender klinischer Symptomatik die Dosierung etwa alle 3 – 5 Tage bis zur angestrebten Dosis gesteigert werden (abhängig von den Nebenwirkungen)
- Wenn der steady state erreicht ist, kann das Medikament als Einzeldosis zur Nacht gegeben werden. Bei eventuell auftretenden Alpträumen werden allerdings geteilte Dosierungen empfohlen
- Die Prophylaxe ist dann am effektivsten, wenn die Dosis der therapeutischen Dosierung entspricht

Pharmakokinetik

- Siehe auch S. 73, Tabelle 15. Antidepressiva: Pharmakokinetik
- Die Medikamente werden vollständig vom Gastrointestinaltrakt absorbiert
- Im Rahmen des first-pass-Effektes wird z. T. ein hoher Anteil der Antidepressiva abgebaut
- Die maximalen Plasmaspiegel sind bei den tertiären trizyklischen Verbindungen wie Amitriptylin nach etwa 1 – 3 Stunden zu erwarten, bei den sekundären trizyklischen Substanzen wie Desipramin und Nortriptylin erst nach 4 – 8 Stunden
- Hohe Lipophilie; die Substanzen konzentrieren sich insbesondere im myokardialen und zerebralen Gewebe
- Hohe Plasmaeiweißbindung
- Die Metabolisierung erfolgt vorwiegend in der Leber
- Die meisten trizyklischen Medikamente haben eine lineare Pharmakokinetik, d. h. dass Veränderungen in der Dosierung auch zu proportionalen Veränderungen in der Plasmakonzentration führen
- Bei weiblichen Patienten kann es vor der Menstruation zu einem Absinken des Plasmaspiegels der trizyklischen Antidepressiva kommen

Art der Anwendung

- Der übliche Applikationsweg ist die orale Medikation. Intramuskuläre Injektionen haben keinen Vorteil und kommen nur dann in Frage, wenn eine orale Applikation nicht möglich ist
- Es ist nicht gesichert, dass die Infusion trizyklischer Antidepressiva Vorteile gegenüber der oralen Anwendung in Hinblick auf einen schnelleren Wirkungseintritt oder eine bessere Wirkung hat. Möglicherweise kommt es unter Infusionstherapie zu stärkeren unspezifischen psychologischen Wirkungen als unter oraler Medikation
- Bei der Behandlung von Zwangserkrankungen mit Clomipramin werden bis zu 300 mg/Tag i. v. gegeben, um einen rascheren Behandlungserfolg zu erreichen

Beginn und Dauer der Wirkung

- Trizyklika sind lang wirkend; sie können in einer Einmaldosis zur Nacht gegeben werden
- Durch Retardpräparate kann die Nebenwirkungsrate vermindert werden
- Die Wirkung tritt im Allgemeinen nach 7 – 28 Tagen ein
- Sedierende Wirkungen werden schon innerhalb von wenigen Stunden nach oraler Applikation beobachtet; Schlafstörungen bessern sich nach wenigen Tagen
- Bei einigen Patienten kann der Behandlungserfolg nach einigen Monaten nachlassen; der jeweilige Plasmaspiegel der Wirksubstanz sollte dann überprüft werden und ggf. die Dosis angepasst werden

Antidepressiva

Antidepressiva

- Die Bestimmung der Plasmakonzentration wird wegen der niedrigen Korrelation zwischen Dosis und klinischer Wirkung nicht routinemäßig durchgeführt. Es gibt allerdings „schlechte" und „zu schnelle" Metabolisierer, die niedrigere bzw. höhere Dosen der Antidepressiva brauchen. Ein scheinbares Therapieversagen bzw. das Auftreten von Nebenwirkungen bei relativ niedrigen Dosierungen sollte dann mit Hilfe einer Plasmakonzentrationsbestimmung abgeklärt werden

Nebenwirkungen

- Das Nebenwirkungsprofil der trizyklischen Antidepressiva ist von der Affinität zu den verschiedenen Neurotransmitterrezeptoren abhängig (siehe S. 74, Tabelle 16)
- Einige Nebenwirkungen treten nur zu Beginn der Behandlung auf
- Die wichtigsten unerwünschten Wirkungen der trizyklischen Antidepressiva sind Sedierung, Schwindel, Hypotonie, anticholinerge Wirkungen (z. B. Mundtrockenheit, Obstipation, Miktionsstörungen, Tachykardie), Appetitsteigerung, Gewichtszunahme, Tremor, Schwitzen, Manieauslösung

1. ZNS-Nebenwirkungen

- Ursache: Blockade der Histamin-H_1-Rezeptoren und α_1-Adrenozeptoren

a) Psychische Störungen

- Müdigkeit (häufigste Nebenwirkung); Abhilfe: Gabe der gesamten Dosis zur Nacht
- Schwächegefühl, Antriebsarmut
- Paradoxe Reaktionen wurden beobachtet (Erregung, Albträume, Agitiertheit, Ruhe- und Schlafstörungen); lebhafte Träume können auftreten, wenn die Gesamtdosis zur Nacht gegeben wird. Reduzierter REM-Schlaf (außer bei Trimipramin)
- Gedächtnis-, Konzentrations- und Orientierungsstörung
- Manie- oder Hypomanieauslösung (Risiko 11–50 % der Patienten mit bipolarer affektiver Störung; seltener bei Patienten, die Lithium erhalten), Psychosen, Panikattacken, Angst oder euphorische Zustände

b) Neurologische Nebenwirkungen

- Feinschlägiger Tremor
- Krampfanfälle (häufiger bei Kindern und Patienten mit Essstörungen); können insbesondere bei plötzlicher Dosiserhöhung oder beim plötzlichen Absetzen auftreten; das Risiko steigt mit hohen Plasmaspiegeln
- Akathisie (selten – laborchemisch sollte ein Eisenmangel ausgeschlossen werden); kann insbesondere auch als Absetzphänomen nach abrupter Beendigung der Medikation auftreten (Imipramin, Desipramin)
- Tinnitus: insbesondere bei stark serotonerg wirkenden Substanzen
- Parästhesien (Häufigkeit etwa 4 %)
- Myoklonien (insbesondere bei stark serotonerg wirkenden Substanzen), Muskelzuckungen im Bereich der unteren Extremitäten, des Kiefers und der Arme; nächtliche Myoklonien: in stärkerer Ausprägung bei etwa 9 % der Patienten. In schweren Fällen kann ein Behandlungsversuch mit Clonazepam, Valproat oder Carbamazepin sinnvoll sein
- Sprachstörungen, Stottern
- Gangstörungen, Parkinsonismus, Dystonie, sehr selten Spätdyskinesien
- Kopfschmerzen; Polyneuropathie (Einzelfälle)

2. Anticholinerge Nebenwirkungen

- Ursache: Antagonismus am muskarinischen Acetylcholin-Rezeptor
- Anticholinerge Nebenwirkungen treten besonders bei älteren Patienten relativ häufig auf
- Mundtrockenheit: kann bei manchen Patienten zu Infektionen prädisponieren (Behandlung: zuckerfreies Kaugummi und Bonbons, Pilocarpin-Tabletten 10–15 mg/Tag, Bethanechol, Mineralwasser trinken)
- Sehstörungen: verschwommenes Sehen; Behandlung: Pilocarpin-Augentropfen 0,5 %

Tabelle 6. Trizyklische Antidepressiva: Häufigkeit von Nebenwirkungen

Nebenwirkungen	Amitriptylin	Clomipramin	Desipramin	Doxepin	Imipramin	Maprotilin	Nortriptylin	Trimipramin
Anticholinerge Nebenwirkungen								
Mundtrockenheit	>30 %	>30 %	>10 %	>30 %	>30 %	>30 %	>10 %	>10 %
Verschwommenes Sehen	>10 %	>10 %	>2 %	>10 %	>10 %	>10 %	>2 %	>2 %
Obstipation	>10 %	>10 %	>2 %	>10 %	>10 %	>10 %	>10 %	>10 %
Schwitzen	>10 %	>10 %	>2 %	>2 %	>10 %	>2 %	<2 %	>2 %
Verzögerte Miktion*	>2 %	>2 %	–	<2 %	>10 %	>2 %	<2 %	<2 %
ZNS-Nebenwirkungen								
Sedierung, Sedierung	>30 %	>2 %	>2 %	>30 %	>10 %	>10 %	>2 %	>30 %
Schlafstörungen	>2 %	>10 %	>2 %	>2 %	>10 %	<2 %	<2 %	>2 %[b]
Erregung, Hypomanie**	<2 %	<2 %	>2 %	<2 %	>10 %	>2 %	>2 %	<2 %
Orientierungsstörung, Verwirrtheit	>10 %	>2 %	–	<2 %	>2 %	>2 %	>10 %	>10 %
Kopfschmerzen	>2 %	>2 %	<2 %	<2 %	>10 %	<2 %	<2 %	>2 %
Schwäche, Antriebsmangel	>10 %	>2 %	>2 %	>2 %	>10 %	–	>10 %	>2 %
Extrapyramidale Nebenwirkungen (EPS)								
Unspezifische EPS	>2 %[a]	<2 %[a]	<2 %	>2 %[a]	<2 %	>2 %	–	<2%
Tremor	>10 %	>10 %	>2 %	>2 %	>10 %	>10 %	>10 %	>10%
Kardiovaskuläre Nebenwirkungen								
Orthostatische Hypotonie/Schwindel	>10 %	>10 %	>2 %	>10 %	>30 %	>2 %	>2 %	>10%
Tachykardie, Palpitationen	>10 %	>10 %	>10 %	>2 %	>10 %	>2 %	>2 %	>2%
EKG-Veränderungen***	>10 %[e]	>10 %[e]	>2 %[e]	>2 %[e]	>10 %[e]	<2 %[n]	>2 %[e]	>10% [e]
Herzrhythmusstörungen	>2 %	>2 %	>2 %	>2 %	>2 %	<2 %	>2 %	>2%
Gastrointestinale Nebenwirkungen	>2 %	>10 %	>2 %	<2 %	>10 %	>2 %	<2 %	<2%
Dermatitis, Hautausschlag	>2 %	>2 %	>2 %	<2 %	>2 %	>10 %	<2 %	<2%
Gewichtszunahme (über 6 kg)	>30 %	>10 %	>2 %	>10 %	>10 %	>10 %	>2 %	>10%
Sexuelle Störungen	>2 %	>30 %	>2 %	>2 %	>30 %	<2 %	<2 %	<2%
Epileptische Krampfanfälle[c]	<2 %	<2 %[d]	<2 %	<2 %	<2 %[d]	>2 %[c]	<2 %	<2%

– keine Angaben in vorliegender Literatur; * besonders bei älteren Patienten; ** wahrscheinlicher bei Patienten mit bipolarer affektiver Störung; *** EKG-Veränderungen in der Regel ohne klinisches Korrelat; [a] Spätdyskinesien beobachtet (selten); [b] keinen Einfluss auf den REM-Schlaf; [c] Patienten ohne bekanntes Anfallsleiden; [d] häufigeres Vorkommen bei Dosierungen über 250mg Clomipramin täglich; [e] verzögerte Überleitung: verlängertes PR-, QRS- oder QT-Intervall

- Verminderung des Tränenflusses und trockene Augen; dies kann insbesondere bei älteren Patienten oder bei Kontaktlinsenträgern relevant sein. Behandlung: Versuch mit künstlichen Tränen; Kontaktlinsenträger sollten ihre Speziallösungen anwenden
- Obstipation (besonders bei Kindern, die wegen einer Enuresis behandelt werden): Behandlung: Flüssigkeitszufuhr, Pflaumenkompott, Feigen, Joghurt, Sauerkraut
- Harnretention, verzögerte Miktion; Behandlungsversuch mit Bethanechol
- Vermehrtes Schwitzen: Behandlung: tägliches Duschen, evtl. Talkum-Puder; in schweren Fällen: Terazosin (Flotrin® 1−10mg/Tag), Bethanechol (Myocholine-Glenwood®; bis zu 4 x 25−50 mg), Clonidin 2 x 0,1 mg
- Verwirrtheit, Orientierungsstörung, Delir, Wahnvorstellungen, Halluzinationen, Myoklonien; insbesondere bei älteren Patienten und bei höheren Dosierungen
- Karies (Speichelfluss reduziert); Patienten auf die tägliche Zahnpflege hinweisen

3. Kardiovaskuläre Nebenwirkungen

- Ursache: Blockade der α_1-, muskarinischen Acetylcholin-, 5-HT$_2$- und H$_1$-Rezeptoren, Hemmung der schnellen Natriumkanäle
- Treten besonders bei älteren Patienten auf
  Das Risiko erhöht sich mit ansteigenden Plasmaspiegeln
- Tachykardie (besonders auch bei jüngeren Patienten)
- Orthostatische Hypotonie (Behandlung: Kochsalz, Koffein, Fludrocortison [Astonin® 0,1−0,5 mg/Tag], Stützstrümpfe)
- Verlängerte Erregungsleitung; kontraindiziert bei AV-Block oder Z.n. frischem Myokardinfarkt
- Arrhythmien, Synkopen, Thrombosen, Thrombophlebitis, Schlaganfall, Herzversagen wurden in Einzelfällen beobachtet
- Bei Patienten mit Bulimie kann es zu Hypertonie kommen

4. Gastrointestinale Nebenwirkungen

- Ursache: Serotoninwiederaufnahmehemmung, Acetylcholinrezeptor-Blockade
- Übelkeit, Erbrechen, Diarrhoe, Gewichtsabnahme
- Obstipation (siehe auch anticholinerge Wirkungen)
- Geschmacksstörungen, Glossitis, „schwarze Zunge"
- Gewichtszunahme: etwa bis zu 30% der Patienten bei regelmäßiger und längerfristiger Einnahme; die durchschnittliche Gewichtszunahme liegt bei etwa 7 kg (lineare Zunahme) und ist häufig mit Verlangen nach Süßigkeiten (carbohydrate craving) assoziiert; Behandlung: adäquate Ernährungs-, Diätberatung, sportliche Betätigung; evtl. muss die Dosis reduziert werden oder ein anderes Antidepressivum, z. B. aus der Klasse der SSRI, gegeben werden

5. Nebenwirkungen im Bereich der Sexualfunktionen

- Ursache: Serotoninwiederaufnahmehemmung und Blockade von 5-HT$_2$-, D$_2$-, α_1- und M$_1$-Rezeptoren
- Verminderung der Libido, Impotenz (Behandlung: S. 76, Tabelle 18. Antidepressiva: Behandlung von Nebenwirkungen)
- Hodenschwellung, schmerzhafte Ejakulation, retrograde Ejakulation, gesteigerte Libido, spontaner Orgasmus beim Gähnen (Clomipramin)
- Gynäkomastie bei Männern und Frauen
- Anorgasmie: Behandlung: Amantadin (100−400 mg b. Bd.), Cyproheptadin (4−16 mg b. Bd.), Yohimbin (5,4−10,8 mg/Tag oder b. Bd.), Ginkgo biloba (180−900 mg)

6. Endokrine Nebenwirkungen

- Hyper- und Hypoglykämie wurden beobachtet
- Bei etwa 87% der Patienten unter Erhaltungstherapie wurde „carbohydrate craving" beobachtet; Gewichtszunahme möglich
- Menstruelle Störungen, Zyklusstörungen, Amenorrhoe
- Auslösung eines SIADH mit Hyponatriämie möglich; Zunahme des Risikos im höheren Alter; wahrscheinlich auch höheres Risiko bei weiblichen Patienten

7. Allergische Reaktionen und Nebenwirkungen	• Selten • Ikterus, Hepatitis, Hautausschlag, Urtikaria, Juckreiz, Ödeme, Blutbildveränderungen • Photosensibilisierung, vermehrte Hautpigmentationen (Imipramin, Desipramin) • Thrombozytopenie (Fallberichte)

8. Andere Nebenwirkungen

- In Einzelfällen Alopezie

Absetzphänomene

- Die Inzidenz von Absetzphänomenen liegt bei etwa 20 – 80 %, vermutlich als Folge einer cholinergen und adrenergen Überstimulation (Rebound)
- Abruptes Absetzen höherer Dosen kann gelegentlich ein grippeähnliches Bild hervorrufen; Symptome: Angstzustände, Fieber, vermehrtes Schwitzen, Unwohlsein, Schnupfen, Muskelschmerzen, Kopfschmerzen, Schwindelanfällen, Übelkeit, Erbrechen, Akathisie oder Dyskinesien
- In der Regel treten diese Symptome 24 – 48 Stunden nach plötzlichem Abbruch der Therapie oder bei rascher Reduzierung einer Hochdosistherapie auf
- Es kann dann zu einer „Rebound-Depression" kommen, auch bei Patienten, die zuvor keine depressive Symptomatik zeigten (z. B. Patienten mit Zwangserkrankungen)
- Paradoxe Änderungen der Stimmung wurden beobachtet (z. B. Manie oder Hypomanie)
- ➡ **Wegen möglicher Absetzphänomene sollten die trizyklischen Antidepressiva nach längerem Gebrauch langsam ausgeschlichen werden**
- Behandlung: Erneute Gabe der Medikation in leicht reduzierter Dosierung; langsam ausschleichen, auch über mehrere Tage (z. B. Reduktion in 25 mg Schritten alle 3 – 5 Tage)
  Alternativ können spezifische Symptome behandelt werden:
  - Cholinerge Symptome (Übelkeit, Schwindel, Schwitzen): Atropin 1 – 4 mg 3 – 4 x täglich
  - Angst, Unruhe, Agitiertheit, Schlafstörungen: Benzodiazepine (z. B. Lorazepam 0,5 – 2 mg b. Bd.)
  - Neurologische Symptome: Akathisie (Propranolol 10 – 20 mg 2 – 4 x täglich); Dyskinesien (Clonazepam 0,5 – 2 mg b. Bd.); Dsystonie (Atropin 1 – 4 mg 3 – 4 x täglich)

Kontraindikationen

- Überempfindlichkeit gegen einen Bestandteil des Arzneimittels
- Akute Alkohol-, Schlafmittel-, Schmerzmittel- und Psychopharmakaintoxikation
- Akutes Delir
- Unbehandeltes Engwinkelglaukom
- Akuter Harnverhalt
- Prostatahypertrophie mit Restharnbildung
- Paralytischer Ileus
- Frischer Myokardinfarkt
- AV-Block II. und III. Grades

Anwendungsbeschränkungen und Vorsichtsmaßnahmen

- Vorsicht bei kardialer Vorschädigung, insbesondere bei Erregungsleitungsstörungen; Patienten mit vorbestehendem AV-Block I. Grades oder Links-/Rechtsschenkelblock nur unter engmaschigen EKG-Kontrollen behandeln; Patienten mit vorbestehenden höhergradigen AV-Blockierungen oder diffusen supraventrikulären oder ventrikulären Erregungsleitungsstörungen möglichst nicht mit TZA behandeln

Antidepressiva

- Irreversible MAO-Hemmer sollten mindestens 14 Tage vor Beginn der Behandlung abgesetzt werden
- Vor der Behandlung Blutbild kontrollieren (einschließlich des Differenzialblutbildes). Bei pathologischen Blutwerten darf eine Behandlung nur unter engmaschigen Kontrollen durchgeführt werden
- Vorsicht bei Patienten mit respiratorischer Insuffizienz, da Antidepressiva zu einer vermehrten bronchialen Sekretion führen können
- Gleichzeitiger Alkoholkonsum kann zur Verstärkung der dämpfenden Wirkung führen
- Das Reaktionsvermögen kann beeinträchtigt sein; daher sollten das Führen von Fahrzeugen, die Bedienung von Maschinen oder sonstige gefahrvolle Tätigkeiten zumindest während der ersten Tage der Behandlung unterbleiben. Die Entscheidung in jedem Einzelfall trifft der behandelnde Arzt unter Berücksichtigung der individuellen Reaktionsbereitschaft und der jeweiligen Dosierung
- Vorsicht bei der Behandlung von bipolaren affektiven Störungen; bei bis zu 50 % der Patienten kann eine Manie oder Hypomanie ausgelöst werden (relative Kontraindikation)
- Die Kombination von trizyklischen Antidepressiva mit SSRI kann zu erhöhten Plasmaspiegeln der trizyklischen Antidepressiva führen. Diese Kombinationen können bei therapieresistenten Fällen sinnvoll sein. Vorsicht bei der Kombination von serotonergen (trizyklischen) Antidepressiva mit SSRI (Serotoninsyndrom möglich)
- Die Einnahme von trizyklischen Antidepressiva gemeinsam mit faserreicher Kost oder Laxanzien kann zu einer verminderten Resorption der Antidepressiva führen

Überdosierung

- Die therapeutische Breite ist gering (die letale Dosis beträgt etwa das Dreifache der maximalen therapeutischen Dosis); daher trizyklische Antidepressiva nur in begrenzten Mengen verschreiben
- Symptome bei Überdosierung in stärkerer Ausprägung als die beschriebenen Nebenwirkungen: anticholinerge Nebenwirkungen, zentrale Übererregbarkeit, später zentrale Dämpfung, Myoklonien, Halluzinationen, Atemdepression und Krampfanfälle
- Lebensbedrohliche Herzrhythmusstörungen möglich; Monitorüberwachung indiziert. Bei Überdosierung kann es zu einer Verbreiterung des QRS-Komplexes kommen. Die Breite des QRS-Komplexes spiegelt den Schweregrad der Überdosierung wieder; ein QRS-Komplex über 0,12 Sekunden kann vitale Gefährdung bedeuten (Normalwert: 0,08 – 0,11 Sekunden)

Behandlung einer Überdosierung

- Supportive Behandlung mit Monitoring; Gabe von Physostigmin
- Siehe auch S. 76, Tabelle 18. Antidepressiva: Behandlung von Nebenwirkungen
- Aktivkohle zur Verminderung der Resorption und der Blutspiegel (initial 1 – 2 g/kg Körpergewicht; dieses Procedere kann nach einigen Stunden 2 – 3mal wiederholt werden). Monitoring, supportive und symptomatische Therapie. Nur bei Koma, Arrhythmien oder Krampfanfällen Gabe von Physostigmin (Anticholium®) 1 mg i.m. unter Monitorkontrolle
- Bei zerebralen Krampfanfällen Diazepam
- Forcierte Diurese und Dialyse sind aufgrund der hohen Plasmaeiweißbindung kaum erfolgreich
- Nicht mit Radix ipecacuanhae behandeln, dadurch evtl. rasche Verschlechterung der neurologischen Symptome oder zerebrale Krampfanfälle

Behandlung von Kindern und Jugendlichen

- Trizyklische Antidepressiva werden in der Behandlung von Enuresis, Insomnie, Parasomnie, Aufmerksamkeitsdefizit-Hyperaktivitätsstörung (ADHS), Depression, Zwangserkrankungen, Panikstörungen, Schulphobie, anderen Angststörungen, Bulimie und Tourette-Syndrom (Clomipramin) eingesetzt
- Zunächst niedrige Dosis (10 – 25 mg); dann alle 4 – 5 Tage um 10 – 25 mg bis zu einer Maximaldosierung von 3 – 5 mg/kg Körpergewicht erhöhen
- Die Halbwertzeit von Imipramin ist kürzer als bei Erwachsenen, da der hepatische Abbau verstärkt ist
- Vor Behandlungsbeginn sollte ein EKG durchgeführt werden. Bei Erreichen der therapeutischen Dosis und bei jeder Dosisänderung wird erneut ein EKG durchgeführt

- Nach Empfehlung der FDA (Food and Drug Administration, USA) werden folgende EKG-Veränderungen bei Kindern, die mit trizyklischen Antidepressiva behandelt werden, als bedenklich eingestuft: (a) PR-Intervall >200 ms, (b) QRS-Intervall >30 % der Normbreite oder >120 ms, (c) Blutdruck systolisch >140 mmHg oder diastolisch >90 mmHg, (d) Herzfrequenz in Ruhe >130 Schläge/Minute
- Wirksamkeit und Toxizität scheinen von der Dosierung abhängig zu sein
- Eine abrupte Steigererung der Dosis kann zu zerebralen Krampfanfällen führen
- Kinder, die wegen einer Enuresis behandelt werden, können unter Schlafstörungen, Angstgefühlen, emotionaler Instabilität, Nervosität und Schlafstörungen leiden
- Plötzliche Todesfälle wurden selten unter Therapie mit Desipramin beobachtet, obwohl der therapeutische Plasmaspiegel nicht überschritten war; bei Kindern kann der Plasmaspiegel bei gleicher Dosierung um 42 % höher liegen als bei Erwachsenen
- Hypertonie unter Imipramin (selten)
- Kardiale Nebenwirkungen und Komplikationen können bei Kindern und Jugendlichen auftreten, die während einer antidepressiven Behandlung Marihuana rauchen

Behandlung von älteren Patienten

- Die initiale Dosis sollte bei älteren Patienten niedriger sein als bei jüngeren; außerdem kann die Wirkung bei älteren Patienten später eintreten (bis zu 12 Wochen möglich)
- Bei ausgeprägten ZNS- und anticholinergen Wirkungen wird Überwachung empfohlen; es sollte ein Antidepressivum mit geringeren dämpfenden oder anticholinergen Wirkungen verwendet werden (z. B. SSRI, Moclobemid, Nortriptylin, Desipramin, u. a.)
- Die Kombination mit anderen ZNS-dämpfenden oder anticholinergen Arzneimitteln kann zu Verwirrtheitszuständen, Orientierungsstörung und Delir führen; ältere Patienten sind anticholinergen Effekten gegenüber empfindlicher
- Wegen der kardiovaskulären Nebenwirkungen Vorsicht bei älteren Patienten; orthostatische Regulationsstörungen und Hypotonie kann zum Sturz führen, Vorsicht bei Tachykardie und Erregungsleitungsstörungen
- Kognitive Leistungsstörungen möglich (z. B. Wortfindungsstörungen)

Schwangerschaft

- Strenge Indikationsstellung, insbesondere im ersten Schwangerschaftsdrittel
- Unter trizyklischen Antidepressiva sind keine teratogenen Wirkungen nachgewiesen worden
- Im Tierversuch sind keine embryotoxischen und teratogenen Wirkungen beobachtet worden
- Auswirkungen der Antidepressivagabe auf den Feten sind möglich, wenn Antidepressiva im letzten Schwangerschaftsdrittel eingesetzt wurden, z. B. Tachyarrhythmie oder Harnretention beim Neugeborenen
- Im dritten Trimester der Schwangerschaft kann eine Dosiserhöhung notwendig sein, um den therapeutischen Plasmaspiegel zu erhalten

Stillzeit

- Strenge Indikationsstellung; in Abhängigkeit von der Dosis kann das Befinden des Säuglings beeinträchtigt werden; Antidepressiva gehen in die Muttermilch über. Der Säugling nimmt etwa 4% der mütterlichen Antidepressiva-Dosis auf, die Halbwertszeit kann sich auf das 3 – 4fache erhöhen; es ist unklar, ob dies klinisch bedeutsam ist; die Plasmaspiegel der Doxepin-Metaboliten sind bei Kind und Mutter nahezu ähnlich

Hinweise für die Pflege

- Stützende Gespräche mit dem Patienten sind ein wesentlicher Bestandteil der Depressionsbehandlung
- Vorsorglich ist der Patient darauf hinzuweisen, dass die Wirkung verspätet einsetzen kann (in der Regel nach 7 – 28 Tagen)
- Eine 1 – 2mal tägliche Gabe hat gegenüber der 3maligen Gabe Vorteile in Hinsicht auf die Compliance
- Bei suizidgefährdeten Patienten ist darauf zu achten, dass evtl. die antriebssteigernde Wirkung eher eintritt als stimmungsaufhellende Effekte; evtl. geplante Suizidversuche können dann in die Tat umgesetzt werden

Antidepressiva

Antidepressiva

Hinweise für Patienten

- Ausführliche Patienteninformationen: S. 307
- Das Reaktionsvermögen ist insbesondere bei Behandlungsbeginn reduziert, daher ist das Führen eines Kraftfahrzeuges oder das Bedienen gefährlicher Maschinen zu vermeiden
- Während der Einnahme von Antidepressiva ist der Genuss von Alkohol oder anderen ZNS-dämpfenden Substanzen zu meiden; dies kann zu erhöhter Sedierung, Benommenheit oder Verwirrtheit führen
- Andere Psychopharmaka oder Schmerzmittel sollten gleichzeitig nur nach Absprache mit dem Arzt eingenommen werden
- Extreme Hitze und Feuchtigkeit sind zu vermeiden, da bestimmte Antidepressiva die Temperaturregulationsmechanismen des Organismus stören können
- Ein Wechsel des Antidepressivums oder eine Dosisänderung sollte nur nach Absprache mit dem behandelnden Arzt durchgeführt werden
- Antriebssteigernde Antidepressiva sollten nicht abends eingenommen werden
- Antidepressiva können manische Episoden auslösen; das Antidepressivum muss dann sofort abgesetzt werden
- Auf einen eventuellen Harnverhalt achten
- Verstopfung kann auftreten; stärkere Flüssigkeitsaufnahme und faserreiche Kost können hilfreich sein
- Übermäßiger Genuss von Koffein, koffeinhaltigen Nahrungsmitteln oder Medikamenten kann in Kombination mit Antidepressiva zu Angstgefühlen und Erregung führen
- Bei Mundtrockenheit soll der Patient Mineralwasser trinken, evtl. Kaugummi kauen (zuckerfrei). Bei trockenen Augen ist der Einsatz von künstlichen Augentränen sinnvoll (s. oben)

Tabelle 7. Trizyklische Antidepressiva: Wechselwirkungen

Medikamentenklasse	Beispiele	Wechselwirkungen
ACE-Hemmer	Enalapril	In der Kombination mit Enalapril kommt es zu einem erhöhten Clomipramin-Plasmaspiegel durch verminderten Abbau
Alkohol		Akuter Alkoholkonsum reduziert den First-Pass-Metabolismus der Antidepressiva und erhöht so deren Plasmaspiegel; chronischer Alkoholkonsum führt zur Enzyminduktion und erniedrigt so, durch beschleunigten Abbau der Antidepressiva, deren Plasmaspiegel
Anästhetika	Enfluran	Bei Kombination mit Amitriptylin besteht die Gefahr zerebraler Krampfanfälle
Antiarrhythmika	Procainamid, Propafenon, Chinidin	Verlängerung der Überleitungszeiten; Erhöhung der Plasmaspiegel von Desipramin um bis zu 500 % und von Imipramin um bis zu 30 % möglich
Antibiotika	Linezolid	Verstärkte serotonerge oder noradrenerge Wirkung durch die schwache MAO-Hemmung durch Linezolid möglich
Anticholinerge Mittel	Antiparkinsonmittel, Antihistaminika, Neuroleptika u.a.	Verstärkung der anticholinergen Wirkungen; erhöhtes Risiko von Hyperthermie, Verwirrtheit, Harnretention
Antidepressiva		
Irreversibler MAO-Hemmer	Tranylcypromin	Vorsicht: irreversible MAO-Hemmer nicht gleichzeitig mit trizyklischen Antidepressiva verabreichen; Gefahr des Serotoninsyndroms. Wurde vorher ein irreversibler MAO-Hemmer verabreicht, so ist ein Sicherheitsabstand von mindestens 10–14 Tagen einzuhalten

Fortsetzung nächste Seite

Medikamentenklasse	Beispiele	Wechselwirkungen
RIMA	Moclobemid	Die Kombination mit trizyklischen Antidepressiva kann additiv verstärkte antidepressive Wirkungen haben, evtl. sinnvoll bei therapieresistenten Patienten
SSRI	Fluoxetin, Fluvoxamin, Paroxetin, Sertralin (weniger wahrscheinlich unter Citalopram oder Escitalopram)	In Kombination mit SSRI steigen die Plasmaspiegel der trizyklischen Antidepressiva durch Verdrängung aus der Proteineiweißbindung und Hemmung des oxidativen Metabolismus an. Additive antidepressive Wirkungen sind bei therapieresistenten Patienten möglich
Antihypertensiva	Clonidin, Methyl-Dopa, Guanethidin, Reserpin, Acetazolamid, Thiazid-Diuretika	Die antihypertensiven Wirkungen (z. B. von Clonidin) sind wegen Hemmung von α-adrenergen-Rezeptoren abgeschwächt, verstärkte Hypotension möglich Plasmaspiegelanstieg von Imipramin (bis zu 54 %) und Desipramin möglich
Antikoagulanzien	Warfarin	Prothrombinzeit erhöht
Antikonvulsiva	Carbamazepin, Barbiturate, Phenytoin	Erniedrigter Plasmaspiegel der trizyklischen Antidepressiva durch Enzyminduktion, insbesondere bei Kombination von Barbituraten mit trizyklischen Antidepressiva
	Valproat/Valproinsäure	Erhöhung der Plasmaspiegel der trizyklischen Antidepressiva
	Phenobarbital	Erhöhter Plasmaspiegel von Phenobarbital in Kombination mit Clomipramin
Antimykotika	Ketoconazol, Fluconazol	Kombination mit Antimykotika führt zum Plasmaspiegelanstieg der Antidepressiva durch Hemmung des Abbaus (Amitriptylin: 89 %; Nortriptylin: 70 %; Imipramin: 20 %)
Cannabis/Marihuana		Besonders kardiale Nebenwirkungen und Komplikationen bei jüngeren Patienten (Fallberichte), z. B. Tachykardie, sind beschrieben, außerdem Verwirrtheitszustände, Stimmungslabilität, delirante Zustände bei Kombination mit Nortriptylin und Desipramin
Cholestyramin		Verminderung der Resorption der Antidepressiva in Kombination mit Cholestyramin
Cimetidin		Ansteigen des Plasmaspiegels der Antidepressiva. Anstieg des Desipraminspiegels bei sog. „schnellen Metabolisierern"
Digoxin		Anstieg des Plasmaspiegels von Digoxin (mögliche Toxizität) in Kombination mit Trazodon
Insulin		Herabgesetzte Insulinsensitivität in Kombination mit Amitriptylin (Hyperglykämie)
Kalziumantagonisten	Nifedipin Diltiazem, Verapamil	Der Effekt der Kalziumantagonisten (Blutdrucksenkung) kann antagonisiert werden. Plasmaspiegelanstieg von Imipramin möglich durch Diltiazem (30 %) und Verapamil (15 %). Anstieg des Plasmaspiegels von Trimipramin
Lithium		Additive antidepressive Wirkungen möglich (Augmentationsverfahren)
L-Tryptophan		Additiver antidepressiver Effekt möglich
MAO$_B$-Hemmer	Selegilin	Serotonerge Reaktion möglich
Methylphenidat		Verminderter Abbau von Imipramin und Clomipramin; Plasmaspiegel steigen entsprechend an; additive antidepressive Wirkungen möglich; bei Kindern kann eine Kombination zu erhöhten kardiovaskulären Nebenwirkungen führen; Fallberichte über neurotoxische Nebenwirkungen in Kombination mit Imipramin, ein klinisches Monitoring wird empfohlen
Opioide	Methadon Morphin	Anstieg des Plasmaspiegels von Desipramin (bis zu 108 %) Verstärkte analgetische Wirkungen
	Kodein	Deutliche Hemmung der Umwandlung von Kodein in Morphin mit Amitriptylin, Clomipramin, Desipramin, Imipramin und Nortriptylin

Fortsetzung nächste Seite

Antidepressiva

Antidepressiva

Medikamentenklasse	Beispiele	Wechselwirkungen
Orale Kontrazeptiva	Östrogene/Progesteron	Anstieg der Plasmaspiegel von Antidepressiva durch Abbauhemmung
Phenylbutazon		Desipramin kann die gastrointestinale Resorption von Phenylbutazon verzögern und reduzieren
Proteasehemmer	Ritonavir	Anstieg des Plasmaspiegels von Desipramin wegen verminderten Abbaus (bis zu 145 % möglich)
Protonenpumpenhemmer	Omeprazol	Anstieg der Plasmaspiegel von Antidepressiva durch Abbauhemmung
Rauchen		Enzyminduktion im CYP 1A2-System, wodurch der Abbau der Antidepressiva beschleunigt wird (evtl. Dosiserhöhung)
Schilddrüsenhormone	Trijodthyronin, L-Thyroxin (T4)	Additive antidepressive Wirkungen bei der Behandlung von therapieresistenten Patienten sind möglich (Augmentationsverfahren)
Serotoninagonist, Migränetherapeutikum	Sumatriptan	Bei Kombination mit stark serotonerg wirkenden Antidepressiva (z. B. SSRI, Clomipramin) Gefahr einer serotonergen Reaktion bzw. Serotoninsyndrom
Sulfonylharnstoffderivate	Tolbutamid	Erhöhte Hypoglykämiegefahr
Sympathomimetika	Adrenalin, Noradrenalin	Anstieg des Blutdruckes möglich. Gefahr von kardiovaskulären Nebenwirkungen und Komplikationen
Tamoxifen		Absinken des Plasmaspiegels von Doxepin um ca. 25 % möglich wg. Hemmung des Abbaus im CYP 3A4-System
Tuberkulostatikum	Rifampicin	Durch Enzyminduktion und vermehrten Abbau der Antidepressiva sinkt der Plasmaspiegel entsprechend ab
ZNS-dämpfende Mittel	Hypnotika, Antihistaminika, Benzodiazepine, Alkohol	Verstärkte Sedierung, Atemdepression, Reaktionszeitverlängerung Beschleunigter Abbau von Antidepressiva bei chronischem Alkoholkonsum, verminderter Abbau bei akutem Alkoholkonsum

Andere Antidepressiva

Verfügbare Substanzen

- Mianserin
- Mirtazapin
- Trazodon
- Viloxazin

In der Gruppe „andere Antidepressiva" werden einige Arzneimittel zusammengefasst, die in mehrfacher Hinsicht heterogen sind und sich weder nach der chemischen Struktur, nach dem Wirkmechanismus oder nach dem Nebenwirkungsprofil auf befriedigende Weise in Gruppen einteilen lassen.

Dosierung

- Siehe S. 72, Tabelle 14. Antidepressiva: Dosierung
- Zu Beginn sollte das jeweilige Medikament in einer niedrigen Dosis verabreicht werden; dann sollte nach entsprechender klinischer Symptomatik die Dosis etwa alle 3–5 Tage bis zur maximal tolerierbaren Dosierung (abhängig von den Nebenwirkungen) gesteigert werden. Die Rezidivprophylaxe ist dann am wirksamsten, wenn die Dosis der therapeutischen empfohlenen Dosis entspricht

Art und Dauer der Anwendung

- Die Wirkung tritt im Allgemeinen nach 1 – 4 Wochen ein
- Sedierende Wirkungen werden schon innerhalb von wenigen Stunden nach oraler Applikation beobachtet; Schlafstörungen bessern sich nach wenigen Tagen
- Bei einigen Patienten kann der Behandlungserfolg nach einigen Monaten nachlassen; der jeweilige Plasmaspiegel der Wirksubstanz sollte dann überprüft werden und ggf. optimiert werden
- Die Bestimmung der Plasmakonzentration wird wegen der niedrigen Korrelation zwischen Dosis und klinischer Wirkung nicht routinemäßig durchgeführt. Es gibt allerdings „schlechte" und „zu schnelle" Metabolisierer, die niedrigere bzw. höhere Dosen von Antidepressiva brauchen. Ein scheinbares Therapieversagen bzw. das Auftreten von Nebenwirkungen bei relativ niedrigen Dosierungen sollte dann mit Hilfe einer Plasmakonzentrationsbestimmung abgeklärt werden
- Die antidepressive Therapie sollte auch nach Abklingen der Depression über mehrere Monate weitergeführt werden (Rezidivprophylaxe); dies gilt nicht für Patienten mit manischen Phasen

Hinweise für die Pflege

- Vorsorglich ist der Patient darauf hinzuweisen, dass die Wirkung verspätet einsetzen kann (in der Regel nach 7 – 28 Tagen)
- Antriebssteigernde Antidepressiva sollten nicht abends eingenommen werden
- Antidepressiva können manische Episoden auslösen; das Antidepressivum muss dann sofort abgesetzt werden
- Übermäßiger Genuss von Koffein, koffeinhaltigen Nahrungsmitteln oder Medikamenten kann in Kombination mit Antidepressiva zu Angstgefühlen und Erregung führen

Hinweise für Patienten

- Das Reaktionsvermögen ist insbesondere bei Behandlungsbeginn eingeschränkt, daher ist das Führen eines Kraftfahrzeuges oder das Bedienen gefährlicher Maschinen zu vermeiden
- Bei der Einnahme von Antidepressiva ist der Genuss von Alkohol oder anderen Psychopharmaka zu meiden; er kann zu erhöhter Sedierung, Benommenheit oder Verwirrtheit führen
- Andere Psychopharmaka oder Schmerzmittel sollten gleichzeitig nur nach Absprache mit dem Arzt eingenommen werden

Antidepressiva

Antidepressiva

- Extreme Hitze und Feuchtigkeit sind zu vermeiden, da bestimmte Antidepressiva die Temperaturregulationsmechanismen des Organismus stören können
- Ein Wechsel des Antidepressivums oder eine Dosisänderungen sollte nur nach Absprache mit dem behandelnden Arzt durchgeführt werden

Nebenwirkungen

- Siehe S. 74, Tabelle 16
- Die Nebenwirkungen der einzelnen Substanzen werden auch in den folgenden Kapiteln aufgeführt

Tabelle 8. Andere Antidepressiva: Häufigkeit der Nebenwirkungen

Nebenwirkungen	Mirtazapin	Trazodon	Mianserin	Viloxazin
Anticholinerge Nebenwirkungen				
Mundtrockenheit	>30 %	>10 %	>10 %	>1 %
Verschwommenes Sehen	>10 %	>2 %[a]	>2 %	<1 %
Obstipation	>10 %	>2 %	>10 %	>2 %
Schwitzen	>2 %	–	>2 %	>2 %
Verzögerte Miktion*	>2 %	<2 %	>2 %	>2 %
ZNS-Nebenwirkungen				
Sedierung	>30 %[f]	>30 %	>10 %	>1 %
Schlafstörungen	>2 %	>2 %	>1 %	>1 %
Erregung, Hypomanie**	>2 %	–[b]	<1 %	>1 %
Orientierungsstörung, Verwirrtheit	>2 %	<2 %	<2 %	>1 %
Kopfschmerzen	>2 %	>2 %	>2 %	>1 %
Schwäche, Antriebsmangel	>10 %	>10 %	>2 %	>1 %
Extrapyramidale Nebenwirkungen				
Unspezifische EPS	<2 %	>2 %[b]	>1 %	<1%
Tremor	>2 %	>2 %	>1 %	
Kardiovaskuläre Nebenwirkungen				
Orthostatische Hypotonie/ Schwindel	>2 %	>10 %[c]	>2 %	>1 %
Tachykardie, Palpitationen	>2 %	>2 %	>2 %	>1 %
EKG-Veränderungen***	<2 %	>2 %	–	–
Herzrhythmusstörungen	<2 %	>2 %[d]	–	–
Gastrointestinale Nebenwirkungen	>2 %	>10 %	>2 %	
Dermatitis, Hautausschlag	<2 %	<2 %	>2 %	>1 %
Gewichtszunahme (über 6 kg)	>30 %	>2 %	>2 %	<1 %
Sexuelle Störungen	>10 %	<2 %[e]	<1 %	–
Epileptische Krampfanfälle**	<2 %	<2 %	<1 %	<1 %

[a] Intraokularer Druck kann gesenkt werden; [b] Manieauslösung wenig wahrscheinlich; [c] weniger häufig, wenn das Medikament nach den Mahlzeiten eingenommen wird; [d] Patienten mit vorbestehender Herzerkrankung haben eine höhere Inzidenz (10 %) von vorzeitigen Kammerkontraktionen; [e] Priapismus beobachtet; [f] Sedierung nimmt ab bei höheren Dosen (>15 mg); – keine Angaben in vorliegender Literatur; *besonders bei älteren Patienten; ** wahrscheinlicher bei Patienten mit bipolarer affektiver Störung; *** EKG-Veränderungen gewöhnlich ohne manifeste Herzerkrankung; **** auch bei Patienten ohne bekanntes Anfallsleiden

Antidepressiva

Mianserin

Wirkstoffe	Handelsnamen Deutschland	Handelsnamen Österreich	Handelsnamen Schweiz
Mianserin	Mianeurin®, Mianserin-CT®, Mianserin-neuraxpharm®, Hopacem®, Mianserin-Desitin®, Prisma®, Tolvin®	Tolvon®	Tolvon®

Indikationen

Zugelassene Indikationen:
- Depression („major depression")

Pharmakologie

- Mianserin blockiert präsynaptische α_2-Autorezeptoren. Damit fällt deren hemmende Wirkung auf die Noradrenalinausschüttung weg; die Noradrenalinkonzentration im synaptischen Spalt wird erhöht. Die anticholinerge Wirkung ist gering
- Nur schwach ausgeprägte Serotonin- und Noradrenalinwiederaufnahmehemmung
- Die Histamin H_1- und α_1-antagonistische Wirkung von Mianserin ist wahrscheinlich für die sedierenden Eigenschaften verantwortlich
- Die Wirkung von Sympathomimetika und Antihypertonika, die auf adrenerge Rezeptoren oder α_2-Rezeptoren (z. B. Clonidin) wirken, antagonisiert Mianserin nicht

Dosierung

- Beginn mit 30 mg; Erhaltungsdosis bei Erwachsenen 30–90 mg
- Die gesamte Tagesdosis kann in drei Einzeldosen aufgeteilt werden oder als Einmalgabe am Abend verabreicht werden (max. 60 mg)
- Bei älteren Patienten einschleichende Erhöhung der Dosis

Pharmakokinetik

- Siehe auch S. 73, Tabelle 15. Antidepressiva: Pharmakokinetik
- Maximale Plasmaspiegel 3 Std. nach der Einnahme. Steady-state-Bedingungen werden nach 6 Tagen erreicht
- Bioverfügbarkeit 20 %
- Plasmaeiweißbindung etwa 95 %
- Eliminationshalbwertszeit: 21–61 Stunden
- Metabolisierung: aromatische Hydroxylierung, N-Oxidation, N-Demethylierung
- 4–7 % Prozent sind im Urin als unveränderte Substanz nachweisbar

Art der Anwendung

- Orale Gabe

Nebenwirkungen

- Siehe auch S. 45, Tabelle 8. Andere Antidepressiva: Häufigkeit der Nebenwirkungen, und S. 76, Tabelle 18. Antidepressiva: Behandlung von Nebenwirkungen
- Benommenheit, Tremor, Dyskinesien, Hypotonie, Sedierung, Blutbildveränderungen (Leukopenie, Agranulozytose, Thrombopenie), epileptische Anfälle, Exanthem, Ödeme, Gelenkschwellungen, Gynäkomastie, Leberfunktionsstörungen, Manieauslösung

Kontraindikationen

- Überempfindlichkeit gegen Mianserin, Intoxikationen mit ZNS-dämpfenden Substanzen, schwere Leberfunktionsstörungen

Anwendungs-beschränkungen und Vorsichtsmaßnahmen	• Schwere Nierenfunktionsstörung, Leberfunktionsstörungen, Diabetes mellitus, Epilepsie, Manie • Knochenmarkdepressionen (Granulozytopenie oder Agranulozytose) in Einzelfällen möglich. Diese traten 4 – 6 Wochen nach Therapiebeginn auf und waren nach Beendigung der Behandlung im Allgemeinen reversibel. Die Knochenmarkdepression konnte in allen Altersgruppen beobachtet werden, häufiger aber bei älteren Patienten (Blutbildkontrollen durchführen)
Absetzphänomene	• Ein plötzliches Absetzen der Behandlung führt in sehr seltenen Fällen zu Entzugserscheinungen
Überdosierung	• Symptome: Sedierung, Koma, Hypo- oder Hypertonie, Tachykardie, Bradykardie, Atemdepression • Behandlung (siehe auch S. 76, Tabelle 18. Antidepressiva: Behandlung von Nebenwirkungen): Magenspülung nur in früh erkannten Fällen sinnvoll; Behandlung gestörter Vitalfunktionen; Hämodialyse wegen der hohen Proteinbindung unwirksam
Behandlung von Kindern	• Erfahrungen liegen nicht vor; Behandlung wird nicht empfohlen
Behandlung von älteren Patienten	• Einschleichende Aufdosierung empfohlen • Bei älteren Patienten ist oft eine niedrigere Dosis ausreichend
Schwangerschaft	• In tierexperimentellen Studien zeigte Mianserin keine teratogene Wirkung; ausreichende Erfahrungen über die Anwendung bei Menschen liegen nicht vor; eine Behandlung während der Schwangerschaft wird daher nicht empfohlen
Stillzeit	• Mianserin geht in geringen Mengen in die Muttermilch über, daher sollte während einer Behandlung nicht gestillt werden
Wechselwirkungen	• Bei Kombination mit anderen ZNS-dämpfenden Psychopharmaka oder Alkohol additive Wirkungsverstärkung • Unter Beachtung der üblichen Vorsichtsmaßnahmen bei der Behandlung mit MAO-Hemmern kann Mianserin gleichzeitig mit MAO-Hemmern verabreicht werden • Obwohl Mianserin keine Interaktionen mit Bethanidin, Clonidin, Methyldopa, Guanethidin oder Propranolol aufweist, ist es empfehlenswert, bei Patienten mit gleichzeitiger antihypertoner Therapie den Blutdruck zu überwachen • Mianserin kann den Metabolismus von Cumarin-Derivaten, wie z. B. Warfarin, beeinflussen • Durch Inhibition von CYP 3A4 (z. B. Ketokonzazol, Erythomycin) kann sich der Mianserin-Plasmaspiegel erhöhen • Bei Kombination mit Induktoren des CYP 3A4-Systems (z. B. Phenytoin, Carbamazepin oder Phenobarbital) sinkt der Mianserin-Plasmaspiegel und erhöht sich dessen Eliminationsrate

Mirtazapin

Wirkstoffe	Handelsnamen Deutschland	Handelsnamen Österreich	Handelsnamen Schweiz
Mirtazapin	Remergil®	Remeron®	Remeron®

Indikation

Zugelassene Indikation:
- Depression („major depression")

Weitere Indikationen:
- Mirtazapin kann SSRI-induzierte sexuelle Störungen lindern, möglicherweise auch bei antidepressivem Toleranzphänomen wirksam
- Möglicherweise wirksam bei Panikstörung, generalisierter Angsterkrankung, Zwangserkrankungen, posttraumatischer Belastungsstörung, Dysthymie und prämenstrueller Verstimmung
- Nach offenen Studien wirksam bei Aggressivität, selbstverletzendem Verhalten, Reizbarkeit, Hyperaktivität, Angst, Depression und Schlafstörungen im Rahmen von tiefgreifenden Entwicklungsstörungen des Kindesalters
- Möglicherweise wirksam bei Negativsymptomatik von Schizophrenien und bei Depression mit psychotischen Symptomen
- Nach Fallberichten wirksam bei sekundärer Depression (M. Alzheimer)

Pharmakologie

- Mirtazapin ist ein Noradrenalin- und selektiver Serotoninantagonist (NaSSA). Mirtazapin erreicht eine Verstärkung der Noradrenalin- und Serotoninneurotransmission durch Blockade der α_2-Autorezeptoren und Erhöhung der Feuerungsrate der Serotoninneuronen. Außerdem blockiert Mirtazapin selektiv die 5-HT$_2$- und 5-HT$_3$-Rezeptoren. Die antidepressive Wirkung wird mit einer 5-HT$_1$-Stimulation in Verbindung gebracht
- Die Histamin H$_1$-antagonistische Wirkung von Mirtazapin ist für die sedativen Eigenschaften verantwortlich

Dosierung

- Verfügbar als SolTab Schmelztabletten, Lösung und Konzentrat (Ampullen)
- Beginn mit 15 mg/Tag für 4 Tage. Im Allgemeinen muss die Dosis dann erhöht werden, um eine optimale Wirkung zu erhalten. Die wirksame Tagesdosis liegt in der Regel zwischen 15 und 45 mg (als Einmaldosis vor dem Schlafengehen oder als 2-mal tägliche Gabe), bei ungenügender Response auf 60 mg/Tag steigern
- Bei Verwendung der Infusionslösung nur die Hälfte der oralen Dosis verwenden. Über 2 Std. infundieren, nach 7–14 Tagen auf oral umstellen
- Bei Hypotonie einschleichend dosieren

Pharmakokinetik

- Maximale Plasmaspiegel werden nach etwa 2 Stunden, ein steady state wird nach 3–4 Tagen erreicht
- Plasmaeiweißbindung 85 %
- Mirtazapin wird durch CYP 1A2, 2D6 und 3A4 metabolisiert; der Desmethylmetabolit ist pharmakologisch aktiv und zeigt das gleiche pharmakokinetische Profil wie die Muttersubstanz
- Die Eliminationshalbwertszeit beträgt 20–40 Stunden; bei Männern unter 48 Jahren ist sie geringgradig verkürzt
- Der hepatische Abbau von Mirtazapin ist bei Patienten mit Leberzirrhose um etwa 33–44 % reduziert
- Die Ausscheidung kann bei Patienten mit Niereninsuffizienz um 30–50 % reduziert sein

Nebenwirkungen

- Siehe auch S. 45, Tabelle 8. Andere Antidepressiva: Häufigkeit der Nebenwirkungen

1. ZNS-Nebenwirkungen

- Häufig Sedierung (über 30 %), daher sollte die Einnahme als Einmaldosis vor dem Schlafengehen erfolgen; bei Dosen >15 mg wurde weniger Sedierung beobachtet, vermutlich wegen eines Überwiegens der noradrenergen Wirkung
- Reduktion des REM-Schlafes
- Müdigkeit, Schlafstörungen, Unruhe und Nervosität können gelegentlich auftreten
- Zerebrale Krampfanfälle (sehr selten: 0,04 %)
- Lebhafte Träume
- Selten Delir, Psychose

2. Anticholinerge Nebenwirkungen

- Mundtrockenheit häufig; Obstipation (Behandlung: s. Kapitel: trizyklische Antidepressiva)
- Vermehrtes Schwitzen, Sehstörungen (verschwommenes Sehen) und Harnretention (selten)

3. Kardiovaskuläre Nebenwirkungen

- Hypotonie, Schwindel, Tachykardie und Palpitationen (selten)
- Ödeme (1 – 2 %)
- Signifikante EKG-Veränderungen sind bisher nicht beobachtet worden

4. Gastrointestinale Nebenwirkungen

- Übelkeit, Erbrechen, Magen-Darm-Beschwerden und Diarrhoe (Einzelfälle)
- Bitterer Geschmack (Einzelfälle)
- Appetitverminderung und -steigerung wurden beobachtet
- Gewichtszunahme (> 4 kg) und gesteigerter Appetit bei ca. 16 % der Patienten, vermutlich durch die starke Antihistaminwirkung verursacht; Gewichtszunahme wird insbesondere in den ersten 4 Behandlungswochen beobachtet und scheint dosisabhängig zu sein; gelegentlich tritt auch Gewichtsverlust ein

5. Andere Nebenwirkungen

- Hitzewallungen, Tremor (Einzelfälle)
- Bei ca. 2 % der Patienten kann eine vorübergehende Erhöhung von Leberenzymen (GPT/ALT) auftreten
- In seltenen Einzelfällen: Neutropenie und Agranulozytose (selten, 0,1%); Blutbildkontrollen durchführen, wenn der Patient Infektionszeichen entwickelt
- Anstieg des Plasmacholesterols bei etwa 15 % der behandelten Patienten (mehr als 20 % über dem Normalwert möglich); Zunahme der Triglyceride (7 %)
- Ejakulation bei älteren Patienten, die mit erotischen Träumen assoziiert sind (Fallberichte)
- Myalgien und Grippe-ähnliche Symptome bei 2 – 5 % der Patienten
- Gelenkschmerzen oder Verschlimmerung einer Arthritis (Fallberichte)
- Fallbericht über visuelle Trugwahrnehmungen/Illusionen

Absetzphänomene

- Nach abruptem Absetzen sind Schwindel, Übelkeit, Angst, Schlafstörungen und Parästhesien möglich (Fallberichte)
- Fallbericht über Hypomanie
- Therapie langsam ausschleichen

Anwendungsbeschränkungen und Vorsichtsmaßnahmen

- Leberfunktionseinschränkung
- Nierenfunktionsstörungen
- Epilepsie

Antidepressiva

Antidepressiva

- Vorsicht bei Patienten mit bipolarer affektiver Störung, da manische Reaktionen ausgelöst werden können, selten auch bei unipolarer Depression
- Hirnorganisches Psychosyndrom
- Engwinkelglaukom, erhöhter Augeninnendruck
- Diabetes mellitus
- Hypotonie

Überdosierung

- Sedierung kann auftreten; über weitere Symptome liegen bisher keine Erfahrungen vor. Auch bei Dosierungen von bis zu 900 mg kam es nicht zu Änderungen der Vitalparameter

Behandlung von Kindern und Jugendlichen

- Nach vorläufigen Erfahrungen wirksam bei Panikstörung und posttraumatischer Belastungsstörung
- Nach einer offenen Studie wirksam bei tiefgreifenden Entwicklungsstörungen (Alter 3–23)

Behandlung von älteren Patienten

- Die Clearance von Mirtazapin kann bei älteren männlichen Patienten um bis zu 40 % und bei älteren weiblichen Patienten um bis zu 10 % reduziert sein
- Dosierung: bei älteren Patienten Beginn mit 7,5 mg und Steigerung auf 15 mg nach 1–2 Wochen in Abhängigkeit von Therapieerfolg und Nebenwirkungen. Wegen der stark sedierenden Komponente ist eine weitere Dosissteigerung unter Umständen nicht möglich

Schwangerschaft und Stillzeit

- Insgesamt strenge Indikationsstellung; Erfahrungen liegen bisher noch nicht vor

Hinweise für die Pflege

- Stützende Gespräche mit dem Patienten sind ein wesentlicher Bestandteil der Depressionsbehandlung
- Bei einer antidepressiven Behandlung ist ein Umschlag in eine Manie möglich; achten Sie auf einen plötzlichen Stimmungsumschwung

Hinweise für Patienten

- Sollten sich Symptome einer Infektion (z. B. Halsschmerzen, Fieber, Mundentzündung, etc.) einstellen, muss unverzüglich der behandelnde Arzt aufgesucht werden
- Patienteninformation, siehe S. 309

Tabelle 9. Mirtazapin: Wechselwirkungen

Medikamentenklasse	Beispiele	Wechselwirkungen
Antidepressiva		
Irreversibler MAO-Hemmer	Tranylcypromin	Mögliche serotonerge Reaktionen, evtl. Serotoninsyndrom. Eine Kombination ist zu vermeiden.
SSRI		Die Kombination kann zur Besserung einer Schlafstörung führen oder die antidepressive Wirkung verstärken. Kann SSRI-induzierte sexuelle Dysfunktion oder SSRI-Toleranzphänomen bessern Erhöhte serotonerge Nebenwirkungen sind möglich Erhöhte Sedierung und Gewichtszunahme wurden bei Kombinationen berichtet
SSNRI	Venlafaxin	Fallbericht über Serotoninsyndrom
Antikonvulsiva	Carbamazepin	Verminderter Mirtazapin-Plasmaspiegel (etwa um 60 %) durch vermehrten Abbau via CYP 3A4
Psychostimulanzien	Methylphenidat	Die Kombination mit Psychostimulanzien kann zu verstärkter Unruhe oder Manieauslösung führen, besonders bei Patienten mit bipolaren affektiven Störungen
ZNS-dämpfende Arzneimittel	Alkohol, Benzodiazepine	Sedierende Wirkung additiv verstärkt; eine Kombination ist zu vermeiden oder das Antidepressivum niedriger zu dosieren

Trazodon

Verfügbare Substanz

Wirkstoffe	Handelsnamen Deutschland	Handelsnamen Österreich	Handelsnamen Schweiz
Trazodon	Thombran®	Trittico®	Trittico®

Indikationen

Zugelassene Indikationen:
- Depression („major depression")

Weitere Indikationen:
- Eventuell in der Behandlung der Dysthymie wirksam
- Bei Patienten mit demenziellen Erkrankungen oder deliranten Symptomen kann Trazodon möglicherweise hilfreich sein
- Schlafstörungen
- Möglicherweise in der Behandlung der erektilen Impotenz wirksam
- Nach vorläufigen Daten aus offenen Studien möglicherweise bei aggressivem Verhalten von Kindern wirksam

Pharmakologie

- Nur schwache Serotonin- und Noradrenalinwiederaufnahmehemmung
- 5-HT$_2$-, Dopamin- und α_2- Antagonist
- Schwache α_1-antagonistische Wirkung
- Geringe anticholinerge Eigenschaften

Dosierungen

- Beginn mit 1 Tabl. à 100 mg/Tag für 1 Woche; 2. Woche: 2 Tabl./Tag; Erhaltungsdosis 2 – 4 Tabl./Tag jeweils nach dem Essen
- Höchstdosis 6 Tabl./Tag
- Ältere Patienten benötigen häufig eine deutlich geringere Dosis

Antidepressiva

Antidepressiva

- Die Einnahme von Trazodon sollte nüchtern erfolgen, da Nahrungsaufnahme die Resorption verzögert und so die Medikamentenwirkung herabgesetzt wird

Pharmakokinetik

- Siehe auch S. 73, Tabelle 15. Antidepressiva: Pharmakokinetik
- Rasche, vollständige Resorption
- Maximale Plasmaspiegel 1,1 Std. nach der Einnahme
- Bioverfügbarkeit 72–92 %
- Plasmaeiweißbindung 89–95 %
- Eliminationshalbwertszeit: 4,9–8,2 Std
- Elimination zu 70 % renal

Art der Anwendung

- Orale Gabe

Nebenwirkungen

- Siehe auch S. 76, Tabelle 18. Antidepressiva: Behandlung von Nebenwirkungen
- Häufig: Sedierung, Kopfschmerzen, Schwindel, orthostatische Dysregulation, Hypotonie, gastrointestinale Beschwerden, Unruhe
- Gelegentlich: Herzrhythmusstörungen, insbesondere bei Patienten mit vorbestehenden Herzrhythmusstörungen
- Selten: Hauterscheinungen, Sehstörungen, Obstipation, Hypertonie, Verwirrtheit, Zittern, Gewichtszu- oder -abnahme, Leberfunktionsstörungen, Kollaps, epileptische Krampfanfälle, Priapismus, spontaner Orgasmus beim Gähnen, Manieauslösung
- SIADH mit Hyponatriämie, besonders im höheren Alter
- Schmerzhafte Ejakulation, retrograde Ejakulation
- Obere gastrointestinale Blutung (Fallberichte)
- Sehstörungen, visuelle Trugwahrnehmungen (Fallberichte)

Kontraindikationen und Anwendungsbeschränkungen

- Kontraindiziert bei: Überempfindlichkeit gegen Trazodon, Intoxikationen mit ZNS-dämpfenden Substanzen, Karzinoidsyndrom
- Anwendungsbeschränkungen: Herzrhythmusstörungen, Nierenfunktionsstörung, Leberfunktionsstörung, Manie

Vorsichtsmaßnahmen

- Bei langanhaltenden und ungewöhnlichen Peniserektionen muss unverzüglich ein Arzt informiert werden
- Ein schnelles Absetzen einer längerfristig hochdosierten Therapie kann zu Absetzsyndromen wie Unruhe, Schwitzen, Übelkeit, Erbrechen und Schlafstörungen führen
- Die Reaktionszeit beim Autofahren und Bedienen gefährlicher Maschinen kann beeinträchtigt werden

Überdosierung

- Symptome bei Überdosierung: Benommenheit, Ataxie, Übelkeit, Erbrechen, Mundtrockenheit

Behandlung

- Siehe auch S. 76, Tabelle 18. Antidepressiva: Behandlung von Nebenwirkungen
- Magenspülung nur in früh erkannten Fällen sinnvoll
- Wiederholte Gabe von Aktivkohle
- Behandlung gestörter Vitalfunktionen
- Hämodialyse wegen der hohen Proteinbindung unwirksam

Behandlung von Kindern

- Behandlung von aggressivem Verhalten von Kindern (vorläufige Daten)
- Weitere Erfahrungen liegen nicht vor; Behandlung wird nicht empfohlen

| **Behandlung von älteren Patienten** | • Einschleichende Aufdosierung empfohlen
• Ältere Patienten benötigen häufig eine deutlich geringere Dosis |

Schwangerschaft
• In tierexperimentellen Studien zeigte Trazodon keine teratogene Wirkung; ausreichende Erfahrung über die Anwendung bei Menschen liegen nicht vor; eine Behandlung während der Schwangerschaft wird nur bei zwingender Indikation empfohlen

Stillzeit
• Trazodon geht in die Muttermilch über, daher sollte während einer Behandlung nicht gestillt werden

Wechselwirkungen
• Bei Kombination mit anderen ZNS-dämpfenden Psychopharmaka oder Alkohol additive Wirkungsverstärkung
• Methyldopa, Clonidin: Abschwächung der antihypertensiven Wirkung
• Phenytoin: Erhöhung des Phenytoinspiegels möglich (gilt auch für Carbamazepin und Barbiturate)
• Digoxin: Erhöhung des Digoxinspiegels möglich
• Antikoagulanzien (Warfarin): reduzierte Prothrombin-Zeit
• Antihypertensiva: verstärkte Blutdrucksenkung
• Verzögerter Methadonabbau bei Kombination mit Trazodon
• Neuroleptika (Haloperidol, Perphenazin, Clozapin): verstärkte Blutdrucksenkung möglich
• Verstärkte serotonerge Wirkungen in Kombination mit Rizatriptan
• Verminderter Metabolismus von Trazodon in Kombination mit Grapefruit-Saft (Abbauhemmung via CYP 3A4)
• Über das Risiko einer Kombination von Trazodon und irreversiblen MAO-Hemmern finden sich keine Angaben
• Koma unter Kombination mit Gingko biloba (Fallbericht)

Viloxazin

Verfügbare Substanz

Wirkstoffe	Handelsnamen Deutschland	Handelsnamen Österreich	Handelsnamen Schweiz
Viloxazin	Vivalan®	Vivarint®	–

Indikationen

Zugelassene Indikation:
• Depression („major depression")
• Depressive Verstimmungszustände bei Epilepsie oder Schizophrenie

Pharmakologie
• Geringgradige Noradrenalin-Wiederaufnahmehemmung, keine anticholinergen und antihistaminischen Eigenschaften
• Viloxazin ist dem Reboxetin verwandt (Reboxetin ist ein Phenylderivat des Viloxazins)
• Die Serotonin-Wiederaufnahme wird durch Viloxazin nicht gehemmt, dennoch werden einige Serotonin-Wirkungen potenziert, möglicherweise durch präsynaptische Serotonin-Freisetzung

Dosierungen
• Beginn mit 200–300 mg/Tag (z. B. morgens 1–2 und mittags 1 Tablette à 100 mg); bei nicht ausreichender Besserung Erhöhung auf 500 mg/Tag
• Höchstdosis 500 mg/Tag; bei älteren Patienten 150–200 mg/Tag

Antidepressiva

Pharmakokinetik

- Siehe auch S. 73, Tabelle 15. Antidepressiva: Pharmakokinetik
- Rasche, vollständige Resorption
- Maximale Plasmaspiegel 1,5–4 Std. nach der Einnahme
- Bioverfügbarkeit 77%
- Plasmaeiweißbindung 80–90%
- Eliminationshalbwertszeit: 3 Std.
- Metabolisierung in der Leber: zu 92 % Ausscheidung über die Niere; davon 12 % als unverändertes Viloxazin

Nebenwirkungen

- Siehe auch S. 76, Tabelle 18. Antidepressiva: Behandlung von Nebenwirkungen
- Gelegentlich: gastrointestinale Störungen (Übelkeit, selten Erbrechen), Kopfschmerzen, Schlafstörungen, Unruhe, Hypomanie
- Selten: Hautausschlag, Tachykardie, Obstipation, Miktionsstörung, Müdigkeit, Schwindelgefühl, Mundtrockenheit, Tremor, Akkommodationsstörungen, Beeinträchtigung der Vigilanz bei Behandlungsbeginn, Transaminasenerhöhung
- In Einzelfällen: Leberschädigungen, epileptische Krampfanfälle

Kontraindikationen und Anwendungsbeschränkungen

- Kontraindiziert bei Manie
- Anwendungsbeschränkung: Magenulzera in der Vorgeschichte; bei eingeschränkter Leberfunktion ggf. Dosis verringern; Überwachung bei Herz-Kreislauf-Erkrankungen
- Bei vorwiegend agitiert-ängstlicher Symptomatik kann insbesondere zu Beginn der Behandlung zusätzlich ein dämpfend wirkendes Arzneimittel erforderlich sein. Suizidrisiko beachten

Toxizität und Symptome bei Überdosierung

- Wegen der großen therapeutischen Breite und der kurzen Halbwertszeit ist die Gefahr einer Überdosierung relativ gering. Symptome einer Überdosierung: Sedierung, Koma, Krampfanfälle, Hypotonie (selten)

Behandlung einer Überdosierung

- Magenspülung in früh erkannten Fällen, forcierte Diurese, Allgemeinmaßnahmen (supportive Maßnahmen)

Behandlung von älteren Patienten

- Bei älteren Patienten 150 – 200 mg/Tag

Schwangerschaft

- Nach tierexperimentellen Untersuchungen keine Hinweise für teratogene oder embryotoxische Wirkungen
- In der Schwangerschaft und Stillzeit darf Viloxazin nicht eingenommen werden

Stillzeit

- Erfahrungen liegen nicht vor, daher wird die Anwendung nicht empfohlen

Wechselwirkungen

- Bei gleichzeitiger Einnahme von Phenytoin, Carbamazepin, L-Dopa oder Theophyllinpräparaten kann eine Dosisverminderung dieser Medikamente erforderlich werden
- MAO-Hemmer sollen 10 Tage vor Behandlungsbeginn abgesetzt werden
- Die Dosis von Antihypertensiva vom Guanethidin- oder Clonidintyp muss ggf. bei kombinierter Medikation angepasst werden, da es in Kombination zu einer Abschwächung der antihypertensiven Wirkung kommen kann
- Alkohol: Eine Verstärkung der Alkoholwirkung konnte nicht festgestellt werden; trotzdem sollte auf Alkohol verzichtet werden
- Orale Antikoagulanzien (z. B. Warfarin): eine Reduzierung der Dosis des Antikoagulanziums kann erforderlich sein

Antidepressiva: Pharmakologische Wirkungen auf Neurotransmitter/Rezeptoren

Noradrenalin-Wieder-aufnahmehemmung

- Wird mit der antidepressiven Wirkung in Verbindung gebracht
- Nebenwirkungen: Tremor, Tachykardie, Schwitzen, Schlafstörungen, Erektions- und Ejakulationsstörungen
- Verstärkung blutdruckregulierender Wirkungen von Noradrenalin (z. B. von sympathomimetischen Aminen)
- Wechselwirkung mit Guanethidin (Blockade der antihypertensiven Wirkung)

Serotonin-Wieder-aufnahmehemmung

- Wird mit der antidepressiven Wirkung und der Wirkung bei Angst- und Zwangserkrankungen in Verbindung gebracht
- Kann Angstzustände verstärken oder bessern (dosisabhängig)
- Nebenwirkungen: gastrointestinale Beschwerden, Übelkeit, Kopfschmerzen, Nervosität, Akathisie, Anorexie, sexuelle Dysfunktionen
- Verstärkung der Wirkung von Substanzen mit serotonergen Eigenschaften (z. B. L-Tryptophan); Vorsicht: Serotoninsyndrom möglich

Dopamin-Wieder-aufnahmehemmung

- Eine eventuelle antidepressive Wirkung ist nicht geklärt
- Nebenwirkungen: psychomotorische Aktivierung, Exazerbation einer Psychose

Histamin-H_1-Rezeptor-blockade

- Ausgeprägte Wirkung bei trizyklischen Antidepressiva
- Nebenwirkungen: Sedierung, orthostatische Hypotonie, Gewichtszunahme
- Verstärkung der Wirkung anderer ZNS-dämpfender Substanzen

Acetylcholin-M_1-Rezeptorblockade

- Ausgeprägte Wirkung bei trizyklischen Antidepressiva
- Nebenwirkungen: Mundtrockenheit, Verschwommensehen, Obstipation, Harnretention, Sinustachykardie, QRS-Veränderungen, Gedächtnisstörungen
- Verstärkung der ZNS-Dämpfung durch andere Psychopharmaka und Alkohol

α_1-Rezeptorblockade

- Nebenwirkungen: orthostatische Hypotonie, Schwindel, Reflextachykardie, Sedierung
- Verstärkung der Wirkung α_1-blockierender Antihypertonika (z. B. Prazosin)

α_2-Rezeptorblockade

- ZNS-Aktivierung; Wirkung auf depressive Symptome fraglich
- Nebenwirkungen: sexuelle Dysfunktionen, Priapismus
- Antagonisiert α_2-Rezeptor-stimulierende Antihypertonika (z. B. Clonidin, Methyldopa)

5-HT_1-Rezeptorblockade

- Antidepressive, anxiolytische und antiaggressive Wirkung

5-HT_2-Rezeptorblockade

- Antidepressive (5-HT_{2A}), anxiolytische (5-HT_{2C}), antipsychotische Wirkung; positive Wirkung bei Migräne; verbesserter Schlaf
- Nebenwirkungen: Hypotonie, Ejakulationsstörungen, Sedierung, Gewichtszunahme (5-HT_{2C})

5-HT_3-Rezeptorblockade

- Antidepressive, anxiolytische, evtl. antipsychotische Wirkung
- Nebenwirkungen: Angst, Übelkeit

D_2-Rezeptorblockade

- Antipsychotische Wirkung
- Nebenwirkungen: extrapyramidale Syndrome (z. B. Tremor, Rigor), endokrine Veränderungen, sexuelle Dysfunktionen bei Männern

Antidepressiva

Antidepressiva

Monoaminooxidasehemmer

Klasseneinteilung

1. Selektiver, reversibler Monoaminooxidase-A-Hemmer (RIMA)
2. Nicht selektiver, irreversibler Monoaminooxidase-Hemmer (MAOH)

Selektiver, reversibler MAO-A Hemmer (RIMA)

Verfügbare Substanz

Wirkstoffe	Handelsnamen Deutschland	Handelsnamen Österreich	Handelsnamen Schweiz
Moclobemid	Aurorix®, Moclodura®, Moclix®, Moclobemid-Stada®, Moclobe-mid AL®, Moclobemid-ratiopharm®, Moclobemid AZU®, Moclobemid-Puren®	Aurorix®, Aurobemid®, Moclobemid-Dr. Heinz®, Moclobemid-Torrex®	Aurorix®, Moclo-A®

Indikationen

Zugelassene Indikationen:
- Depression
- Soziale Phobie

Weitere Indikationen:
- Nach vorläufigen Daten im Sinne einer Konzentrationsverbesserung und Steigerung der Aufmerksamkeit bei Kindern mit Aufmerksamkeitsdefizit-Hyperaktivitätssyndrom (ADHS) wirksam
- Nach vorläufigen Daten positive Wirkung bei saisonaler affektiver Störung und Dysthymie; positive Wirkung auf das Lernverhalten und die Gedächtnisfunktion bei kognitiven Störungen
- Möglicherweise wirksam bei Zwangserkrankungen
- Möglicherweise Besserung von impulsivem/aggressivem Verhalten und affektiver Instabilität bei Borderline-Persönlichkeitsstörung
- Möglicherweise wirksam bei Nikotinentwöhnung

Pharmakologie

- Benzamidderivate unterscheiden sich chemisch von den irreversiblen MAO-Hemmern
- Die Aktivität des Enzyms MAO_A wird selektiv inhibiert, so dass der Abbau der Neurotransmitter Serotonin, Noradrenalin und Dopamin gehemmt wird. Dosen über 400 mg/Tag führen allerdings zu einer Abnahme der Selektivität, so dass es zu einer 20–30%igen Hemmung von MAO_B-Enzymen in Thrombozyten kommt
- Die Hemmung dieser Enzyme ist reversibel (innerhalb von 24 Stunden)
- Die Kombination mit trizyklischen Antidepressiva oder Lithium (Augmentation) kann möglicherweise die antidepressiven Wirkungen verstärken

Dosierung

- Die Initialdosis bei Depression beträgt 300–450 mg/Tag (2 Gaben jeweils nach den Mahlzeiten); die übliche Dosierung liegt zwischen 300–600 mg/Tag. Bei einigen Patienten kann ein Behandlungserfolg schon bei 150 mg/Tag eintreten; meist werden jedoch Dosierungen von über 450 mg/Tag benötigt
- Bei der Behandlung der sozialen Phobie wird mit 300 mg/Tag begonnen. Ab dem 4. Behandlungstag wird die Dosierung dann auf

600 mg/Tag gesteigert (verteilt auf 2 Gaben nach den Mahlzeiten)
- Bei älteren Patienten sowie bei Patienten mit beeinträchtigter Nierenfunktion ist keine Anpassung der Dosis erforderlich; bei schweren Leberfunktionsstörungen sollte die Tagesdosis reduziert werden
- Moclobemid sollte nach den Mahlzeiten eingenommen werden, um Tyramin-induzierte Nebenwirkungen zu minimieren (z. B. Kopfschmerzen)
- Nach vorläufigen Daten kann die Gesamtdosierung auch als tägliche Einmaldosis verabreicht werden; die Wirksamkeit dieser Verabreichung soll nicht geringer sein als eine getrennte Einnahme

Pharmakokinetik

- Siehe auch S. 73, Tabelle 15. Antidepressiva: Pharmakokinetik
- Moclobemid ist relativ lipophil, allerdings bei niedrigem pH-Wert sehr gut wasserlöslich
- Schnelle Resorption im Gastrointestinaltrakt, hoher first-pass-Effekt; maximale Plasmaspiegel nach 0,7 – 3 Stunden (Anstieg ist proportional zur Dosis); das Ausmaß der MAO-A-Hemmung korreliert mit der Plasmakonzentration
- Geringe Plasmaeiweißbindung (50 %)
- Moclobemid wird durch Oxidation metabolisiert (CYP 2C19); die Eliminationshalbwertszeit beträgt 1 – 3 Stunden
- Das Alter hat keinen Einfluss auf die Pharmakokinetik

Art und Dauer der Anwendung

- Die antidepressive Wirkung soll bei Moclobemid rascher als bei anderen Antidepressiva eintreten
- Auch bei Besserung der depressiven Symptomatik sollte die Therapie über mindestens 6 Monate fortgeführt werden

Nebenwirkungen

- Siehe auch S. 76, Tabelle 18. Antidepressiva: Behandlung von Nebenwirkungen
- Mundtrockenheit, Schwindel, Kopfschmerzen, Sedierung, Übelkeit und Hautveränderungen
- Selten kommt es zu Juckreiz, Hautausschlag, Urticaria, Hitzegefühl
- Galaktorrhoe bei Frauen (Fallberichte)
- Hypotension
- Gewichtszu- oder -abnahme
- Sehr selten kommt es zu Überempfindlichkeitsreaktionen, Ödemen, Dyspnoe, Verwirrtheitszuständen, Erregung, innerer Unruhe, Erregung, Angstzuständen, Durchfall, Sehstörungen, Parästhesien
- Ein geringer Anstieg des Prolaktinspiegels im Plasma ist möglich
- Hypomanieauslösung insbesondere bei Patienten mit bipolarer affektiver Störung möglich
- Eine Exazerbation schizophrener Symptome bei der Behandlung von Patienten mit schizophrenen oder schizoaffektiven Psychosen ist möglich (bei diesen Patienten sollte die Behandlung mit Langzeitneuroleptika nach Möglichkeit beibehalten werden)
- Patienten mit Suizidneigung sollten wegen einer möglichen Antriebssteigerung zu Beginn der Behandlung engmaschig überwacht werden
- Erkrankungen des hepatobiliären Systems (ca. 1,5 %)

Absetzphänomene

- Absetzsymptome sind nicht bekannt

Kontraindikationen

- Überempfindlichkeit gegen Moclobemid
- Moclobemid darf nicht mit Selegilin, Pethidin oder Clomipramin kombiniert werden (siehe Wechselwirkungen)
- Nicht bei Manie anwenden
- Akute Verwirrtheitszustände

Antidepressiva

Antidepressiva

Vorsichtsmaßnahmen und Anwendungsbeschränkungen

- Patienten mit Bluthochdruck sollten die Einnahme größerer Mengen tyraminreicher Nahrungsmittel meiden
- Bei Patienten mit Thyreotoxikose oder Phäochromozytom können hypertensive Krisen auftreten
- Patienten, die mehr als 600 mg Moclobemid täglich einnehmen, sollten die Einnahme tyraminreicher Nahrungsmittel beschränken
- Vorsicht bei Kombination mit stark serotonergen Substanzen: Auftreten eines Serotoninsyndroms möglich; in Einzelfällen wurden in Kombination mit Dextromethorphan sowie serotoninerg wirksamen Arzneimitteln schwere ZNS-Störungen berichtet (z. B. Hyperthermie, Verwirrtheit, Myoklonus); entsprechend ist Vorsicht geboten
- Bei Patienten mit schweren Leberfunktionsstörungen ist die Dosis entsprechend zu reduzieren (um 50–75 %)

Überdosierung

- Insgesamt liegen keine weiterreichenden Erfahrungen zu Überdosierungen vor. Mögliche Symptome: Erregung, Aggressivität, Verhaltensstörungen, Orientierungsstörung, Stupor, Sedierung, Tachykardie, Hyperreflexie, Grimassieren, Schwitzen und Halluzinationen
- Behandlung bei schweren Intoxikationen: Magenspülung, Gabe von Aktivkohle, Überwachung der Vitalfunktionen und supportive Behandlung

Behandlung von Kindern und Jugendlichen

- Weiterreichende Erfahrungen liegen nicht vor; nach vorläufigen Daten soll Moclobemid bei Kindern mit Aufmerksamkeitsdefizit-Hyperaktivitätsstörung (AHDS) Konzentration und Aufmerksamkeit verbessern

Behandlung von älteren Patienten

- Alter und Nierenfunktion spielen für die Dosierung von Moclobemid keine Rolle
- Bei älteren und depressiven Patienten soll es zu einer Besserung der kognitiven Funktion kommen

Schwangerschaft

- Ausreichende Erfahrungen über die Anwendung beim Menschen liegen nicht vor; Tierversuche ergaben keine Hinweise auf embryotoxische oder teratogene Wirkungen

Stillzeit

- Moclobemid geht in geringen Mengen in die Muttermilch über (etwa 1 % der mütterlichen Dosis)

Hinweise für die Pflege

- Bei Schlafstörungen Moclobemid nicht nach 17 Uhr ausgeben
- Es ist nicht unbedingt erforderlich, eine spezielle Diät bei gleichzeitiger Einnahme von Moclobemid einzuhalten; trotzdem sollte auf die Einnahme sehr großer Mengen tyraminreicher Nahrungsmittel verzichtet werden, da Kopfschmerzen auftreten können

Hinweise für Patienten

- Ausführliche Patienteninformationen: Seite 313
- Moclobemid sollte nach den Mahlzeiten eingenommen werden, um Nebenwirkungen zu minimieren. Nach Einnahme der Medikation keine großen Mahlzeiten einnehmen
- Es ist bei einer Behandlung mit Moclobemid nicht unbedingt erforderlich, eine spezielle Diät einzuhalten; dennoch kann der übermäßige Genuss von tyraminhaltigen Nahrungsmitteln (z. B. alter Käse, Sauerkraut, u. a.) zu Kopfschmerzen führen
- Vorsicht bei der gleichzeitigen Einnahme von Dextromethorphan-haltigen Substanzen (z. B. in Hustensäften)
- Andere Medikamente sollten gleichzeitig nur nach Rücksprache mit dem behandelnden Arzt eingenommen werden. Moclobemid kann mit vom Zahnarzt verabreichten Medikamenten Wechselwirkungen entwickeln, daher den Zahnarzt vor der Behandlung unterrichten

Hinweise zu Nahrungsmitteln

- Es ist nicht unbedingt erforderlich, eine spezielle Diät bei gleichzeitiger Einnahme von Moclobemid einzuhalten; trotzdem kann der übermäßige Genuss von tyraminhaltigen Nahrungsmitteln zu Kopfschmerzen und Hypertonie führen

Tabelle 10. RIMA: Wechselwirkungen

Medikamentenklasse	Beispiele	Wechselwirkungen
Anticholinergika	Antiparkinsonmittel	Verstärkung Atropin-ähnlicher Wirkungen
Antiarrhythmika		Erhöhung des Moclobemidspiegels, Kombination ist zu vermeiden, ansonsten Dosisreduktion
Antidepressiva		
trizyklische Antidepressiva, andere Antidepressiva	Desipramin, Nortriptylin	Additive antidepressive Wirkung bei therapieresistenten Patienten möglich. Potenzierung von Gewichtszunahme, Hypotonie, anticholinerger Wirkungen
	Clomipramin	Verstärkung serotonerger Wirkungen (Kombination vermeiden) Kontraindikation
SSNRI	Venlafaxin	Potenzierung der Wirkung von Serotonin und Noradrenalin; über die Kombination liegen keine gesicherten Erkenntnisse vor Vorsichtig bei der Kombination mit SSRI und SSNRI wegen serotonerger Nebenwirkungen
SSRI	Fluoxetin, Fluvoxamin	Schlafstörungen können vermehrt auftreten, vermehrt Kopfschmerzen in Kombination mit Fluvoxamin. Fluoxetin und Fluvoxamin können den Abbau von Moclobemid hemmen (Dosisanpassung)
	Citalopram; Escitalopram	Verstärkte serotonerge Wirkungen möglich, insbesondere mit Citalopram
Anxiolytika	Buspiron	Serotonerge Wirkungen möglich
Cimetidin		Verminderter Abbau von Moclobemid; Plasmaspiegel kann sich verdoppeln
Lithium		Additive antidepressive Wirkungen bei therapieresistenten Patienten
L-Tryptophan		Vorsicht: Serotoninsyndrom möglich
MAO$_B$-Hemmer	Selegilin	Kontraindiziert, da beide MAO-Enzyme (A + B) in dieser Kombination gehemmt werden
Nichtsteroidale Antiphlogistika	Ibuprofen	Wirkung von Ibuprofen wird verstärkt
Opioide	Pentazocin, Pethidin, Dextrometorphan	Potenzierung der analgetischen Wirkungen von Pethidin (Kontraindikation); bei Dextromethorphan und serotonerg wirksamen Arzneimitteln sind schwere zentralnervöse Störungen beobachtet worden; Kombination ist zu vermeiden
Sympathomimetika		
Indirekte Direkte	Salbutamol, Ephedrin, Adrenalin	Bluthochdruck; Gefahr der hypertensiven Krisen bei längerfristiger Gabe oder bei hohen Dosierungen
Triptane	Sumatriptan Zolmitriptan Rizatriptan	Serotonin-Wirkung kann verstärkt werden; verminderter Abbau von Rizatriptan; AUC und Plasmaspiegel können um 119 % bzw. um 41 % ansteigen, AUC-Anstieg des Metaboliten bis zu 400 % möglich

Antidepressiva

Nicht selektiver, irreversibler Monoaminooxidasehemmer (MAOH)

Verfügbare Substanz

Wirkstoffe	Handelsnamen Deutschland	Handelsnamen Österreich	Handelsnamen Schweiz
Tranylcypromin	Jatrosom N®	–	–

Indikationen

Zugelassene Indikationen:
- Depression („major depression"): bei Non-Response auf andere Antidepressiva
- „Atypische" Depression (Patienten mit somatischen Ängsten, Hypochondrie, vermehrtem Schlafbedürfnis etc.)

Weitere Indikationen:
- Panikstörung, soziale Phobie, auch zur Prophylaxe der Panikstörung
- Kann bei Zwangsstörung, Borderline-Persönlichkeitsstörung, Dysthymie, posttraumatischer Belastungsstörung und Negativ-symptomatik im Rahmen einer Schizophrenie wirksam sein
- Möglicherweise antiherpetische Wirkung

Pharmakologie

- Irreversible Hemmung der Aktivität von MAO_A- und MAO_B-Enzymen, die für die Metabolisierung der Neurotransmitter Serotonin, Noradrenalin und Dopamin zuständig sind; Down-Regulation von β-Adrenozeptoren
- Die Hemmung der Enzyme ist irreversibel. Obwohl die Halbwertszeit von Tranylcypromin nur ca. 3 Stunden beträgt, kann die Wirkung der Enzymhemmung über 10 Tage andauern
- Eine kombinierte Therapie mit trizyklischen Antidepressiva oder Lithium kann die antidepressive Wirkung verstärken
- Die beste antidepressive Wirksamkeit ist bei etwa 80%iger Reduktion der MAO-Enzymaktivität erreicht, die nach etwa 2 Wochen eintritt

Dosierung

- Dosierung und Dauer der Anwendung der individuellen Reaktionslage, dem Indikationsgebiet und dem Schweregrad der Erkrankung anpassen. Die Tagesgesamtdosis beträgt 10–30 mg, als Erhaltungsdosis ist in vielen Fällen eine Dosierung von 10 mg am Morgen ausreichend
- Zweimal tägliche Gabe (morgens und mittags). Eine abendliche Gabe des Medikaments ist wegen möglicher Schlafstörungen zu vermeiden; gelegentlich bewirkt Tranylcypromin allerdings auch eine Sedierung
- Die MAO-Hemmung ist von der Dosis abhängig

Pharmakokinetik

- Tranylcypromin wird rasch im Gastrointestinaltrakt absorbiert, in der Leber metabolisiert und über den Urin fast vollständig ausgeschieden
- Die maximalen Plasmakonzentrationen von Tranylcypromin werden nach etwa 1–2 Stunden erreicht; dies korreliert mit einem Blutdruckanstieg im Liegen, einem orthostatischen Abfall des systolischen Blutdruckes und einem Pulsfrequenzanstieg; Blutdruckerhöhung korreliert mit der verabreichten Dosis
- Tranylcypromin kann nach langfristiger Einnahme seinen eigenen Metabolismus behindern; dies kann zu einer nicht-linearen Pharmakokinetik und zur Akkumulation der Substanz führen

Art und Dauer der Anwendung

- Eintritt der Wirkung nach etwa 2 Wochen
- Eine Antriebssteigerung kann schon nach wenigen Tagen beobachtet werden; Toleranz in Hinblick auf anxiolytische Wirkungen wurde beobachtet
- Überempfindlichkeit gegen Tranylcypromin

Nebenwirkungen

- Die wichtigsten unerwünschten Wirkungen sind Obstipation, Anorexie, Übelkeit, Erbrechen, Mundtrockenheit, Harnretention, vorübergehende Impotenz, Hautausschlag, Sedierung, Schwindel, Kopfschmerzen, Schwäche
- Orthostatische Dysregulation; Behandlung: Fludrocortison (Astonin®) 0,1 – 0,5 mg/Tag
- Schlafstörungen, innere Unruhe und Angstzustände können auftreten; Behandlung: Versuch mit Trazodon 50 mg/Tag
- Bei Patienten mit Bluthochdruck können hypertensive Krisen auftreten (gelegentlich)
- Manie- und Hypomanieauslösung: besonders bei Patienten mit bipolaren affektiven Störungen (Risiko etwa 35 %); bei unipolaren affektiven Störungen beträgt das Risiko etwa 4 %
- Parästhesien und Karpaltunnel-Syndrome wurden beobachtet; möglicherweise sind diese Nebenwirkungen auf einen Vitamin B_6-Mangel zurückzuführen (Behandlung: Pyridoxin 50 – 150 mg/Tag)
- Zerebrale Krampfanfälle
- Myoklonische Zuckungen (insbesondere während des Schlafes (10 – 15 %), Tremor, Muskelspannung, Krämpfe, Akathisie (dosis-abhängig). Cyproheptadin, Clonazepam oder Valproat können bei Myoklonien sinnvoll sein
- Ödeme der unteren Extremitäten (Kochsalzrestriktion; Amilorid 5 – 10 mg 2 x täglich; Hydrochlorothiazid bis 50 mg/Tag)
- Sexuelle Dysfunktionen: Impotenz, Anorgasmie, Verminderung der Libido, Ejakulationsstörungen (Behandlung: siehe Kapitel SSRI), selten Priapismus; Verminderung der Spermienzahl
- Gesteigerter Appetit und Gewichtszunahme
- Hyponatriämie und SIADH wurden beobachtet
- Lebertoxizität (Einzelfälle)
- Haarausfall (Einzelfälle)
- Thrombozytopenie (Fallberichte)

Hypertensive Krisen

- Hypertensive Krisen können bei Einnahme tyraminhaltiger Nahrungsmittel (siehe Liste S. 63/64), bei Überdosierung oder bei Kombination mit serotonergen Medikamenten auftreten
- Unabhängig von der Dosierung
- Symptome: okzipital betonter Kopfschmerz, Nackensteifigkeit, Übelkeit, Erbrechen, Schwitzen (manchmal mit Fieber, manchmal mit Kältegefühl und feuchtkalter Haut), Mydriasis und Photophobie, plötzliches Nasenbluten, Tachykardie, Bradykardie, Enge-gefühl in der Brust

Behandlung:
- Medikament absetzen
- Überwachung der Vitalfunktionen, EKG; ggf. intensivmedizinische Behandlung
- Nifedipin 10 mg (Kapsel zerbeißen und schlucken); gelegentlich tritt eine sehr rasche Blutdrucksenkung ein (Monitoring empfohlen)
- Alternativ kann Phentolamin parenteral gegeben werden
- Die Patienten sollten möglichst nicht liegen, sondern stehen oder laufen; dadurch kann eine Blutdrucksenkung bewirkt werden

Absetzphänomene

- Treten gelegentlich 1 – 4 Tage nach abruptem Absetzen der Medikation auf
- Symptomatik: Muskelschwäche, Unruhe, lebhafte Alpträume, Kopfschmerzen, Herzrasen, Übelkeit, Schwitzen, Verwirrtheit und myoklonische Zuckungen wurden beobachtet; akute organische Psychosen mit Halluzinationen möglich
- REM-Rebound möglich
- Auf das Einhalten der speziellen Diät (siehe Liste S. 63/64) für 10 Tage nach Absetzen der Medikation ist zu achten

Kontraindikationen

- Schwere Erkrankungen des Herzkreislaufsystems, unter anderem extreme Formen des Bluthochdrucks, Phäochromozytom und Blutdruckkrisen

Antidepressiva

Antidepressiva

- Kardiale oder zerebrale Gefäßschäden (z. B. Zerebralsklerose, Angina pectoris)
- Schwere Leberschäden
- Akute Vergiftung mit Alkohol, Schlafmitteln, Psychopharmaka und Analgetika
- Akute Delirien
- Maligne Hyperthermie (auch in der Vorgeschichte)
- Schwere Nierenschäden
- Diabetes insipidus
- Diabetes mellitus
- Manie
- Porphyrie
- Epilepsie (erhöhte Anfallsbereitschaft)
- Kinder und Jugendliche unter 16 Jahren

Vorsichtsmaßnahmen

- Der Genuss alkoholischer Getränke sowie übermäßiger Mengen Kaffees oder anderer koffeinhaltiger Getränke ist wegen der Gefahr einer schweren Blutdruckkrise zu vermeiden
- Während der Einnahme von Tranylcypromin dürfen bestimmte Nahrungs- und Genussmittel nicht eingenommen werden, da sonst hypertensive Krisen ausgelöst werden können; der Verzehr von Nahrungsmitteln mit hohem Gehalt an pressorisch wirksamen Substanzen ist 1 Tag vor bis 14 Tage nach einer Behandlung mit Tranylcypromin zu vermeiden (siehe Hinweise zu Nahrungsmitteln)
- Bei älteren Patienten und bei Patienten mit zerebrovaskulären und kardialen Vorerkrankungen langsame Dosissteigerung unter regelmäßiger Blutdruckkontrolle
- Vorsicht bei Diabetikern, epileptischen Patienten, Patienten mit Störungen der Blutdruckregulation oder mit Hyperthyreodismus
- Bei depressiven Patienten ist die Möglichkeit eines Suizidversuches wegen des gesteigerten Antriebes noch vor Einsetzen der antidepressiven Wirkung zu beachten (Vorsichtsmaßnahmen treffen)
- Tranylcypromin muss 14 Tage vor Beginn einer Therapie mit trizyklischen Antidepressiva oder Pethidin abgesetzt werden; bei Serotoninagonisten (z. B. Sumatriptan) sollte eine Karenz von mindestens 10 Tagen eingehalten werden
- Tranylcypromin ist 14 Tage vor einer Allgemeinanrkosen oder einer Elektrokonvulsionstherapie abzusetzen

Überdosierung

- Verstärkung der oben aufgeführten Nebenwirkungen
- In schweren Fällen massive Schwindelanfälle oder Schock
- Bei Überdosierung kann es zu lebensbedrohlichen Zuständen kommen. Nach einem symptomfreien Intervall von bis zu 6 Stunden können folgende Symptome auftreten: Erregung, Hyperpyrexie, epileptische Krampfanfälle, hypertensive Krisen, Koma (Serotoninsyndrom)
- Maligne Hyperthermie möglich
- Bei bedrohlicher Hypotension Noradrenalin-Dauerinfusion; andere Sympathomimetika sind kontraindiziert
- Bei schweren Muskelkrämpfen Muskelrelaxation und kontrollierte Beatmung
- Bei Hyperpyrexie Kühlung
- Bei Überdosierung sollte der Patient für mindestens 48 Stunden intensivmedizinisch beobachtet werden
- Bei hypertensiven Krisen: Nifedipin oder Prazosin

Behandlung von Kindern und Jugendlichen

- Kinder und Jugendliche unter 16 Jahren dürfen nicht behandelt werden

Behandlung von älteren Patienten

- Bei älteren Patienten sollen irreversible MAO-Hemmer besonders effektiv sein, da die Monoaminooxidase-Aktivität im Gehirn mit steigendem Alter zunimmt
- Um orthostatischen Dysregulationen vorzubeugen, sollte die Gesamtdosierung auf 2 Gaben verteilt werden (z. B. morgens und mittags); Behandlung bei orthostatischen Dysregulationen: Stützstrümpfe, Kochsalzgabe, Fludrocortison

Schwangerschaft

- Kontraindiziert: erhöhte Inzidenz von Missbildungen, wenn Tranylcypromin im ersten Schwangerschaftsdrittel eingesetzt wurde

Stillzeit

- Tranylcypromin geht in die Muttermilch über. In Abhängigkeit von Dosis, Art der Anwendung und Dauer der Medikation kann das Befinden des Säuglings vorübergehend beeinträchtigt werden. Bei zwingender Indikation abstillen

Hinweise für die Pflege

- Häufig kann eine orthostatische Hypotonie auftreten, besonders bei älteren Patienten und zu Beginn der Behandlung; die Patienten sollten angewiesen werden, langsam aufzustehen
- Die Patienten sollten unbedingt auf die Einhaltung einer bestimmten Diät achten; tyraminreiche Nahrung ist zu vermeiden (siehe Liste S. 63/64); Patienten einen Diätplan erstellen
- Patienten sollen keine Selbstmedikation durchführen; Einnahme weitere Medikamente nur nach Absprache mit dem behandelnden Arzt
- Bei Kopfschmerzen sollte der Patient das medizinische Personal informieren; Messung von Puls und Blutdruck, bei Erhöhung den Arzt informieren
- Um Schlafstörungen zu vermeiden, sollte die letzte Dosis nicht nach 15 Uhr gegeben werden

Hinweise für Patienten

- Ausführliche Patienteinformationen: Seite 315
- Bei Nichteinhalten einer speziellen Diät (siehe Liste S. 63/64) kann es zu lebensbedrohlichen Zuständen kommen
- Einnahme anderer Medikamente nur nach Absprache mit dem behandelnden Arzt
- Tranylcypromin kann mit vom Zahnarzt verabreichten Medikamenten Wechselwirkungen entwickeln; daher den Zahnarzt vor der Behandlung unterrichten
- Das Reaktionsvermögen kann beeinträchtigt sein; Vorsicht daher beim Führen eines Kraftfahrzeuges und beim Bedienen gefährlicher Maschinen
- Alkohol, Schlaf- oder Beruhigungsmittel können zu Müdigkeit, Schwindelanfällen und Verwirrtheit führen

Hinweise zu Nahrungsmitteln

- Zahlreiche Nahrungsmittel enthalten den Wirkstoff Tyramin, so dass Patienten, die mit irreversiblen MAO-Hemmern behandelt werden, beim Verzehr dieser Nahrungsmittel hypertensive Krisen bekommen können. Eine entsprechende Aufklärung der Patienten muss daher erfolgen. Auch nach Absetzen von irreversiblen MAO-Hemmern sollte die Einnahme derartiger Nahrungsmittel für mindestens 10 Tage vermieden werden

Folgende Nahrungsmittel vermeiden:

- Alle reifen oder älteren Käsesorten (z. B. Camembert, Blauschimmelkäse)
- Fava- bzw. Saubohnen (enthalten Dopamin)
- Hefe
- Fleischextrakte, Brühwürfel, Tütensuppen
- Getrockneter Salzfisch, geräucherter Fisch
- Räucherfleisch, Pökelfleisch
- Sauerkraut
- Wurst (z. B. Dauerwurst, Salami, Mortadella)

Antidepressiva

Antidepressiva

Folgende Nahrungsmittel können eventuell zu Nebenwirkungen führen:

- Sojasaucen oder Sojabohnen, chinesisches Essen
- Bier (auch alkoholfreies Bier)
- Käse wie Parmesan, Münster, Emmentaler, Mozzarella, Feta, Joghurt
- Kaviar, Schnecken, Dosenfisch, Krabbenpaste
- Alkoholhaltige Getränke wie Rotwein, Sherry, Champagner
- Tee, Kaffee, Cola
- Suppen in Dosen
- Verschiedene Wurstsorten
- Schokolade
- Überreife Früchte, Spinat, Nüsse, Avocados, Bananen, Pflaumen, eingelegte Feigen oder Rosinen
- Spinat, überreife Tomaten, Auberginen
- Asiatische Nahrungsmittel

Folgende Nahrungsmittel sind unbedenklich:

- Hüttenkäse, Streichkäse, Schmelzkäse, Frischkäse, Ricotta
- Frisches Fleisch, frische Innereien (z. B. Leber)
- Hochprozentiger Alkohol (in geringen Mengen)
- Sojamilch, Salatdressing, hefefreies Brot
- Saure Sahne

➡ **Es sollten nur frische Nahrungsmittel eingenommen werden, die möglichst gleich nach Zubereitung verzehrt werden. Niemals Nahrungsmittel mit abgelaufenem Verfalldatum verzehren. In Restaurants keine Saucen, Bratensaft oder Suppen zu sich nehmen**

➡ **Folgende Medikamente sollten nicht eingenommen werden bzw. nur nach vorheriger Befragung des Arztes:**
Erkältungsmittel, abschwellende Nasensprays und -tropfen, die meisten Antihistaminika, Schmerzmittel, die Opiate enthalten (z. B. codeinhaltige Schmerzmittel), Aufputschmittel aller Art, Appetitzügler. Vorsicht bei Antiasthmatika. Vorsicht bei Schlaf- und Beruhigungsmitteln

Tabelle 11. Irreversibler MAO-Hemmer: Wechselwirkungen

Medikamentenklasse	Beispiele	Wechselwirkungen
Anästhetika		Verstärkung der ZNS-dämpfenden Wirkung. Tranylcypromin 14 Tage vor geplanter Anästhesie absetzen
Anticholinergika	Antiparkinson-Mittel, Neuroleptika	Verstärkung atropinähnlicher Wirkungen
Antiadipositum	Sibutramin	Verstärkte noradrenerge und serotonerge Wirkungen möglich (Kombination vermeiden)
Antidepressiva		
Trizyklische Antidepressiva, andere Antidepressiva	Amitriptylin, Desipramin	Irreversible MAO-Hemmer und trizyklische Antidepressiva sollten in der Regel nicht kombiniert werden. Wenn überhaupt, dann sollte mit trizyklischen Antidepressiva die Behandlung begonnen werden und erst danach ein irreversibler MAO-Hemmer eingesetzt werden. Patienten, die bereits einen irreversiblen MAO-Hemmer einnehmen, sollte erst etwa 10 – 14 Tage nach Absetzen des MAO-Hemmers ein anderes Antidepressivum verabreicht werden. Potenzierung von Gewichtszunahme, Hypotonie und anticholinerger Wirkungen möglich
		Die Kombination kann additive antidepressive Wirkung haben
	Clomipramin, Trazodon	Eine Kombination mit Clomipramin oder Trazodon ist wegen der Gefahr eines Serotoninsyndroms zu vermeiden
SSNRI	Venlafaxin	Abbau von Serotonin und Noradrenalin gehemmt (Kombination vermeiden)
SSRI	Fluoxetin, Paroxetin, Sertralin	Gefahr des Serotoninsyndroms (Kombination vermeiden)
NaSSA	Mirtazapin	Serotonerge Reaktionen sind möglich (Kombination vermeiden)
Antihypertensiva	ACE-Hemmer, α-Blocker β-Blocker	Verstärkung der blutdrucksenkenden Wirkung möglich
Antikonvulsiva	Carbamazepin	Abbauhemmung von Carbamazepin möglich (Anstieg des Plasmaspiegels)
Antiparkinsonmittel		Nicht kombinieren, sofern das Antiparkinsonmittel nicht Decarboxylase-Hemmstoffe enthält
Anxiolytika	Buspiron	Blutdruckerhöhung möglich
Appetitzügler	Norpseudoephrin	Gefahr des Serotoninsyndroms (Kombination vermeiden)
Atropin		Verlängerung der Wirkungen und Nebenwirkungen von Atropin
Bromocriptin		Verstärkte serotonerge Wirkungen und Wirkungen
Bupropion		Verstärkung von Krampfanfällen und Agitiertheit
Dextromethorphan		Psychosen, bizarres Verhalten
Disulfiram		Nicht vorhersehbare Wechselwirkungen (Kombination vermeiden)
Ginseng		Fallbericht über Verwirrtheit und optische Halluzinationen; kann außerdem Kopfschmerzen und hypomanische Zustände induzieren
Guanethidin		Reduktion der antihypertensiven Wirkung von Guanethidin
Insulin		Hypoglykämie, verursacht durch Stimulation der Insulinsekretion und Hemmung der Glukoneogenese
L-Dopa		Blutdruckanstieg; verstärkte Speicherung und Ausschüttung von Dopamin und/oder Noradrenalin. Die Gabe von Carbidopa/L-Dopa in Kombination wird empfohlen, um eine periphere Decarboxylierung zu verhindern

Fortsetzung nächste Seite

Antidepressiva

Antidepressiva

Medikamentenklasse	Beispiele	Wechselwirkungen
L-Tryptophan		Serotoninsyndrom und delirante Syndrome wurden berichtet (Kombination vermeiden)
Lithium		Verstärkte serotonerge Wirkungen, außerdem additive antidepressive Wirkung bei therapieresistenten Patienten möglich
MAO$_B$-Hemmer	Selegilin	Verstärkte Serotoninwirkung (Kombination vermeiden)
Methyldopa		Verstärkung der blutdrucksenkenden Wirkung von Methyldopa
Muskelrelaxanzien	Succinylcholin	Evtl. prolongierte Muskelrelaxation wegen Abbauhemmung
Neuroleptika	Phenothiazine, Clozapin	Blutdruckabfall durch additive Wirkung
Opioidderivate	Dextromethorphan, Tramadol, Pethidin, Codein	Erregung, vermehrtes Schwitzen und Blutdruckabfall wurden beobachtet; außerdem kann es zu Enzephalopathie, Krampfanfällen, Koma, Ateminsuffizienz und möglicherweise zu einem Serotoninsyndrom kommen. Außerdem ist eine Potenzierung der Katecholaminwirkung möglich
Reserpin		Erregungszustände und hypertensive Krise aufgrund zentraler und peripherer Katecholaminausschüttung
Sulfonylharnstoffe		Verstärkte Neigung zu Hypoglykämie
Sympathomimetika	Indirekte Sympathomimetika / Direkte Sympathomimetika	Hypertensive Krisen durch Noradrenalinausschüttung (Kombination vermeiden) / Keine Wechselwirkung / Blutdruckerhöhung möglich
Triptane	Sumatriptan, Rizatriptan, Zolmitriptan	Wegen der Gefahr eines Serotoninsyndroms ist diese Kombination zu vermeiden; erst 14 Tage nach Absetzen des MAOI verabreichen
ZNS-dämpfende Mittel	Barbiturate, Sedativa, Alkohol	Verstärkung der ZNS-dämpfenden Wirkung

Tabelle 12. MAO-Hemmer: Häufigkeit von Nebenwirkungen

Nebenwirkungen	Tranylcypromin	Moclobemid
Anticholinerge Nebenwirkungen		
Mundtrockenheit	>10 %	>10 %
Verschwommenes Sehen	>2 %	>10 %
Obstipation	>2 %	>2 %
Schwitzen	–	>2 %
Verzögerte Miktion*	>2 %	<2 %
ZNS-Nebenwirkungen		
Sedierung	>10 %	>2 %
Schlafstörungen	>10 %[a]	>10 %[a]
Erregung, Hypomanie**	>10 %	>10 %
Orientierungsstörung, Verwirrtheit	>2 %	>2 %
Kopfschmerzen	–	>10 %
Schwäche, Antriebsmangel	<2 %	<2 %
Extrapyramidale Nebenwirkungen (EPS)		
Unspezifische EPS	<2 %	<2 %
Tremor	>2 %	>2 %
Kardiovaskuläre Nebenwirkungen		
Orthostatische Hypotonie/ Schwindel	>10 %	>10 %
Tachykardie, Palpitationen	>10 %[d]	>2 %
EKG-Veränderungen***	<2 %[e]	>2 %
Herzrhythmusstörungen	<2 %	>2 %
Gastrointestinale Nebenwirkungen	>2 %	>10 %
Dermatitis, Hautausschlag	>2 %	>2 %
Gewichtszunahme (über 6 kg)	>2 %	<2 %
Sexuelle Störungen	>2 %[f]	>2 %
Epileptische Krampfanfälle[c]	–[b]	<2 %

* besonders bei älteren Patienten; ** wahrscheinlicher bei Patienten mit bipolarer affektiver Störung; *** EKG-Veränderungen in der Regel ohne klinisches Korrelat; [a] besonders bei Einnahme am Abend; [b] kann antikonvulsive Wirkung haben; [c] Patienten ohne bekanntes Anfallsleiden; [d] verminderte Herzfrequenz wurde beobachtet; [e] verkürztes QT-Intervall; [f] Priapismus wurde beobachtet

Antidepressiva

Antidepressiva

Tabelle 13. Umstellung von Antidepressiva

Umstellung von	Umstellung auf	Karenzzeit[a]
Trizyklisches Antidepressivum	→ trizyklisches Antidepressivum	Keine Karenzzeit; Verwendung einer äquivalenten Dosis (Vorsicht; siehe S. 40, Tabelle 7. Trizyklische Antidepressiva: Wechselwirkungen)
	→ SSRI	5 Halbwertszeiten des trizyklischen Antidepressivums[b]
	→ SSNRI	Keine Karenzzeit; langsam ausschleichen[b]
	→ Irreversibler MAOH	5 Halbwertszeiten des trizyklischen Antidepressivums
	→ RIMA	5 Halbwertszeiten des trizyklischen Antidepressivums
SSRI	→ Trizyklisches Antidepressivum	5 Halbwertszeiten des SSRI (Vorsicht bei Fluoxetin wegen der langen Halbwertzeit des aktiven Metaboliten)[b]
	→ SSNRI	5 Halbwertszeiten des SSRI (Vorsicht bei Fluoxetin)
	→ Irreversibler MAOH	5 Halbwertszeiten des SSRI (Vorsicht bei Fluoxetin); NICHT KOMBINIEREN
	→ RIMA	5 Halbwertszeiten des SSRI (Vorsicht bei Fluoxetin)
	→ SSRI	Keine Karenzzeit; 1. Substanz über 2–5 Tage langsam ausschleichen, danach Gabe der 2. Substanz (Verwendung einer geringeren Dosis der 2. Substanz, wenn von Fluoxetin umgestellt wird; bei einer höheren Fluoxetindosis kann eine längere Karenzzeit notwendig sein)
SSNRI	→ Trizyklisches Antidepressivum	Keine Karenzzeit[b]
	→ SSRI	3 Tage: VORSICHT
	→ Irreversibler MAOH	3 Tage: NICHT KOMBINIEREN
	→ RIMA	3 Tage: VORSICHT
Irreversibler MAOH	→ Trizyklisches Antidepressivum	10 Tage: VORSICHT
	→ SSRI	10 Tage: NICHT KOMBINIEREN
	→ SSNRI	10 Tage: NICHT KOMBINIEREN
	→ NaSSA[c]	10 Tage: NICHT KOMBINIEREN
	→ RIMA	10 Tage: NICHT KOMBINIEREN	Beginn der Gabe am nächsten Tag, wenn von niedriger zu mittlerer Dosis gewechselt wird; bei hoher Dosis langsam ausschleichen. Noch 10 Tage lang Diätvorschriften einhalten
RIMA	→ Trizyklisches Antidepressivum	2 Tage
	→ SSRI	2 Tage: VORSICHT
	→ SSNRI	2 Tage: VORSICHT
	→ Irreversibler MAOH	Beginn in geringer Dosis am nächsten Tag

(a) Empfehlungen gelten für ambulante Patienten. Schnelleres Umstellen (außer von einem irreversiblen MAO-Hemmer oder RIMA) ist unter Umständen bei stationären Patienten möglich, da eine sorgfältige Überwachung von Plasmaspiegeln und synergistischen Effekten gegeben ist. (b) Langsames Ausschleichen der 1. Substanz über 3–7 Tage bevor das 2. Antidepressivum verabreicht wird; beachten, dass die 2. Substanz in reduzierter Dosis verabreicht wird. (c) Daten für Mirtazapin sind limitiert. 5 Halbwertszeiten sollten als Karenzzeit genügen, wenn von oder zu Mirtazapin umgestellt wird (außer von einem irreversiblen MAO-Hemmer)

Antidepressive Augmentationsverfahren

Unter Augmentation versteht man die Kombination eines Antidepressivums mit anderen Psychopharmaka nach Nichtansprechen (Non-Response) der Monotherapie

Vorgehen bei mangelnder Wirksamkeit eines Antidepressivums (Non-Response)

- Bei Nichtansprechen einer antidepressiven Medikation sollten zunächst die Möglichkeiten der Optimierung einer Therapie mit Antidepressiva ausgeschöpft werden. Die folgende Vorgehensweise wird empfohlen:
  - Diagnose überprüfen
  - Suche nach krankheitsfördernden psychosozialen Belastungsfaktoren
  - Compliance überprüfen
  - Überprüfen, ob die Dosis im therapeutischen Bereich liegt; Blutspiegelkontrollen durchführen
  - Überprüfen, ob die Dauer der Antidepressivatherapie ausreichend war (mindestens 4 – 6 Wochen; bei älteren Patienten ist ein Wirkungseintritt nach bis zu 12 Wochen möglich)
  - Neuroleptische Zusatzmedikation bei wahnhafter Depression erwägen
  - Serotonerge Antidepressiva (Clomipramin, SSRI) bei Depression mit ausgeprägter Zwangssymptomatik verwenden
  - Behandlung psychiatrischer Komorbidität (z. B. von Alkohol- und Substanzmittelmissbrauch)
  - Arzneimittelwechselwirkungen beachten
  - Ausschluss depressionsauslösender oder -unterhaltender internistischer Medikamente oder Erkrankungen (z. B. Hypothyreose)
  - Versuch einer Hochdosierung des Antidepressivums (z. B. trizyklische Antidepressiva bis 300 mg/Tag, Citalopram, Fluoxetin, Paroxetin bis 60 mg/Tag; Sertralin bis 200 mg/Tag, Fluvoxamin bis 300 mg/Tag) unter Beachtung der Nebenwirkungen und Kontraindikationen
  - Bei etwa 50 – 65 % der therapieresistenten Patienten kommt es zu einem Behandlungserfolg, wenn auf eine andere Antidepressivaklasse umgestellt wird; gute Therapieerfolge sollen beim Wechsel auf einen irreversiblen MAO-Hemmer erreicht worden sein
  - Das Wechseln von einem SSRI zu einem anderen SSRI kann bei bis zu 71% der Patienten zu einem Behandlungserfolg führen
  - Das Wechseln innerhalb der Gruppe der trizyklischen Antidepressiva führt wahrscheinlich seltener zu einem Behandlungserfolg

Augmentationsverfahren

Antidepressiva-Kombinationen

- Antidepressiva-Kombinationen, die verschiedene Neurotransmittersysteme beeinflussen, können unter Umständen zu einer verbesserten bzw. additiv verstärkten antidepressiven Wirkung führen. Achten Sie auf Wechelswirkungen!

MAOH + trizyklisches Antidepressivum

- Eine Kombinationstherapie sollte gleichzeitig begonnen werden. Ein MAOH kann zum trizyklischen Antidepressivum hinzugegeben werden; Vorsicht bei Kombination von serotonerg wirkenden Substanzen
- Ein Therapieerfolg kann sich evtl. erst nach ca. etwa 6 Wochen zeigen
- Die Kombination von Antidepressiva, die unterschiedliche Neurotransmittersysteme ansprechen, kann in manchen Fällen die antidepressive Wirksamkeit im Vergleich zur Monotherapie bessern; nach Fallstudien soll die Response bei 54 – 100 % liegen
- ➡ **Beachte: Keine Kombination von MAOH mit einem SSRI, SSNRI oder RIMA**

SSRI + trizyklisches Antidepressivum

- Therapieerfolg mit dieser Kombination bei bis zu 50 % der Patienten
- Plasmaspiegelkontrollen durchführen, um mögliche toxische Wirkungen zu erfassen; geringe TZA-Dosierungen verwenden

Antidepressiva

Antidepressiva

- Eine Kombination von einem SSRI mit einem noradrenergen trizyklischen Medikament (z. B. Desipramin) bewirkt möglicherweise eine stärkere Down-Regulation der β-Adrenozeptoren und kann so zu einem rascheren Therapieerfolg führen

SSNRI + trizyklisches Antidepressivum
- Nach Fallberichten 82% Response; 64% der Patienten waren vollständig remittiert

RIMA + trizyklisches Antidepressivum
- Auf mögliche serotonerge Nebenwirkungen achten

RIMA + SSRI
- Therapieerfolg mit dieser Kombination bei bis zu 67% der therapieresistenten Patienten
- Auf mögliche serotonerge Nebenwirkungen ist zu achten

Mirtazapin + SSRI
- Nach Fallberichten Besserung von Schlafstörungen und der antidepressiven Wirkung; Aktivierung möglich
- Therapieerfolg bis zu 64% bei therapieresistenten Patienten nach zusätzlicher Gabe von Mirtazapin (15–30 mg) zu einem SSRI
- Möglicherweise stärkere Gewichtszunahme und Sedierung

Augmentation mit Schilddrüsenhormonen (T_3, T_4)
- Bei bis zu 60% der Patienten kann es innerhalb der ersten 1–2 Wochen zu einer Besserung der Symptomatik kommen
- Dosierung: L-Thyroxin 0,15–0,5 mg/Tag; Liothyronin 25–50 µg/Tag; bei Nichtansprechen die Augmentation mit Schilddrüsenhormonen nach 3 Wochen beenden
- Die Augmentation mit T_3 (Liothyronin) soll wirksamer sein als diejenige mit L-Thyroxin; die T_3-Augmentation ist wahrscheinlich bei Frauen wirksamer als bei Männern

Augmentation mit Lithium
- Bis zu 60% der Patienten können von einer Augmentation mit Lithium profitieren (geringeres Ansprechen mit SSRIs); ein Therapieerfolg kann sich bereits nach 48 Stunden einstellen, in der Regel aber innerhalb der ersten 3 Wochen
- Es ist unklar, ob eine signifikante Korrelation zwischen Lithiumspiegel und klinischer Besserung besteht
- Therapieerfolg ist wahrscheinlicher bei Patienten mit vermuteter bipolarer Störung oder bei Patienten, die 1. Grades mit einer bipolaren Störung i. d. Familie verwandt sind, oder mit hypomanischen Phasen i. d. Anamnese (Bipolar-II-Störung)
- Übliche Dosierung: z. B. Lithiumcarbonat 600–900 mg/Tag (Spiegelkontrolle erforderlich) bzw. Plasmaspiegel >0,4 mmol/l

Augmentation mit Antikonvulsiva (z. B. Carbamazepin)
- Plasmaspiegelkontrolle bei Kombination mit trizyklischen Antidepressiva (verstärkter Abbau in Kombination mit Carbamazepin)
- Bei Kombination mit einem SSRI kann der Plasmaspiegel von Carbamazepin ansteigen (Spiegelkontrolle; siehe S. 16, Tabelle 2. SSRI: Wechselwirkungen)
- Eine signifikante Korrelation zwischen (antikonvulsivem) Plasmaspiegel von Carbamazepin und klinischer Besserung besteht nicht

Augmentation mit Buspiron
- Möglicherweise Vorteile bei Patienten mit Depressionen und Zwangserkrankungen; mögliche Therapieerfolge innerhalb der ersten 2–4 Wochen
- Bis zu 65% der therapieresistenten Patienten profitieren von der Kombination, die Daten sind jedoch widersprüchlich
- Auf mögliche Nebenwirkungen wegen verstärkter serotonerger Wirkungen ist zu achten
- Übliche Dosierung von Buspiron: 15–60 mg/Tag
- Linderung von SSRI-induzierten sexuellen Störungen möglich

Psychostimulation	• Methylphenidat (10 – 40 mg) oder D-Amphetamin (5 – 40 mg) wurden als Augmentationsstrategie mit TZA, SSRIs oder MAOH eingesetzt
	• Ein rascher Therapieerfolg zeigte sich bei bis zu 78 % der Patienten, ohne Nachweis von Toleranzphänomenen (offene Studien)
	• Möglicherweise auch wirksam bei depressiven Patienten mit ADHS
	• Auf zu starke Antriebssteigerung und Blutdruckanstieg ist zu achten
	• Vorsicht bei ängstlichen und agitierten Patienten; Verwirrtheit, Angstsymptomatik und paranoide Symptome wurden beobachtet

| **Atypische Neuroleptika** | • Nach vorläufigen Daten sind geringe Dosen von Risperidon (0,5 – 2 mg/Tag) oder Olanzapin (5 – 20 mg/Tag) in Kombination mit SSRIs bei Patienten mit Depression und bei Zwangserkrankungen wirksam |
| | • Über eine Verminderung von Angstsymptomen, Verwirrtheit und Besserung von Schlafstörungen wurde berichtet |

Elektrokonvulsionstherapie	• Akutbehandlung kann in Kombination mit Antidepressiva durchgeführt werden
	• Eine Erhaltungstherapie mit einem Antidepressivum oder Lithium kann erforderlich sein
	• Nicht gleichzeitig mit einem irreversiblen MAO-Hemmer anwenden

| **Augmentation mit Tryptophan** | • Unter Beachtung der verstärkten serotonergen Wirkungen ist eine Kombination mit trizyklischen Antidepressiva, SSRI oder MAO-Hemmern möglich |
| | • Übliche Dosierung: Tryptophan 500 – 1500 mg/Tag |

Augmentation mit Pindolol	• Die Augmentation mit dem Betablocker Pindolol, der auch ein $5\text{-}HT_{1A}$-Antagonist ist und über eine Blockade serotonerger Autorezeptoren die kortikale Serotoninfreisetzung erhöht, kann zu einer raschen Besserung der depressiven Symptomatik führen. Ein Synergismus ist vor allem bei der Kombination mit SSRI zu erwarten, insbesondere mit Fluoxetin.
	• 4 von 5 kontrollierten Studien zeigen einen raschen Therapieerfolg bei Kombination von Pindolol mit SSRIs
	• Fallbericht über hypomanische Symptome und psychotische Ereignisse bei Patienten mit bipolarer Störung
	• Übliche Dosierung von Pindolol: 2,5 mg/Tag
	• Blutdruck und Puls überwachen; Vorsicht bei Patienten mit Asthma oder Überleitungsstörungen im EKG

Antidepressiva

Tabelle 14. Antidepressiva: Dosierung

Substanz	Handelsnamen z. B.	Orale Tagesdosis (mg) ambulant	stationär	Empfohlene Plasmaspiegel (nmol/l)
Amitriptylin	Saroten®, Tryptizol®	75–150	75–300	250–825
Amitriptylinoxid	Equilibrin®, Ambivalon®	60–150	60–300	–
Citalopram	Cipramil®, Sepram®, Seropram®	20–60	20–60	–
Clomipramin	Anafranil®	75–150	75–300	300–1000
Desipramin	Pertofran®	75–150	75–200	400–1000
Dibenzepin	Noveril®	120–240	120–720	–
Dosulepin	Idom®, Harmomed®, Xerenal®, Protiaden®	75–150	75–150	–
Doxepin	Aponal®, Sinequan®, Sinquan®	75–150	75–300	500–950
Escitalopram	Cipralex®	5–20	5–20	–
Fluoxetin	Fluctin®, Fluctine®	20–60	20–80	–
Fluvoxamin	Fevarin®, Floxyfral®	100–300	100–300	–
Imipramin	Tofranil®	75–150	75–300	500–800
Lofepramin	Gamonil®, Tymelyt®	140–210	140–210	–
Maprotilin	Ludiomil®	75–150	75–225	200–950
Melitracen	Dixeran®	30–150	75–150	–
Mianserin	Tolvin®, Tolvon®	30–180	30–180	–
Mirtazapin	Remergil®, Remeron®	15–45	15–45	–
Moclobemid	Aurorix®	300–600	300–600	–
Nortriptylin	Nortrilen®	75–150	75–300	150–500
Opipramol	Insidon®	50–150	50–150	–
Paroxetin	Seroxat®, Tagonis®, Deroxat®	20–50	20–50	–
Reboxetin	Edronax®, Solvex®	8	8–12	–
Sertralin	Gladem®, Tresleen®, Zoloft®	50–200	50–200	–
Tranylcypromin	Jatrosom N®	5–20	10–60	–
Trazodon	Thombran®, Trittico®	100–400	100–600	–
Trimipramin	Stangyl®, Surmontil®	75–150	75–300	500–800
Venlafaxin	Trevilor®, Efexor®	75–375	75–375	–
Viloxazin	Vivalan®	100–300	100–500	–

Tabelle 15. Antidepressiva: Pharmakokinetik

Substanz	Max. Plasmakonz. nach / Std.	Proteinbindung %	Bioverfügbarkeit %	Terminale Eliminationshalb-wertszeit (Std.)	Halbwertszeit Metaboliten (Std.)	unverändert im Urin ausge-schieden /%
Amitriptylin	2–6	92–96	43–48	16–23	30–31	<1
Amitriptylinoxid	1–2	80	80	15	32	35
Citalopram	k.A.	80	80	36	k.A.	10–23
Clomipramin	3–4	98	48	21–25	k.A.	<1
Desipramin	4	73–92	50–68	20	k.A.	5
Dibenzepin	1–6	80	30	3–9	10	1
Dosulepin	3–4	k.A.	30	19–22	23–46	k.A.
Doxepin	k.A.	89	25	13–22	40	0,1–1
Escitalopram	4	<80	k.A.	27–32	k.A.	k.A.
Fluoxetin	6	94	72–85	53	168–360	5
Fluvoxamin	k.A.	77	60	15–22	k.A.	6
Imipramin	1–4	<80	29–77	7–29	15–18	5
Lofepramin	1–2	99	k.A.	16	22	k.A.
Maprotilin	9–16	88	66–100	40–51	k.A.	0,1
Mianserin	3	90	30	21–33	k.A.	4–7
Mirtazapin	2	85	50	20–40	k.A.	4
Moclobemid	1	50	50–80	1–3	k.A.	< 1
Nortriptylin	4–9	89	64	31–47	k.A:	k.A.
Opipramol	2–4	91	k.A.	7–8	k.A.	2
Paroxetin	k.A.	95	k.A.	10–21	k.A.	2
Reboxetin	2	92–97	60	13	13	10
Sertralin	4,5–8,4	98	70	26	62–104	<0,2
Tranylcypromin	k.A.	k.A.	k.A.	2,5	k.A.	4
Trimipramin	1,9	95	40	23	k.A.	10
Venlafaxin	2,4	27	k.A.	4–5	9–13	4,7
Viloxazin	1,5–4	80–90	77	3	k.A.	12

k. A. = keine Angaben

Tabelle 16. Antidepressiva: Wirkung auf Neurotransmitter und Rezeptoren*

	Amitriptylin	Clomipramin	Desipramin	Doxepin	Imipramin	Nortriptylin	Trimipramin	Maprotilin	Trazodon
NA-Wiederaufnahme	+++	+++	+++++	+++	+++	+++	++	++++	+
5-HT-Wiederaufnahme	+++	++++	++	+++	++	+++	+	+	++
DA-Wiederaufnahme	+	+	+	+	+	+	+	+	+-
5-HT$_1$-Blockade	++	+	+	++	+	++	+	-+	+++
5-HT$_2$-Blockade	+++	+++	++	+++	+++	+++	+++	++	++++
ACh-Blockade	+++	+++	++	+++	+++	+++	+++	++	-
H$_1$-Blockade	++++	+++	++	+++++	+++	+++	++	+++	++
α$_1$-Blockade	+++	+++	++	+++	+++	+++	+++	+++	+++
α$_2$-Blockade	++	+	+	+	+	+	+	+	++
D$_2$-Blockade	+	++	+	+	+	+	+	++	+
Selektivität	NA<5-HT	NA<5-HT	NA>5-HT	NA<5-HT	NA<5-HT	NA<5-HT	NA<5-HT	NA>5-HT	NA>5-HT

	Citalopram	Escitalopram	Fluoxetin	Fluvoxamin	Sertralin	Paroxetin	Venlafaxin	Mirtazapin	Reboxetin
NA-Wiederaufnahme	+	+	+	+	+	+	+++	+	++
5-HT-Wiederaufnahme	++++	++++	++++	++++	++++	+++++	+++++	+	+-
DA-Wiederaufnahme	-	-	+	-+	++	+	+	+	-
5-HT$_1$-Blockade	-+	-+	-+	-+	-+	-+	-+	-+	-
5-HT$_2$-Blockade	+	+	++	++	+	-+	-+	++++	-
ACH-Blockade	-	+	+	-+	++	++	++	-	++
H$_1$-Blockade	++	+	+	-	-+	-+	-	+++++	-
α$_1$-Blockade	+	+	+	+	++	+	-	++	-
α$_2$-Blockade	-+	?	-+	+	+	+	+	+++	-
D$_2$-Blockade	-+	-+	+	++	-+	-+	-	+	-
Selektivität	NA<5-HT	NA<5-HT	NA<5-HT	NA<5-HT	NA<5-HT	NA<5-HT	NA<5-HT	-	NA>5-HT

* Das Verhältnis der K_i-Werte (intrinsische Dissoziationskonstante) zwischen den verschiedenen Neurotransmittern und Rezeptoren bestimmt das pharmakologische Profil der Arzneimittel

Schlüssel: K_i (nM): >100000 = -; 10000-100000 =+-; 1000-10000 =+; 100-1000 =++; 10-100 =+++; 1-10 =++++; 0,1-1 =+++++

1 K_i (M) < 0.001 = -; 0.001-0.01 =+-; 0.01-0.1 = +; 0,1-1 =++; 1-10 =+++; 10-100 =++++; 100-1000 =+++++

Aus Seeman, P., Receptor Tables Vol. 2: Drug Dissociation Constants for Neuroreceptors and Transporters, 1993. SZ Research, Toronto; Richelson, E., Synaptic effects of antidepressants. *Journal of Clinical Psychopharmacology* 16:3 (Suppl. 2) 1-9, 1996

Tabelle 17. Antidepressiva: Übersicht über die wichtigsten Nebenwirkungen

Trizyklische Antidepressiva	Sedierung, Hypotonie, Schwindel, anticholinerge Nebenwirkungen (z.B. Mundtrockenheit, Obstipation, Miktionsstörungen, Tachykardie), Appetitsteigerung, Gewichtszunahme, Tremor, Schwitzen, Manieauslösung
Selektive Serotoninwiederaufnahme-hemmer (SSRI)	Übelkeit, Appetitlosigkeit, Gewichtsabnahme, Diarrhoe, Unruhe, Schlafstörung, Kopfschmerzen, Schwitzen, Mundtrockenheit, sexuelle Dysfunktion, Allergie, Hautausschlag, Manieauslösung
Serotonin-/Noradrenalinwiederauf-nahmehemmer (SSNRI) Venlafaxin	Übelkeit, Appetitlosigkeit, Schwäche, Kopfschmerzen, gastrointestinale Beschwerden, Schüttelfrost, Blutdruckanstieg, Vasodilatation, Herzklopfen, Erbrechen, Appetitzunahme, Obstipation, Diarrhoe, Gewichtszu- oder -abnahme, Agitiertheit, Angst, Schwindel, Schlafstörung, sexuelle Dysfunktion, Parästhesien, Tremor, Sedierung, Mundtrockenheit, Akkomodationsstörung, Schwitzen, Exantheme, Polyurie, Manieauslösung
Selektiver Noradrenalin-Wiederaufnahmehemmer (SNRI) Reboxetin	Mundtrockenheit, Obstipation, Schlafstörungen, Schwitzen, Tachykardie, Miktionsbeschwerden, Impotenz, Schwindel
Irreversibler MAOH Tranylcypromin	Schwindel, Kopfschmerz, Unruhe, Angstzustände, Zittern, Schwitzen, Schlafstörungen, orthostatische Dysregulation, hypertensive Krisen (Erregung, Blutdruckanstieg, intrazerebrale Blutung), Manieauslösung
RIMA Moclobemid	Unruhe, Schlafstörungen, Mundtrockenheit, Kopfschmerzen, Schwindel, gastrointestinale Beschwerden, Übelkeit, Manieauslösung
Andere Antidepressiva	
Maprotilin	Sedierung, Hypotonie, Schwindel, anticholinerge Nebenwirkungen (z.B. Mundtrockenheit, Obstipation, Miktionsstörungen, Tachykardie), Appetitsteigerung, Gewichtszunahme, Tremor, Schwitzen, Krampfanfälle, Manieauslösung
Mianserin	Benommenheit, Tremor, Dyskinesien, Hypotonie, Sedierung, Blutbildveränderungen (Leukopenie, Agranulozytose, Thrombopenie), epileptische Anfälle, Exanthem, Ödeme, Gelenkschwellungen, Gynäkomastie, Leberstörungen, Manieauslösung
Mirtazapin	Müdigkeit, Benommenheit, Mundtrockenheit, Appetitzunahme, Gewichtszunahme, Hypotonie, Umschlag in Manie, epileptische Anfälle, Tremor, Muskelzuckungen, Ödeme, akute Knochenmarkdepression (Granulozytopenie, Agranulozytose, aplastische Anämie, Thrombopenie), Eosinophilie, Leberstörung, Exantheme, Parästhesien, Manieauslösung
Trazodon	Sedierung, Kopfschmerzen, Schwindel, orthostatische Dysregulation, Hypotonie, Priapismus, Manieauslösung
Viloxazin	gastrointestinale Beschwerden, Übelkeit, Erbrechen, Kopfschmerzen, Schlafstörung, Unruhe, Angst, Hautausschlag, Tremor, Akkomodationsstörung, Vigilanzstörung, Transaminasenanstieg, Leberschädigung, epileptische Krampfanfälle, Manieauslösung

Tabelle 18. Antidepressiva: Behandlung von Nebenwirkungen

Nebenwirkung	Maßnahme
Hypotonie, orthostatische Dysregulation	Dihydroergotamin 2,5–5 mg/Tag, Fludrocortison (Astonin®) 0,1–0,5 mg/Tag, Kochsalz, Koffein, Stützstrümpfe
Hypertensive Krise	Phentolamin, oder Nifedipin-Kapsel (10–20 mg) zerbeißen und sofort schlucken
AV-Block	Antidepressivum absetzen, Monitorüberwachung, evtl. Schrittmacher
Tachykardie	Betablocker (z.B. Propranolol bis 120 mg/Tag)
Akathisie	Betablocker (z.B. Propranolol bis 120 mg/Tag)
Tremor	Betablocker (z.B. Propranolol bis 120 mg/Tag)
Sedierung	Verlegung der Hauptdosis auf den Abend, evtl. Umsetzen auf nicht-sedierende Antidepressiva
Apathie, Antriebsmangel	Evtl. Bromocriptin 2,5–60 mg/Tag oral
Unruhe, Antriebssteigerung	Letzte Dosis vor 17 Uhr, Benzodiazepine, z.B. Diazepam 5 mg
Alpträume	Clonazepam
Manie	Antidepressivum sofort absetzen, neuroleptische Medikation beginnen
Delir	Absetzen in schweren Fällen, Physostigmin i.v. 2 mg unter EKG-Monitorkontrolle
Übelkeit	Metoclopramid 30 mg/Tag
Schwitzen	Tägliches Duschen, Talkum-Puder. In schweren Fällen: Versuch mit Terazosin (Flotrin®) 1–10 mg/Tag, Oxybutynin bis zu 2 x 5 mg, oder Clonidin (Catapresan®) 2 x 0,1 mg, Bethanechol (Mycholine-Glenwood®; bis zu 4 x 25–50 mg)
Mundtrockenheit	Mineralwasser trinken, saure Bonbons, zuckerfreies Kaugummi, Glandosane®, regelmäßiges Zähneputzen, Pilocarpin-Tabletten 10–15 mg/Tag, Bethanechol
Obstipation	Flüssigkeitszufuhr, Pflaumenkompott, Feigen, Joghurt, Sauerkraut, Laxanzien
Ileus	3 mg Neostigmin + 3000 mg Dexpanthenol in 1000 ml pro 24 Std.
Glaukomanfall	Pilocarpin-Augentropfen
Verschwommensehen	Lesebrille, helles Licht. In schweren Fällen Pilocarpin-Augentropfen 0,5 %
Trockene Augen	Künstliche Tränen, Kontaktlinsenflüssigkeit
Harnverhalt	1 Amp. Distigmin (Ubretid®) oder Carbachol (Doryl®), Katheterisierung
Sexuelle Dysfunktionen	Amantadin (100–400 mg b. Bd.), Bethanechol (3 x 10 mg oder 10–50 mg b. Bd.), Cyproheptadin (4–16 mg b. Bd.; Verlust der antidepressiven Wirkung wurde mit Cyproheptadin beobachtet), Buspiron (15–16 mg oder b. Bd.), Yohimbin (3 x 5,4 mg oder 5,4–16,2 mg b. Bd.), Pemolin (1 x 20 mg), Ginkgo biloba (180–900 mg), Granisetron (1–2 mg b. Bd.), Sildenafil (25–100 mg)

ELEKTROKONVULSIONSTHERAPIE (EKT)

Definition

- Erzeugung von generalisierten Krampfanfällen durch externe Anwendung von elektrischem Strom zur Behandlung psychischer Erkrankungen

Allgemeine Hinweise

- Die Elektrokonvulsionstherapie wird vielfach sehr kritisch beurteilt; hierfür sind neben medizinischen auch historische und psychologische Gründe verantwortlich. In den deutschsprachigen Ländern wird die EKT seltener durchgeführt als z. B. in den USA
- Die EKT-Behandlung bleibt für seltene, schwierige Behandlungsverläufe vorbehalten, bei denen mehrere alternative Behandlungsverfahren gescheitert sind
- Die Indikation zur Behandlung sollte sorgfältig gestellt werden, wobei in der Regel ein Gremium aus mehreren in der Psychiatrie erfahrenen Ärzten die Entscheidung fällt
- Bei sehr schweren Erkrankungsformen sollte die Indikation zur Durchführung einer EKT nicht zu lange hinausgezögert werden; die EKT ist keine Behandlung im Sinne einer „ultima ratio"

Indikationen

- Depression, insbesondere bei hohem Suizidrisiko, Anorexie, Dehydratation, anderen lebensbedrohlichen Komplikationen, depressivem Stupor, Katatonie und paranoiden Ideen. In der Regel wird die EKT erst dann angewendet, wenn mindestens eine, meist mehrere Behandlungen mit Antidepressiva bei adäquater Dosis und Behandlungsdauer fehlgeschlagen sind oder wenn therapeutische Dosierungen nicht vertragen wurden
- Prophylaxe oder Abschwächung rezidivierender Depressionen (sog. „Erhaltungs-EKT") nach vorhergehenden erfolgreichen EKT-Behandlungen und wenn eine prophylaktische Gabe von Antidepressiva nicht ausreichend wirksam war; die Erhaltungs-EKT kann bis zu 6 (12) Monaten zur Anwendung kommen
- Sekundäre Depressionen bei anderen psychischen oder somatischen Erkrankungen
- Depressive Phasen einer bipolaren affektiven Störung oder gemischte bipolare Zustände
- Manische Phase einer bipolaren affektiven Störung. Auch als Kombinationsbehandlung mit Phasenprophylaktika („Mood Stabilizern") (z. B. Lithium) oder Neuroleptika bei schwerer verworrener Manie oder bei „rapid cycling"
- „Dysphorische Manie" (manisch-depressiver Mischzustand im Rahmen einer bipolaren Störung)
- Wochenbett-Psychose; Therapie zweiter Wahl nach Versagen einer Behandlung mit Antidepressiva und/oder Neuroleptika
- Schizophrenie; besonders bei katatonen und/oder affektiven Symptomen; in Kombination mit einer Neuroleptika-Behandlung in adäquater Dosis bei therapieresistenten positiven Symptomen; nach Versagen einer Behandlung mit atypischen Neuroleptika (z. B. Clozapin)
- Schizoaffektive oder wahnhafte Störungen (bei Non-Response nach ein oder mehreren medikamentösen Behandlungsversuchen in adäquater Dosis)
- Für die folgenden Indikationen existieren Berichte über erfolgreiche Behandlungsversuche: Morbus Parkinson („On-Off-Phänomen"), malignes neuroleptisches Syndrom, Status epilepticus, Spätdyskinesien und affektive/psychotische Erkrankungen mit geistiger Retardierung
- Eine Wirkung bei therapieresistenter Zwangsstörung ist möglich (die Indikation besteht möglicherweise nur, wenn eine gleichzeitig bestehende Depression eine EKT-Behandlung rechtfertigt)
- Über erfolgreiche Behandlungen von Phencyclidin-induzierten Psychosen wurde berichtet

EKT

Therapeutische Wirkungen

- Die vegetativen Symptome der Depression, wie Schlafstörungen oder Antriebsarmut sowie katatone Symptome können sich bereits zu Beginn der Elektrokonvulsionstherapie bessern. Später dann kommt es zu einer Besserung der affektiven Symptome (z. B. depressive Verstimmung und Anhedonie); danach auch zu einer Besserung der kognitiven Symptome (z. B. vermindertes Selbstwertgefühl, Hilf- und Hoffnungslosigkeit, Suizidideen und Wahnvorstellungen)
- Besserung manischer Symptome (z. B. Agitiertheit, Euphorie, psychomotorische Unruhe und Denkstörungen)
- Symptome der Schizophrenie wie positive Symptome (z. B. akustische Halluzinationen, Wahn, katatone Symptome, Aggressivität, Misstrauen, zönästhetische Symptome) und andere psychotische Symptome können sich eventuell bessern
- Im Allgemeinen hat die Elektrokonvulsionstherapie insbesondere bei den schweren Depressionen (früher als endogene oder melancholische Depression bezeichnet) – vor allem bei psychotischer Symptomatik – die besten Behandlungserfolge

Wirkmechanismus

- Der exakte Wirkmechanismus ist nicht bekannt. Beeinflusst werden fast alle Neurotransmitter, die in der Pathogenese psychischer Erkrankungen eine Rolle spielen (Noradrenalin, Serotonin, Acetylcholin, Dopamin, GABA)
- Neurophysiologische Wirkungen: erhöhte Durchlässigkeit der Blut-Hirn-Schranke, Verminderung des regionalen Blutflusses und der neurometabolischen Aktivität
- Weiterhin wurden auch Veränderungen im Bereich neuroendokriner Substanzen beschrieben (CRF, ACTH, TRH, Prolaktin, Vasopressin, Metenkephaline, β-Endorphine), außerdem Veränderungen neurotrophischer Faktoren (BDNF)

Dosierung

- Die „Dosierung" muss als eine Kombination aus elektrischer Stromstärke, Ort der Elektrodenplazierung, Krampfanfalldauer und der Anzahl der Krampfanfälle verstanden werden. Es ist nicht genau bekannt, welche Konvulsionsdauer für einen Therapieerfolg notwendig ist (wahrscheinlich 15 Sekunden oder länger); manche Experten empfehlen eine Dauer von mindestens 25 sec
- Augmentationsstrategien (wie z. B. Koffein) werden nicht als notwendig erachtet
- Nach Kurznarkose unter Muskelrelaxation (Succinylcholin/Suxamethonium) Anlegen der Elektroden des Konvulsators; meist unilateral über der nicht sprachdominanten Hirnhälfte (geringere mnestische Störungen). Weniger günstig ist ein bitemporales Anlegen der Elektroden. Andererseits soll die bilaterale Anwendung im Vergleich zur unilateralen den Therapieerfolg verbessern
- Bei unilateraler Anwendung sollte die Stromstärke bzw. -spannung deutlich größer gewählt werden als die „Schwellenstimulierung" (Stromstärke oder -spannung, die gerade eben notwendig ist, um einen Krampf auszulösen)
- Bei Nichtansprechen nach 4–6 unilateralen Behandlungen wird der Übergang zur bilateralen Stimulierung empfohlen
- Geschlecht, Lebensalter und Elektrodenplazierung beeinflussen die Krampfschwelle: Männer haben eine höhere Krampfschwelle als Frauen; die Krampfschwelle steigt mit höherem Lebensalter und ist bei bilateraler größer als bei unilateraler Anwendung
- Empfohlene Einstellung (bitte Gebrauchsanleitung des Gerätes beachten): Stromstärke: 200–900 mA; Spannung: 60–130 Volt; Dauer des Impulses: 0,2–6 Sekunden; Krampfdauer 25 Sekunden, Krampftätigkeit im EEG 30 Sekunden.
- In der Regel wird eine Serie von insgesamt 6–12 Behandlungen mit etwa 2–4 Behandlungen pro Woche durchgeführt
- Die Anzahl der EKT-Anwendungen, die für einen Therapieerfolg benötigt werden, schwanken meist zwischen 6–20 Anwendungen; wird nach einer Krampfserie von 12–15 Anwendungen kein therapeutischer Effekt gesehen, ist davon auszugehen, dass weitere Behandlungen nicht erfolgreich sein werden

Wirkeintritt und Behandlungsdauer

- Ein therapeutischer Effekt wird häufig bereits nach 3 Behandlungen sichtbar (in der Regel nach 5–6 Behandlungen); dennoch können in vielen Fällen bis zu 12 Behandlungen notwendig sein
- Bei etwa 30–70 % der Patienten wird eine erneute Verschlechterung der Symptomatik innerhalb des ersten Jahres beobachtet, wobei dies z. T. vom Grad der vorherigen Non-Response auf Antidepressiva abhängig ist. Eine prophylaktische Behandlung mit Antidepressiva ist in fast allen Fällen indiziert. Bei ineffektiver Antidepressivaprophylaxe ist eine „Erhaltungs-EKT-Behandlung" über bis zu 6 Monate indiziert; Lithium und Antidepressiva nach EKT vermindern wahrscheinlich das Risiko erneuter depressiver Phasen

EKT

Maßnahmen vor Behandlungsbeginn

- Geschäftsfähigkeit des Patienten überprüfen
- Aufklärung des Patienten über Risiken und Nutzen der Behandlung; schriftliche Einverständniserklärung des Patienten einholen, evtl. von Angehörigen, sofern der Patient nicht einwilligen kann
- Eventuell muss eine Betreuung zur Durchführung medizinischer Maßnahmen eingerichtet werden. Besteht eine gesetzliche Betreuung, muss eine Genehmigung des Vormundschaftsgerichts eingeholt werden; die Einwilligung des Betreuers reicht nicht aus
- Vollständige körperliche Untersuchung
- Routinelabor einschließlich kleines Blutbild, Leukozyten, Differenzialblutbild und Gerinnung bei allen Patienten über 60 Jahren oder bei klinischer Indikation
- Bei Patienten mit insulinpflichtigem Diabetes mellitus Blutzucker kontrollieren. Elektrolyte und Kreatinin bei Behandlung mit Diuretika, Lithium, Insulin oder bei allen anderen indizierten Fällen
- EKG bei allen Patienten über 45 Jahre, Patienten mit Bluthochdruck, Herzerkrankungen in der Anamnese und bei klinischer Indikationen
- Röntgenaufnahmen des Thorax (cave: bei Myasthenia gravis); Wirbelsäulenaufnahmen bei Patienten mit anamnestischer Wirbelsäulenverletzung, bei deutlichen Wirbelsäulenschmerzen und in allen anderen klinisch indizierten Fällen
- Röntgenaufnahme der Halswirbelsäule bei rheumatoider Arthritis
- Untersuchung auf Sichelzellanämie bei afrikanischen Patienten
- Untersuchung auf infektiöse Hepatitis
- Blutzucker bei Patienten mit Diabetes mellitus an allen Behandlungstagen
- Prothrombinzeit und PTT bei allen Patienten mit Antikoagulationsbehandlung

Durchführung

- Die EKT-Behandlung wird unter allgemeiner Anästhesie mit partieller muskulärer Blockade durchgeführt
- Es wird eine leichte „Schlafanästhesie" mit Methohexital (Brevimytal® Natrium) oder Thiopental-Natrium (Trapanal®) durchgeführt; neuere Substanzen wie Propofol (Disoprivan®) haben wahrscheinlich keine Vorteile (verkürzte Krampfdauer) (siehe S. 80, Tabelle 19. Anästhetika für die Elektrokonvulsionstherapie: Vorteile, Nachteile, Dosierung)
- Die neuromuskuläre Blockade wird mit Succinylcholin (Suxamethonium) durchgeführt
- Muskelschmerzen nach der EKT-Behandlung können auf eine unzureichende Relaxation oder Faszikulationen zurückgeführt werden; die letzteren können durch die Beigabe eines nicht-depolarisierenden Relaxans abgeschwächt werden, was wiederum eine höhere Succinylcholindosis erfordert
- Im Falle eines ausgeprägten Speichelflusses und/oder ausgeprägter Bradykardie kann eine Medikation mit Atropin hilfreich sein
- Gleichzeitige Ableitung von EKG, EEG und evtl. EMG
- Körperliche Erkrankungen, die die Anästhesie erschweren könnten, sollten adäquat vorbehandelt werden (z. B. durch Antihypertensiva, H_2-Blocker, Antidiabetika)
- Unter besonderen Umständen ist möglicherweise ein internistisches Konsil erforderlich
- Wenn möglich, sollten alle Psychopharmaka mit antikonvulsiven Eigenschaften mindestens eine Nacht vor der Behandlung abgesetzt werden (z. B. Benzodiazepine, Carbamazepin, Valproat u. a.). Andere Psychopharmaka, mit Ausnahme der irreversiblen MAO-Hemmer, können weiter verabreicht werden, wenn es das klinische Bild erfordert

EKT

Nebenwirkungen

- Gedächtnisverluste verschiedener Ausprägung können nach der Behandlung auftreten; es kann eine Amnesie für die Zeit der EKT-Durchführung auftreten
- Retrograde Amnesie bis zu mehreren Monaten nach der Behandlung möglich
- Eine partielle anterograde Amnesie kann 3–6 Monate nach der EKT-Behandlung auftreten; es gibt keine Hinweise für permanente anterograde Amnesie
- In selteneren Fällen wurde über dauerhafte Gedächtnisverluste berichtet, dabei ist es unklar, ob es sich um eine EKT-Folge oder eine Folge der zu behandelnden Krankheit handelte
- Möglicherweise leichtes, reversibles, organisches Psychosyndrom
- Selten mittelschweres bis schweres organisches Psychosyndrom im Sinne eines mnestischen Syndroms mit Merkfähigkeits-, Gedächtnis- und Konzentrationsstörungen
- Selten kurzdauernde Verwirrtheitszustände; vorwiegend bei älteren Patienten (wenn mehr als ein Stimulus durchgeführt wurde), nach langdauernden Krampfanfällen und bei gleichzeitiger Lithium- oder Clozapinbehandlung; evtl. sollte bei weiteren EKT-Anwendungen dann eine Anästhesie mit Propofol durchgeführt werden (höhere Krampfschwelle)
- Bei Serien mit nicht mehr als 12 Behandlungen besteht bei den bisher vorliegenden Daten keine Gefahr von längerdauernder Schädigungen. Auch bei EKT-Behandlung kein Nachweis pathologisch-anatomisch erfassbarer Hirnschäden
- Nach der Behandlung können häufig geringgradig ausgeprägte Kopf- oder Muskelschmerzen auftreten
- Für einige Minuten kann es zu deutlichem Blutdruckanstieg kommen; bei entsprechend gefährdeten Patienten sollte ggf. eine prophylaktische Gabe eines Antihypertensivums (z.B. Clonidin oder Urapidil) erfolgen

Tabelle 19. Anästhetika für die Elektrokonvulsionstherapie: Vorteile, Nachteile, Dosierung

Anästhetikum	Vorteile	Nachteile	Dosis
Methohexital	Schnelle Wirkung, kurze Wirkdauer; geringe Kardiotoxizität; minimale antikonvulsive Wirkung. Nach „APA Task Force on ECT" Mittel der ersten Wahl	Schmerzen an der Injektionsstelle; Hypotonie; Schüttelfrost; Schluckauf; Weichteilnekrose an der Injektionsstelle	0,5–1 mg/kg
Thiopental	Stärkere antikonvulsive Wirkung und länger anhaltende Wirkung als Methohexital.	Bei Patienten mit kardiovaskulären Erkrankungen sind postiktale EKG-Veränderungen möglich. Hypotonie; Weichteilnekrose an der Injektionsstelle	2–4 mg/kg
Ketamin	Empfohlen bei Patienten, bei denen die Krampfinduktion wegen erhöhter Krampfschwelle schwierig ist	Späterer Wirkeintritt als bei Methohexital. Längere Erholungsphase; Übelkeit, Hypersalivation, „bad trips"; Ataxie	0,5–2 mg/kg
Propofol	Schnelle Wirkung; kurze Wirkdauer	Schmerzen an der Injektionsstelle; starke antikonvulsive Wirkung; Hypotonie; Apnoe; Bradykardie	0,75–1,5 mg/kg
Etomidat	Empfohlen bei Patienten mit verringerter Herzauswurfleistung und bei Patienten, bei denen die Krampfinduktion wegen erhöhter Krampfschwelle schwierig ist	Schmerzen an der Injektionsstelle; Myokloni während der Induktion	0,15–0,3 mg/kg

- Bradykardie (bis zur Asystolie) oder Hypotonie bei subkonvulsiven Stimuli, abgeschwächt bei nachfolgender kompletter Konvulsion, nach Atropingabe oder anticholinerger Medikation; das Risiko ist bei Patienten, die β-Blocker einnehmen, erhöht
- Manchmal ausgeprägte Tachykardie und Hypertonie, die mehrere Minuten nach der Behandlung anhalten können
- Sehr selten: prolongierte Krampfanfälle oder Status epilepticus. Krampfanfälle, die länger als 3 Minuten andauern, sollten beendet werden (z. B. mit Clonazepam)
- Nach Durchführung einer EKT-Behandlung treten spontane Krampfanfälle nicht häufiger auf als es dem Durchschnitt der Allgemeinbevölkerung entspricht
- Mortalität: bei etwa 2 – 4 von insgesamt 100.000 Behandlungen kann es zu tödlichen Zwischenfällen kommen. Höheres Risiko bei vorbestehenden kardiovaskulären Erkrankungen

Vorsichtsmaßnahmen

- Vor Durchführung einer EKT sollten durch ein internistisches oder anästhesiologisches Konsil alle in Frage kommenden Erkrankungen, die zu einem erhöhten Narkoserisiko führen könnten, ausgeschlossen werden. Insbesondere internistische Erkrankungen, wie vorbestehende kardiovaskuläre Störungen, ein eventueller gastroösophagaler Reflux, verlegte Atemwege und andere Umstände, die die Prozedur erschweren könnten (z. B. Narkose-Nebenwirkungen in der Eigen- oder Familienanamnese) müssen ausgeschlossen bzw. zuvor adäquat behandelt werden
- Überwachung durch EKG, Pulsoximetrie und Blutdruckmessung
- Patienten mit einem insulinpflichtigen Diabetes mellitus können nach der EKT evtl. einen reduzierten Insulinbedarf haben, da die EKT den Glukosespiegel für mehrere Stunden erniedrigen kann (dies kann eventuell mit verminderter Nahrungsaufnahme vor der Behandlung zusammenhängen)
- Vorsicht bei Patienten mit bipolaren affektiven Störungen: 10 – 30 % der Patienten können nach Durchführung einer EKT eine hypomanische oder manische Episode entwickeln

Absolute Kontraindikationen

- Erhöhter intrakranieller Druck
- Zerebrale oder Aortenaneurysmen
- Intrazerebrale Angiome
- Z. n. zerebraler Blutung

Relative Kontraindikationen

Bei allen relativen Kontraindikationen müssen Risiko und Nutzen einer EKT sorgfältig gegeneinander abgewogen werden
- Z. n. Myokardinfarkt in den letzten Wochen
- Schwere koronare Herzerkrankung (KHK)
- Schwere arterielle Hypertonie
- Z. n. zerebraler Ischämie in den letzten Wochen
- Schlechter Zahnstatus mit losen Zähnen (Gefahr der Aspiration)
- Vorerkrankungen mit erhöhtem Anästhesierisiko
- Drohende Netzhautablösung
- Rheumatische Arthritis
- Vorsicht: bei Patienten, die mit einem irreversiblen MAO-Hemmer behandelt werden, sollte keine EKT-Behandlung durchgeführt werden (Risiko einer Wechselwirkungen mit Narkotika; kardiale und vaskuläre Nebenwirkungen möglich). Irreversible MAO-Hemmer sollten 14 Tage vor Durchführung einer Narkose bzw. EKT-Behandlung abgesetzt werden. Selektive, reversible MAO-Hemmer (Moclobemid) müssen dagegen nicht abgesetzt werden, da die Gefahr kardiovaskulärer Nebenwirkungen (z. B. hypertensive Krisen) als wesentlich geringer einzuschätzen ist

EKT

EKT

- Vorsicht bei gleichzeitiger Behandlung mit Medikamenten (siehe S. 83, Tabelle 20. EKT: Wechselwirkungen)
- Gleichzeitige Clozapinbehandlung (siehe S. 83, Tabelle 20. EKT: Wechselwirkungen)

Behandlung von Kindern und Jugendlichen

- Die Indikation zur Durchführung einer EKT bei Kindern und Jugendlichen sollte von einem Facharzt für Kinder- und Jugend-psychiatrie gestellt werden
- Eine EKT kann bei Kindern und Jugendlichen mit schweren affektiven Störungen mit hohem Suizidrisiko notwendig sein, wenn Antidepressiva keine Wirkung zeigten

Behandlung von älteren Patienten

- Bei älteren Patienten gibt es keine speziellen Risiken, Vorteile oder auch Kontraindikationen bezüglich einer EKT-Durchführung
- Demenzielle Erkrankungen sind keine Kontraindikation
- Ein EKT-Therapieerfolg soll bei älteren Patienten eher eintreten als bei jüngeren Patienten

Schwangerschaft

- Die EKT in allen Schwangerschaftsdritteln gilt als sicher; Konsil durch Facharzt/-ärztin für Geburtshilfe
- Eine Überwachung des Feten ist indiziert
- Vorsicht: Das Risiko eines gastro-ösophagealen Refluxes ist erhöht (Aspirationsgefahr)

Hinweise für die Pflege

- Der Patient muss mindestens 8 Stunden vor der Behandlung nüchtern bleiben (gilt besonders für feste Nahrung); eine ständige Überwachung kann erforderlich sein
- Zahnprothesen müssen vor der Behandlung herausgenommen werden
- Ständiges Überwachen der Vitalfunktionen, bis der Patient wach ist
- Die Bedarfsbehandlung mit Benzodiazepinen am Abend und Morgen vor der Behandlung vermeiden

Hinweise für Patienten

- Ab Mitternacht nüchtern bleiben (wichtige Medikamente, wie z. B. Antihypertonika, können mit etwas Flüssigkeit eingenommen werden)
- Nach der Behandlung muss das Führen eines Kraftfahrzeuges und das Bedienen gefährlicher Maschinen unterbleiben
- Ambulante Patienten sollten nach Hause begleitet werden
- Keine Einnahme von Schlafmitteln oder anderen Medikamente am Abend und Morgen vor der Behandlung ohne Rücksprache mit dem Arzt
- Patienteninformation, siehe S. 318

Maßnahmen und Dokumentation vor EKT

- Vor einer EKT muss die Einwilligung des Patienten überprüft werden; bei nicht vorliegender Einwilligungsfähigkeit und bei gegebener Indikation ist – sofern vorhanden – der gesetzliche Betreuer und das Vormundschaftsgericht zu informieren und eine Genehmigung für die EKT einzuholen
- Wie bei allen invasiven Maßnahmen auch, ist der Patient über potenzielle Risiken der EKT aufzuklären, auch über den Ablauf der EKT und ggf. die Folgen, die sich aus einer verweigerten Behandlung ergeben könnten
- Exakte Anamnese und körperliche Untersuchung
- Blutbild inklusive Hb, Elektrolyte und Gerinnung; bei Patienten über 60 Jahre sollte ein Differenzialblutbild erstellt werden
- Elektrolyte und Nierenretentionswerte bei Patienten mit Lithium- oder Diuretikatherapie sowie bei Diabetes-Patienten
- EKG für Patienten > 45 Jahre, auch für Patienten, die antihypertensiv behandelt werden oder eine Herzerkrankung haben
- Röntgen-Thorax für Patienten mit Myasthenia gravis; Patienten mit anamnestischen Wirbelsäulenverletzungen, mit Schmerzen im Bereich der Wirbelsäule sollten ebenfalls geröntgt werden (Wirbelsäule); HWS-Röntgen bei allen Patienten mit rheumatoider Arthritis

- Bei Patienten mit schwarzer Hautfarbe sollte eine Sichelzellanämie ausgeschlossen werden; Screening auf infektiöse Hepatitis, soweit klinisch indiziert
- Blutzucker an jedem EKT-Tag bei allen Patienten mit Diabetes oder Patienten, die blutzuckersenkende Präparate einnehmen
- Gerinnungsstatus (Quick oder INR, Prothrombinzeit etc.) für alle Patienten mit Einnahme von Antikoagulanzien; Anmerkung: nach Fallberichten kommt es bei marcumarisierten Patienten nicht zur Häufung von intrazerebralen Blutungen durch EKT

Tabelle 20. EKT: Wechselwirkungen

Medikamentenklasse	Beispiele	Wechselwirkungen
Antidepressiva		
Irreversibler MAO-Hemmer	Tranylcypromin	Kombination vermeiden; Interaktion mit Anästhetika möglich; im Falle einer Wiederbelebungsmaßnahme könnte die Wirkung kardiovaskulärer Notfallmedikamente herabgesetzt werden
Andere Antidepressiva SSRI	Trazodon, Fluoxetin	Prolongierte Krampfanfälle wurden beobachtet, die klinische Bedeutung ist nicht genau bekannt; die Kombination ist nicht kontraindiziert
	Trazodon	Kardiovaskuläre Komplikationen bei Patienten mit oder ohne bekannten Herzerkrankungen wurden beobachtet (selten), insbesondere bei höheren Trazodon-Dosen (>300 mg/Tag)
Antihypertensiva	Betablocker, z. B. Propranolol	Evtl. Verstärkung von Nebenwirkungen wie Bradykardie und Blutdruckabfall. Verwirrtheitszustände möglich
Antikonvulsiva	Carbamazepin, Valproinsäure	Erhöhung der Krampfschwelle möglich; bei subkonvulsiver Stimulierung sind Nebenwirkungen möglich; der antikonvulsive Effekt kann eventuell durch erhöhte Stromstärke ausgeglichen werden.
Benzodiazepine	Lorazepam, Diazepam	Erhöhung der Krampfschwelle, dadurch evtl. verkürzte Krampfdauer oder Nebenwirkungen nach subkonvulsiver Stimulation
Clozapin		Berichte über spontane (tardive) Krampfanfälle nach EKT liegen vor. Delir auch nach Absetzen von Clozapin möglich. Es gibt jedoch zahlreiche Berichte über unkomplizierte Verläufe einer gleichzeitigen Behandlung
Koffein		Verlängerte Krampfdauer. Berichte über Blutdruckerhöhung, Tachykardie und Herzrhythmusstörungen liegen vor
Lithium		Achtung: Die Toxizität von Lithium kann erhöht werden, möglicherweise wegen der erhöhten Permeabilität der Blut-Hirn-Schranke. Verminderung der Lithiumdosis oder Absetzen, Überwachung. Die Kombination von Lithium und EKT ist nicht kontraindiziert, sofern der Lithium-Spiegel im therapeutischen Bereich liegt
L-Tryptophan		Die Anfallsdauer kann sich erhöhen
Propofol		Verringerung der Krampfanfalldauer, evtl. sehr ausgeprägt, so dass kein therapeutischer Nutzen mehr erzielt werden kann
Theophyllin		Verlängerte Anfallsdauer; Status epilepticus. Keine Kontraindikation, sofern der Theophyllin-Spiegel im therapeutischen Bereich liegt

REPETITIVE TRANSKRANIELLE MAGNETSTIMULATION (rTMS)

Definition

- rTMS (repetitive transkranielle Magnetstimulation) ist eine Prozedur, bei der magnetische Energie angewendet wird, um eine Veränderung der kortikalen neuronalen Aktivität hervorzurufen. Die Technologie dieser Methode gilt noch als experimentell

Indikationen

- Therapieresistente Depression (die Response-Raten variieren zwischen 25 und über 50 %). In der Regel kommt eine linksseitige hochfrequente oder rechtsseitige niedrigfrequente rTMS zur Anwendung
- Nach vorläufigen Doppelblindstudien kann die linksseitige niedrigfrequente temporo-parietale rTMS bei akustischen Halluzinationen bei Schizophrenie und schizoaffektiven Störungen wirksam sein
- Nach einer offenen Studie können 25 % therapieresistenter Zwangsstörungen durch eine rTMS auf beiden Präfrontallappen gebessert werden
- Nach einer offenen Studie zeigten sich eine antimanische Wirkung nach hochfrequenter rTMS auf dem rechten präfrontalen Kortex
- Nach Einzelberichten wurde die hochfrequente rTMS als Alternative zur Elektrokonvulsionsbehandlung bei Patienten mit Depressionen angewendet, um Krampfanfälle zu induzieren

Allgemeine Hinweise

- Das Ansprechen auf rTMS kann von der Pathophysiologie des Patienten, von der Stimulusfrequenz und -intensität, von der Lage der Spule und von der behandelten Gehirnregion abhängen

Therapeutische Wirkungen

- Es wird angenommen, dass rTMS Depressionen bessert, indem die Rechts-Links-Balance der zerebralen Aktivität wiederhergestellt wird. Einige offene, aber randomisierte Studien zeigten, dass rTMS bei nicht-psychotischen Patienten mit Depression eine mit der Elektrokonvulsionsbehandlung vergleichbare Wirkung hatte. In einer Studie war die Elektrokonvulsionsbehandlung bei psychotischen Patienten signifikant wirksamer als rTMS. Die klinischen Verbesserungen unter rTMS hielten ebenso lange an wie nach einer Elektrokonvulsionstherapie
- Bei der Kombination von Elektrokonvulsionstherapie und rTMS wurden robuste antidepressive Wirkungen gesehen, wobei kognitive Nebenwirkungen seltener auftraten als bei alleiniger Elektrokonvulsionsbehandlung

Durchführung

- Eine isolierte Spule, die über den Kopf gehalten wird, wird von einem elektrischen Strom durchflossen, um ein vorübergehendes magnetisches Feld von bis zu 2 Tesla aufzubauen. Nach dem Faraday'schen Prinzip wird ein zweiter elektrischer Strom in den kortikalen Neuronen unterhalb der Spule aufgebaut
- Die Neuronen an dieser Stelle und an anderen Stellen im Gehirn können mehr oder weniger erregbar werden, wenn die Magnetpulse mit einer hohen oder niedrigen Frequenz angewendet werden
- Die Prozedur ist in der Regel schmerzlos; eine Anaesthesie wird nicht benötigt
- Die psychologischen Wirkungen sind abhängig von der Pulsfrequenz und von der behandelten Gehirnregion
- Die Stimmung scheint am besten beeinflusst zu werden, wenn die rTMS über dem dorso-lateralen präfrontalen Cortex (DLPFC) angewendet wird
- Eine höhere Stimulusintensität und längere Anwendung der rTMS führen wahrscheinlich zu einer stärkeren Wirkung

Wirkmechanismus

- Der Wirkmechanismus ist unbekannt. Nach einigen Studien scheint die rTMS die β-adrenergen Rezeptoren herunter zu regulieren, Dopamin- und Serotoninspiegel im Striatum, frontalen Kortex und Hippokampus zu erhöhen oder die Konzentration von Gehirnproteinen zu verändern (wie z. B. des neurotrophischen Faktors, der das Neuronenwachstum beeinflussen kann). Bei Patienten, bei denen die rTMS wirkte, wurde ein verstärkter Metabolismus und Blutfluss im präfrontalen Kortex beobachtet

- Niedrig- und hochfrequente rTMS können gegensätzliche neurophysiologische Effekte hervorrufen. Hochfrequente Pulse (> 1 Puls/sec.) können die kortikale Erregbarkeit verstärken, während hingegen niedrigfrequente Pulse (< 1 Puls/sec.) die kortikale Erregbarkeit reduzieren können. Diese Effekte wurden mit dem „Kindling" bei Tieren in Verbindung gebracht
- Die Wirkung der rTMS scheint von der behandelten Gehirnseite abzuhängen, d. h., dass Depressionen sich entweder durch hochfrequente rTMS auf dem linken DLPFC oder durch niedrigfrequente rTMS auf dem rechten DLPCF bessern. Die hochfrequente rTMS auf den rechten DLPFC kann eine Manie bessern, während die gleiche Frequenz bei Anwendung auf den linksseitigen DLPFC eine Manie verschlechtern kann

Dosierung

- Die „Dosis" wird durch die Einstellung der Intensität bestimmt (typischerweise 90 – 120 % derjenigen Intensität, die notwendig ist, um ein Muskelzucken auszulösen), ferner durch die Anzahl der Stimuli (120 – 16000). Bei der Behandlung von Depressionen wird die rTMS in der Regel über mindestens 10 Tage angewendet

Nebenwirkungen

- Die rTMS wird in der Regel gut vertragen; bei wenigen Patienten kommt es zu einer Schmerzempfindung an der Stimulationsstelle
- Bei jedem vierten Patienten kommt es zu Spannungkopfschmerz, der auch über die Behandlungsdauer hinaus anhalten kann (Behandlung: Kopfschmerzmittel)
- Vorübergehende Erhöhung der Hörschwelle (Vorbeugung: Ohrstopfen)
- Nach Fallberichten kam es bei hochfrequenter rTMS zu epileptischen Krampfanfällen
- Nach Fallberichten kam es bei hochfrequenter rTMS auf dem linksseitigen DLPFC bei Bipolar-I- und Bipolar-II-Patienten zu einem Umschlag in die Manie
- In einem Fall kam es nach 3 Anwendungen zu psychotischen Symptomen
- Sehr selten: vorübergehende Dysphasie während der Stimulation (abhängig von der Spulenstellung)
- Minimale Verschlechterung des Kurzzeitgedächtnisses; in manchen Studien wurde dagegen eine Besserung der kognitiven Funktionen berichtet

Hinweise für Patienten

- Patienteninformation: siehe S. 321

Wechselwirkungen

- Relevante Wechselwirkungen: siehe Tabelle 21

Tabelle 21. rTMS: Wechselwirkungen

Medikamentengruppe	Beispiele	Wechselwirkungen
Antikonvulsiva	Valproat, Clonazepam Gabapentin	Kann theoretisch die rTMS-Wirkung abschwächen; Untersuchungen liegen nicht vor Nach einem Fallbericht kann die antidepressive Wirkung der rTMS verlängert werden
Antidepressiva	Amitriptylin, Maprotilin	Medikamente, die die Krampfschwelle senken, können das Risiko für Anfälle unter hochfrequenter rTMS erhöhen. In einem Fall kam es bei einem Patienten, der Amitriptylin und Haloperidol einnahm, zu einem Krampfanfall
Neuroleptika	Chlorpromazin, Haloperidol	Medikamente, die die Krampfschwelle senken, können das Risiko für Anfälle unter hochfrequenter rTMS erhöhen. In einem Fall kam es bei einem Patienten, der Amitriptylin und Haloperidol einnahm, zu einem Krampfanfall

rTMS

LICHTTHERAPIE

Definition
- Regelmäßige Bestrahlung mit sichtbarem Licht, aus dem der ultraviolette Anteil herausgefiltert worden ist. Mit Standardlichttherapie-geräten werden mindestens 5000 Lux/Std. (Einheiten der Bestrahlung pro Zeit) pro Tag angewendet

Indikationen
- Saisonale affektive Störung (SAS)
- Im Rahmen einer Kombinationstherapie bei Bulimia nervosa
- Nach vorläufigen Daten möglicherweise bei postmenstrueller dysphorischer Störung, postpartaler Depression und bei manchen Schlafstörungen wirksam
- Kann im Rahmen einer Kombinationstherapie bei nicht-saisonaler Depression angewendet werden; weitere kontrollierte Studien sind jedoch zur Überprüfung notwendig

Allgemeine Hinweise
- Die Lichttherapiegeräte müssen in der Lage sein, die möglicherweise schädlichen Ultraviolettstrahlen herauszufiltern
- Die Wellenlänge des sichtbaren Lichtes ist nicht von Bedeutung
- „Lichtvisoren" werden in größerer Nähe zu den Augen angewendet; daher sind geringere Lichtstärken notwendig als bei den Standard-lichtgeräten, die 2500–10000 Lux haben. Die Helligkeit scheint bei den Lichtvisoren weniger relevant als bei den Standard-lichttherapiegeräten zu sein
- Atypische depressive Symptome wie Hypersomnie und Carbohydrate Craving sind die besten Prädiktoren für eine Response der Lichttherapie
- Symptome, die weniger gut ansprechen, sind: Melancholie, psychomotorische Retardierung, Suizidalität, Depersonalisation, Tages-schwankungen, Angst, Schlaflosigkeit, Appetitverlust und Schuldvorwürfe
- Patienten mit chronischer Depression und saisonalen Verschlechterungen der Symptomatik sprechen weniger gut an als Patienten, bei denen es anamnestisch zu einer Vollremission in den Frühlings- oder Sommermonaten kam
- Standardantidepressiva können die Wirkung der Lichttherapie verbessern

Therapeutische Wirkungen
- Der therapeutische Effekt des Lichtes wird durch die Augen und durch die Retina, nicht aber durch die Haut vermittelt. Dennoch ist es nicht notwendig, dass die Patienten direkt in die Lichtquelle sehen müssen, um eine therapeutische Wirkung zu erreichen. Die spezifischen Mechanismen der Lichttherapie bleiben unbekannt. Obwohl Licht ein potenter Melatoninsuppressor ist, scheint dies nicht der wesentliche Wirkmechanismus bei der Mehrzahl der Patienten zu sein. Die Fähigkeit des Lichts, die Phase der zirkadianen Rhythmen vorzuverlegen, ist möglicherweise bei manchen Patienten relevant, scheint aber nicht für die gesamte Wirksamkeit der Lichttherapie bei SAS verantwortlich zu sein.
- Die Lichttherapie wirkt in der Regel innerhalb von mehreren Tagen

Dosierung
- Die Standard-„Dosis" beträgt 5000 Lux/Std. pro Tag. Bei der am häufigsten angewendeten Methode werden Patienten für 30 Minuten pro Tag mit einer 10000 Lux-Lichteinheit bestrahlt. Die morgendliche Anwendung kurz nach dem Erwachen scheint die beste Wirksamkeit zu haben

Nebenwirkungen
- Schädigungen der Augen konnten nach 6-jähriger Lichttherapie nicht festgestellt werden. Nichtsdestotrotz kann die übertriebene Anwendung der Lichttherapie problematisch sein
- Übelkeit, Kopfschmerzen und Nervosität können auftreten

- Augenirritationen (Jucken, Stechen) treten meist nur zu Beginn der Behandlung auf. Der Patient sollte sich weiter von der Lichtquelle wegsetzen oder die Bestrahlung nur langsam steigern
- Hautirritationen (selten)
- Eine Hypomanie kann auftreten, besonders wenn die Lichttherapie zu häufig angewendet wird

Vorsichtsmaßnahmen
- Für Patienten mit unklaren Retinaerkrankungen kann die Lichttherapie ein Risiko darstellen
- Die Wirkung der Lichttherapie bei Katarakt ist unbekannt; in solchen Fällen sollte ein Augenarzt hinzugezogen werden

Kontraindikationen
- Patienten mit Glaukom, Katarakt, Retinaablösung und Retinopathie
- Die Lichttherapie ist bei Patienten kontraindiziert, die fotosensibilisierende Medikamente einnehmen (z.B. manche Neuroleptika, Johanniskrautpräparate)

Schwangerschaft
- Die Lichttherapie wurde in der Schwangerschaft nur in einer kleinen Studie angewendet. Obwohl keine Nebenwirkungen auftraten, wird zur Vorsicht geraten, bis weitere Daten verfügbar sind

Hinweise für Patienten
- Siehe ausführliche Hinweise zur Lichttherapie auf dem Patienteninformationsblatt (siehe Seite 320)
- Bevor Sie die Lichttherapie beginnen, besprechen Sie mit Ihrem Arzt, ob Sie andere Medikamente einnehmen, die mit der Lichttherapie Wechselwirkungen haben können (dies gilt auch für rezeptfreie Medikamente und pflanzliche Präparate wie Johanniskraut)
- Es ist nicht notwendig, direkt in die Lichtquelle zu schauen

Wechselwirkungen
- Relevante Wechselwirkungen werden in Tabelle 22 gelistet

Tabelle 22. Lichttherapie: Wechselwirkungen

Medikament	Beispiele	Wechselwirkungen
Aknemittel		Lichtsensibilitätsreaktion
Antibiotika	Tetracyclin	Lichtsensibilitätsreaktion
Antidepressiva SSRI/SNRI	Citalopram, Escitalopram, Fluoxetin, Paroxetin, Sertralin, Venlafaxin	Können die Wirkung der Lichttherapie verstärken
MAO-Hemmer	Tranylcypromin	Wird selten bei SAS verwendet; kann die Wirkung Lichttherapie verstärken. Bitte die Vorsichtsmaßnahmen bei der Verwendung von MAO-Hemmern beachten
Antidiabetikum	Chlorpropamid	Lichtsensibilitätsreaktion
Antipsychotika	Phenothiazine	Lichtsensibilitätsreaktion
Diuretika	Hydrochlorothiazid	Lichtsensibilitätsreaktion
Johanniskraut		Lichtsensibilitätsreaktion möglich
L-Tryptophan		Kann die Wirkung der Lichttherapie verstärken

Lichttherapie

NEUROLEPTIKA (ANTIPSYCHOTIKA)

Neuroleptika-Klassen

Antipsychotika der 2. Generation
- Benzamid: Amisulprid
- Benzisothiazolylpiperazin: Ziprasidon
- Benzisoxazol-Derivat: Risperidon
- Dibenzodiazepin: Clozapin
- Dibenzothiazepin: Quetiapin
- Thienobenzodiazepin: Olanzapin

Antipsychotika der 3. Generation
- Dihydrocarbostyril: Aripiprazol

Typische Neuroleptika, Antipsychotika der 1. Generation
- Benzamid: Sulpirid
- Butyrophenone: Benperidol, Bromperidol, Droperidol, Haloperidol, Melperon, Pipamperon, Triperidol
- Diphenylbutylpiperidine: Fluspirilen, Penfluridol, Pimozid
- Phenothiazine: Chlorpromazin, Fluphenazin, Levomepromazin, Perazin, Periciazin, Perphenazin, Pipothiazin, Promazin, Promethazin, Prothipendyl, Thioridazin, Trifluoperazin
- Thioxanthene: Chlorprothixen, Flupentixol, Zuclopenthixol

Allgemeine Bemerkungen

- Pharmakologische Eigenschaften der Neuroleptika
  – Antipsychotische Wirkung
  – Auch bei hohen Dosen tritt kein Bewusstseinsverlust oder Anästhesie ein (außer bei massiven Überdosierungen)
  – Keine Auslösung physischer oder psychischer Abhängigkeit
- Neuroleptika bessern schizophrene Symptome wie Denkstörungen, Halluzinationen, Wahnideen, Affektstörungen, Autismus, Beeinflussungs- und Beziehungswahn
- Bei manischen Patienten bessern Neuroleptika euphorische oder gereizte Stimmung, Erregung, Antriebssteigerung, gesteigerte Sexualität, sexuelle Aktivität, Ideenflucht, Rededrang, Kaufdrang, Selbstüberschätzung und Größenideen
- Es wird vermutet, dass „typische" Neuroleptika bei bipolar-affektiven Störungen die Auslösung depressiver Episoden fördern bzw. die krankheitsfreien Intervalle verkürzen
- Negativsymptome (z. B. Anhedonie, Motivationsmangel, Sprachverarmung, kognitive Störungen, Affektverflachung), sprechen möglicherweise besser auf „atypische" Neuroleptika an
- Die Non-Compliance bei oraler neuroleptischer Behandlung wird auf 15 – 35 % bei stationären und auf bis zu 65 % bei ambulanten Patienten geschätzt. Bei Depot-Neuroleptika geht man von einer Non-Compliance zwischen 10 und 15 % bei 2 Jahren und ca. 40 % bei 7 Jahren Behandlung aus. Non-Compliance erhöht das Rückfallrisiko

Pharmakologie

- Neuroleptika blockieren in unterschiedlichem Ausmaß verschiedene Neurotransmittersysteme des Gehirns (siehe S. 120, Tabelle 29, Neuroleptika: Wirkungen auf Neurotransmitter und Rezeptoren). Wesentlich für die antipsychotische Wirkung scheint die Blockade der Dopamin-D_2-Rezeptoren zu sein.
- Der Dopaminantagonismus in den so genannten *mesolimbischen/mesokortikalen* Bahnen (A_{10}), die vom Mesencephalon (Area

tegmentalis ventralis) zum Nucleus accumbens, zum Corpus amygdaloideum, zum präfrontalen Cortex und anderen Strukturen des limbischen Systems führen, wird mit der antipsychotischen Wirkung der Neuroleptika in Verbindung gebracht. Die Blockade der *nigrostriatalen* Dopaminbahnen (A_9; von der Substantia nigra zum dorsalen Striatum) wird dagegen für die typischen Nebenwirkungen der Neuroleptika, die extrapyramidalen Störungen (EPS), verantwortlich gemacht. Weitere, durch Prolaktinerhöhung bedingte Nebenwirkungen entstehen durch Blockade des *tuberoinfundibulären* Systems

- Neuroleptika blockieren außerdem noch Serotonin-, α-Adreno-, Histamin- und muskarinerge Acetylcholin-Rezeptoren sowie in geringerem Ausmaß noch andere Rezeptorsysteme. Die Affinität der Neuroleptika zu den α-Adreno-, Histamin- und Acetylcholin-Rezeptoren ist für unerwünschte Wirkungen verantwortlich und nicht für die antipsychotische Wirkung notwendig. So gibt es einerseits Neuroleptika mit einem relativ „reinen" Profil, bei denen die Dopaminrezeptoraffinität im Vordergrund steht, wie z. B. Haloperidol. Diese Neuroleptika haben eine starke antipsychotische Wirkung, rufen jedoch ausgeprägte EPS hervor. Zum anderen gibt es Neuroleptika, die neben dem Dopaminsystem noch die anderen Systeme relativ stark beeinflussen. Bei diesen Mitteln ist die antipsychotische Wirkung schwächer, während anticholinerge oder sedierende Nebenwirkungen relativ stark sind (z. B. Chlorpromazin)
- Die „Potenz" eines Neuroleptikums wird durch seine Affinität zum Dopamin-D_2-Rezeptor bestimmt (siehe S. 116, Tabelle 26. Neuroleptika: Dosierung, antipsychotische Potenz). Mit hoher antipsychotischer Potenz ist gemeint, dass eine relativ geringe Menge (in Milligramm) eines Neuroleptikums genügt, um eine starke antipsychotische Wirkung zu erzielen (also eine starke Wirkung gegen paranoide Vorstellungen, akustische Halluzinationen usw.). Die Potenz eines Neuroleptikums wird in „Chlorpromazinäquivalenten" angegeben. Zumindestens für die meisten typischen Neuroleptika kann gesagt werden, dass Substanzen, die vorwiegend den D_2-Rezeptor blockieren, hochpotent sind. *Hochpotente Neuroleptika* haben verglichen mit ihrer antipsychotischen Wirkung relativ wenig sedierende Wirkungen. Sie verursachen häufig extrapyramidale Nebenwirkungen (EPS). Bei *niedrigpotenten Neuroleptika* steht dagegen die sedierende Komponente im Vordergrund; die antipsychotische Wirkung ist gering; EPS werden nur in geringem Maße hervorgerufen. Dafür sind allerdings vegetative Begleitwirkungen (z.B. Hypotonie) häufiger. Diese Arzneimittel werden meist dann eingesetzt, wenn lediglich eine sedierende oder schlafanstoßende Wirkung erwünscht ist. Die vegetativen und sedierenden Begleitwirkungen der niedrigpotenten Neuroleptika werden durch ihre vergleichsweise stärkere Affinität zu den α_1-, H_1- und M_1-Rezeptoren hervorgerufen
- In den deutschsprachigen Ländern sind zahlreiche typische Neuroleptika verfügbar, die sich in ihrer Wirkung innerhalb der drei „Potenzgruppen" zum Teil kaum unterscheiden. Es existieren keine Studien, die zeigen, dass zwischen den verschiedenen Neuroleptika Wirksamkeitsunterschiede bestehen, wenn geeignete Äquivalenzdosen benutzt werden. Auch kann nicht gesagt werden, dass das Verhältnis von Wirkung zu Nebenwirkung bei dem einen oder anderen typischen Neuroleptikum deutlich besser ist als bei einem anderen
- Atypische Neuroleptika (Antipsychotika der 2. und 3. Generation) zeichnen sich dadurch aus, dass sie bei vergleichbarer antipsychotischer Wirkung weniger oder gar keine EPS verursachen. Auch andere Vorteile, wie die Wirkung bei schizophrener Negativsymptomatik oder bei therapieresistenten Psychosen, werden den atypischen Neuroleptika zugeschrieben. Es ist bisher nicht klar, welche Rezeptoraffinitäten für diese Eigenschaften der atypischen Neuroleptika verantwortlich sind. Die atypischen Substanzen haben im Vergleich zu den meisten typischen Neuroleptika eine höhere Affinität zu den 5-HT_2-Rezeptoren, aber auch zu den Dopamin-D_3- oder -D_4-Rezeptoren
- Atypische Neuroleptika blockieren außerdem mesolimbische A_{10}-Dopamin-Neuronen stärker als die für die EPS verantwortlichen nigrostriatalen A_9-Bahnen, während typische Neuroleptika A_{10} und A_9 gleichermaßen blockieren. Möglicherweise werden daher durch die atypischen Neuroleptika weniger EPS ausgelöst

Dosierung

- Dosierung der einzelnen Neuroleptika: Tabelle 26, S. 116
- Die Dosis eines Neuroleptikums ist von Fall zu Fall unterschiedlich und hängt von der individuellen Ansprechbarkeit und der Schwere des Krankheitsbildes ab

Neuroleptika

Neuroleptika

- Bei den nicht-psychotischen Erkrankungen oder als Erhaltungstherapie bzw. zur Rezidivprophylaxe werden meist niedrige Dosen verabreicht
- Bei psychotischen Erkrankungen werden oft höhere Dosen verabreicht; die interindividuelle Variabilität ist hier besonders hoch
- Häufig werden bei Psychosen Dosen von z. B. 2–20 mg Haloperidol pro Tag (oder eine äquivalente Dosis eines anderen Neuroleptikums) verordnet
- Generell sollte die Dosis so niedrig wie möglich angesetzt werden und nur entsprechend den klinischen Anforderungen erhöht werden
- Hochpotente Neuroleptika haben eine große therapeutische Breite; bei Haloperidol können bei akuten Psychosen z. B. Dosierungen von 2–100 mg/Tag eingesetzt werden, aber auch Dosierungen über 100 mg können in Einzelfällen noch zu weiteren Besserungen der psychotischen Symptome führen
- In der Regel gilt, dass Patienten mit bereits lange bestehender Erkrankung höhere Dosen benötigen
- Jüngere und erstmals erkrankte Patienten werden in der Regel mit relativ niedrigen Dosen eingestellt
- Da manchmal nach einer 2–3-wöchigen Behandlung eine weitere Besserung eintreten kann, sollte nach einer gewissen Behandlungsdauer eine vorsichtige Dosisreduktion versucht werden, um die niedrigstmögliche Erhaltungsdosis zu finden
- Bei älteren Patienten oder Patienten mit Leber- oder Nierenschädigung werden niedrigere Dosen verwendet

Plasmaspiegelbestimmung

- Der Nutzen von Plasmaspiegelmessungen ist bisher umstritten; während es bei einigen Neuroleptika kurvilineare Dosis-Wirkungs-Beziehungen zu geben scheint, sind andere möglicherweise nur innerhalb eines engen, von Patient zu Patient verschiedenen, Plasmaspiegelbereiches wirksam („therapeutisches Fenster", z. B. bei Haloperidol). Plasmaspiegelkontrollen werden bei befürchteten Medikamenteninteraktionen oder zur Compliance-Kontrolle sinnvoll eingesetzt
- Der Schwellenwert für den Wirkungseintritt von Clozapin wird von einigen Autoren auf 350 ng/ml bzw. 1050 nmol/l; von anderen auf 250 ng/ml bzw. 750 nmol/l geschätzt)

Pharmakokinetik

Orale Gabe

- Die höchsten Plasmaspiegel einer oralen Dosis werden zwischen 1–4 Stunden nach der Gabe erreicht
- Starke Bindung an Plasmaproteine
- Die meisten Phenothiazine und Thioxanthene haben aktive Metaboliten
- Extensive Metabolisierung in der Leber; einige Stoffe inhibieren das Cytochrom-P-450-System (siehe S. 95, Tabelle 24, Neuroleptika: Wechselwirkungen und S. 20, Tabelle 3. Wechselwirkungen im Cytochrom-P450-System)
- Wegen der langen Halbwertszeit ist eine einmal tägliche Gabe ausreichend. Clozapin-Dosen über 300 mg sollten aufgrund des Anfallsrisikos auf mehrere Tagesdosen verteilt werden. Quetiapin und Ziprasidon sollten wegen der kurzen Halbwertszeit zweimal täglich gegeben werden (die D_2-Rezeptorblockade kann bis zu 12 Stunden anhalten)
- Unterschiede in der Plasmakonzentration zwischen Männern und Frauen fanden sich bei Clozapin (40–50 % erhöht bei Frauen) und bei Olanzapin (30 % erhöht bei Frauen)
- Nach dem Absetzen wird Clozapin rasch aus dem Plasma und aus dem Gehirn eliminiert – dies kann zu einem raschen Wiederauftreten der Symptome führen
- Die Eliminationshalbwertszeit von Penfluridol liegt bei 5,5 Tagen, so dass eine einmal-wöchentliche orale Gabe möglich ist. Die Langzeitwirkung ist auf substanzeigene Eigenschaften zurückzuführen

i.m.-Gabe

- Im Allgemeinen werden maximale Plasmaspiegel schneller als bei oraler Gabe erreicht
- Die Bioverfügbarkeit ist im Allgemeinen größer als bei der oralen Gabe (meist doppelt so hoch), hierauf sollte bei der Dosierung geachtet werden

i.m.-Depot-Injektionen	• Siehe S. 119, Tabelle 28. Depotneuroleptika: Übersicht • Die Bioverfügbarkeit ist größer als bei oraler Gabe (meist doppelt so hoch)
Fluspirilen i.m.-Depot-Injektionen	• Fluspirilen hat eine Halbwertszeit von ca. 7 Tagen. Die lange Halbwertszeit wird nicht wie bei anderen Depotpräparaten durch Dekanoat- oder Önanthatveresterung, sondern durch die besondere Galenik erreicht
Zuclopenthixol Acuphase	• Schneller Wirkungseintritt der Depot-Injektion (Siehe S. 119, Tabelle 28. Depotneuroleptika: Übersicht) • Höchster Plasmaspiegel: 24–36 Stunden; Halbwertszeit: 36 Stunden (Mittelwert). Die Bioverfügbarkeit ist höher als bei oraler Gabe

Nebenwirkungen

• Siehe unter atypische Antipsychotika (S. 99), Antipsychotika der 3. Generation (S. 105) oder unter typische Neuroleptika (S. 111)

Kontrolluntersuchungen

Laboruntersuchungen

• Routinekontrollen: siehe S. 92, Tabelle 23. Neuroleptika: Routineuntersuchungen
• Bei Fieber, Rigor und verstärktem Schwitzen: Blutbildkontrolle und CK (zum Ausschluss eines malignen neuroleptischen Syndroms)
• Bei Juckreiz und Ikterus: Leberfunktionstests
• Bei epileptischen Anfällen, Polidypsie: Elektrolytkontrollen
• Bei Galaktorrhoe oder Amenorrhoe: Bestimmung des Prolaktin-Spiegels
➡ **Kontrollen bei Clozapin (bezüglich der genauen Durchführung der Kontrolluntersuchungen sei auf die jeweils aktuelle Fachinformation verwiesen):**
  – Vor Behandlungsbeginn sind Differenzialblutbild und Thrombozytenzahl zu kontrollieren. Die Kontrolle darf nicht länger als 10 Tage zurückliegen. Nur bei Leukozytenzahlen > 3500/mm³ darf die Behandlung begonnen werden
  – Zunächst werden wöchentliche Blutbildkontrollen durchgeführt. Es empfiehlt sich, nicht nur die Leukozytenzahlen, sondern das gesamte Differenzialblutbild zu bestimmen. Ab der 18. Woche können die Kontrollen vierwöchentlich erfolgen. Danach sind nach Statistiken seltener Agranulozytosen aufgetreten. Das heißt nicht, dass die Gefahr von Agranulozytosen dann gebannt ist: auch bis zur 30. Behandlungswoche oder später können noch Agranulozytosen auftreten
  – Bevor sich eine Agranulozytose entwickelt, kann es zu einem raschen Anstieg der Leukozytenzahlen kommen. Ein Anstieg der Leukozytenzahlen von 15 % oder mehr gegenüber früheren Messungen erhöht das Risiko, innerhalb der nächsten 75 Tage eine Agranulozytose zu bekommen, um das Dreifache und sollte daher als mögliches Warnzeichen behandelt werden
  – Auch nach dem Absetzen von Clozapin sollten 4 Wochen lang weitere Differenzialblutbildkontrollen durchgeführt werden. Wenn eine Behandlung über 4 Wochen lang unterbrochen wurde, müssen erneut die nächsten 18 Wochen lang wöchentliche Kontrollen erfolgen. Wird die Behandlung mehr als 3 Tage, aber weniger als 4 Wochen unterbrochen, brauchen die einmal wöchentlichen Kontrollen nur 6 Wochen lang durchgeführt werden
  – Bei einer Leukozytenzahl < 3000/mm³ bzw. einer Granulozytenzahl < 1500/mm³ muss Clozapin sofort abgesetzt werden. Bei einer Leukozytenzahl < 3500/mm³ bzw. einer Granulozytenzahl < 2000/mm³ müssen zweimal wöchentlich Differenzialblutbildkontrollen durchgeführt werden
  – Vor Beginn der Behandlung sollten außerdem folgende Untersuchungen erfolgen: GOT, GPT, γ-GT, Kreatinin

Weitere Kontrolluntersuchungen

• Blutdruck und Puls während der Einstellungsphase auf Clozapin, Risperidon, Chlorpromazin und Thioridazin
• EKG: bei Störungen der Herzfunktion und vor und während der Behandlung mit Clozapin, bei Patienten mit stabilen Herzerkrankungen, die auf Ziprasidon eingestellt werden sollen
• Clozapin: bei Temperaturanstiegen sollte ein EKG durchgeführt werden, da es unter Clozapin zu einer toxisch-allergischen Myokarditis kommen kann
• EEG: bei Auftreten von epileptischen Anfällen oder Myoklonien und vor der Behandlung mit Clozapin. Clozapin: bei Auftreten von epilepsietypischen Mustern eventuell prophylaktische Gabe von Valproat

Neuroleptika

Behandlung von älteren Patienten

- Beginn mit niedriger Dosis, langsame Dosissteigerung. Die Eliminationshalbwertszeit ist bei älteren Patienten oft verlängert
- Auf ZNS-Dämpfung und anticholinerge Wirkungen achten; solche Symptome treten unter Haloperidol, Risperidon, Melperon und Pipamperon seltener auf

Behandlung von Kindern

- Neuroleptika sollten nur bei Kindern mit schweren psychischen Störungen verabreicht werden oder wenn andere Maßnahmen nicht gewirkt haben. Indikationen: Autismus, Tourette-Syndrom, Schizophrenie, Impulskontrollstörungen, psychomotorische Erregung, Aggressivität, Stereotypien
- Risperidon ist für Verhaltensstörungen in Form von Impulssteuerungsstörungen mit selbst- und/oder fremdaggressivem und/oder störenden Verhalten bei Intelligenzminderung oder Intelligenz im unteren Normbereich für Kinder >5 Jahre zugelassen
- Beginn mit niedrigen Dosen, danach langsame Dosissteigerung
- Die Dosierung sollte maßvoll erfolgen; die Therapiedauer muss begrenzt sein
- Auf Spätdyskinesien achten, da eine hohe Inzidenz dieser Nebenwirkung bei Kindern beobachtet wurde (bis zu 51 %).
- Bei hohen Dosen kann es zu einer Verschlechterung der initialen Symptomatik, Lernstörungen, Apathie, Reizbarkeit, Tics oder Halluzinationen kommen
- Kinder und Jugendliche können häufiger als Erwachsene EPS entwickeln
- Bei Jugendlichen besteht unter Clozapin ein 60%iges Risiko für EEG-Veränderungen (dosisabhängig)
- Clozapin ist bei kindlicher Schizophrenie wirksam; allerdings besteht ein erhöhtes Risiko für Nebenwirkungen wie Schwindel, Durchfall, Blutbildveränderungen und Krampfanfälle

Tabelle 23. Neuroleptika: Routineuntersuchungen

	Monate									
	vorher	1	2	3	4	5	6	monatlich	viertel-jährlich	halb-jährlich
Blutbild: trizyklische Neuroleptika (Phenothiazine, Thioxanthene, Zotepin)	●	●●	●●	●●	●	●				●
Thioridazin, Herstellerempfehlungen		●●●●	●●●●	●●●●	●●●●	●●	●●	●		●
Clozapin		●●●●	●●●●	●●●●	●●●●	●●	●●	●	●	
andere Neuroleptika	●	●								●
RR/Puls	●	●	●	●	●	●	●			●
Harnstoff, Kreatinin	●	●		●						●
GOT, GPT, γ-GT; trizyklische Neuroleptika		●								●
andere Neuroleptika	●	●								●
EKG: trizyklische Neuroleptika		●			A				A	
Clozapin, Ziprasidon	●	●				●			●	
andere Neuroleptika	●	●								
EEG	●	●								

Anzahl ● = Anzahl der Kontrollen im Zeitraum. A = zusätzliche Kontrolle bei allen Patienten über 60 Jahre (Modifiziert nach O. Benkert, H. Hippius: Psychiatrische Pharmakotherapie. Berlin: Springer, 1996)

- Bei älteren Patienten können extrapyramidale Störungen häufiger auftreten. Antiparkinsonmittel können zu anticholinergen Effekten führen
- Vorsicht bei der Kombination mit anderen ZNS-dämpfenden oder anticholinergen Medikamenten; additive Wirkungen können zu Obstipation, Verwirrtheit, Desorientierung oder zu Delir führen
- Kardiovaskuläre Nebenwirkungen können bei Chlorpromazin, Clozapin, Risperidon und Thioridazin ausgeprägt sein
- Bei älteren Patienten treten sehr häufig Spätdyskinesien auf
- Fallberichte über transitorische ischämische Attacken und Myokardinfarkte bei älteren Menschen mit Demenz (Risperidon)
- Größeres Agranulozytoserisiko bei Clozapin
- Verstärkte Gewichtszunahme unter Clozapin oder Olanzapin; dadurch erhöhtes Risiko für KHK und zerebrovaskuläre Schädigungen

Schwangerschaft

- Teratogene Wirkungen der Neuroleptika sind bisher nicht zweifelsfrei nachgewiesen worden
- Im ersten Drittel der Schwangerschaft Neuroleptika möglichst vermeiden. Bei hochpotenten Neuroleptika (z. B. Haloperidol) scheint ein geringeres Risiko zu bestehen
- Amisulprid wird in der Schwangerschaft nicht empfohlen; Erfahrungen liegen nicht vor
- Die Anwendung mittlerer bis hoher Dosierungen im letzten Drittel der Schwangerschaft kann extrapyramidale Störungen oder Temperaturregulationsstörungen nach der Geburt des Neugeborenen verursachen
- Vorsicht bei Clozapin: Die Konzentration von Clozapin im fetalen Plasma kann die des mütterlichen Blutes übersteigen

Stillzeit

- Neuroleptika gehen teilweise in die Muttermilch über (Konzentration 0,2 – 11 %). Die klinische Bedeutung ist unklar
- Während des Stillens sollte eine Dosisreduktion, eine alternative Therapie oder ein Abstillen erwogen werden
- Clozapin: während der Stillzeit nicht empfohlen
- Amisulprid: während der Stillzeit nicht empfohlen

Rechtliche Hinweise

- Besprechen Sie mit Ihren Patienten offen Nutzen und Risiken der Neuroleptikatherapie. Eine nicht behandelte Psychose kann zu einer schweren Gefährdung des Patienten oder anderer Menschen führen
- Informationsbroschüren, Angehörigengruppen und Psychoedukation können die Therapie unterstützen
- Klären Sie die Patienten immer wieder über ihre Erkrankung und die medikamentöse Behandlung auf, da wichtige Tatsachen im Rahmen der Krankheitsverleugnung vergessen werden
- Kein Neuroleptikum kann perfekte Sicherheit bieten. Clozapin, Quetiapin, Risperidon, Ziprasidon und Olanzapin scheinen ein geringeres Risiko für die Spätdyskinesieauslösung zu haben oder sogar einen antidyskinetischen Effekt zu besitzen. Dokumentieren Sie zu Beginn der Behandlung bereits bestehende Bewegungsstörungen und führen Sie in regelmäßigen Abständen (z. B. alle 6 – 12 Monate) eine Überprüfung durch (z. B. mit Skalen wie der AIMS (Abnormal Involuntary Movement Scale))

Hinweise für die Pflege

- Eine sorgfältige Beobachtung des Patienten ist angezeigt. Die Erhebung von Patientendaten und Dokumentation des Patientenverhaltens vor und während der Medikamentengabe sind wichtige pflegerische Maßnahmen
- Durch geeignete pflegerische Betreuung der Patienten kann die Häufigkeit von Nebenwirkungen reduziert werden. Die Patienten sollten gut über mögliche Nebenwirkungen informiert sein; gleichzeitig sollte ihnen ein positives Gefühl vermittelt werden, dass das Neuroleptikum die Symptome zu lindern vermag. Ängste vor der Medikation des Patienten sollten offen angesprochen und diskutiert werden
- In manchen Fällen ist beim Auftreten von extrapyramidalen Störungen (EPS) die Gabe eines Antiparkinsonmittels (z. B. Biperiden/ Akineton®) notwendig. Antiparkinsonmittel sollten allerdings nicht unbedenklich verschrieben werden, da sie zu anticholinergen Delirien oder zur Suchtentwicklung führen können. Bei manchen Patienten (jüngere Männer, Patienten mit höherer Empfindlich-

keit für EPS oder bei Behandlung mit typischen Neuroleptika) kann allerdings die prophylaktische Gabe eines Antiparkinson-mittels indiziert sein

- Verschwommensehen ist in den meisten Fällen ein vorübergehendes Symptom; dabei ist die Nahsicht (Lesen) gestört
- Bei einigen Patienten kann es zu Gewichtszunahme kommen (insbesondere bei manchen atypischen Neuroleptika wie Clozapin, Olanzapin): diätetische Maßnahmen, körperliche Bewegung und Vermeidung stark kalorienhaltiger Getränke werden empfohlen
- Überwachen Sie Ein- und Ausfuhr
- Harnverhalt kann in einigen Fällen auftreten, besonders bei älteren Patienten
- Anticholinergika reduzieren die Peristaltik, vermindern die intestinale Sekretion und führen so evtl. zu Obstipation. Ausreichende Trinkmengen sowie Salate und Früchte in der Ernährung können hier positiv wirken. Gelegentlich können Laxanzien eingesetzt werden; Lactulose ist bei chronischer Verstopfung wirksam
- Akathisie (Bewegungsunruhe) kann mit Angst oder psychotischer Erregung verwechselt werden
- Wenn ein Patient plötzlich eine akute Dystonie (z. B. Zungenschlundkrampf), schwere, anhaltende extrapyramidale Störungen, Gelbsucht oder Symptome einer Blutbildveränderung (Fieber, Grippesymptome, Infektionssymptome oder Schwäche) zeigt, muss das Medikament abgesetzt werden; der Arzt muss informiert werden
- Achten Sie auf Symptome, die auf eine QT-Verlängerung zurückzuführen sind (z.B. Schwindel, Ohnmachtsanfälle, Herzrasen, Übelkeit, Erbrechen)
- Achten Sie bei Patienten, die Depot-Injektionen erhalten, auf mögliche Verhärtungen der Injektionsstelle
- Bei Depotmengen mit mehr als 3 ml Lösung sollte das Depot auf zwei Injektionen (links und rechts) verteilt werden
- Ausführliche Patienteninformationen: S. 322, 325 (Clozapin)

Hinweise für Patienten

- Neuroleptika können zu Sonnenallergie führen. Benutzen Sie Sonnencreme und tragen Sie schützende Kleidung. Tragen Sie bei starkem Sonnenlicht eine Sonnenbrille
- Vermeiden Sie extreme Hitze bzw. hohe Luftfeuchtigkeit, da die Fähigkeit des Körpers, die Körpertemperatur zu regeln, durch Neuroleptika beeinträchtigt werden kann
- Vorsicht beim Autofahren oder Bedienen gefährlicher Maschinen, bis die Wirkung des Neuroleptikums eingeschätzt werden kann. Schwindel und Übelkeit zu Beginn der Behandlung gehen in der Regel nach einigen Wochen zurück. Vorsicht ist bei der zusätzlichen Einnahme von Antidepressiva oder Alkohol geboten
- Mundtrockenheit kann durch das regelmäßige Trinken kleiner Wassermengen, das Lutschen von Bonbons oder das Kauen von Kaugummi gebessert werden. Patienten sollten regelmäßig den Mund ausspülen und die Zähne putzen. Vermeiden Sie stark kalorien- oder koffeinhaltiger Getränke (z. B. Cola): übermäßiger Kaffee-, Tee- oder Colakonsum kann Angst und Unruhe hervorrufen und die Wirkungen der Neuroleptika aufheben oder vermindern
- Nehmen Sie Ihre Medikamente zusammen mit dem Essen oder mit Wasser, Milch oder Orangensaft ein. Vermeiden Sie Apfel- oder Grapefruitsaft, da es zu Wechselwirkungen mit dem Medikament kommen kann
- Teilen Sie Ihrem behandelnden Arzt sofort mit, wenn es zu Muskelsteifheit, Krämpfen, Antriebsmangel, Schwäche, Fieber, Halsentzündung, grippeähnlichen Symptomen oder zu Zeichen einer Infektion kommt
- Stehen Sie aus der liegenden oder sitzenden Position langsam auf, um Schwindelanfälle zu vermeiden

Tabelle 24. Neuroleptika: Wechselwirkungen

Medikamentenklasse	Beispiele	Wechselwirkung
Adsorbenzien	Antazida, Aktivkohle, Cholestyramin, Kaolin-Pektin	Orale Resorption bei gleichzeitiger Einnahme signifikant vermindert, Gabe mindestens 1 Stunde vor oder 2 Stunden nach Neuroleptika-Gabe empfohlen
Anästhetika	Enfluran	Additiv verstärkter Blutdruckabfall mit Chlorpromazin
Antiarrhythmika	Chinidin, Procainamid, Amiadoron, Disopyramid	Additiv verringerte Herzleistung und verlängerte kardiale Überleitung mit Thioridazin, Chlorpromazin und Pimozid
	Chinidin	Erhöhte Plasmaspiegel von Clozapin, Risperidon und Haloperidol durch CYP 2D6-Hemmung
Antibiotika	Ciprofloxacin	Erhöhte Clozapin- und Olanzapin-Spiegel durch Verminderung des Abbaus durch CYP 1A2
	Clarithromycin	Verminderte Clearance von Pimozid um 80 %, Überwachung möglicher gestörter kardialer Überleitung
	Erythromycin	Plasmaspiegel von Clozapin und Quetiapin in Kombination durch Abbauhemmung im CYP 3A4-System erhöht
Anticholinergika	Antiparkinsonmittel, Antidepressiva, Antihistaminika	Atropinähnliche Wirkungen verstärkt, Mundtrockenheit, Verschwommensehen, Obstipation, können zu Hemmung der Schweißsekretion und zum paralytischen Ileus führen. Hohe Dosierungen können ein toxisches Delir auslösen
		Unterschiedliche Wirkungen auf den Metabolismus, Plasmaspiegel und Wirksamkeit der Neuroleptika möglich
Antidepressiva Trizyklische/andere	Amitriptylin, Trimipramin, Trazodon	Additive Sedierung, Blutdruckabfall und anticholinerge Wirkungen Gegenseitige Erhöhung der Serumspiegel
SSRI	Citalopram, Fluoxetin,	Erhöhter Plasmaspiegel von Quetiapin durch Abbauhemmung im CYP 3A4-System
	Paroxetin, Fluvoxamin, Sertralin	Erhöhte Plasmaspiegel der Neuroleptika (bis zu 100 % Anstieg bei Haloperidol, 2–7fachen Anstieg mit Fluoxetin und Clozapin); erhöhte EPS- und Akathisie-Rate
irreversibler MAOH	Tranylcypromin	Additiv verstärkte blutdrucksenkende Wirkung
Antihistaminika	Terfenadin, Astemizol	Potenzierung einer QT-Verlängerung, kann zu Torsade de pointes führen. Vorsicht mit Thioridazin, Pimozid und Ziprasidon
Antihypertensiva	Methyldopa, Enalapril, Clonidin, Guanethidin	Additive blutdrucksenkende Wirkung Aufhebung der blutdrucksenkenden Wirkung mit Chlorpromazin und Haloperidol durch Blockade der Guanethidin-Aufnahme in postsynaptische Neurone
Antikoagulanzien	Warfarin	Verkürzte PTT bei Kombination mit Haloperidol
Antikonvulsiva	Carbamazepin	Erhöhte Plasmaspiegel in Kombination mit Haloperidol. Erhöhte Clearance und verminderte Neuroleptika-Plasmaspiegel (bis zu 100% mit Haloperidol, 63% mit Clozapin, 44% mit Olanzapin; ebenso bei Risperidon, Zuclopenthixol und Flupentixol möglich); wegen der Gefahr einer Blutbildveränderung Kombination mit Clozapin VERMEIDEN
	Phenytoin	Vermeiden Sie die Kombination mit Clozapin wegen des erhöhten Agranulozytose-Risikos. Verminderte Neuroleptika-Plasmaspiegel durch Enzyminduktion, besonders bei Haloperidol, Phenothiazinen, Clozapin und Quetiapin (bis zu 5fach)
	Valproat	Verstärkte Neurotoxizität, Sedierung sowie weitere Nebenwirkungen durch die verminderte Clearance von Valproat (um 14 % vermindert)
		Sowohl erhöhte als erniedrigte Clozapin-Spiegel wurde beobachtet. Veränderungen des Clozapin/Norclozapin-Verhältnisses möglich. In Einzelfällen hepatische Enzephalopathien Die Kombination mit Olanzapin führte z. T. zu verstärkter Gewichtszunahme

Fortsetzung nächste Seite

Fortsetzung nächste Seite

Medikamentenklasse	Beispiele	Wechselwirkungen
Antimykotika	Ketoconazol	Erhöhte Clozapin- und Quetiapin-Spiegel (5–8fach) durch Inhibition des Abbaus durch CYP 3A4. Überwachen Sie die kardiale Überleitung bei Kombination mit Clozapin. Kombination mit Quetiapin kontraindiziert. Erhöhte Spiegel von Ziprasidon (<40 %)
Anxiolytika		
Benzodiazepine	Alprazolam Diazepam Clonazepam, Lorazepam	Um bis zu 19 % erhöhte Haloperidol-Plasmaspiegel möglich / Verstärkte Sedierung und orthostatische Hypotonie mit Clozapin / Schwindel (bis zum Kollaps) und Sedierung bei Kombination mit Clozapin. Delir und Ateminsuffizienz in Einzelfällen – dies ist eher in der frühen Behandlungsphase bei zusätzlicher Gabe von Clozapin zu einer bestehenden Benzodiazepin-Medikation möglich. KOMBINATION VERMEIDEN / Synergistische Wirkung mit den Neuroleptika, Sedierung agitierter Patienten
Buspiron		Kann zur Verstärkung extrapyramidaler Nebenwirkungen führen
Betablocker	Propranolol	Erhöhte Haloperidol- und Metaboliten-Plasmaspiegel (um 26 % bzw. 83 %) / Erhöhte Plasmaspiegel von Chlorpromazin und Propranolol / Um 3–5fach erhöhte Thioridazin-Spiegel
	Pindolol	Jeweils erhöhte Plasmaspiegel von Thioridazin und Pindolol werden beschrieben
Cimetidin		Reduzierter Abbau von Clozapin und Olanzapin, dies führt zu erhöhten Plasmaspiegeln und Nebenwirkungen
Disulfiram		Verminderter Perphenazin-Plasmaspiegel / Reduzierter Abbau von Clozapin, erhöhter Plasmaspiegel
Donezepil		Exazerbation von EPS
Grapefruitsaft		Blutspiegel von Quetiapin, Clozapin und Pimozid können durch CYP 3A4-Inhibition ansteigen
Kalziumantagonisten	Diltiazem, Verapamil	Erhöhte Plasmaspiegel von Quetiapin durch 3A4-Inhibition / Additiv verstärkter Kalziumantagonismus bei Kombination mit Thioridazin und Pimozid; kardiale Überleitungsstörungen möglich
Koffein	Kaffee, Tee, Cola	Erhöhte Clozapin-Plasmaspiegel durch Hemmung des Abbaus durch CYP 3A4
Lithium		Erhöhte Neurotoxizität bei therapeutischen Dosierungen; kann EPS verstärken, erhöhte Plasmaspiegel von Haloperidol; mögliches erhöhtes Risiko von Agranulozytosen und Anfällen mit Clozapin
Metoclopramid		EPS-Risiko erhöht
Neuroleptika-Kombinationen	Clozapin, Risperidon / Thioridazin, Quetiapin / Thioridazin, Fluphenazin, Haloperidol	Erhöhter Clozapin-Spiegel bei Kombination mit Risperidon durch Abbauhemmung im CYP 2D6-System / Erhöhte Quetiapin-Clearance (um 65 %) / Erhöhte freie (nicht gebundene) Mengen von Haloperidol oder Fluphenazin (um 30 % bzw. 50 %) bei Kombination mit Thioridazin
Omeprazol		Fallberichte über Blutspiegelerhöhung von Clozapin
Protease-Inhibitoren	Ritonavir Indinavir	Reduzierter Abbau und erhöhte Plasmaspiegel von Clozapin, Risperidon und Pimozid; Überwachung der kardialen Überleitung empfohlen
Rauchen		Verminderte Neuroleptika-Plasmaspiegel durch Induktion des Abbaus (Clozapin, Chlorpromazin, Haloperidol, Fluphenazin, Olanzapin, Thiothixen)

Medikamentenklasse	Beispiele	Wechselwirkungen
Stimulanzien	Amphetamine	Neuroleptika können Zeichen der Neurotoxizität „verschleiern"
	Methylphenidat	Einzelfallberichte über Verschlechterung von tardiven Bewegungstörungen und Verlängerung oder Exazerbation einer durch Absetzen induzierten Dykinesie
Sympathomimetika	Adrenalin	Paradoxer Blutdruckabfall durch neuroleptikainduzierte Blockade der α-Adrenozeptoren
		Bei Hypotonie Noradrenalin oder Angiotensinamid geben
Tuberkulostatika	Isoniazid	Erhöhte Haloperidol-Spiegel durch Abbauhemmung
	Rifampin, Rifampicin	Um bis zu 600 % verminderte Clozapin-Spiegel und verminderte Haloperidol-Spiegel durch Enzyminduktion
ZNS-dämpfende Psychopharmaka	Antidepressiva, Hypnotika, Antihistaminika, Alkohol	Additiv verstärkte ZNS-Dämpfung
		Alkohol kann EPS verstärken
		Verstärkte Olanzapin-Resorption
		Additiv verstärkte ZNS-Dämpfung und orthostatische Hypotonie

Neuroleptika

Atypische Neuroleptika (Antipsychotika der 2. Generation)

Verfügbare Substanzen

Substanz	Gruppe	Handelsnamen Deutschland	Handelsnamen Österreich	Handelsnamen Schweiz
Amisulprid	Benzamid	Solian®	Solian®	Solian®
Clozapin	Dibenzodiazepin	Elcrit®, Leponex®, Clozapin-hexal®	Leponex®, Lanolept®, Froidir®	Leponex®
Olanzapin	Thienobenzodiazepin	Zyprexa®, Zyprexa® VeloTab®, Zyprexa Pulver 10 mg (i.m.-Formulierung)	Zyprexa®, Zyprexa® VeloTab®, Zyprexa Pulver 10 mg (i.m.-Formulierung)	Zyprexa®, Zyprexa VeloTab®
Quetiapin	Dibenzothiazepin	Seroquel®	Seroquel®, Quetiapin 'AstraZeneca'®	Seroquel®
Risperidon	Benzisoxazolderivat	Risperdal®, Risperdal Consta®	Belivon®, Risperdal®, Risperdal Consta®	Risperdal®, Risperdal Consta®
Ziprasidon	Benzisothiazolylpiperazin	Zeldox®	Zeldox®	Zeldox®

Indikationen

Zugelassene Indikationen:
- Akute und chronische Psychosen (Schizophrenie, schizoaffektive Störungen, Manie, wahnhafte Störung u.a.)
- Rezidivprophylaxe bei Schizophrenie
- Primäre Negativsymptomatik bei Schizophrenie (Amisulprid)
- Verhaltensstörungen bei Kindern
- Verhaltensstörungen bei Demenzen (Risperidon)
- Akute Manie (Olanzapin)

Weitere Indikationen:
- Agitiertheit oder Aggressivität bei Demenz
- Rezidivprophylaxe bei bipolaren affektiven Störungen
- Selbstverletzendes Verhalten
- Clozapin, Olanzapin und Risperidon haben antimanische, antidepressive und stimmungsstabilisierende Wirkungen. Nach vorläufigen Studien kann Clozapin auch bei therapieresistenten bipolaren affektiven Störungen wirksam sein
- (Wahnhafte) Depression
- Psychosen bei Morbus Parkinson (Clozapin, Olanzapin, Quetiapin)
- Kombinationstherapie bei therapierefraktären Zwangsstörungen und verwandten Erkrankungen (Risperidon)
- Nach vorläufigen Studien ist Risperidon bei tiefgreifenden Entwicklungsstörungen wirksam
- Ticstörungen und Trichotillomanie (Risperidon)
- Durch Psychostimulanzien ausgelöste Psychosen
- Quetiapin zeigte eine positive Wirkung bei Lewy-Körper-Demenz, wobei es nur selten zu einer Verschlechterung extrapyramidaler Störungen kam

- Nach vorläufigen Studien können Flashbacks und Zwangsgedanken bei therapieresistenter posttraumatischer Belastungsstörung gebessert werden (Risperdal, Quetiapin, Clozapin)
- Nach vorläufigen Studien Besserungen einiger Kernsymptome bei Borderline-Persönlichkeitsstörung (Olanzapin, Risperidon)

Art der Anwendung

Orale Gabe

- Medikamentengabe zu den Mahlzeiten oder vor Einnahme eines Getränkes wie Milch, Wasser oder Orangensaft. Vermeidung von Apfel- oder Grapefruitsaft wegen möglicher Wechselwirkungen
- Geben Sie keine orale Medikation innerhalb von 2 Stunden nach Anwendung von Antazida oder Antidiarrhoika, da die Absorption der Neuroleptika vermindert sein kann

Nebenwirkungen

- Siehe S. 126, Tabelle 31. Neuroleptika: Neurologische Nebenwirkungen und S. 126, Tabelle 32. Neuroleptika: Extrapyramidale Nebenwirkungen
- Manche Nebenwirkungen treten nur zu Beginn der Behandlung auf. Einige Nebenwirkungen sind medikamentös behandelbar; zunächst sollte aber eine Änderung der Medikation oder der Dosierung angestrebt werden

1. ZNS-Nebenwirkungen

a) Kognitive Störungen
- Ursache: Antagonismus am Histamin-H_1-Rezeptor und andere Wirkungen
- Kopfschmerzen (bei Risperidon und Olanzapin 10–15 %; Quetiapin ca. 19 %)
- Häufig kommt es zu Sedierung, vor allem in den ersten 2 Wochen der Therapie (insbesondere bei Clozapin). Abhilfe: Gabe der höchsten Neuroleptikadosis am Abend
- Schlafstörungen (Risperidon und Olanzapin), lebhafte Träume, Alpträume (Risperidon und Clozapin)
- Verwirrtheit, Konzentrationsstörung, Orientierungsstörungen (besonders häufig bei hohen Dosen oder bei älteren Patienten). Unter Clozapin kann ein toxisches Delir auftreten
- Kognitive Störungen wie Störungen der Aufmerksamkeit, Reaktionszeit und Sprechmotorik (Clozapin), Aufmerksamkeit, exekutive Funktionen, Arbeitsgedächtnis (Risperidon, Quetiapin); Wortgedächtnis, -flüssigkeit und exekutive Funktionen (Olanzapin) können gebessert werden (Clozapin)
- Neuroleptika scheinen das Gedächtnis oder psychomotorische Fähigkeiten nicht negativ zu beeinflussen, außer bei starken anticholinergen Nebenwirkungen
- Clozapin, Olanzapin und Risperidon können in höheren Dosen Zwangssymptome verstärken
- Risperidon kann stärker als andere atypische Neuroleptika zu Schlafstörung, Angst und Unruhe führen. In einigen Fällen kann es unter Risperidon bei Patienten mit bipolaren schizoaffektiven Störungen zu manischen Phasen kommen, die sich durch Phasenprophylaktika, z. B. Lithium, evtl. nicht bessern. In Einzelfällen traten unter Olanzapin Manien auf
- Unter Olanzapin kann es zu Unruhe und Aggressivität kommen

b) Neurologische Wirkungen
- Ursache: Antagonismus am Dopamin-D_2-Rezeptor. Extrapyramidale Störungen korrelieren hoch mit einer D_2-Rezeptor-Bindung über 75 %
- Senkung der Krampfschwelle; Vorsicht bei Patienten mit anamnestisch bekannter Epilepsie. Epileptische Anfälle können besonders bei schneller Dosissteigerung auftreten oder sekundär durch Hyponatriämie beim Syndrom der inadäquaten ADH-Sekretion (SIADH). Häufigkeit von Krampfanfällen unter Clozapin: 1 % bei Dosen < 300 mg, 2,7 % bei 300–600 mg und 4,4 % bei Dosen > 600 mg
- Den Krampfanfällen können Myoklonien vorausgehen

Neuroleptika

- Bei Adoleszenten können bei bis zu 4% der Patienten Krampfanfälle und bei bis zu 60% EEG-Veränderungen auftreten. Das Risiko ist bei Quetiapin mit 0,8% und bei Risperidon mit 0,3% geringer. Bei Adoleszenten, die Clozapin-Dosen über 550 mg täglich erhalten, sollte evtl. eine prophylaktische Gabe von Valproat in therapeutischen Dosen erwägt werden
- Unter Clozapin können in Einzelfällen Myoklonien, Tics oder Kataplexien auftreten, diese können generalisierten Anfällen vorausgehen (Dosisreduktion oder prophylaktische Gabe von Antikonvulsiva empfohlen)
- Extrapyramidale Reaktionen (Tremor, Rigor, Hypokinese, vermehrter Speichelfluss, Akathisie) treten bei atypischen Neuroleptika seltener auf als bei typischen, mit Ausnahme der Akathisie. Ein niedriges Serumeisen kann zu Akathisie prädisponieren. Clozapin hat das niedrigste EPS-Risiko und kann sogar vorbestehende EPS bessern (dann meist nur geringe Dosen)
- Verlust des Schluckreflexes (besonders bei männlichen Patienten)
- Dysphagie (Schluckstörungen): besonders bei männlichen Patienten; Hypersalivation (besonders bei Clozapin) – siehe auch gastrointestinale Nebenwirkungen
- Harnkontinenz (Überlaufblase): Enuresis unter Clozapin (bis zu 42%; Behandlung: Desmopressin oder DDAVP 10 µg, Oxybutynin 5–15 mg oder Ephedrin 25–150 mg/Tag)
- Schmerzen bei Olanzapin (8%)
- Parästhesien oder brennende Missempfindungen können unter Risperidon in Einzelfällen auftreten
- Spätdyskinesien (siehe S. 126, Tabelle 31. Neuroleptika: Neurologische Nebenwirkungen). Das Risiko scheint bei atypischen Neuroleptika geringer zu sein. Durch atypische Neuroleptika können sich Spätdyskinesien auch bessern. Nach der derzeitigen Datenlage besteht bei Clozapin das niedrigste Risiko für die Entwicklung von Spätdyskinesien. Clozapin kann auch therapeutisch bei Spätdyskinesien eingesetzt werden; die Besserung tritt oft innerhalb von 1–4 Wochen, manchmal noch nach 12 Wochen ein
- Fallberichte über transiente ischämische Attacken und Myokardinfarkte bei älteren Patienten mit Demenz (Risperidon)

2. Anticholinerge Nebenwirkungen

- Ursache: Blockade muskarinischer Acetylcholin-Rezeptoren
- Häufig: additive Verstärkung durch andere anticholinerge Medikamente
- Mundtrockenheit (Behandlung: zuckerfreies Kaugummi oder Bonbons); Candida-Infektionen können gefördert werden
- Verschwommenes Sehen, trockene Augen (Behandlung: künstliche Tränen, Pilocarpin 0,5%-Augentropfen)
- Obstipation (Behandlung: viel Flüssigkeit, Laxanzien)
- Harnverhalt (Behandlung: Bethanechol [Myocholine-Glenwood®] bis zu 4 x 25–50 mg/Tag)
- Höhere Dosen oder Kombination mit anderen anticholinergen Medikamenten können zu einem anticholinergen Syndrom mit zentralen und peripheren Symptomen wie Desorientierung, Verwirrtheit, Gedächtnisverlust, Fieber, Tachykardie u.a. führen

3. Kardiovaskuläre Nebenwirkungen

- Ursache: Antagonismus an den α_1-adrenergen und muskarinischen Rezeptoren
- Hypotonie: ADRENALIN KONTRAINDIZIERT, da es zu einer weiteren Blutsenkung führen kann, stattdessen Noradrenalin oder Angiotensinamid. Bei Risperidon und Clozapin sollten Dosiserhöhungen sehr langsam vorgenommen werden, um Hypotonie und reflektorische Tachykardie zu vermeiden (ausreichende Flüssigkeits- und Salzzufuhr, Stützstrümpfe, Midodrin [Gutron®], Fludrocortison [Astonin® H], Dihydroergotamin [Dihydergot®])
- Transienter Blutdruckanstieg, Tachykardie, T-Negativierung oder ST-Senkung sind unter Clozapin möglich (meist zu Beginn der Behandlung)
- Bradykardie (Amisulprid)
- Verlängerungen der QT_c-Zeit (Ziprasidon, Amisulprid)
- Plötzliche, durch Autopsie nicht aufklärbare Todesfälle bei neuroleptikabehandelten Patienten sind sehr selten. Als mögliche Ursachen wurden ein gestörter Schluckreflex, laryngeal-pharyngeale Spasmen, ein Herzstillstand durch Arrhythmie (z.B. Torsade de

Pointes), eine maligne Hypotonie oder epileptische Krampfanfälle diskutiert. Es ist jedoch nicht nachgewiesen, dass unter Neuroleptikabehandlung das Risiko für plötzliche Todesfälle höher ist als in der Allgemeinbevölkerung
- Kollapszustände (mit respiratorischem oder kardialem Stillstand) zu Beginn der Behandlung mit Clozapin sind beobachtet worden (in einigen dieser Fälle wurden gleichzeitig Benzodiazepine gegeben)
- Kardiomyopathien oder Myokarditiden traten in Einzelfällen unter Clozapin auf
- Unter Olanzapin wurden Ödeme beobachtet

4. Gastrointestinale Nebenwirkungen

- Ursache: $5\text{-}HT_2$ und prädisponiert zu KHK, Hyperglykämie, obstruktiver Schlafapnoe. Ursache: $5HT_{1B}$-, $5\text{-}HT_{2C}$-, α_1- und H_1-Blockade, Prolaktinämie, Leptinerhöhung, Insulinresistenz, Carbohydrate Craving, H_1-Blockade
- Gewichtszunahme. Tritt nicht unter Ziprasidon auf. Seltener unter Quetiapin, am häufigsten unter Clozapin und Olanzapin; Behandlung: Diät, Bewegung, gegebenenfalls Amantadin. Zwischen der Gewichtszunahme unter Clozapin und dem Ansprechen auf die Behandlung konnte eine Korrelation festgestellt werden
- Gewichtsabnahme, Magendarmbeschwerden, Dysphagie, Obstipation, gelegentlich Durchfälle; Übelkeit
- Geschmacksstörungen, Glossitis
- Verlust des Schluckreflexes (scheint bei Männern häufiger zu sein)
- Hypersalivation, Schluckstörungen, Schluckauf (bei Clozapin bis zu 80 %; Einzelfallberichte für Olanzapin). Möglicherweise durch Stimulation der muskarinischen M_4-Rezeptoren oder α_2-Adrenozeptoren der Speicheldrüsen verursacht. Behandlung: Amitriptylin 25 – 100 mg, Benzatropin 2 – 4 mg, Pirenzepin 25 – 50 mg oder Clonidin 0,1 – 0,4 mg/Tag
- Refluxösophagitis
- Unter Clozapin kann selten eine Parotitis auftreten
- Eine ausgeprägte Obstipation unter Clozapin führte in Einzelfällen zu schwerwiegenden Komplikationen (Ileus, Mukosanekrose); seltene Todesfälle

5. Nebenwirkungen auf die Sexualfunktionen

- Ursache: Blockade von Dopamin-D_2-, Acetylcholin-M_1-, α_1- und $5\text{-}HT_2$-Rezeptoren
- Libidoverlust (Behandlung: Neostigmin oder Cyproheptadin 30 Minuten vor dem Geschlechtsverkehr)
- Erektile Dysfunktion, Impotenz (Behandlung: Bethanechol, Yohimbin)
- Ejakulationsschwäche, retrograde Ejakulation (insbesondere bei Risperidon), Anorgasmie (Behandlung: Bethanechol, 3 x 10 mg oder 10 – 15 mg b. Bd.), Neostigmin (7,5 – 15 mg b. Bd.), Cyproheptadin (1 x 8 mg/Tag oder 4 – 12 mg b. Bd.), Amantadin (100 – 200 mg/Tag)

6. Endokrine Wirkungen

- Prolaktinspiegelanstieg; gelegentlich bei Amisulprid, Risperidon, selten bei Olanzapin, Quetiapin und Clozapin. Ein erhöhter Prolaktinspiegel kann zu Galaktorrhoe, Amenorrhoe, Zyklusstörungen, Gynäkomastie, Brustschmerz, Brustvergrößerung, Prolaktinomen, Orgasmusstörungen und Impotenz führen (Behandlung: Bromocriptin in niedriger Dosis bzw. Amantadin bei erhöhtem Prolaktinspiegel; Wechsel auf anderes Präparat)
- Appetit- und Gewichtszunahme (häufiger bei Clozapin und Olanzapin)
- Hyperglykämie, Glykosurie und erhöhte bzw. verlängerte Werte im Glukose-Toleranztest (10 – 33 % bei Clozapin); in einigen Fällen wurde eine Exazerbation eines Diabetes, Diabetes-Neuerkrankungen, diabetische Ketoazidose bei Nicht-Diabetikern unter Clozapin beobachtet. In seltenen Fällen Hyperglykämie unter Olanzapin; auch Exazerbation eines Diabetes möglich
- „Tardives hypothalamisches Syndrom" – Polydipsie und Polyurie (SIADH); Risiko verstärkt bei Rauchern und Alkoholikern; das Risiko kann bei Clozapin geringer sein. Überwachung der Elektrolyte erforderlich, insbesondere bei Clozapin, um das Risiko von Anfällen bei langzeitbehandelten Patienten zu vermindern (Behandlung: reduzierte Flüssigkeitszufuhr, Captopril [Lopirin®] 12,5 mg/Tag, Elektrolytsubstitution)
- Unter Quetiapin wurde eine dosisabhängige Verminderung der gesamten und freien T_4-Konzentration beobachtet

Neuroleptika

Neuroleptika

7. Überempfindlichkeits-reaktionen

- Überempfindlichkeitsreaktionen treten in der Regel innerhalb der ersten Monate auf, können aber auch nach dem Absetzen vorkommen

- Photosensitive und photoallergische Reaktionen (auch sonnenbrandähnliche, erythematöse Veränderungen), evtl. mit Blasenbildung

- Hautreaktionen, Ausschlag, in seltenen Fällen Pigmentstörungen (Risperidon)

- Cholestatischer Ikterus (bei Absetzen der Medikation reversibel)
  - Tritt bei < 0,1 % der Patienten innerhalb der ersten 4 Wochen der Behandlung auf
  - Symptome: Ikterus, dunkler Urin, Juckreiz

- Transiente asymptomatische Transaminasenerhöhung (mit 2–3fach über die Norm erhöhter GPT) wurden bei Olanzapin (bis zu 6 %), Clozapin (bis zu 37 %) und Quetiapin (bis zu 9 %) beobachtet.

- In Einzelfällen Pankreatitis unter Risperidon und Clozapin

- Agranulozytose
  - Tritt bei weniger als 0,1 % der Patienten innerhalb der ersten 12 Wochen der Behandlung auf
  - Tritt bei 1–2 % der Patienten unter Clozapin auf (0,38 % bei Überwachung); daher ist eine Überwachung der weißen Blutkörperchen und des Differenzialblutbildes notwendig, siehe S. 91
  - Möglicherweise ist ein Metabolit des Clozapins, der im CYP 3A4-System entsteht, für die Agranulozytose verantwortlich
  - Bekannte Risikofaktoren für Agranulozytose sind ein höheres Alter, weibliches Geschlecht und ethnische Zugehörigkeit (z. B. Aschkenasim-Juden)
  - Wenn die Medikation nicht abgesetzt und keine symptomatische Therapie eingeleitet wird, ist die Mortalität hoch
  - Symptome der Agranulozytose: Halsschmerzen, Fieber, Schwäche, Mundschleimhautinfektion

- Transiente Neutropenie (Olanzapin, Quetiapin)

- Eosinophilie kann bei Clozapin-Therapie häufig zwischen der 3. und 5. Behandlungswoche auftreten (häufiger bei Frauen). Eine Neutropenie kann gleichzeitig auftreten. Eine transiente Eosinophilie werde auch bei 5,7 % der Patienten unter Olanzapin beobachtet

- Transiente Leukozytose (41 % bei Clozapin)

- Selten: Asthma, Larynxödem, angioneurotisches peripheres Ödem, anaphylaktische Reaktionen

- Malignes neuroleptisches Syndrom (MNS) – eine seltene Nebenwirkung (0,02–3,23 %), die durch Fieber bis 42° C, Rigor, Tachykardie, Bewusstseinsstörungen, autonome Dysfunktion, Blutbildveränderungen und CK-Erhöhung gekennzeichnet ist (obligatorisch sind nur Fieber und Rigor)
  - Kann bei jedem Neuroleptikum auftreten, bei jeder Dosierung und zu jeder Zeit (häufiger im Sommer). Risikofaktoren sind organische Psychosyndrome, affektive Störungen, Dehydration, Erschöpfungszustände und Agitation
  - Bei Clozapinbehandlung können extrapyramidale Symptome, CK-Anstieg und autonome Wirkungen geringer ausgeprägt sein
  - Das Krankheitsbild ist lebensbedrohlich (besonders, wenn die Störung nicht rechtzeitig erkannt wird und das Neuroleptikum nicht abgesetzt wird (Mortalität 11–38 %). Der Tod kann durch Kreislaufversagen, respiratorische Insuffizienz und Nierenversagen eintreten

Behandlung:
  - Verlegung auf die Intensivstation
  - Behandlung mit Dantrolen-Infusionen (3–10 mg/kg/Tag) in Kombination mit Bromocriptin (7,5–60 mg/Tag oral) oder Amantadin (200–400 mg/Tag); es ist nicht gesichert, dass diese Medikamente den Verlauf eines MNS beeinflussen können
  - Behandlung der Hyperthermie durch Kühlen
  - Unspezifische Behandlung der Komplikationen, an intensivmedizinischen Richtlinien orientiert

8. Temperaturregulations-störungen	• Die Fähigkeit des Körpers, auf Temperatur- oder Feuchtigkeitsänderungen zu reagieren, kann eingeschränkt sein (Hyper- oder Hypothermie bei Temperaturextremen durch Inhibition des hypothalamischen Kontrollzentrums) • Eine vorübergehende Temperaturerhöhung kann bei Clozapin bei bis zu 50 % der Patienten auftreten (meist innerhalb der ersten 3 Behandlungswochen). Sie kann einige Tage anhalten. Nicht dosisabhängig. Höheres Risiko bei älteren Patienten. Gleichzeitig kann es auch zu einer begleitenden Erhöhung der weißen Blutkörperchen kommen
9. Andere Nebenwirkungen	• Leichte Erhöhung der Harnsäure (Olanzapin) • Rhinitis (Risperidon 15 %, Olanzapin 12 %, auch bei Clozapin beobachtet) • Erhöhte Serumtriglycerid- und -cholesterinspiegel sind unter Clozapin und Quetiapin beobachtet worden • Einzelfälle einer Exazerbation einer Bulimia nervosa unter Risperidon und Clozapin wurden beobachtet • Hyperventilation unter Quetiapin und Olanzapin (Einzelfälle)

Absetzsymptome

- Treten meistens 24 – 48 Stunden nach Absetzen der Medikation oder aber nach größerer Dosisreduktion auf
- Ein abruptes Absetzen einer höheren Dosis kann in seltenen Fällen Übelkeit, Erbrechen, Schwindel, Tremor, Hitzewallungen, Kälteschauer, Schwitzen, Tachykardie, Kopfschmerzen und Schlafstörungen verursachen. Diese Symptome beginnen in der Regel 2– 3 Tage nach dem plötzlichen Absetzen des Medikamentes und können bis zu 14 Tage anhalten. Nach dem abrupten Absetzen von Clozapin können Agitation, Aggression, Delir, Verschlechterung der Psychose, Schwitzen und Bewegungsstörungen auftreten (empfohlene Dosisreduktion: 25 – 100 mg/Woche). Dosisreduktion bei Quetiapin 50 – 200 mg/Woche.
- In den ersten Tagen nach dem Absetzen können Reboundphänomene auftreten: Akathisie, Dystonie und Parkinsonismus innerhalb der ersten Tage; Absetzdyskinesie innerhalb der ersten 4 Wochen
- Tardive Syndrome (Spätdyskinesien, tardive Dystonie, tardive Akathisie) können auftreten bzw. demaskiert werden
- Bei einigen Patienten trat nach abruptem Absetzen eine „Hypersensitivitätspsychose" (akuter Rückfall) auf

Kontraindikationen

- Bekannte Überempfindlichkeit gegen das Neuroleptikum
- QT-Verlängerung (Ziprasidon)
- Schwere kardiovaskuläre Erkrankungen (Clozapin)

Anwendungs-beschränkungen

Bei den folgenden Erkrankungen sollten die atypischen Neuroleptika mit Vorsicht angewendet werden:
- Anamnestisch bekanntes malignes neuroleptisches Syndrom
- Intoxikationsbedingte Psychosen und Bewusstseinstrübungen
- Akute Alkohol-, Opioid-, Hypnotika- oder Psychopharmaka-Intoxikation
- Leukopenie und andere Erkrankungen des hämatopoetischen Systems (besondere Vorschriften für Clozapin beachten)
- Prolaktinabhängige Tumoren, z. B. Mammatumoren
- Schwere Lebererkrankungen. Klinische Beobachtung und Kontrolle der Transaminasen in regelmäßigen Abständen empfohlen
- Schwere Nierenerkrankungen
- Schwere Hypotonie bzw. orthostatischer Dysregulation
- Phäochromocytom
- Hirnorganische Veränderungen
- Stammhirnerkrankungen (wie M. Parkinson)
- Epileptische Krampfanfälle in der Anamnese
- Chronische Atemwegserkrankungen, Asthma

Neuroleptika

- Hypoglykämie (Olanzapin)
- Depressive Syndrome
- (Nur für Neuroleptika mit mittlerer bis ausgeprägter anticholinerger Wirkung:) Glaukom, Harnverhaltung, Prostatahypertrophie, Pylorusstenose, paralytischer Ileus, hirnorganische Vorschädigung
- (Nur für Neuroleptika mit kardiovaskulären Begleitwirkungen): kardiovaskuläre Vorschädigung. EKG-Überwachung bei QT-Intervall > 0,42 Sekunden; Dosisreduktion oder Absetzen bei QT-Intervall > 0,50 Sekunden. Erhöhtes Risiko bei Hypokaliämie oder Hypomagnesiämie

Vorsichtsmaßnahmen

- Überwachung bei QTc-Intervall über 420 msec; Reduktion bei klinischen Symptomen oder QTc-Intervall über 500 msec. Ziprasidon nicht bei anamnestisch bekannter QTc-Verlängerung verwenden. Höheres Risiko bei Hypokaliämie oder Hypomagnesiämie
- Clozapin nicht bei schweren Herzerkrankungen anwenden
- Zigarettenrauchen induziert den Abbau und vermindert die Plasmaspiegel der meisten Neuroleptika. Nach Raucherentwöhnung müssen die Neuroleptikadosen entsprechend reduziert werden, um Überdosierungen zu vermeiden
- Schnelle Elimination von Clozapin aus dem Plasma und Gehirn nach abruptem Absetzen kann zu frühen und schweren psychotischen Rückfällen führen
- Eine allergische Kreuzreaktion zwischen Chlorpromazin und Clozapin wurde in Einzelfällen beobachtet

Überdosierung

- Symptome einer Überdosierung sind eine Verstärkung der bekannten Nebenwirkungen: anticholinerge und extrapyramidale Symptome, zunächst Erregung, später ZNS-Dämpfung
- Orthostatische Dysregulation mit folgenden Komplikationen: Schock, Koma, Herzinsuffizienz, Herzinfarkt und Arrhythmien
- Epileptische Anfälle
- Bei Überdosierung ist eine symptomatische allgemeinmedizinische Behandlung erforderlich

Laborkontrollen

- Siehe S. 91, Laboruntersuchungen

← **Besondere Richtlinien gelten für Clozapin (siehe S. 91)**

Antipsychotika der „3. Generation"

Verfügbare Substanz

Wirkstoff	Handelsnamen Deutschland	Handelsnamen Österreich	Handelsnamen Schweiz
Aripiprazol	Abilify® (Zulassung beantragt)	Abilify® (Zulassung beantragt)	Abilify® (Zulassung beantragt)

Indikationen

- Schizophrenie

Pharmakologie

- Antipsychotika der dritten Generation sind dadurch charakterisiert, dass sie eine D_2-Blockade sowie einen partiellen-Dopamin-Agonismus ausüben. Sie werden auch Dopamin-System-Stabilisierer (DSS) genannt
- Aripiprazol stabilisiert die Dopamin-Ausschüttung durch Aktivierung bei niedrigem dopaminergen Tonus und durch Inhibition bei hohem dopaminergen Tonus, d. h. dass es die D_2-Rezeptoren ausreichend stark blockiert, wenn die Dopamin-Aktivität reduziert werden muss (mesolimbische Bahnen), aber gleichzeitig die Dopamin-Aktivität in den nigrostriatalen Bahnen reduziert. Es kann die Dopamin-Aktivität in den mesokortikalen Bahnen steigern
- Partieller Agonist des $5\text{-}HT_{1A}$-Rezeptoren und Antagonist an den $5\text{-}HT_{2A}$-Rezeptoren

Dosierung

- Verfügbare Tabletten: 10 mg, 15 mg, 20 mg, 30 mg.
- Beginn mit 10 – 15 mg einmal täglich. Langsame Steigerung nach 2 Wochen bis auf 30 mg am Tag.
- Die Resorption wird nicht durch Nahrung beeinflusst. Effektiver Dosisbereich 10 – 30 mg/Tag.
- Eine Leber- oder Nierenfunktionsstörung erfordert keine Dosisanpassung

Pharmakokinetik

- Siehe Seite 116 und 117
- Der Metabolit Dehydroaripiprazol ist aktiv, entspricht 40 % der Ursprungssubstanz im Plasma und hat eine ähnliche Affinität zu den D_2-Rezeptoren
- Wegen der langen Halbwertszeit entsteht ein Steady State erst innerhalb von 14 Tagen
- Wird hauptsächlich durch CYP 3A4 und 2D6 abgebaut
- Eine Leber- oder Niereninsuffizienz erfordert keine Dosisanpassung

Nebenwirkungen

- Siehe Seite 125
- Die Nebenwirkungen sind dosisabhängig

1. ZNS-Nebenwirkungen

- Am häufigsten sind Kopfschmerz, Unruhe, Schlaflosigkeit und Nervosität
- Akathisie (selten)
- Geringes Risiko für extrapyramidale Nebenwirkungen; Tremor (selten)

2. Kardiovaskuläre Nebenwirkungen

- Orthostatische Hypotonie (gelegentlich)
- Minimale Veränderung des QT_C-Intervalls; bei manchen Patienten war das QT_C-Intervall verkürzt

3. Gastrointestinale Nebenwirkungen

- Übelkeit (< 10 %) und Erbrechen; häufiger bei hohen Dosen
- Geringe Häufigkeit von Gewichtszunahme

Neuroleptika

4. Endokrine Nebenwirkungen

- Minimale Wirkung auf Prolaktin
- Scheint nicht den Glukosemetabolismus zu beeinflussen, daher kein Risiko für ein Neuauftreten von Diabetes. Scheint nicht die Lipidprofile zu verändern oder das Gesamtcholesterin oder die Low-Density-Lipidcholesterin zu erhöhen; kein Einfluss auf Triglyzeridspiegel

Absetzphänomene
- Absetzphänomene wurden ähnlich wie bei anderen Antipsychotika berichtet

Vorsichtsmaßnahmen
- Vorsicht bei Patienten mit bekannten kardiovaskulären Erkrankungen, zerebrovaskulären Erkrankungen oder Neigung zu Hypotonie

Überdosierung
- Bei Überdosierung wurden gastrointestinale und ZNS-Symptome beobachtet. Kardiovaskuläre Wirkungen wurden nicht berichtet
- Behandlung: supportiv

Wechselwirkungen
- Klinisch relevante Wechselwirkungen sind in Tabelle 25 aufgelistet

Tabelle 25. Antipsychotika der „dritten Generation": Wechselwirkungen

Medikamentengruppe	Beispiele	Wechselwirkungen
Antikonvulsiva	Carbamazepin	Verringerter Aripiprazol-Spiegel durch verstärkten Abbau durch CYP 3A4; C_{max} und AUC des Medikaments und des Metaboliten um 70 % erniedrigt
Antikonvulsiva	Valproat	C_{max} und AUC von Aripiprazol um 25 % reduziert; geringe klinische Bedeutung
Antidepressiva SSRI	Fluoxetin, Paroxetin	Erhöhte Aripiprazol-Plasma-Spiegel durch verminderten Abbau
Antimykotika	Ketokonazol	Erhöhte Aripiprazol-Plasma-Spiegel durch verminderten Abbaus über CYP 3A4; AUC von Aripiprazol und Metaboliten um 63 bzw. 77 % erhöht
Chinidin		Um 112 % erhöhter Plasmaspiegel von Aripiprazol durch verminderten Abbau über CYP 2D6; AUC des Metaboliten um 35 % reduziert
Famotidin		Verminderte Rate (Cmax) und Ausmaß (AUC) der Absorption von Aripiprazol und seinem aktiven Metaboliten; geringe klinische Bedeutung
ZNS-dämpfende Substanzen	z.B. Hypnotikal	Additive Verstärkung der ZNS-Dämpfung

Typische Neuroleptika (Antipsychotika der 1. Generation)

Verfügbare Substanzen

Substanzen	Handelsnamen Deutschland	Handelsnamen Österreich	Handelsnamen Schweiz
Butyrophenone			
Benperidol	Benperidol-neuraxpharm®, Glianimon®	–	–
Bromperidol	Impromen®, Tesoprel®	–	–
Droperidol		Dehydrobenzperidol®	–
Haloperidol	Buteridol®, Haldol-Janssen®, haloper von ct®, Haloperidol Desitin®, Haloperidol Stada®, Haloperidol-GRY®, Haloperidol-neuraxpharm®, Haloperidol-ratiopharm®, Haloneural®, Sigaperidol®, Haloperidol-RPh®	Haldol®	Haldol®, Sigaperidol®
Melperon	Eunerpan®, Harmosin®, Melneurin®, Melperomerck®, Melperon von ct®, Melperon beta®, Melperon-neuraxpham®, Mel-Puren®, Melperon-ratiopharm®, Melperon Stada®, Melperon-Teva®, Melperon AL®, Melperon AZU®, Melperon-RPh®	Buronil®, Neuril®	–
Pipamperon (Floropipamid)	Dipiperon®		Dipiperon®
Diphenylbutyl-piperidine			
Fluspirilen	Imap®, Fluspi®, Fluspirilen beta®, Kivat®	–	
Penfluridol	–	Semap®	Semap®
Pimozid	Orap®	Orap®, Orap forte®	
Phenothiazine			
Chlorpromazin	Propaphenin®		Chlorazin®
Fluphenazin	Dapotum®, Fluphenazin-neuraxpharm®, Lyogen®, Lyorodin®, Omca®	Dapotum®, Fluphenazin „Strallhofer"®	Dapotum®
Levomepro-mazin	Levomepromazin-neuraxpharm®, Neurocil®, Tisercin®, Levium®	Nozinan®	Nozinan®

Fortsetzung nächste Seite

Substanzen	Handelsnamen Deutschland	Handelsnamen Österreich	Handelsnamen Schweiz
Perazin	Perazin-neuraxpharm®, Taxilan®	–	–
Perphenazin	Perphenazin-neuraxpharm®, Decentan®	Decentan®	Trilafon®
Promazin	Protactyl®, Sinophenin®	–	Prazine®
Promethazin	Closin®, Atosil®, Eusedon mono®, Promethazin-neuraxpharm®, Prothazin®, Promethawern®, Promethazin-liquidum® Proneurin®		Nardyl®
Prothipendyl	Dominal®	Dominal forte®	–
Thioridazin	Melleril®, Melleretten®, Thioridazin-neuraxpharm®	Melleril®	Melleril®, Melleretten®
Thioxanthene			
Chlorprothixen	Chlorprothixen Holsten® Chlorprothixen-neuraxpharm®, Truxal®	Truxal®, Truxaletten®	Truxal®, Truxaletten®
Flupentixol	Fluanxol®	Fluanxol®	Fluanxol®
Zuclopenthixol	Ciatyl-Z®	Cisordinol®	Ciopixol®
Dibenzothiazepine			
Clothiapin	–	–	Entumin®
Dibenzothiepine			
Zotepin	Nipolept®	Nipolept®, Zoleptil®	–
Benzamide			
Sulpirid	Arminol®, Dogmatil®, Meresa®, Neogama®, Sulp®, Sulpirid AL®, Sulpirid-RPh®, Sulpirid STADA®, Sulpirid TEVA®, sulpirid von ct®, Sulpirid-beta®, Sulpivert®, Vertigo-neogama®, Vertigo-Meresa®, Sulpirid-ratiopharm®, Sulpirid-neuraxpharm®	Dogmatil®, Meresa®	Dogmatil®

Charakteristika der verschiedenen Neuroleptikaklassen

Butyrophenone

- Zu der Gruppe der Butyrophenone gehören die am stärksten antipsychotisch wirkenden Neuroleptika (Benperidol, Bromperidol, Haloperidol, Moperon, Triperidol), die allerdings auch häufig EPS verursachen. Eine Spitzenstellung nimmt nach wie vor Haloperidol ein, das das wohl weltweit am häufigsten verwendete Neuroleptikum ist und am besten untersucht wurde. Haloperidol hat ein relativ reines D_2-Rezeptor-Bindungsprofil. Besonders bei hochpsychotischen Patienten, die hohe Dosen benötigen, werden die hochpotenten Butyrophenone vielfach eingesetzt. Die hochpotenten Neuroleptika sedieren relativ weniger als andere Neuroleptikaklassen.
- Die niedrigpotenten Neuroleptika dieser Gruppe (Melperon und Pipamperon) haben stärkere sedierende Eigenschaften. Da sie weniger anticholinerge Wirkungen haben als andere niedrigpotente Neuroleptika, werden sie auch in der Geriatrie/Gerontopsychiatrie eingesetzt

Diphenylbutylpiperidine

- Die hochpotenten Neuroleptika Fluspirilen, Penfluridol und Pimozid haben ähnliche Eigenschaften wie die Butyrophenone. Fluspirilen wird einmal wöchentlich als Injektion verabreicht und wird neben der Schizophreniebehandlung auch in niedriger Dosierung in der Behandlung von Angst- und Unruhezuständen eingesetzt. Penfluridol wird einmal wöchentlich oral gegeben

Phenothiazine

- Die Gruppe der Phenothiazine wird unterteilt in Substanzen mit aliphatischer Seitenkette, Piperidylseitenkette und Piperazinylseitenkette. In dieser Gruppe gibt es hoch-, mittel- und niedrigpotente Substanzen (siehe S. 116, Tabelle 26. Neuroleptika: Dosierung, antipsychotische Potenz). Die hoch- und mittelpotenten Phenothiazine werden in der Behandlung akuter Psychosen eingesetzt, die niedrigpotenten vorwiegend zur Sedierung. Phenothiazine sind trizyklische Substanzen und können deshalb gelegentlich Leberenzymanstiege und selten Blutbildveränderungen hervorrufen

Thioxanthene

- Die Gruppe der Thioxanthene enthält die mittelpotenten Neuroleptika Flupentixol und Zuclopentixol sowie das niedrigpotente Chlorprothixen. Die Thioxanthene haben ähnliche Eigenschaften wie die Phenothiazine. Wegen ihrer sedierenden Eigenschaften können sie in der Geriatrie und bei der Behandlung aggressiver Patienten eingesetzt werden

Dibenzothiazepine und Dibenzothiepine

- Die mittelpotenten Neuroleptika Clothiapin und Zotepin haben ähnliche Eigenschaften wie die Phenothiazine

Benzamide

- Sulpirid ist ein niedrigpotentes Neuroleptikum, das wegen geringerer Durchgängigkeit durch die Bluthirnschranke erst in hohen Dosen antipsychotisch wirksam ist. Das tuberoinfundibuläre System hat eine stärker durchlässige Bluthirnschranke, daher kann es unter Sulpirid häufiger zu Prolaktinerhöhung kommen. Sulpirid wird häufig zur Sedierung und bei Angst- und Unruhezuständen eingesetzt

Indikationen

Zugelassene Indikationen:
- Behandlung akuter und chronischer Psychosen (Schizophrenie, schizoaffektive Störungen, manische Phasen bei affektiven Störungen, wahnhafte Störung u.a.)
- Wahnhafte Depression und schizoaffektive Störungen
- Rückfallprophylaxe bei Schizophrenie
- Rückfallprophylaxe bei affektiven Störungen
- Angst- und Unruhezustände (wenn andere Behandlungsmöglichkeiten versagt haben)
- Agitiertes, aggressives Verhalten bei Demenz, selbstschädigendes Verhalten
- Gilles-de-la-Tourette-Syndrom (Haloperidol, Pimozid)

Neuroleptika

- Stottern
- Antiemetische Wirkung
- Agitation bei Depression
- Psychosen bei Porphyrie
- Kombinationsbehandlung bei Anästhesie (Droperidol)
- Therapierefraktärer Schluckauf
- Juckreiz, besonders bei Neurodermitis und Ekzemen

Weitere Indikationen:
- Impulsivität
- Kombinationsbehandlung bei therapierefraktären Zwangserkrankungen und verwandten Krankheitsbildern (Pimozid). Nach Fallberichten ist Haloperidol bei Trichotillomanie wirksam
- Niedrig dosiertes Flupentixol wurde bei der Behandlung von Depressionen (0,5–4,5 mg/Tag), Borderline-Störung und Kokain-Entzug eingesetzt
- Kurzfristige Behandlung von Schlafstörungen (Melperon, Pipamperon, Chlorprothixen u.a.)

Art der Anwendung

Schnellwirksame Injektionen

- Achten Sie auf orthostatischen Blutdruckabfall, besonders bei parenteraler Gabe mittel- und niedrigpotenter Neuroleptika. Der Patient sollte 30 Min. nach der Injektion liegen oder sitzen; Blutdruckkontrolle vor und nach der Injektion empfohlen
- Geben Sie i.m.-Spritzen in den oberen äußeren Gesäßmuskel oder in den M. deltoideus (bei letzterem sorgt die bessere Blutzirkulation für eine schnellere Absorption). Wechseln Sie den Applikationsort regelmäßig. Massieren Sie die Applikationsstelle nach der Gabe, um die Bildung eines sterilen Abzesses zu vermeiden
- Die Kleidung des Patienten und des Behandlers nicht mit dem Medikament kontaminieren, um eine Kontaktdermatitis zu vermeiden
- Lassen Sie das Medikament nicht länger als 15 Min. stehen, da das Spritzenmaterial sonst das Medikament absorbieren kann

Depotneuroleptika

- Verwenden Sie eine Nadel mit mindestens 21 G. Applizieren Sie das Depot tief; wechseln Sie die Applikationsstelle regelmäßig; notieren Sie die Injektionsstelle in den Akten
- Fluphenazin ist für eine subkutane Gabe geeignet
- Lassen Sie das Medikament nicht länger als 15 Min. in der Spritze stehen
- Die Injektionsstelle *nicht* massieren
- Bei großen Depotmengen (> 3 ml) Medikament auf 2 Injektionen verteilen (links und rechts)

Orale Gabe

- Idealerweise werden Neuroleptika zu den Mahlzeiten oder vor Einnahme eines Getränkes wie Milch, Wasser oder Orangensaft eingenommen (kein Apfel- oder Grapefruitsaft, da die Medikamentenwirkung beeinflusst werden kann)
- Vermeiden Sie Lichteinwirkung auf das Medikament
- Verwerfen Sie deutlich in der Färbung veränderte Medikamente (eine leichte Gelbfärbung beeinträchtigt jedoch nicht die Wirkung)
- Mischen Sie flüssige Medikamente kurz vor Gebrauch mit Milch, Orangensaft oder halbflüssigen Nahrungsmitteln, da einige Neuroleptika einen bitteren Geschmack haben
- Chlorpromazin hat eine lokal-anästhesierende Wirkung und sollte zur Vermeidung von Verschlucken mit anderen Flüssigkeiten gemischt werden

- Geben Sie keine oralen Neuroleptika innerhalb von 2 Stunden nach Einnahme von Antazida und Antidiarrhoika, da hierdurch die Absorption der Neuroleptika vermindert werden kann
- Sollte ein Patient keine Tabletten schlucken können, verwenden Sie flüssige Zubereitungen

Nebenwirkungen

- Siehe S. 124, Tabelle 30. Neuroleptika: Häufigkeit der Nebenwirkungen
- Viele Nebenwirkungen sind vorübergehend und oft medikamentös behandelbar. Zuerst sollte allerdings eine Änderung der Medikation oder Dosisreduktion versucht werden

1. ZNS-Nebenwirkungen

- Ursache: Antagonismus am Histamin-H_1-Rezeptor

a) Kognitive Störungen
- Häufig kommt es zu Sedierung, insbesondere innerhalb der ersten 2 Wochen der Therapie (insbesondere bei Phenothiazinen mit aliphatischer Seitenkette). Behandlung: Hauptdosis zur Nacht verordnen
- Verwirrtheit, Konzentrationsstörung, Desorientierung (besonders häufig bei hohen Dosen oder bei älteren Patienten)
- Aufmerksamkeit und Informationsverarbeitung können durch Neuroleptika verbessert werden; Neuroleptika scheinen das Gedächtnis oder psychomotorische Fähigkeiten nicht negativ zu beeinflussen, außer bei starken anticholinergen Wirkungen (z.B. Chlorpromazin)
- Depressionsauslösung und rascher Zykluswechsel bei bipolaren affektiven Psychosen möglich (mit oder ohne Lithiumprophylaxe)

b) Neurologische Wirkungen
- Ursache: Antagonismus am Dopamin-D_2-Rezeptor (extrapyramidale Reaktionen treten bei einer D_2-Bindung über 75 % häufiger auf)
- Erniedrigte Krampfschwelle; besondere Vorsicht bei Patienten mit Epilepsie in der Anamnese. Höheres Risiko bei rascher Dosissteigerung oder sekundär durch Hyponatriämie beim Syndrom der inadäquaten ADH-Sekretion (SIADH)
- Extrapyramidale Störungen (EPS; siehe S. 126, Tabelle 32. Neuroleptika: Extrapyramidale Nebenwirkungen) besonders bei hochpotenten Neuroleptika: Dystonien, Dyskinesien, „Pisa-Syndrom", Akathisie, Pseudoparkinsonismus, perioraler Tremor, „Rabbit-Syndrom", Akinese. Ein niedriger Kalziumspiegel kann zu extrapyramidalen Nebenwirkungen prädisponieren, niedrige Eisenspiegel zu Akathisie
- Verlust des Schluckreflexes (besonders bei männlichen Patienten)
- Dysphagie (Schluckstörung); besonders bei männlichen Patienten; Speichelfluss – siehe auch gastrointestinale Nebenwirkungen
- Urininkontinenz; Behandlung: Desmopressin (Minirin®) 10 µg, Oxybutynin (Oridase®) 5 – 15 mg
- Spätdyskinesien (siehe S. 126, Tabelle 31. Neuroleptika: Neurologische Nebenwirkungen). Risiko: 38 % nach 5 Jahren, 56 % nach 10 Jahren. Spontanremission: 14 – 24 % nach 5 Jahren. Spätdyskinesien treten meist nach sehr langer Behandlung auf, selten schon nach 3 – 6 Monaten. Sie persistieren oft nach Therapieende und treten häufiger in der Altersgruppe über 40 Jahre auf. Frauen sind doppelt so häufig wie Männer betroffen. Oft treten die Symptome erst nach dem Absetzen des Neuroleptikums oder nach einer Dosisreduktion auf. Die Symptome bessern sich durch eine Antiparkinsonmedikation meist nicht, sondern können sogar noch verschlechtert werden. Die Symptome verschwinden beim Schlaf und können bei intensiver Anstrengung willentlich unterdrückt werden. Bei Stress können sie sich verstärken. Patienten mit bipolar affektiven Störungen und nicht-insulinpflichtigem Diabetes haben ein höheres Risiko. Risiko bei dementen Patienten: 25 – 30 % pro Jahr
- Bucco-lingual-faziale Hyperkinesie: Schmatzen und Lecken der Lippen, Saug- oder Kaubewegungen, Rollen und Vorstrecken der Zunge, Blinzeln, groteske Grimassen, spastische Gesichtsverzerrungen
- Choreoathetose der Extremitäten: klonisches Hin-und Herbewegen der Finger, Knöchel, Zehen, Extremitäten, des Rumpfes, Halses und Beckens

Neuroleptika

Neuroleptika

112

- Tardive Dystonie: Retroflektion des Halses, der Hände; Dysarthrie; Haltungsanomalien
- Tardiver Ballismus
- Tardives Gilles-de-la-Tourette-Syndrom
- Tardive Akathisie (nach einigen Autoren nicht von Früh-Akathisie zu unterscheiden)
- Tardives Erbrechen (besonders bei Rauchern)

2. Anticholinerge Nebenwirkungen

- Ursache: Blockade an muskarinischen Acetylcholin-Rezeptoren
- Häufig: additive Verstärkung durch andere anticholinerge Medikamente
- Mundtrockenheit (Behandlung: Zuckerfreies Kaugummi oder Bonbons); Candida-Infektionen können gefördert werden
- Verschwommenes Sehen, trockene Augen (Behandlung: künstliche Tränen, Pilocarpin 0,5 %-Augentropfen)
- Obstipation (Behandlung: viel Flüssigkeit, Laxanzien)
- Harnverhalt: Behandlung: Bethanechol (Myocholine-Glenwood®) bis zu 4 x 25–50 mg/Tag
- Höhere Dosen oder Kombination mit anderen anticholinergen Medikamenten können zu einem anticholinergen Syndrom mit zentralen und peripheren Symptomen wie Desorientierung, Verwirrtheit, Gedächtnisverlust, Fieber, Tachykardie u.a. führen

3. Kardiovaskuläre Nebenwirkungen

- Ursache: Antagonismus am α_1-adrenergen und muskarinischen Rezeptor
- Hypotonie am häufigsten bei parenteraler Anwendung. KEIN ADRENALIN GEBEN, da es zu einer weiteren Blutdrucksenkung führen kann, stattdessen Noradrenalin oder Angiotensinamid
- Tachykardie, Schwindel, Kollaps oder unspezifische EKG-Veränderungen (insbesondere bei Thioridazin und Pimozid). In seltenen Fällen QT-Verlängerung oder Torsade de Pointes
- Plötzliche Todesfälle bei neuroleptikabehandelten Patienten, die durch Autopsie nicht geklärt werden können, sind sehr selten. Als mögliche Ursachen wurden ein gestörter Schluckreflex, pharyngeale Spasmen, ein Herzstillstand durch Arrhythmie (z. B. Torsade de Pointes), eine maligne Hypotonie oder epileptische Krampfanfälle diskutiert. Es ist jedoch nicht nachgewiesen, dass unter Neuroleptikabehandlung das Risiko für plötzliche Todesfälle höher ist als in der Allgemeinbevölkerung

4. Gastrointestinale Nebenwirkungen

- Gewichtszunahme: besonders zu Beginn der Behandlung, häufiger bei niedrigpotenten Substanzen (z. B. 3–5 kg im Durchschnitt bei Chlorpromazin): Behandlung: Diät, Bewegung, gegebenenfalls Umsetzen der Medikation
- Gewichtsabnahme, gastrointestinale Beschwerden, Dysphagie, Verstopfung, gelegentlich Durchfälle
- Geschmacksstörung, Glossitis
- Verlust des Schluckreflexes (bei Männern häufiger)
- Hypersalivation, Schluckstörungen, Würgen

5. Sexuelle Dysfunktionen

- Ursache: Dopamin (D_2)-, ACh- und α_1-Blockade
- Libidoverlust (Behandlung: Neostigmin oder Cyproheptadin 30 Minuten vor dem Geschlechtsverkehr)
- Erektile Dysfunktion, Impotenz (Behandlung: Bethanechol, Yohimbin)
- Ejakulationsstörung, retrograde Ejakulation (insbesondere bei Thioridazin), Anorgasmie (Behandlung: Bethanechol, Neostigmin, Cyproheptadin, Amantadin)
- Priapismus (insbesondere bei Thioridazin, Chlorpromazin)

6. Endokrine Wirkungen

- Anstieg des Prolaktinspiegels; ein höherer Prolaktinspiegel wird mit sexuellen Dysfunktionen bei Männern in Verbindung gebracht
- Bei Frauen: Gynäkomastie und Galaktorrhoe (größeres Risiko bei Frauen mit früherer Schwangerschaft), Amenorrhoe, Menstruations-

störungen, Veränderungen der Libido (Behandlung: bei erhöhtem Prolaktinspiegel Bromocriptin in niedriger Dosierung oder Amantadin)
- Falschpositiver Schwangerschaftstest möglich
- Bei Männern: Gynäkomastie, selten Galaktorrhoe (Behandlung: Bromocriptin bei erhöhtem Prolaktinspiegel)
- Appetit- und Gewichtszunahme
- Hypo- oder Hyperglykämie, Glykosurie und erhöhter bzw. verlängerter Glukose-Toleranztest (3 % der Patienten bei Depotmedikation)
- Hyperlipidämie (Cholesterolspiegel bei >25 % der mit Haloperidol und Fluphenazin behandelten Patienten); Triglyzeriderhöhung bei 8 % unter Fluphenazin)
- Tardives hypothalamisches Syndrom mit Polydipsie und Polyurie (SIADH). Risiko erhöht bei Rauchern und Alkoholikern. Das Risiko kann bei Haloperidol-Decanoat erhöht sein. In diesen Fällen Überwachung des Natriumspiegels, um das Risiko epileptischer Anfälle bei langzeitbehandelten Patienten zu vermindern (Behandlung: Flüssigkeitsrestriktion, Captopril 12.5 mg/Tag, Elektrolytsubstitution)

| 7. Augenveränderungen |

- Linsenpigmentation
  - Nach Langzeitbehandlung (insbesondere bei Chlorpromazin)
  - Granuläre Ablagerungen im Auge
  - Der Visus ist in der Regel nicht beeinträchtigt; die Nebenwirkung ist nach Absetzen reversibel
  - Häufiger bei Patienten mit Neuroleptika-induzierter Hautpigmentation oder Photosensibilität
- Retinitis pigmentosa
  - Vor allem bei längerer Anwendung von Phenothiazinen (z. B. Thioridazinen oder Chlorpromazin)
  - Sehschärfeminderung, gelegentlich nach Absetzen reversibel
  - Visusverlust möglich

| 8. Überempfindlichkeits-reaktionen |

- Treten meist innerhalb der ersten Monate der Behandlung auf (ein Auftreten nach Absetzen der Medikamente ist jedoch ebenfalls möglich)
- Photosensibilität und Reaktionen mit sonnenbrandähnlichen erythematösen Veränderungen, evtl. mit Blasenbildung
- Hautreaktionen, Ausschlag, Hautpigmentstörungen
- Cholestatischer Ikterus (nach Absetzen reversibel)
  - Häufigkeit: < 0,1 % der Patienten innerhalb der ersten 4 Wochen der Behandlung; kann bei den meisten Neuroleptika auftreten
  - Häufigkeit bei Chlorpromazin < 1 %
  - Symptome: gelbliche Haut, dunkler Urin, Juckreiz
- Transiente asymptomatische Transaminasenerhöhungen (mit 2 – 3 über die Norm erhöhte GPT) bei Haloperidol (bis zu 16 %)
- Agranulozytose
  - Kann bei den meisten Neuroleptika bei < 0,1 % der Patienten innerhalb der ersten zwölf Wochen der Behandlung auftreten
  - Die Mortalität bei Agranuloztose ist hoch, wenn nicht das Neuroleptikum abgesetzt und sofort eine symptomatische Therapie begonnen wird
  - Symptome: Kratzen im Hals, Fieber, Schwäche und Mundsoor
- Selten: Asthma, Larynx-, angioneurotische oder periphere Ödeme, anaphylaktische Reaktionen
- Malignes neuroleptisches Syndrom (MNS)
  - Symptome: Fieber bis 42 Grad, Rigor, Tremor, Akinese, Dyskinesien, Muskelkrämpfe, autonome Dysfunktion mit Tachykardiespitzen, labilem Blutdruck, Blässe und Speichelfluss, CK-Erhöhung sowie Stupor oder Koma (obligatorisch sind nur Fieber und Rigor).

Neuroleptika

- Kann bei jedem Neuroleptikum auftreten, bei jeder Dosierung und zu jeder Zeit (etwas häufiger bei rascher Aufdosierung und im Sommer). Risikofaktoren sind organische Psychosyndrome, affektive Störungen, Dehydration, Erschöpfungszustände und Agitation, rasche oder parenterale Neuroleptikagabe. Unter Thioridazin eventuell geringeres Risiko
- Das Krankheitsbild ist lebensbedrohlich (Mortalität 11–38 %), besonders, wenn das Neuroleptikum nicht sofort abgesetzt und eine symptomatische Therapie begonnen wird. Der Tod kann durch Kreislaufversagen, respiratorische Insuffizienz und Nierenversagen eintreten
- Verlegung auf Intensivstation, Behandlung mit Dantrolen-Infusionen (3–10 mg/kg/Tag) in Kombination mit Bromocriptin (7,5–60 mg/Tag oral) oder Amantadin (200–400 mg/Tag) (es ist nicht gesichert, dass diese Medikamente den Verlauf des MNS beeinflussen können), symptomatische intensivmedizinische Behandlung, Behandlung der Hyperthermie durch Kühlen

• Hypersensitivitätsreaktionen an der Injektionsstelle (besonders bei Haloperidol-Decanoat 100 mg/ml)

9. Temperaturregulation

- Durch eine Störung des hypothalamischen Temperaturregulationszentrums kann es zu Hyper- oder Hypothermie kommen (besonders bei extremen Temperaturen)
- Tardives hypothalamisches Syndrom (Kältegefühl, Polydipsie)

Absetzsymptome

- Treten meistens 24–48 Stunden nach Absetzen oder aber nach stärkerer Dosisreduktion auf
- Ein abruptes Absetzen einer höheren Dosis kann in seltenen Fällen Gastritis, Übelkeit, Erbrechen, Schwindel, Tremor, Hitzewallungen, Kälteschauer, Schwitzen, Tachykardie, Kopfschmerzen und Schlafstörung verursachen. Diese Symptome beginnen üblicherweise 2 bis 3 Tage nach dem plötzlichen Absetzen der Behandlung und können bis zu 14 Tage anhalten
- Neurologische Reboundphänomene: Akathisie, Dystonie und Parkinsonismus innerhalb der ersten Tage, Absetzdyskinesie innerhalb der ersten vier Wochen
- Spätdyskinesien können auftreten bzw. demaskiert werden
- In Einzelfällen traten nach abruptem Absetzen „Hypersensitivitätspsychosen" (akuter Rückfall) auf

Kontraindikationen

- Bekannte Überempfindlichkeit gegen das Neuroleptikum
- QT-Verlängerung (Thioridazin)

Anwendungs-beschränkungen

Bei den folgenden Erkrankungen sollten die atypischen Neuroleptika mit Vorsicht angewendet werden:

- Anamnestisch bekanntes malignes neuroleptisches Syndrom
- Intoxikationsbedingte Psychosen und Bewusstseinstrübungen
- Akute Alkohol-, Opioid-, Hypnotika- oder Psychopharmaka-Intoxikation
- Leukopenie und andere Erkrankungen des hämatopoetischen Systems (besonders trizyklische Neuroleptika)
- Prolaktinabhängige Tumoren, z. B. Mammatumoren
- Schwere Lebererkrankungen, Klinische Beobachtung und Kontrolle der Transaminasen in regelmäßigen Abständen empfohlen
- Schwere Nierenerkrankungen
- Schwere Hypotonie bzw. orthostatischer Dysregulation
- Phäochromocytom
- Hirnorganische Veränderungen
- Stammhirnerkrankungen (wie M. Parkinson)
- Epileptische Krampfanfälle in der Anamnese
- Chronische Atemwegserkrankungen, Asthma

- Depressive Syndrome
- (Nur für Neuroleptika mit mittlerer bis ausgeprägter anticholinerger Wirkung): Glaukom, Harnverhaltung, Prostatahypertrophie, Pylorusstenose, paralytischer Ileus, hirnorganische Vorschädigung
- (Nur für Neuroleptika mit kardiovaskulären Begleitwirkungen): kardiovaskuläre Vorschädigung. EKG-Überwachung bei QT-Intervall > 0,42 Sekunden; Dosisreduktion oder Absetzen bei QT-Intervall > 0,50 Sekunden. Erhöhtes Risiko bei Hypokaliämie oder Hypomagnesiämie
- Schwangerschaft und Stillzeit

Vorsichtsmaßnahmen

- Blutdruckabfälle sind häufiger bei parenteraler Gabe, besonders bei hohen Dosierungen; der Patient sollte sich daher bei i.m.-Injektion rasch-wirksamer Substanzen in sitzender Position befinden und diese Position mindestens eine halbe Stunde beibehalten
- Blutdruckkontrollen vor und nach jeder i.m.-Injektion
- Langsame i.m.-Injektion; schnellere Absorption im M. deltoideus wegen besserer Blutperfusion
- Zigarettenrauchen induziert den Abbau und vermindert die Plasmaspiegel der meisten Neuroleptika
- Kreuzallergie zwischen Chlorpromazin und Clozapin möglich

Überdosierung

- Symptome bestehen in einer Verstärkung der bekannten Nebenwirkungen: anticholinerge Nebenwirkungen, extrapyramidale Störungen; zunächst ZNS-Stimulation, später ZNS-Depression
- Orthostatische Dysregulation mit Komplikationen (Schock, Koma, Herzinsuffizienz, Herzinfarkt und Arrhythmien)
- Anfälle treten häufig erst relativ spät auf
- Symptomatische Therapie so früh wie möglich beginnen

Tabelle 26. Neuroleptika: Dosierung, antipsychotische Potenz

CPZ-Äquivalent: 1 mg der Substanz entspricht x mg Chlorpromazin. Die Umrechnungsfaktoren können aufgrund von klinischen Studien nur approximativ eingeschätzt werden. Die angegebene orale Tagesdosis bezieht sich auf den Bereich, in dem bei der Akut- und Erhaltungstherapie von Psychosen im Regelfall dosiert wird. Die empfohlenen Dosierungen können nur Richtwerte darstellen, die erforderliche Dosierung kann bei jedem Patienten davon abweichen. Die angegebene Höchstdosis kann im Einzelfall überschritten werden. **Bei nicht-psychotischen Patienten werden deutlich niedrigere Dosen gegeben als bei akuten Psychosen.**

Substanz	approx. CPZ-Äquivalent x	orale Tagesdosis (mg)	orale Tageshöchstdosis (mg)
Hochpotente Neuroleptika			
Aripiprazol	15	10–30	30
Benperidol	75	1,5–20	40
Haloperidol	50	1,5–20	100
Bromperidol	50	5–20	50
Flupentixol	50	3–20	60
Olanzapin	50	5–20	20
Pimozid	50	1–4	16
Risperidon	50	0,5–8	16
Droperidol	40	2,5–20	40
Fluphenazin	40	2,5–20	40
Trifluoperazin	25	1–6	20
Pipothiazin	20	10–20	20
Perphenazin	15	4–24	48
Moperon	10	10–40	60
Mittelpotente Neuroleptika			
Zuclopenthixol	5	20–40	80
Periciazin	2	10–200	200
Clotiapin	2	20–200	350
Zotepin	2	75–300	450
Chlorpromazin	1	25–400	800
Clozapin	1	12,5–450	900
Melperon	1	25–300	600
Perazin	1	75–600	800
Quetiapin	1	150–750	750
Thioridazin	1	25–300	600

Fortsetzung nächste Seite

Substanz	approx. CPZ-Äquivalent x	orale Tagesdosis (mg)	orale Tageshöchstdosis (mg)
Niedrigpotente Neuroleptika			
Pipamperon (Floropipamid)	0,8	40–360	360
Chlorprothixen	0,8	100–420	800
Prothipendyl	0,7	40–320	320
Levomepromazin	0,5	25–300	600
Promethazin	0,5	25–150	1000
Promazin	0,5	50–300	1200
Amisulprid	0,2	50–1200	1200
Sulpirid	0,2	200–1600	3200

Tabelle 27. Neuroleptika: Pharmakologie

Substanz	Eliminations-halbwertszeit	CYP-450 Isoenzyme[c]	CYP-450 Inhibitoren[d]	% D_2-Rezeptor-Bindung[a] (Dosis und Plasmaspiegel)	% 5-HT_{2A}-Bindung (Dosis)
Benzamide					
Amisulprid	15–17	k.A.	k.A.	k.A.	k.A.
Sulpirid	8				
Benzisoxalol				60–75 % (2–4 mg)	
Risperidon	20–24	2D6[e] 3A4[f]	2D6	63–85 % (2–6 mg: 36–252 nmol/l)	60–90 % (1–4 mg)
Benzisothiazolylpiperazin					
Ziprasidon	6,6	3A4	2D6	45–75 % (40–80 mg)	80–90 % (40–80 mg)
Butyrophenone			2D6[p]	75–89 % (4–6 mg; 6–13 nmol/l)	
Haloperidol	12–36	1A2, 2D6, 3A4	2D6[p]	74–85 % (50–70 mg /	
Haloperidol-Decanoat	siehe S. 119	1A2, 2D6, 3A4		4 Wochen, 9 nmol/l)	
Dibenzodiazepine		1A2[e]	2D6[w]	38–68%[h]	85–94 %
Clozapin	5–16	2D6[f], 3A4[f], 2C9[g], 2C19[f]		(300–900 mg; 600–2500 nmol/l)	(>125 mg)
Dibenzothiazepine	6–7				
Quetiapin		3A4[e]	k.A.	20–44%[h] (300–700 mg)	21–80% (150–600 mg)
Dibenzothiepin					
Zotepin	20	k.A.	k.A.	k.A.	k.A.
Dihydrocarbostyril					
Aripiprazol	75 (Metabolit: 94)	2D6, 3A4	–	40–95% (0,5–30 mg)	?

Fortsetzung nächste Seite

Neuroleptika

Substanz	Eliminationshalbwertszeit	CYP-450 Isoenzyme[c]	CYP-450 Inhibitoren[d]	% D$_2$-Rezeptor-Bindung[a] (Dosis und Plasmaspiegel)	% 5-HT$_{2A}$-Bindung (Dosis)
Diphenylbutylpiperidine					
Pimozid	29–55[b]	2D6, 3A4[e]	2D6	77–79% (4–8 mg)	k.A.
Phenothiazine					
a) aliphatische					
Chlorpromazin	16–30	1A2, 2D6	2D6	78–80% (100–200 mg; 10 nmol/l)	k.A.
Phenothiazine					
b) Piperazine					
Fluphenazin	13–58	1A2, 2D6	2D6[p]		k.A.
Fluphenazin-Decanoat	siehe S. 119		2D6[p]		
Perphenazin	8–12	2D6	2D6[p]	79% (4–8 mg)	
Perphenazin-Önanthat	siehe S. 120	2D6	2D6[p]		
Trifluoperazin	13	1A2		75–80% (5–10 mg)	k.A.
Phenothiazine					
c) Piperidine					
Periciazin	–				k.A.
Pipotiazin-Palmitat	siehe S. 120	k.A.	k.A.	k.A.	k.A.
Thioridazin	9–30	1A2, 2D6	2D6[p]	74–81% (100–400 mg; 620–900 nmol/l)	k.A.
Thienobenzodiazepine					
Olanzapin	21–54	1A2, 2D6, 2C9, 2C19		59–80% (10–20 mg; 59–187 nmol/l)	90–98% (5–20 mg)
Thioxanthene					
Chlorprothixen	8–12		2D6[w]	70–74% (6 mg; 2–5 nmol/l)	k.A.
Flupentixol	26–36	k.A.	2D6[w]	81% (40 mg für 7 Tage; 19 nmol/l)	
Flupentixol-Decanoat	siehe S. 119		2D6[w]		
Zuclopenthixol (Ciatyl Z®)		2D6	2D6		
Zuclopenthixol-acetat (Ciatyl Z-Acuphase®)	12–28 36	2D6	2D6	81 % (200 mg für Tage; 50 nmol/l)	
Zuclopenthixol-decanoat (Ciatyl Z-Depot®)	siehe S. 120	2D6	2D6		

(a) Die D$_2$-Rezeptor-Bindung scheint mit der klinischen Wirksamkeit auf Positivsymptome der Schizophrenie bei Kindern und Erwachsenen mit Gilles-de-la-Tourette-Syndrom zu korrelieren. (b) Halbwertszeit länger (66–111 Stunden) bei Kindern und Erwachsenen mit Gilles-de-la-Tourette-Syndrom. (c) Cytochrom-P-450-Isoenzyme, die beim Abbau der Substanz beteiligt sind. (d) CYP-450-Isoenzyme, die durch die Substanz gehemmt werden. (e) wichtigstes Isoenzym. (f) spezifisch für den Metaboliten. (p) starke Hemmung der Isoenzyme. (w) schwache Hemmung der Isoenzyme. k.A. = keine Angaben.

Depotneuroleptika

- Einige Neuroleptika werden auch in Depotform angeboten (siehe S. 119, Tabelle 28. Depotneuroleptika: Übersicht). Es besteht die Auswahl zwischen Präparaten mit unterschiedlicher Wirkdauer von 1 – 3 Tagen (Ciatyl-Z-Acuphase®) bis zu 4 Wochen (z. B. Haldol-Decanoat®), bis auf Risperidon Consta® handelt es sich um typische Neuroleptika
- Patienten, die oft die Einnahme vergessen oder aus anderen Gründen keine regelmäßige Medikamenteneinnahme durchführen, profitieren von einer Depotbehandlung. Zusätzlich wird ein regelmäßiger Kontakt zwischen Arzt und Patienten aufrecht erhalten
- Durch die parenterale Gabe kann der first-pass-Effekt minimiert werden; die durchschnittliche Dosis kann also niedriger angesetzt werden als bei der oralen Gabe (Umrechnungsfaktoren siehe Tabelle)
- Ein Nachteil der Depot-Präparate ist, dass bei einer zu hohen Dosis die Nebenwirkungen auch über mehrere Wochen bestehen bleiben können

Tabelle 28. Depotneuroleptika: Übersicht

Bei Umstellung auf Depotmedikation errechnet sich die Dosis pro Injektion wie folgt: vorherige orale Dosis x Multiplikationsfaktor (nicht bei Risperidal-Consta®)

Substanz	Handelsnamen	Multipli-kations-faktor	Mittleres Injektions-intervall	Eine Ampulle enthält (mg):	Dosierung pro Injektion (mg)	Form	Max. Plasma-spiegel	Halbwertszeit
Flupentixol-decanoat	Fluanxol-Depot® 2 %/ 10 %	3 – 5	2 – 3 Wochen	2 %: 10/20; 10 %: 100	20 – 100	Verestert mit Decanoat-Säure und gelöst in Pflanzenöl: zur Freisetzung von Flupentixol ist eine Hydrolysierung notwendig; inaktive Metaboliten	4. – 7. Tag	8 Tage (nach einmaliger Injektion),17 Tage nach mehrfacher Injektion
Fluphenazin-decanoat	Dapotum D®, Lyogen Depot®	2,5 – 6	2 – 3 Wochen	2,5 – 100	12,5 – 100	Verestert mit Decanoat-Säure und gelöst in Sesamöl; vor Wirksamwerden des Wirkstoffes Hydrolyse erforderlich	1. Spitzen-spiegel inner-halb 24 Std.; dann Abfall und 2. Spitzen-spiegel nach 8 – 12 Tagen	Über 14 Tage bei Einzelinjektion, bis zu 102 Tagen bei mehrfacher Injektion
Fluspirilen[a]	Fluspi®, Imap®, Kivat®	–	1 Woche	1,5/2	1,5 – 12	Die lange Halbwertszeit wird nicht durch Dekanoat- oder Önanthatveresterung, sondern durch die besondere Galenik erreicht	1 – 48 Std.	Nach Einzelgaben 32 – 300 Std., nach Mehrfach-gaben 6 – 50 Tage
Haloperidol-decanoat	Haldol-Janssen-Decanoat® Haldol-Decanoas®	15 – 20	4 Wochen	50/150	50 – 300	Verestert mit Decanoat-Säure und gelöst in Sesamöl; vor Wirksamwerden des Wirkstoffes Hydrolyse erforderlich	3. – 9. Tag	18 – 21 Tage

Fortsetzung nächste Seite

Substanz	Handelsnamen	Multiplikationsfaktor	Mittleres Injektionsintervall	1 Ampulle enthält (mg):	Dosierung pro Injektion (mg)	Form	Max. Plasmaspiegel	Halbwertszeit
Perphenazin-önanthat	Decentan-Depot®	3–4	2–3 Wochen	100	50–200	Verestert mit Önanthat-Säure	5.–8. Tag	10–14 Tage
Pipothiazin-palmitat	Piportil-L4®	5–10	4 Wochen	25/100	25–200	Verestert mit Palmitinsäure in Sesamöl, Hydrolyse zum Freisetzen des Pipotiazins erforderlich	36 Std.	ca. 15 Tage
Risperidon-Microsphären	Risperdal-Consta® (Zulassung in Österreich und Schweiz wird erwartet)	–	2 Wochen	25/37,5/50	25–50	Eingekapselt in ein Biopolymer, Freisetzung des Wirkstoffs von der 3. bis zur 5. Woche nach Injektion	33.–35. Tag	Nach Freisetzung aus den Microsphären beträgt die HWZ der aktiven Fraktion 24 h
Zuclopenthixol-azetat	Ciatyl-Z-Acuphase® / Clopixol-Acutard®	1–2	1–3 Tage	50/100	50–150	Durch die Veresterung mit Essigsäure wird Zuclopenthixol in die lipophilere Substanz Zuclopenthixol Acetat umgewandelt	3. Tag	3 Tage
Zuclopenthixol-decanoat	Ciatyl-Z-Depot® / Clopixol Depot®	5–10	2–4 Wochen	200	200–400	Verestert mit Decanoat-Säure in Kokusnussöl; Hydrolyse vor Freisetzung des Wirkstoffs erforderlich	3.–7. Tag	19 Tage

Tabelle 29. Neuroleptika: Wirkungen auf Neurotransmitter und Rezeptoren

	Amisulprid	Aripiprazol	Benperidol	Bromperidol	Chlor-Promazin	Chlor-prothixen	Clopenthixol	Clothiapin	Clozapin	Droperidol
D_1-Blockade	0	?	0	+	+++	+++	+++++	+	+++	0
D_2-Blockade	+++	+++++	++++	+++++	+++	+++	+++++	++	++	+++
D_3-Blockade	+++	+++++	+++	++	++++	++++	?	++	++	++
D_4-Blockade	?	+++	?	?	++++	+++	++++	++++	++++	?
H_1-Blockade	0	+++	0	0	+++	+++++	+++	+++	++++	0
ACh-Blockade	0	-	0	0	+++	+++	++	0	+++	0
α_1-Blockade	0	+++	+	+	++++	++++	++++	++	+++	++
α_2-Blockade	0	?	?	?	++	++	++	++	+++	?
5-HT$_1$-Blockade	?	++++	?	?	+	++	+	?	++	?
5-HT$_2$-Blockade	0	++++	++	++	++++	+++++	++++	++++	++++	++
DA-Wiederaufnahme	?	?	?	?	+	+	++	?	+-	?

	Flupentixol	Fluphenazin	Fluspirilen	Haloperidol	Levome-promazin	Melperon	Moperon	Olanzapin	Perazin
D_1-Blockade	++++	+++	+	+++	0	0	0	+++	0
D_2-Blockade	++++	+++++	++++	+++++	+	++	++++	+++	+++
D_3-Blockade	++++	+++++	+++	++++	+	++	++	++++	++
D_4-Blockade	+++	++++	?	+++++	?	+++	?	++++	?
H_1-Blockade	++	+++	0	+	++	+	+	++++	++++
ACh-Blockade	+	+	0	+	+++	0	0	++++	+
α_1-Blockade	+++	+++	0	+	+++	+	+++	+++	++
α_2-Blockade	++	+	?	+	?	?	?	++	?
5-HT_{1A}-Blockade	+	+	?	+	?	?	?	++++	?
5-HT_{2A}-Blockade	++++	++++	++	+++	+++	++++	++	++++	+++
DA-Wiederaufnahme	++	+	?	+	?	?	?	?	?

	Periciazin	Perphenazin	Pimozid	Pipamperon	Pipothiazin	Promazin	Promethazin	Quetiapin	Risperidon
D_1-Blockade	?	+++	++	0	?	0	0	+	+++
D_2-Blockade	++++	++++	+++++	+	+++++	+	0	++	+++++
D_3-Blockade	?	?	++++	+	+++++	+	0	++	++
D_4-Blockade	?	?	+++	?	?	?	?	−	+++++
H_1-Blockade	?	++++	+	++	?	++++	+++	++++	+++
ACh-Blockade	?	+	+	0	?	+++	0	−	+−
α_1-Blockade	?	+++	+++	++	?	++++	++	++++	+++++
α_2-Blockade	+	++	++	?	?	?	?	+++	++++
5-HT_{1A}-Blockade	?	+	+−	?	++	?	?	++	++
5-HT_{2A}-Blockade	?	++++	+++	++++	+++	++	0	++	+++++
DA-Wiederaufnahme	?	+	++	?	?	?	?	?	+

Fortsetzung nächste Seite

	Sulpirid	Thioridazin	Trifluoperazin	Triflupromazin	Ziprasidon	Zotepin	Zuclopenthixol
D_1-Blockade	0	+++	+++	++	+++	0	+++++
D_2-Blockade	++	+++++	+++++	++++	++++	+++	+++++
D_3-Blockade	+++	++++	?	?	++++	++	?
D_4-Blockade	?	++++	+++	?	+++	++	++++
H_1-Blockade	0	+++	++	+++	+++	+++	+++
ACh-Blockade	0	++++	+	+++	0	+	++
a_1-Blockade	0	++++	+++	++++	+++	++	++++
a_2-Blockade	?	+	+	?	+-	?	++
5-HT$_{1A}$-Blockade	?	+	+	+	++++	?	+
5-HT$_{2A}$-Blockade	0	++++	++++	++++	+++++	++++	++++
DA-Wiederaufnahme	?	+	?	?	?	?	++

Das Verhältnis der Werte zwischen den verschiedenen Neurotransmittern/Rezeptoren bestimmt das pharmakologische Profil der einzelnen Medikamente

Schlüssel: K_i (nM) > 100.000 = –; 10.000-100.000 = –+; 1000-10.000 = +–; 100-1000=++; 10-100 = +++; 1-10 = ++++; 0,1-1 = +++++

$1/K_i$ < 0,001 = –; .001-.01 = +–; 0,1-1 = +; 1-1 = ++; 1-1 = +; 0,1-1 = ++; 1-10 = +++; 10-100 = ++++; 100-1000= +++++; ? = keine Angaben

Siehe auch Seite 123. Pharmakologische Wirkung der Neuroleptika auf Neurotransmitter und Rezeptoren

Aus: Seemann, P., Receptor Tables Vol. 2: Drug Dissociation Constants for Neuroreceptors and Transporters. 1993. SZ Research, Toronto; Leysen, J.E. et al., Psychopharmacology 112: S40-S54, 1993; Seemann, P. et al., Japan. J. Pharmacol. 77, 187-204, 1996; Richelson, E., J. Clin. Psychiatry 57 (Suppl 11) 4-11, 1996; Glaser et al., Flupentixol. Steinkopff Verlag, Darmstadt, pp 9-21

Pharmakologische Wirkung der Neuroleptika auf Neurotransmitter und Rezeptoren

Dopamin

- Zwischen den verschiedenen Dopaminrezeptorsubtypen treten additive oder synergistische Interaktionen auf

D_1-Blockade

- Kann evtl. den antipsychotischen Effekt abschwächen

D_2-Blockade

- Blockade der mesolimbischen Bahnen – verantwortlich für den antipsychotischen Effekt; die Blockade dieser Bahnen korreliert mit der Wirkung auf die Positivsymptome der Schizophrenie (d.h. starke Blockade = hohe Potenz = niedrige Dosis in mg)
- Blockade der nigrostriatalen Bahnen – verantwortlich für extrapyramidale Nebenwirkungen (z.B. Tremor, Rigor, usw.)
- Blockade der tuberoinfundibulären Bahnen – verantwortlich für prolaktinabhängige Nebenwirkungen (z.B. Galaktorrhoe)

D_3-Blockade

- Vermittelt Wirkungen auf die Positiv- und Negativ-Symptomatik der Schizophrenie

D_4-Blockade

- Vermittelt Wirkungen auf die Positiv-Symptomatik der Schizophrenie

Dopaminwiederaufnahme-hemmung

- Eventuell für antidepressive und Antiparkinsonwirkung verantwortlich
- Nebenwirkungen: psychomotorische Erregung, Verstärkung der Psychose

H_1-Blockade

- Nebenwirkungen: Sedierung, Schwindel, Blutdruckabfall, Gewichtszunahme
- Antiemetische Wirkung
- Verstärkung der ZNS-Dämpfung durch andere Psychopharmaka

ACh-Blockade

- Abschwächung der extrapyramidalen Nebenwirkungen
- Nebenwirkungen: Mundtrockenheit, verschwommenes Sehen, Obstipation, Harnverhalt, Sinustachykardie, QRS-Veränderungen, Gedächtnisstörungen
- Verstärkung der Wirkung anderer Substanzen mit anticholinerger Wirkung

α_1-Blockade

- Nebenwirkungen: Blutdruckabfall, Schwindel, Reflextachykardie, Sedierung, Hypersalivation, Harninkontinenz
- Verstärkung der Wirkung der α_1-blockierenden Antihypertonika (z.B. Prazosin)

α_2-Blockade

- Kann zu verstärkter Acetylcholinausschüttung und cholinerger Aktivität führen
- Nebenwirkungen: sexuelle Dysfunktionen
- Wirkt antagonisierend auf α_2-stimulierende Antihypertonika (z.B. Clonidin, Methyldopa)

5-HT_1-Blockade

- Antidepressive, anxiolytische und antiaggressive Wirkung

5-HT_2-Blockade

- Kann möglicherweise negative Symptome der Schizophrenie günstig beeinflussen (bisher noch spekulativ), möglicherweise auch Abschwächung der extrapyramidalen Störungen
- Anxiolytische (5-HT_{2C}), antidepressive (5-HT_{2A}) und evtl. antipsychotische Wirkung
- Nebenwirkungen: Blutdruckabfall, Sedierung, Ejakulationsstörungen, Gewichtszunahme (5-HT_{2C})

Neuroleptika

Fortsetzung nächste Seite

Tabelle 30. Neuroleptika: Häufigkeit der Nebenwirkungen

Wirkung	Aliphatische Phenothiazine		Phenothiazine – Piperidine			Phenothiazine – Piperazine		
	Chlorpromazin	Triflupromazin	Periciazin	Pipotiazin	Thioridazin	Fluphenazin	Perphenazin	Trifluoperazin
Sedierung	>30	>30	>30	>10	>30	<2	>10	>2
Schlafstörung, Agitiertheit	<2	<2	<2	<2	<2	<2	<2	<2
Extrapyramidale Wirkungen								
Parkinsonismus	>10	>10	<2	>30	<2	>30	>30	>30
Akathisie	<2	<2	<2	>10	<2	>30	>30	>30
Dystonie	<2	<2	<2	<2	<2	>10	>10	>10
Kardiovaskuläre Wirkungen								
Orthostatische Hypotonie	>30[c]	>30	>10	<2	>30	<2	<2	>10
Tachykardie	>10	>10	<2	<2	>10	>10	>10	<2
EKG-Veränderungen*	>10	>10	<2	<2	>10[d]	<2	<2	<2
Kardiale Arrhythmien	<2	<2	<2	<2	>10[d]	<2	<2	<2
Anticholinerge Wirkungen	>30	>30	>30	>10	>30	<2	<2	<2
Endokrine Wirkungen								
Sexuelle Dysfunktionen	>2[f]	<2	>10	>10	>30[f]	>2[f]	>2[f]	>2[f]
Galaktorrhoe	>30	>30	>10	>30	>30	>10	>10	>10
Gewichtszunahme	>30	>30	>10	>30	>30	>10	>10	>10
Hautreaktionen								
Fotosensibilität	>10	>10	<2	<2	>10	<2	<2	<2
Juckreiz	>10	<2	<2	<2	>10	<2	<2	<2
Pigmentation[a]	>30[h]	<2	–	–	<2	–	–	–
Augenveränderungen[a]								
Linsenpigmentierung	<2	<2	<2	<2	<2	<2	<2	<2
Pigmentäre Retinopathie	<2[a]	<2	–	–	>10[a]	–	<2	<2
Blutbildveränderungen	<2	<2	<2	<2	<2	<2	<2	<2
Hepatische Störung	<2	<2	<2	<2	<2	<2	<2	<2
Epileptische Anfälle	<2[c]	<2	<2	<2	<2	<2	<2	<2

Die Häufigkeitsangaben der Nebenwirkungen gelten für übliche Dosierungen (die meisten Nebenwirkungen sind dosisabhängig):
– = in der verfügbaren Literatur nicht angegeben, * = EKG-Veränderungen bei Pat. ohne kardiale Vorschädigung

(a) bei chronischer Gabe, (b) bei Beginn der Therapie, (c) häufiger bei rascher Dosiserhöhung, (d) größeres Risiko bei Thioridazindosen über 800 mg/Tag, (e) Impotenz, Ejakulationsverzögerung, Anorgasmie, (f) Priapismus möglich, (g) bei nicht-epileptischen Patienten, (h) bei höheren Dosen

Wirkung	Typische Neuroleptika					Atypische Neuroleptika						
	Butyrophenone		Thioxanthene									
	Halo-peridol	Pimozid	Chlor-protixen	Flu-penthixol	Zuclo-penthixol	Ami-sulprid	Aripi-prazol	Clozapin	Olanzapin	Quetiapin	Risperi-don	Zipra-sidon
ZNS-Nebenwirkungen												
Sedierung	>2	>10	>10	>2	>30	>2	>10	>30	>30	>10	>10 [b]	>10 [b]
Schlafstörung, Agitiertheit	>10	>2	<2	<2	>10	>10	>10	>2	>2	>10	>2	>2
Extrapyramidale Wirkungen												
Parkinsonismus	>30 [m]	>10	>10	>30	>30	>2	>2	>2	>2	>2	>10 [i]	>2
Akathisie	>30	>10	>10	>30	>10	>2	>2	>10	>10	>2	>10 [i]	>2
Dystonie	>30 [m]	>2	>2	>10	>10 [m]	>2	–	<2)	<2	<2	<2 [i]	>2
Kardiovaskuläre Störungen												
Orhostatische Hypotonie	>2	>2	>30	>2	>2	>1	>2	>30	>2	>10	>30 [b]	>2
Tachykardie	<2	>2	>10	>2	>2	>2	>2	>30	>2	>2	>10	>2
EKG-Veränderungen*	<2	>2 [e]	>2	>2	<2	>1	<2	>10	<2	<2	>2	>2 [p]
QTc-Verlängerung (> 450 msec)	<2	>2 [e]	?	<2	<2	>1	–	>2	<2	<2	<2	<2 [p]
Anticholinerge Wirkungen	>2	>2	>30	>10	>10 [f]	>2		>30 [f]	>10	>2	>2	>2
Endokrine Störungen												
Sexuelle Dysfunktionen[j]	>2	<2	<2	<2 [k]	>2 [k]	>1	<2	<2 [k]	>2 [k]	>2 [k]	>10 [k]	<2
Galaktorrhoe	<2	<2	<2	–	–	>1	–	<2	<2	–	>2	–
Gewichtszunahme	>2	>2 [d]	>10	>10	>2	>5	>2	>30	>30	>10	>10	–
Hautreaktionen												
Fotosensibilität	<2	–	<2	<2	<2	–	<2	<2	–	–	>2	–
Juckreiz	<2	>2	>10	>2	<2	–	>2	>2	<2	<2	<2	>2
Pigmentierung[a]	<2	–	<2	–	<2	–	–	–	–	–	<2	–
Augenveränderungen[a]												
Linsenpigmentierung	<2	<2	>2	<2	<2	–	–	–	–	–	<2	–
Pigmentäre Retinopathie	–	–	<2	<2	–	–	–	–	–	–	–	–
Blutbildveränderungen	<2	<2	<2	<2	<2	<1	<2	<2 [n]	<2	–	<2	<2
Hepatische Störung	<2	<2	<2	<2	<2	>1	<2	>2	>2	<2	<2	–
Epileptische Anfälle	<2	<2	<2	<2	<2	<1	<2	>2 [o]	<2	<2	<2	–

Die Häufigkeitsangaben der Nebenwirkungen gelten für übliche Dosierungen (die meisten Nebenwirkungen sind dosisabhängig)
– = in der verfügbaren Literatur nicht angegeben, * = EKG-Veränderungen bei Pat. ohne kardiale Vorschädigung
[a] bei chronischer Gabe, [b] zu Beginn der Therapie oder bei rascher Dosiserhöhung, [c] häufiger bei rascher Dosiserhöhung, [d] Gewichtsverlust beobachtet, [e] größeres Risiko bei Pimoziddosen über 20 mg/Tag, [i] erhöhtes Risiko bei Dosen über 16 mg täglich, [j] Impotenz, Ejakulationverzögerung, Anorgasmie, [k] Priapismus beobachtet, [m] geringere Häufigkeit bei Depot-Präparaten, [n] Risiko < 2 % bei regelmäßigen Laborkontrollen, [o] Risiko geringer bei Dosen < 300 mg; erhöht bei höheren Dosen oder Einzeldosen über 300 mg, [p] größeres Risiko bei höheren Dosierungen

Neuroleptika

Tabelle 31. Neuroleptika: Neurologische Nebenwirkungen

	Akute extrapyramidale Wirkungen	Tardive Syndrome
Beginn	Akut oder schleichend (bis zu 30 Tagen)	Nach Monaten oder Jahren einer Behandlung, besonders bei Reduktion oder Absetzen des Medikaments
Wahrscheinlicher Wirkmechanismus	Dopamin (D$_2$)-Blockade	Hypersensitivität postsynaptischer Dopaminrezeptoren durch Langzeitblockade, möglicherweise auch Schädigung der Neuronen durch Neuroleptika-induzierten oxidativen Stress
Behandlung	Antiparkinsonmittel	Antiparkinsonmedikamente verschlechtern meist Spätdyskinesien Andere Behandlungen sind wenig zufriedenstellend; einige beeinflussen die Balance dopaminerger und cholinerger Systeme Nach einigen Studien kann Vitamin E oder Melatonin Spätdyskinesien bessern; die Befunde sind jedoch inkonsistent Tardive Symptome können durch Fortsetzung der Neuroleptikabehandlung maskiert werden Risperidon, Quetiapin und Olanzapin induzieren Spätdyskinesien seltener als typische Neuroleptika. Clozapin wurde bisher nicht mit tardiven Dyskinesien in Verbindung gebracht und kann sogar eine Besserung bewirken

Tabelle 32. Neuroleptika: Extrapyramidale Nebenwirkungen

Typ	Beginn	Risikofaktoren	Klinischer Verlauf	Behandlung
Dystonien (Torsion und Spasmus von Muskelgruppen) z. B. okulogyre Krisen, Trismus, Laryngospasmus, Torticollis, Dysphasie	Akut (meist innerhalb der ersten 5 Tage)	Junge, männliche Patienten hochpotente Neuroleptika, rasche Aufdosierung, Hypo-kalzämie, Hyperthyreoidismus, Hypoparathyreoidismus, Kokainmissbrauch	Akut, schmerzhaft, spastisch. Okulogyre Krisen können rezidivierend auftreten	Lorazepam sublingual, Biperiden i.v., Benzatropin i.m., Diphenhydramin i.m. Zur Vermeidung weiterer Dystonien: orale Antiparkinsonmittel (z. B. Biperiden), Reduktion der Neuroleptikadosis
Akathisie (motorische Unruhe, subjektives Gefühl der Unruhe und Reizbarkeit)	Schleichend bis akut (innerhalb von 10 Tagen)	Ältere, weibliche Patienten, hoher Koffeinkonsum, hochpotente Neuroleptika, Angstsyndrome	Kann während der gesamten Behandlung anhalten	Antiparkinsonmittel möglicherweise nicht wirksam. Diazepam, Clonazepam, Lorazepam, Betablocker, Cyproheptadin (nach Fallberichten). Dosisreduktion oder Wechsel des Neuroleptikums
Parkinsonoid (kleinschrittiger Gang, Maskengesicht, Tremor, Akinesie, Rigor)	Schleichend bis akut (innerhalb von 30 Tagen)	Ältere, weibliche Patienten, hochpotente Neuroleptika	Kann während der gesamten Behandlung anhalten	Antiparkinsonmittel, Dosisreduktion oder Wechsel des Neuroleptikums
Pisa-Syndrom (Körperneigung zu einer Seite)	Kann akut oder langsam auftreten (Auftreten nach mehreren Monaten möglich)	Geriatrische Patienten, hirnorganische Veränderungen, ältere weibliche Patienten, Vorbehandlung mit mind. einem typischen Neuroleptikum Kombinationsbehandlungen	wird oft von Patienten nicht wahrgenommen	Antiparkinsonmittel (in höheren Dosen)
"Rabbit-Syndrome" (feiner Tremor der Unterlippe)	Monate nach Beginn der Therapie	Ältere Patienten		Antiparkinsonmittel

Nebenwirkungen der Neuroleptika: Zeitverlauf

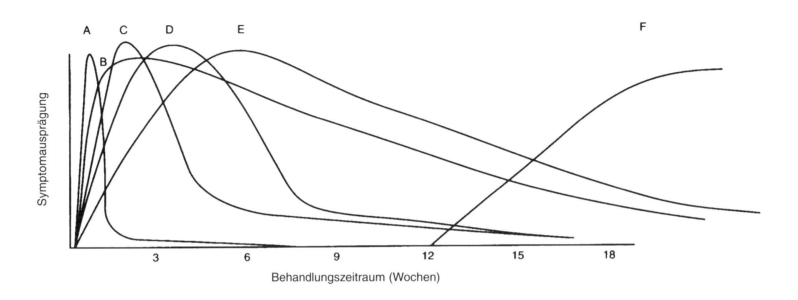

A: Dystone Reaktionen: unkoordinierte, spastische Bewegungen bestimmter Muskelgruppen (z.B. Stamm, Zunge und Gesicht)
B: Akathisie: Bewegungsdrang (kann zu Schlafstörung führen)
C: Akinesie: verminderte Muskelbewegungen
D: Rigor
E: Tremor: („Pillendrehertremor")
„Rabbit-Syndrom"
Das Pisa-Syndrom kann entweder akut beginnen oder sich Wochen und Monate nach Beginn der Behandlung entwickeln
F: Tardive Syndrome (Spätdyskinesie, Spätdystonie, Spätakathisie)

Umstellen der Neuroleptiktherapie

Non-Response
- Diagnose überprüfen
- Compliance überprüfen
- Überprüfen Sie, ob die Behandlungsdauer ausreichend war
- Vergewissern Sie sich, dass die Dosis innerhalb des therapeutischen Bereiches lag
- Der therapeutische Bereich für die meisten erwachsenen Patienten liegt zwischen 2 und 20 mg Haloperidoläquivalenten (weniger bei der ersten Episode einer Schizophrenie)

Faktoren, die das Ansprechen auf die Therapie erschweren
- Gleichzeitiger Alkohol- oder Drogenabusus
- Gleichzeitige Gabe von Enzyminduktoren (insbesondere Carbamazepin; – siehe auch S. 95, Tabelle 24, Neuroleptika: Wechselwirkungen)
- Psychosoziale Faktoren

Umstellen des Antipsychotikums
- Wenn Nebenwirkungen eine Höherdosierung begrenzen oder zur Non-Compliance führen, wird ein Wechsel zu einer anderen Klasse empfohlen
- Es gibt keine Hinweise für eine differenzielle Indikation der verschiedenen typischen Neuroleptika im Hinblick auf die Response
- Der Wechsel von einem typischen zu einem atypischen Neuroleptikum kann bei 50 % der Patienten das Behandlungsergebnis verbessern
- Der Wechsel von einem anderen atypischen Neuroleptikum zu Clozapin kann bei bis zu 50 % der Patienten das Behandlungsergebnis verbessern

Gründe für das Wechseln eines Neuroleptikums
- Keine Besserung der Positiv-Symptomatik: Wechsel zu einem typischen oder atypischen Neuroleptikum
- Keine Besserung der Negativ-Symptome: Wechsel zu einem atypischen Neuroleptikum
- Rückfall trotz Compliance
- Fehlende Compliance: Anwendung eines Depotpräparats erwägen
- Persistierende extrapyramidale Störungen (EPS) trotz einer Dosisreduktion oder Antiparkinsonbehandlung
- Spätdyskinesien (geringstes Risiko bei Clozapin)
- Persistierende bzw. chronische Nebenwirkungen, z. B. Galaktorrhoe, Impotenz oder Gewichtszunahme

Vorgehen
- Schrittweise Reduktion des ersten Medikamentes und Beginn mit dem zweiten Medikament nach einer Auswaschphase; bei florider Symptomatik nicht zu empfehlen
- Dosisreduktion des ersten und gleichzeitiger Beginn mit dem zweiten Medikament mit niedriger Dosis (bevorzugte Methode)
- Bei älteren und sehr jungen Patienten nicht zu rasch umsetzen
- Beachten Sie (1) mögliche Rebound- oder Entzugseffekte, besonders bei abruptem Absetzen, (2) das Risiko eines Rückfalls und (3) die eventuelle Notwendigkeit einer zusätzlichen Medikation (z. B. Antiparkinson-Medikation) während der Umstellung

Umsetzen eines typischen auf ein anderes typisches Neuroleptikum
- Äquivalenzdosis beachten (siehe S. 116, Tabelle 26, Neuroleptika: Dosierung, antipsychotische Potenz)

- Beachten Sie die jeweiligen Neben- und Wechselwirkungen der benutzten Medikamente und die eventuelle Notwendigkeit einer zusätzlichen Antiparkinson-Medikation

Umsetzen von einem niedrigpotenten auf ein hochpotentes Neuroleptikum
- Reboundphänomene (cholinerge und sedierende Wirkungen) können auftreten
- Ausschleichen des ersten Medikaments, während das zweite Medikament langsam gesteigert wird

Umsetzen eines hochpotenten Neuroleptikums auf ein niedrigpotentes
- Weiterführung der Antiparkinsonmedikation, bis der Wechsel vollständig durchgeführt ist, um das Auftreten extrapyramidaler Nebenwirkungen zu verhindern, danach langsames Absetzen der Antiparkinson-Mittel

Umsetzen eines typischen auf ein atypisches Neuroleptikum
- Der Wirkungseintritt kann bei den atypischen Neuroleptika verzögert sein; langsames Ausschleichen des typischen Neuroleptikums während der Einschleichungsphase des atypischen Neuroleptikums empfohlen
- Da die atypischen Neuroleptika eine geringere therapeutische Breite haben als hochpotente typische Neuroleptika, können keine Äquivalenzdosen angegeben werden

Umsetzen eines atypischen auf ein typisches Neuroleptikum
- Langsames Ausschleichen des ersten Medikamentes, während das neue Medikament langsam gesteigert wird
- Nach dem Wechsel von Clozapin auf andere atypische oder typische Neuroleptika wurde manchmal eine nicht ausreichende antipsychotische Wirkung beobachtet
- Das rasche Absetzen von Clozapin kann häufig zu einer „Rebound"-Psychose führen

Neuroleptika

Augmentationstrategien in der Neuroleptikabehandlung

Therapieresistente Positivsymptome

Antikonvulsiva
- Z.B. Valproat, Carbamazepin
- Sinnvoll bei Patienten mit Erregung, Aggressivität, impulsivem Verhalten oder EEG-Veränderungen
- Carbamazepin kann die Plasmaspiegel der Neuroleptika senken (siehe S. 95, Tabelle 24, Neuroleptika: Wechselwirkungen)
- Carbamazepin nicht mit Clozapin kombinieren (Gefahr von Blutzellschäden)
- Erhöhte Gewichtszunahme unter Valproat-Neuroleptika-Kombinationen beachten

Lithium
- Plasmaspiegel: 0,9−1,2 mmol/l; Spiegelkontrollen notwendig
- Sinnvoll bei Patienten mit gleichzeitig bestehenden affektiven Symptomen (z.B. schizoaffektiven Störungen); aber auch beim Fehlen affektiver Störungen kann eine Besserung eintreten
- Die Symptomverbesserung kann schon nach einer Woche auftreten
- Kann Rückfälle bei chronischen Patienten reduzieren
- Neurotoxische Syndrome können bei der Kombination von Lithium mit Neuroleptika auftreten, besonders bei höheren Dosen beider Medikamente

Benzodiazepine
- In Studien wurden 15−300 mg Diazepam gegeben
- Sinnvoll bei agitierten, ängstlichen oder akut psychotischen Patienten
- Halluzinationen und Wahn können gebessert werden
- Die Besserung kann unter Umständen nur geringfügig und vorübergehend sein

Reserpin
- Dosierung: 1−12 mg/Tag
- Widersprüchliche Ergebnisse
- Symptome, die gebessert werden können: psychomotorische Erregung, Aggressivität, Wahn und Halluzinationen
- EPS oder Depressionen können verstärkt werden; außerdem Hypotonie, Verstärkung eines Asthmas, Exazerbation von Ulcera

Elektrokonvulsionstherapie
- Evtl. wirksam bei akuter Schizophrenie, besonders bei Katatonen oder affektiven Symptomen
- In einigen Fallberichten wird der bilateralen Anwendung der Vorzug gegeben. In der Regel sind 12−20 Behandlungen nötig
- Folgende Symptome können sich bessern: Wahn, Halluzinationen, Erregtheit, Aggressivität und Depression
- Für eine Wirksamkeit bei anderweitig therapieresistenten Patienten gibt es nur wenige Hinweise

Therapieresistente Negativsymptome

Dopamin-Agonisten

- Kurzzeitige Besserungen traten nach Anwendung von D_2-Agonisten wie Bromocriptin oder Apomorphin auf

L-Dopa

- Dosis: 300–2000 mg/Tag
- Ansprechen auf die Therapie kann bis zu 7–8 Wochen dauern
- Bestes Ansprechen bei Patienten mit einer Krankheitsdauer unter 5 Jahren
- Verstärkte Agitation oder Aggressivität oder Exazerbation einer Positiv-Symptomatik möglich

Psychostimulanzien

- Z. B. Dextroamphetamin, Methylphenidat
- Kurzzeitige Besserungen negativer Symptome oder kognitiver Funktionen wurden beobachtet
- Exazerbationen positiver Symptome möglich
- Psychostimulanzien können eine Sucht auslösen (gilt nicht für Methylphenidat)

Benzodiazepine

- Bei ambulanten Patienten mit vorherrschender ängstlicher und negativer Symptomatik scheint Alprazolam einen positiven Effekt zu haben

Antidepressiva

- Trizyklische Antidepressiva, SSRI und MAOH können die negativen Symptome sowie die soziale und berufliche Integration bei einigen Patienten bessern

Selegilin

- Selektiver, irreversibler MAO_B-Inhibitor
- Dosierung: 2 x 5 mg/Tag
- Eine Besserung der negativen, depressiven und extrapyramidalen Symptomatik wurde berichtet

Neuroleptika

Tabelle 33. Übersicht über atypische Neuroleptika nach Zulassung, Applikationsarten und Zytochrom-Interaktionen

	Aripiprazol	Amisulprid	Clozapin	Olanzapin	Quetiapin	Risperidon	Ziprasidon
Zulassung für:							
Schizophrenie, akut	ja	ja	ja	ja	ja	ja	ja
Schizophrenie Rezidivprophylaxe/ Erhaltungstherapie	nein	nein	nein	nein	nein	ja	nein
Manie, akut	nein	nein	nein	ja	nein	ja (CH)	nein
Manie, Rezidivprophylaxe	nein	nein	nein	nein	nein	nein	nein
Zulassung für:							
Kinder	nein	nein	ab 16 Jahren	nicht speziell	nicht speziell	ab 5 J. (D), 15 J. (CH)	nein
Erwachsene <65 Jahre	ja	ja	ja	ja	ja	ja	ja
Erwachsene >65 Jahre	nicht speziell	nein	nicht speziell	nicht speziell	nicht speziell	ja	nein
Verfügbare Applikation:							
Tabletten	ja	ja	ja	ja	ja	ja	ja
Dragees	nein	nein	nein	nein	nein	nein	nein
Schmelztablette	nein	nein	nein	ja	nein	ja	nein
i.m. Akutformulierung	nein	nein	nein	ja	nein	nein	ja
Lösung/Saft	nein	ja	nein	nein	nein	ja	nein
Depotformulierung	nein	nein	nein	nein	nein	ja	nein
Interaktionen im Zytochromsystem							
1A2		k.A.	ja	ja			
2D6	ja	k.A.	ja	ja		ja	
3A4	ja	k.A.	ja		ja	ja	ja

Tabelle 34. Neuroleptika: Differenzialindikation

Diese Empfehlungen basieren zum Teil auf klinischen Studien, zum Teil auf klinischen Erfahrungen bzw. theoretischen Überlegungen

Problem	Empfohlen		Nicht empfohlen	
	Atypische	Typische	Atypische	Typische
Negativsymptomatik	Amisulprid Aripiprazol Clozapin Olanzapin Quetiapin Risperidon Ziprasidon	Flupenthixol		Haloperidol Fluphenazin u.a.
Depressive Syndrome	Olanzapin Quetiapin Risperidon Ziprasidon	Flupentixol		Haloperidol Fluphenazin u.a.
Aggressivität, starke Antriebssteigerung	Quetiapin	Zuclopentixol	Aripiprazol	Pimozid
Kognitive Störungen	Amisulprid Aripiprazol Olanzapin Quetiapin Risperidon			Alle mittel- und niedrigpotenten
Patienten mit hoher Empfindlichkeit für EPMS	Amisulprid Aripiprazol Clozapin Olanzapin Quetiapin Risperidon Ziprasidon	Perazin		Haloperidol Fluphenazin u. a.
Patienten mit Spätdyskinesien	Clozapin			Haloperidol Fluphenazin u. a.
Patienten mit unerwünschter Sedierung	Aripiprazol Risperidon Ziprasidon	Alle hochpotenten	Clozapin Quetiapin	Alle mittel- niedrigpotenten
Patienten mit Hypotonie	Amisulprid Aripiprazol Risperidon	Haloperidol (niedrig dosiert)	Clozapin	Alle niedrigpotenten
Patienten mit kardialer Vorschädigung	Aripiprazol	Haloperidol	Clozapin Ziprasidon	Pimozid Thioridazin Alle niedrigpotenten

Fortsetzung nächste Seite

Neuroleptika

Problem	Empfohlen		Nicht empfohlen	
	Atypische	**Typische**	**Atypische**	**Typische**
Patienten mit Gewichtszunahme	Aripiprazol Ziprasidon	Fluphenazin	Olanzapin Clozapin	
Patienten mit Blutbildschäden		Haloperidol	Olanzapin Clozapin	Perazin
Ältere Patienten, besonders mit hirnorganischer Vorschädigung	Risperidon Quetiapin	Melperon Haloperidol		Alle niedrigpotenten
Patienten mit M. Parkinson	Quetiapin Olanzapin			Alle hochpotenten
Patienten mit Epilepsie		Fluphenazin Melperon	Clozapin	Zotepin

ANTIPARKINSONMITTEL

In diesem Kapitel wird nur die Behandlung neuroleptikainduzierter extrapyramidaler Störungen (EPS) durch Antiparkinson-mittel, nicht aber die Therapie des Morbus Parkinson abgehandelt. Zur Behandlung der EPS werden in Deutschland, Öster-reich und der Schweiz vorwiegend Anticholinergica (z. B. Biperiden) eingesetzt

Verfügbare Substanzen

Wirkstoffe	Handelsnamen Deutschland	Handelsnamen Österreich	Handelsnamen Schweiz
Anticholinergika			
Benzatropin	Cogentinol®	Cogentin®	–
Biperiden	Akineton®, Biperiden-neuraxpharm®, Biperidin-ratiopharm®, Norakin®, u.a.	Akineton®, Biperiden-Abbott®	Akineton®
Trihexiphenidyl	Artane®, Parkopan®, Spasman®		–
Metixen	Metixen Berlin-Chemie®, Tremarit®	–	–
Procyclidin	Osnervan®	Kemadrin®	Kemadrin®
Bornaprin	Sormodren®	Sormodren®	–
Antihistaminika			
Diphenhydramin	Halbmond-Tabletten®, Dolestan® u.a.	Sleepia®, u. a	Benocten®, Dobacen®
Orphenadrin	Norflex®		–
Betablocker			
Propranolol	Beta-Tablinen®, Dociton®, Efektolol®, Elbrol®, Obsidan®, Propabloc®, Prophylux®, propra von ct®, Propranolol AL®, Propanolol-GRY®, Propranolol Stada®, Propranur®, Propra-ratiopharm®, u.a.	Inderal®	Propranolol-Helvepharm®, Inderal®
Benzodiazepine			
Diazepam	Valium® u.a.	Valium®, u.a.	Valium®, u.a.
Lorazepam	Tavor®, Tolid®, u.a.	Temesta®, Merlit®, u.a.	Temesta®, Lorasifar®, u.a.
Clonazepam	Antelepsin®, Rivotril®	Rivotril®	Rivotril®
Dopaminagonisten			
Amantadin	Adekin®, Amanta®, Amantadin-ratiopharm®, Amixx®, PK-Merz®, Tregor®, u.a.	PK-Merz-Schoeller® Hofcomant®, u.a.	PK-Merz®, Symmetrel®

Antiparkinson-mittel

Indikationen

Zugelassene Indikationen:
- Behandlung Neuroleptika-induzierter extrapyramidaler Störungen (EPS; siehe S. 126, Tabelle 32. Neuroleptika: Extrapyramidale Nebenwirkungen)
  - Akute Dyskinesien und Dystonien
  - Pseudoparkinsonismus (Tremor, Rigor)
  - Akathisie (Bewegungsunruhe)
  - Akinesie (Bewegungsarmut)
  - „Rabbit Syndrome", „Pisa-Syndrom"

Weitere Indikationen:
- Neuroleptika-induzierte sexuelle Dysfunktionen (nur Amantadin)

Allgemeine Hinweise

- Die Wirksamkeit und Verträglichkeit kann von Patient zu Patient unterschiedlich sein
- Es wird kontrovers diskutiert, ob man die Antiparkinsonmittel schon prophylaktisch Patienten geben sollte, bei denen ein erhöhtes Risiko für die Entwicklung von EPS besteht (junge, männliche Patienten; Behandlung mit hochpotenten Neuroleptika) oder aber ob sie erst nach dem Auftreten von EPS angesetzt werden sollten
- Die Akathisie bessert sich durch anticholinerge Substanzen möglicherweise nur dann, wenn gleichzeitig ein Parkinsonoid besteht
- Bei Nichtansprechen einer Akathisie auf Antiparkinsonmittel können Diphenhydramin, Propranolol, Lorazepam, Clonazepam oder Diazepam versucht werden

Pharmakologie

- Zentralaktive anticholinerge Substanzen durchdringen die Blut-Hirn-Schranke, blockieren exzitatorische cholinerge Bahnen der Basalganglien, stellen die durch Neuroleptika gestörte Dopamin-Acetylcholin-Balance wieder her und können so EPS bessern
- Muskarinische Rezeptoren werden unterteilt in die Subtypen M_1 (vorwiegend im Striatum) und M_2 (vorwiegend in den Herzventrikeln). Antiparkinsonmittel wirken unterschiedlich selektiv auf die M_1- im Vergleich zu den M_2-Rezeptoren, in folgender Reihenfolge: Biperiden > Procyclidin > Trihexyphenidyl > Benzatropin. M_1-Selektivität geht mit geringen peripheren Nebenwirkungen einher. In Deutschland, Österreich und der Schweiz wird daher vorwiegend Biperiden verwendet
- Anticholinerge Substanzen blockieren auch die präsynaptische Wiederaufnahme von Dopamin (insbesondere Benzatropin), Noradrenalin (insbesondere Diphenhydramin) und Serotonin (schwach)
- Amantadin entfaltet seine Wirkung durch Erhöhung der Dopaminmenge am Rezeptor, außerdem ist Amantadin ein moderater Blocker am NMDA-Rezeptor

Dosierung

- Siehe S. 140, Tabelle 37. Antiparkinsonmittel: Übersicht
- Eine Dosiserhöhung muss gegenüber dem erhöhten Risiko verstärkter anticholinerger Nebenwirkungen abgewogen werden
- Plasmaspiegelbestimmungen sind nach derzeitigen Erfahrungen nicht sinnvoll

Nebenwirkungen

- Die Nebenwirkungen sind von der Stärke der anticholinergen Wirkung abhängig. Relative anticholinerge Potenz: Atropin > Trihexyphenidyl > Benzatropin > Biperiden > Procyclidin > Orphenadrin > Diphenhydramin
- Häufig: Mundtrockenheit, Verschwommensehen, Obstipation, trockene Augen, gerötete Haut
- Gelegentlich: Miktionsverzögerung, Harnretention, sexuelle Dysfunktionen
- ZNS-Wirkungen (insbesondere bei älteren Patienten und in höheren Dosierungen): Antriebssteigerung, Orientierungsstörung, Verwirrtheit, Halluzinationen, Unruhe, Schwäche, Inkohärenz, Kopfschmerzen, kognitive Störungen wie Gedächtnisverlust, Ablenkbarkeit und Aufmerksamkeitsstörungen

- Kardiovaskulär: Herzklopfen, Tachykardien; in hohen Dosen Arrhythmien
- Gastrointestinal: Übelkeit, Erbrechen
- Sehr hohe Dosen können zu vermindertem Schwitzen und Hyperthermie führen
- Sehr hohe Dosen bzw. der Missbrauch der Substanzen kann zu einem anticholinergen (toxischen) Delir mit folgenden Symptomen führen: Orientierungsstörung, Verwirrtheit, Euphorie; außerdem zu körperlichen Symptomen wie Mundtrockenheit, Verschwommensehen, Pupillenerweiterung oder trockener, geröteter Haut
- Die dopaminagonistische Wirkung von Amantadin kann gelegentlich zu einer Verstärkung psychotischer Symptome, Alpträumen, Schlafstörungen und Stimmungsschwankungen führen

Vorsichtsmaßnahmen

- Vorsicht bei Patienten, bei denen die anticholinerge Wirkung problematisch sein könnte, insbesondere bei Prostatahypertrophie, Harnverhalt oder Engwinkelglaukom
- Das Schwitzen kann vermindert sein; bei Hitze kann es zu Hyperthermie kommen
- Vorsicht bei Patienten mit respiratorischen Problemen, da die Bronchialsekretion eingeschränkt wird und es zu Atemstörungen kommen kann
- Amantadin: Vorsicht bei Patienten mit peripheren Ödemen oder kongestiver Kardiomyopathie in der Anamnese
- Beim abrupten Absetzen kann es zu Unruhe, Angst, Dyskinesie, Dysphorie, Schwitzen oder Durchfällen kommen. Fälle einer akinetischen Depression sind beobachtet worden
- Die euphorische oder halluzinogene Wirkung kann zum Missbrauch der anticholinergen Substanzen führen
- Antiparkinsonmittel können zu einer Exazerbation von Spätdyskinesien bzw. zum Ausbruch einer bisher maskierten Spätdyskinesie führen

Überdosierung

- Toxische Wirkungen können bei extrem hohen Dosen, bei Kombinationstherapie, bei älteren Personen oder bei Drogenmissbrauch auftreten
- Vegetative Symptome: erweiterte Pupillen, trockene, gerötete Haut, Durst, Tachykardie, Harnretention, Obstipation, paralytischer Ileus, Anorexie und unsicherer Gang
- Psychische Symptome: verminderte Ansprechbarkeit, ängstliches Verhalten, Schlafstörungen, Euphorie, Reizbarkeit, zeitliche und örtliche Orientierungsstörung, Denk- und Konzentrationsschwierigkeiten, Exazerbation psychotischer Symptome, optische und taktile Halluzinationen (Versuch, Objekte von der Hautoberfläche zu entfernen)
- Bei Verdacht auf Überdosierung Absetzen aller Substanzen mit anticholinerger Aktivität. Die Symptome sollten nach mindestens 24 – 48 Stunden abgeklungen sein
- Physostigmin (1 – 3 mg i.m.) kann die zentralen und peripheren Effekte antagonisieren. Da Physostigmin zu epileptischen Anfällen, kardialen Nebenwirkungen und exzessiven cholinergen Effekten führen kann, sollte es nur in schweren Fällen unter Monitorkontrolle angewendet werden

Behandlung von Kindern

- Trihexyphenidyl wird in einer Dosierung bis zu 80 mg/Tag bei dystonen Bewegungsstörungen bei Kindern eingesetzt. Die Behandlung wird meist gut vertragen

Behandlung von älteren Patienten

- Ältere Patienten reagieren sehr empfindlich auf Anticholinergika. Auf Nebenwirkungen wie Obstipation, Harnretention, Verwirrtheit, Gedächtnisverlust oder Orientierungsstörung achten. Vermeiden Sie Substanzen mit einer starken zentralen und peripheren anticholinergen Wirkung (Biperiden ist hier wahrscheinlich die am besten geeignete Substanz)
- Vorsicht bei Kombination zweier oder mehrerer anticholinerg wirksamer Substanzen

Antiparkinsonmittel

Antiparkinson-mittel

Schwangerschaft

- Es besteht ein möglicher Zusammenhang zwischen der Gabe anticholinerger Antiparkinsonmittel und geringgradigen Missbildungen des Kindes. Eine prophylaktische Gabe dieser Medikamente während der Schwangerschaft wird nicht empfohlen
- Insbesondere Amantadin und Diphenhydramin sollten vermieden werden

Stillzeit

- Erfahrungen liegen nicht vor; Säuglinge und Kleinkinder können empfindlich auf die anticholinerge Wirkung der Substanzen reagieren; die Anwendung in der Stillzeit wird deshalb nicht empfohlen
- Die anticholinerge Wirkung kann die Laktation vermindern

Hinweise für die Pflege

- Antiparkinson-Medikamente sollten in der Psychiatrie ausschließlich zur Behandlung extrapyramidaler Nebenwirkungen von Neuroleptika gegeben werden. Zu hohe Dosen oder missbräuchliche Anwendung können zu einem toxischen Delir führen
- Einige Nebenwirkungen der Antiparkinsonmittel, insbesondere die anticholinergen, können die Nebenwirkungen der Neuroleptika verstärken; achten Sie daher insbesondere auf ein toxisches Delir
- Überwachen Sie die Zufuhr der Patienten (Bilanzierung). Es kann – besonders bei älteren Patienten – zum Harnverhalt kommen.
- Zur Vermeidung gastrointestinaler Beschwerden sollten die Medikamente nach den Mahlzeiten gegeben werden
- Bei Mundtrockenheit werden den Patienten kühle Getränke, Kaugummi oder saure Bonbons empfohlen. Empfehlen Sie häufige Mundspülungen. Die Zähne sollten regelmäßig geputzt werden. Patienten sollten stark kalorienhaltige Getränke und Süßigkeiten vermeiden, nicht nur weil sie Karies auslösen können, sondern auch weil sie zu Gewichtszunahme führen
- Der Sitz von Zahnprothesen kann sich verschlechtern; es kann zu Ulzerationen und Reiben am Gaumen kommen; Soor-Infektionen können auftreten
- Durch eine Parese des Ziliarmuskels kann Verschwommensehen auftreten. Abhilfe: Lesebrille; Lesen bei hellem Licht oder in schweren Fällen Pilocarpin-Augentropfen 0,5 %
- Augentrockenheit kann insbesondere bei älteren Patienten und Kontaktlinsenträgern zu Problemen führen. Abhilfe: Künstliche Tränen, Kontaktlinsenflüssigkeit
- Anticholinerge Substanzen reduzieren die Peristaltik und intestinale Sekretion und führen zu Verstopfung. Abhilfe: Flüssigkeits- und Ballaststoffzufuhr; Früchte. In schweren Fällen Laxanzien oder Laktulose
- Warnen Sie den Patienten vor dem Autofahren oder dem Bedienen gefährlicher Maschinen, bis die Wirkung des Antiparkinsonmittels eingeschätzt werden kann

Hinweise für Patienten

- Ausführliche Patienteninformationen: S. 328
- Antiparkinsonmittel dienen dazu, um so genannte extrapyramidale Nebenwirkungen der Neuroleptika zu behandeln. Andere Nebenwirkungen können nicht beeinflusst werden. Erhöhen Sie nicht die Dosis, ohne mit Ihrem behandelnden Arzt zu sprechen. Eine Überdosierung kann zu Mundtrockenheit, Verschwommensehen, Verstopfung, Verwirrtheit oder Gedächtnisstörungen führen

Tabelle 35. Antiparkinsonmittel: Wechselwirkungen

Substanzklasse	Beispiel	Wechselwirkung
Adsorbenzien	Aktivkohle, Antazida, Kaolin-Pektin, Cholestyramin	Orale Resorption bei gleichzeitiger Gabe vermindert
Antibiotika	Cotrimoxazol	Renale Clearance von Amantadin vermindert (Anstieg des Plasmaspiegels)
Anticholinergika	Antidepressiva, Antihistaminika	Verstärkte atropinähnliche Wirkung (Mundtrockenheit, verschwommenes Sehen, Obstipation usw.) Vermindertes Schwitzen und ein paralytischer Ileus möglich. Toxisches Delir bei hohen Dosen
Antidepressiva/SSRI	Paroxetin	Erhöhter Procyclidin-Plasmaspiegel (um 40 %)
Antihypertensiva	Triamteren, Hydrochlorothiazid	Die renale Clearance von Amantadin vermindert (Akkumulation und mögliche toxische Symptome)
Koffein		Wirkungsverlust des Antiparkinsonmittels, Tremor, Akathisie
Digoxin		Erhöhte Bioverfügbarkeit von Digoxin-Tabletten (gilt nicht für Kapseln oder Lösung) Erhöhter Digoxin-Plasmaspiegel durch verminderte gastrointestinale Motilität
Neuroleptika	Haloperidol, Trifluoperazin	Verstärkung von Spätdyskinesien oder Demaskierung von latenten Spätdyskinesien; Verminderung der Neuroleptikaplasmaspiegel Verstärkte anticholinerge Wirkungen

Tabelle 36. Antiparkinsonmittel: Wirkung auf extrapyramidale Symptome

Antiparkinsonmittel	Tremor	Rigor	Dystonie	Akinesie	Akathisie
Amantadin	++	++	+	+++	++
Benzatropin	++	+++	+++	++	++
Biperiden	++	++	++	+++	++
Betablocker (z.B. Propranolol)	+	-	-	-	+++
Clonazepam	-	+	+	-	+++
Diazepam	+	++	++	+	+++
Diphenhydramin	++	+	+++	-	+++
Lorazepam	+	+	+++	-	+++
Orphenadrin	++	++	-	++	+
Procyclidin	++	++	++	++	++
Trihexyphenidyl	++	++	++	+++	++

Die Angaben beruhen auf Literaturhinweisen und klinischen Beobachtungen

– keine Wirkung, + leichte Wirkung (20 % Ansprechrate), ++ moderate Wirkung (20–50 % Ansprechrate), +++ gute Wirkung (Ansprechrate >50 %)

Tabelle 37. Antiparkinsonmittel: Übersicht

Antiparkinson-mittel	Dosisein-heiten (mg)	Dosis	Therapeutische Wirkung	Nebenwirkungen	CYP-450-Metaboli-sierende Enzyme[a]	CYP-450-Hem-mung[b]
Amantadin	100	Oral Gabe: 100–400 mg/Tag	Besserung von Akathisie, Akinesie, Rigor, akuter Dystonie, Parkinsonismus und Spätdyskinesien. Kann die Wirkung anderer Antiparkinsonmittel unterstützen. Toleranz nach 1–8 Wochen möglich. Möglicherweise wirksam in der Behandlung Neuroleptika- und SSRI-induzierter sexueller Dysfunktionen. Kann Neuroleptika-induzierte Gewichtszunahme bessern. Nach vorläufigen Daten möglicherweise bei ADAD Verhaltensstörungen wirksam; evtl. auch Reduktion von Kokain-Craving und -Missbrauch möglich	Häufig: gastrointestinale Beschwerden, Unruhe, Konzentrationsstörungen, Schwindel, gelegentlich: periphere Ödeme, Hautveränderungen, Livido reticularis (fleckförmige Hautverfärbung), Tremor, verwaschene Sprache, Ataxie, Depression, Schlafstörungen und Antriebsmangel (dosisabhängig), geringere anticholinerge Wirkungen als bei anderen Substanzen; in niedriger Dosierung auch bei Glaukompatienten einsetzbar	(c)	(c)
Antihistaminika						
Diphenhydramin	25	Bei akuter Dystonie i.m./i.v. 25–50 mg Orale Gabe: 4 x 25–50 mg/Tag	Wirksam bei Tremor, Unruhe und Erregung werden durch den sedativen Effekt günstig beeinflusst; kann die Wirkung anderer Antiparkinsonmittel verstärken	Somnolenz und Verwirrtheit, besonders bei älteren Patienten leichte Mundtrockenheit, Sedierung, geringgradige Unruhe; Delir möglich	2D6	2D6
Orphenadrin	50	Oral: 3x 50 mg; bis zu 400 mg/Tag	Mäßige Wirkung bei Rigor und Sialorrhoe stimulierend Nachlassen der Wirkung nach 2–6 Monaten	Somnolenz und Verwirrtheit, besonders bei älteren Patienten leichte Mundtrockenheit, Sedierung, geringgradige Unruhe	2C19, 2D6, 3A4	2D6, 2B6
Betablocker						
Propranolol	10	Oral: 3 x 10 mg; bis zu 120 mg/Tag	Sehr gut wirksam bei Akathisie und Tremor	Überwachung von Puls und Blutdruck. Hohe Dosen nicht plötzlich absetzen wegen möglicher Reboundtachykardie	1A2, (2D6), 2C19	1A2, (2D6), (3A4)
Benzodiazepine						
Diazepam	5	bei akuter Dystonie 10 mg langsam i.v.; (5 mg/min)	Gute Wirkung bei Akathisie und akuter Dystonie, Muskelrelaxans	Benommenheit und Antriebsmangel	3A4, 2C9, 2B6, 2C19	

Fortsetzung nächste Seite

Antiparkinson-mittel	Dosisein-heiten (mg)	Dosis	Therapeutische Wirkung	Nebenwirkungen	CYP-450 Metaboli-sierende Enzyme [a]	CYP-450-Hem-mung [b]
Lorazepam	2	Oral: 3 x 0,5–2 mg sublingual: bis zu 3 x 1–2 mg, i.m.: 1–2 mg bei Dystonie	Gute Wirkung bei Akathisie, sehr gute Wirkung bei akuter Dyskinesie (schnellste Wirkung bei sublingualer Gabe)	Benommenheit und Antriebsmangel	–	–
Clonazepam	0,5	Oral: 1–4 mg/Tag	Wirksam bei Akathisie	Benommenheit und Antriebsmangel	2B4, 2E1, 3A4	2B4
Anticholinergika						
Benzatropin	2	Oral: 2x1–2 mg, bis zu 2x 6mg; i.m./i.v.: 1–2 mg; evtl. nach 30 Min. wiederholen	Wirksam bei Rigor Besserung der Hypersalivation Starkes Muskelrelaxans, sedierende Wirkung Langwirksam, einmal tägliche Gabe reicht bei i.m.- oder i.v.-Gabe; dramatische Besserung einer Dystonie	Mundtrockenheit, Verschwommensehen, Harnverhalt, Obstipation, Erhöhter Augeninnendruck Toxisches Delir bei Überdosierung	2D6	
Biperiden	4	Orale Gabe: 2–8 mg/ Tag; bis zu 16 mg/ Tag	Wirksam bei Rigor und Akinesie	Geringe periphere anticholinerge Wirkung. Kann Euphorie und verstärkten Tremor verursachen	?	?
Trihexyphenidyl	5	Orale Gabe: 4–15 mg/Tag, bis zu 30 mg werden von jüngeren Patienten toleriert	Geringer bis mäßiger Effekt gegen Rigor und Spasmen (in einigen Fällen dramatische Besserung möglich) Weniger gute Wirkung auf Tremor. Durch Nachlassen des Muskelspasmus kann in einigen Fällen Tremor verstärkt werden. Die stimulierende Wirkung kann bei antriebsarmen, akinetischen Patienten ausgenutzt werden	Mundtrockenheit, Verschwommen-sehen, gastrointestinale Störungen, wenig sedierend Ausgeprägte, anhaltende Verwirrt-heit und kognitive Störungen (tox. Delir) können auftreten, insbeson-dere bei älteren Patienten; hier muss dann an eine Überdosierung gedacht werden Toxische Dosen führen zu Unruhe, Delir, Halluzinationen; kann als euphorisierendes Suchtmittel missbraucht werden	?	?
Procyclidin	5	Beginn mit 2 x 2,5 mg oral; gelegentlich bis zu 30 mg/Tag notwendig	Ähnliche Wirkung wie Trihexyphenidyl, geringere und z.T. fragliche Wirkung auf Tremor Sinnvolle Kombination mit anderen Medikamenten, wenn der Muskelrigor sehr stark ist	Weniger ausgeprägte Neben-wirkungen als Trihexyphenidyl, geringgradiges Verschwommen-sehen; Erregungszustände, Schwindel (selten) Substanz wird missbräuchlich verwendet	–	2D6

[a] Cytochrom P-450-Isoenzyme, die bei dem Abbau der Substanz in der Leber beteiligt sind, [b] CYP-450 Isoenzyme, die durch die Substanz inhibiert werden
[c] kaum metabolisiert, 90 % der Dosis werden unverändert im Urin ausgeschieden; beeinflusst nicht den Abbau anderer Medikamente
Klammern = schwach

ANXIOLYTIKA

Klassen

In diesem Kapitel wird nur das Anxiolytikum Buspiron behandelt. Andere Anxiolytika finden sich in den jeweiligen Kapiteln:

Antihistaminika
z. B. Hydroxyzin, Diphenhydramin (S. 165)

Azaspirodecanedione (Azapirone)
z. B. Buspiron (S. 143)

Benzodiazepine
z. B. Diazepam, Alprazolam u. a. (S. 147)

Neuroleptika
z. B. Chlorprothixen, Flupentixol, Fluspirilen, Levomepromazin, Melperon, Pimozid, Pipamperon, Promethazin, Sulpirid u. a. (S. 88)

Allgemeine Hinweise

- Angststörungen können erfolgreich mit psychotherapeutischen Maßnahmen behandelt werden
- **Angststörungen werden in der Regel mit Antidepressiva (trizyklischen Antidepressiva, selektiven Serotoninwieder-aufnahmehemmern, dem selektiven Serotoninwiederaufnahmehemmer Venlafaxin, MAO-Hemmern) (S. 6) oder Buspiron behandelt**
- Die generalisierte Angststörung kann auch mit Opipramol behandelt werden.
- Benzodiazepine sollten bei Angststörungen in der Regel nur kurzfristig eingesetzt werden (z. B. zur Überbrückung der Wirklatenz der Antidepressiva) oder bei anderweitig therapieresistenten Fällen
- Bei der längerfristigen Behandlung mit Antihistaminika können Tachyphylaxieeffekte auftreten (Nachlassen der Wirkung nach einigen Wochen)
- Niedrigpotente bzw. niedrigdosierte hochpotente Neuroleptika wurden früher in Europa in großem Umfang zur Behandlung von Angststörungen eingesetzt. Die älteren Untersuchungen zur Wirksamkeit der Neuroleptika genügen nicht mehr den heutigen methodologischen Anforderungen. Wegen der möglichen Gefahr von Spätdyskinesien ist die Behandlung auf einen Zeitraum von drei Monaten limitiert – dies genügt in der Angstbehandlung oft nicht. Neuroleptika sollten bei Angst- und Unruhezuständen daher nur im Akutfall angewendet werden oder wenn andere Behandlungsmöglichkeiten versagt haben oder nicht vertragen wurden
- Wegen der folgenden Nebenwirkungen werden Barbiturate nicht mehr als Anxiolytika eingesetzt:
  - Starker Gewöhnungseffekt, physische und psychische Abhängigkeit, schwere Entzugssymptome möglich, rasche Toleranzentwicklung
  - Geringe therapeutische Breite
  - Wechselwirkungen mit zahlreichen anderen Substanzen, Enzyminduktion
  - Können zu Hyperaktivität oder Verhaltensstörungen bei Kindern oder Depressionen bei Erwachsenen führen

Buspiron

Wirkstoffe	Handelsnamen Deutschland	Handelsnamen Österreich	Handelsnamen Schweiz
Buspiron	Bespar®	Buspar®	Buspar®

Verfügbare Substanz (siehe Tabelle oben)

Indikationen

Zugelassene Indikationen:
- Anxiolytikum; bei generalisierter Angststörung wirksam, wahrscheinlich aber nicht bei Panikstörung oder sozialer Phobie

Weitere Indikationen:
- Behandlung von Zwangserkrankungen; Potenzierung der Wirkung von SSRIs oder Clomipramin (Daten widersprüchlich)
- Bei Dosen von 40 – 90 mg/Tag wurde ein antidepressiver Effekt beobachtet. Buspiron kann bei ängstlich-depressiven Patienten angewendet werden. Wirkungsverstärkung der Antidepressiva möglich
- Prämenstruelles Syndrom
- Nach vorläufigen Studien bei postraumatischer Belastungsstörung wirksam
- Nach vorläufigen Studien bei Dysmorphophobie anwendbar
- Vorläufige Studien zeigten eine gewisse Wirkung bei Schlafstörungen mit Angst
- Nach Fallberichten bei Raucher- und Alkoholentwöhnung anwendbar
- Behandlung von Erregung, Aggression und antisozialem Verhalten
- Behandlung von Angst und Reizbarkeit bei tiefgreifenden Entwicklungsstörungen und ADHS
- Behandlung einer neuroleptikainduzierten Akathisie
- Nach vorläufigen Daten bei Spätdyskinesien wirksam (Dosis: 60 – 160 mg/Tag)
- SSRI-induzierte sexuelle Dysfunktionen und Bruxismus können möglicherweise gebessert werden
- Widersprüchliche Daten zur Behandlung der sozialen Phobie; kann zur Augmentation einer SSRI-Behandlung bei Teil-Response eingesetzt werden

Allgemeine Hinweise

- Buspiron ist ausschließlich als Anxiolytikum zu verwenden; im Gegensatz zu den Benzodiazepinen hat es keine antikonvulsive oder muskelrelaxierende Wirkungen
- Keine Hinweise für eine Toleranzentwicklung unter Buspiron
- Niedriges Abhängigkeits- oder Missbrauchspotential
- Verursacht keine Atemdepression, daher ist die Gabe bei Patienten mit Lungenerkrankung oder Schlafapnoe sinnvoll; eine Besserung der Atemtätigkeit ist sogar möglich
- Minimale Einschränkung von kognitiven Funktionen, Gedächtnis und Fahrtüchtigkeit

Pharmakologie

- Klasse: Azapiron
- Im Gegensatz zu den Benzodiazepinen bindet Buspiron nicht an den GABA-Benzodiazepin-Rezeptor-Komplex; es wirkt auf die Serotoninneurotransmission (5-HT_{1A}-Agonist) und beeinflusst die noradrenerge und dopaminerge Aktivität
- Die chronische Anwendung führt zu einer Down-Regulation der 5-HT_2-Rezeptoren

Dosierung

- 5 – 30 mg/Tag in geteilten Dosen; selten werden Dosierungen von bis zu 60 mg/Tag benötigt
- Die anxiolytische Wirkung setzt manchmal erst nach 1 – 2 Wochen ein
- ➡ **Die Anwendung bei Bedarf ist wegen der langen Wirklatenz nicht sinnvoll**

Anxiolytika

Pharmakokinetik

- Nahezu vollständige Resorption; der First-Pass-Effekt reduziert die Bioverfügbarkeit auf ca. 4 %
- Nahrungsaufnahme reduziert die Resorptionsrate und den First-Pass-Effekt
- Ausgeprägte Plasmaeiweißbindung; max. Plasmaspiegel nach 0,7–1,5 Stunden. Wirkungseintritt erst nach Tagen bis Wochen, maximale Wirkung erst nach 3–4 Wochen
- Eliminationshalbwertszeit 1–11 Stunden. Metabolit: 1-(2-Pyrimidinyl)-Piperazin (aktiv); Buspiron wird durch CYP 3A4 und 2C19, der Metabolit durch CYP 2D6 abgebaut

Nebenwirkungen

- Geringe Sedierung, keine Beeinflussung der psychomotorischen oder kognitiven Funktionen
- Kopfschmerzen (bis 6 %), Schwindel (bis 12 %), Benommenheit (3 %), Nervosität (5 %), Erregung (2 %), Müdigkeit, Parästhesien, Taubheitsgefühle und gastrointestinale Nebenwirkungen werden bei < 10 % der Patienten gesehen
- Entzugssymptome wurden nicht beobachtet
- Da Buspiron auf den Dopaminstoffwechsel wirkt, besteht theoretisch ein Risiko für neurologische Nebenwirkungen. Da es jedoch nur an den präsynaptischen Dopaminautorezeptor bindet, kommt es nicht zu postsynaptischer Dopaminrezeptor-Hypersensitivität. In Kombination mit Neuroleptika wurden gehäuft extrapyramidale Nebenwirkungen beobachtet
- Kann insbesondere bei älteren Patienten zu Hypomanie oder Manie führen. Höhere Dosen können eine bestehende Psychose verschlechtern
- Dosisabhängige Erhöhungen von Prolaktin- und Wachstumshormonspiegeln sind beobachtet worden

Vorsichtsmaßnahmen

- Keine Kreuztoleranz mit Benzodiazepinen; keine Abschwächung von Benzodiazepinentzugssymptomen. Bei einem Wechsel von Benzodiazepinen zu Buspiron ist eine langsame Dosisreduzierung des Benzodiazepins und eine gleichzeitige Höherdosierung von Buspiron erforderlich
- Vorsicht bei Patienten mit Krampfanfällen, da die Substanz keine antikonvulsive Wirkung hat

Überdosierung

- Todesfälle sind nicht beobachtet worden
- Eine Überdosis führte zu einer Verstärkung der bekannten Nebenwirkungen wie Schwindel, Übelkeit und Erbrechen. Überwachung, Blutdruck- und Pulskontrolle sowie eine symptomatische Therapie können in diesen Fällen erforderlich sein

Behandlung von Kindern

- Dosis: 0,5 mg/kg/Tag
- Buspiron wurde bei aggressivem Verhalten, Autismus, ADHS, Angsterkrankungen und als Augmentationsstrategie bei SSRI-Behandlung von Zwangserkrankungen (10–30 mg/Tag) angewendet
- Schwindel, Euphorie, verstärkte Aggression und Psychose sind berichtet worden

Behandlung von älteren Patienten

- Buspiron verursacht keine kognitiven oder motorischen Störungen oder Sedierung bei älteren Patienten
- Buspiron wurde bei Verhaltensstörungen bei Demenzkranken in einer Dosierung von 20–45 mg/Tag eingesetzt
- Dosisreduktion bei Patienten mit Leber- oder Nierenerkrankungen

Schwangerschaft

- Die sichere Anwendung während der Schwangerschaft ist noch nicht nachgewiesen. In Tierexperimenten gibt es keine Hinweise auf teratogene Wirkungen

Stillzeit

- Buspiron und seine Metaboliten werden mit der Muttermilch ausgeschieden. Zur Sicherheit der Anwendung liegen keine Erfahrungen vor

Hinweise für die Pflege

- Die Wirkung von Buspiron setzt schrittweise ein, eine Besserung kann meist nach 7 – 10 Tagen nach Therapiebeginn beobachtet werden
- Da die Wirkung nicht sofort eintritt, sollte Buspiron regelmäßig und nicht als Bedarfsmedikation gegeben werden

Hinweise für Patienten

- Die Besserung setzt langsam nach 2 – 4 Wochen ein
- Steigern Sie die Dosis nicht ohne Rücksprache mit Ihrem behandelnden Arzt
- Patienteninformation, siehe S. 320

Tabelle 38. Buspiron: Wechselwirkungen

Medikamentenklasse	Beispiel	Wechselwirkungen
Antidepressiva		
Andere Antidepressiva	Trazodon	Bei Kombination mit hohen Trazodon-Dosen Serotoninsyndrom möglich
Irreversible MAO-Hemmer	Tranylcypromin	In Einzelfällen Hypertonie Bis zu 3fache Erhöhung der Busporinspiegel bei Kombination mit Fluvoxamin
SSRI	Fluoxetin, Fluvoxamin	In Einzelfällen Serotoninsyndrom, Euphorie, Krampfanfälle oder Dystonie
Antimykotikum	Itrakonazol	Bis zu 13fach erhöhter Buspironspiegel durch Enzyminduktion im CYP 3A4-System
Antipsychotikum	Haloperidol	Erhöhte Haloperidolspiegel (26 %) durch Abbauhemmung
Benzodiazepine	Diazepam	Erhöhte Benzodiazepinplasmaspiegel
Cyclosporin A		Erhöhte Cyclosporin-A-Serumspiegel, mögliche renale Nebenwirkungen
Digoxin		Digoxinwirkung verstärkt
Erythromycin		Bis zu 5fach erhöhter Buspironspiegel durch Enzyminduktion im CYP 3A4-System
Grapefruitsaft		Bis zu 15fache Erhöhung der Buspironspiegel, 20fache Erhöhung der AUC und 1,5fache Erhöhung der Halbwertszeit durch Enzyminhibition im CYP 3A4-System
Kalziumantagonisten	Verapamil, Diltiazem	Bis zu 4fach erhöhter Buspironspiegel durch Enzyminduktion im CYP 3A4-System
Neuroleptika	Haloperidol	Erhöhter Haloperidolplasmaspiegel (um 26 %) durch Enzyminhibition
Ritampicin		Verminderte Buspiron-Plasmakonzentration und -halbwertszeit durch Enzyminduktion im CYP 3A4-System
Johanniskraut		Fallbericht über Serotoninsyndrom

Anxiolytika

HYPNOTIKA/SEDATIVA

Klassen

Folgende Arzneimittel werden als Hypnotika und Sedativa verwendet:

- Benzodiazepine
- Benzodiazepinähnliche Hypnotika: Cyclopyrrolonderivate (Zopiclon), Imidazopyridine (z. B. Zolpidem), Pyrazolopyrimidine (Zaleplon)
- Antihistaminika (z. B. Hydroxin, Diphenhydramin, Doxylamin)
- Chloralderivate (z. B. Chloralhydrat)
- Clomethiazol
- L-Tryptophan (in Studien zeigte sich eine verminderte REM-Latenz und REM-Schlaf, verlängerte Non-REM-Schlafphasen und eine verlängerte Gesamtschlafdauer; es fehlen jedoch kontrollierte Studien zum Nachweis der Wirksamkeit von L-Tryptophan bei Schlafstörungen)
- Pflanzliche Hypnotika: siehe S. 281, Phytopharmaka
- Barbiturate (z. B. Phenobarbital in der Indikation Alkoholentzugsdelir; Barbiturate dürfen ansonsten nicht mehr als Hypnotika eingesetzt werden)
- Niedrigpotente Neuroleptika (S. 88)

Indikationen

Zugelassene Indikationen:

- Kurzfristige Behandlung von Schlafstörungen
- Angststörungen: Panikstörung, soziale Phobie, generalisierte Angststörung (Benzodiazepine)
- Präoperative Sedierung
- Alkoholentzugsdelir (Clomethiazol, Benzodiazepine)
- Andere Delirformen (Clomethiazol)
- Juckreiz (Antihistaminika)

Allgemeine Hinweise

- Vor der Therapie müssen folgende Gründe einer Schlafstörung ausgeschlossen werden:
  – Psychiatrische Erkrankungen (z. B. Depression oder Manie)
  – Medikamenteninduzierte Schlafstörungen (z. B. Theophyllin, Sympathomimetika)
  – Andere organische Erkrankungen, z. B. Schilddrüsenerkrankungen oder Magen-Darm-Ulzera
  – Exzessiver Koffein- oder Alkoholkonsum
- Zunächst die Primärerkrankung behandeln
- Die Anwendung von Hypnotika sollte immer nur für einen begrenzten Zeitraum erfolgen
- Eine Langzeitbehandlung ist in den meisten Fällen nicht indiziert (Ausnahme: L-Tryptophan)

Benzodiazepine

Verfügbare Substanzen

Wirkstoff	Handelsnamen Deutschland	Handelsnamen Österreich	Handelsnamen Schweiz	anxio-lytisch	sedativ/ hypnotisch	antikonvulsiv
Kurzwirksame Benzodiazepine (<6 Std.)						
Midazolam	Dormicum®	Dormicum®	Dormicum®	+	+++	
Triazolam	Halcion®	Halcion®	Halcion®	+	+++	
Mittellang wirkende Benzodiazepine (6–24 Stunden)						
Alprazolam	Tafil®, Xanax®, u.a.	Xanor®, u.a.	Xanax®	++	+	+
Bromazepam	Lexotanil®, u.a.	Lexotanil®, u.a.	Lexotanil®	++		
Brotizolam	Lendormin®	Lendorm®	Lendormin®	++	++	
Flunitrazepam	Rohypnol® u.a.	Rohypnol®, u.a.	Rohypnol®	++	+++	+
Loprazolam	Sonin®	–	–	+	+	
Lorazepam	Tavor®, Somagerol® Lorazepam-ratio-pharm®, duralozam® Tolid®, u.a.	Lorazepam „Genericon"®, Temesta® Merlit®, u.a.	Temesta® Sedazin® Lorasifar®	+++	++	++
Lormetazepam	Ergocalm®, Loretam®, Lormetazepam®, Noctamid®	Noctamid®	Loramet®, Noctamid®	+	++	+
Oxazepam	Adumbran®, Praxiten® u.a.	Adumbran®, Praxiten®, u.a.	Seresta® Anxiolit®	++	+	?
Temazepam	Norkotral tema®, Planum®, Pronervon T®, Remestan®, temazep von ct®	Levanxol®, Remestan®	Normison®	+	+++	+

Fortsetzung nächste Seite

Hypnotika

Hypnotika

+ gering, ++ mittelgradig, +++ stark, ? keine Angaben

Wirkstoff	Handelsnamen Deutschland	Handelsnamen Österreich	Handelsnamen Schweiz	anxio-lytisch	sedativ/ hypnotisch	antikonvulsiv
Langwirkende Benzodiazepine (> 24 Std.)						
Chlordiazepoxid	Librium®, Multum®, Radepur®	Pantrop®, Limbitrol®		++	?	?
Clobazam	Frisium®	Frisium®	Urbanyl®	+	++	?
Clonazepam	Rivotril®, Antelepsin®	Rivotril®	Rivotril®	++	+	+++
Diazepam	Valium® u.a.	Valium® u.a	Valium® u.a.	+++	++	+
Dikalium-clorazepat	Tranxilium®		Tranxilium®	++	+	?
Flurazepam	Dalmadorm®	Staurodorm®	Dalmadorm®	+	+++	
Medazepam	Medazepam AWD®, Rudotel®	—	—	++	+	?
Nitrazepam	Mogadan® u.a.	Mogadon®	Mogadon®	+	+++	++
Nordazepam	Tranxilium N®	—		+	++	
Prazepam	Demetrin®	Demetrin®	Demetrin®	+++	+?	+?

Indikationen

Zugelassene Indikationen:

- Akute Angst-, Unruhe- und Spannungszustände
- Angststörungen (Panikstörung mit oder ohne Agoraphobie, generalisierte Angststörung, soziale Phobie)
- Schlafstörungen
- Behandlung des akuten Alkoholentzugssyndroms
- Anfallsleiden, Status epilepticus, Petit mal
- Muskelspasmen, Dystonie, „Restless-legs-Syndrom"
- Vor medizinischen Eingriffen (Kardioversion, Endoskopie oder Bronchoskopie, in Kombination zur Analgesie oder Anästhesie während der Geburt, präoperative Sedierung)
- i.v.-Gabe: Sedierung bei starker Erregung

Weitere Indikationen:

- Neuroleptikabedingte Akathisie
- Besserung von Spätdyskinesien möglich
- Bei manischen Patienten in Kombination mit Neuroleptika oder Lithium zur Behandlung akuter Erregung; Potenzierung der Neuroleptikawirkung möglich
- Begleitbehandlung bei Depression
- Bei schizophrenen Patienten in Kombination mit Neuroleptika zur Behandlung von Erregungszuständen; die Wirkung der Neuroleptika kann potenziert werden. Eine hochdosierte Diazepam-Monotherapie kann eventuell bei wahnhaften Störungen wirksam sein

- Manie und bipolare affektive Störung (Prophylaxe: Clonazepam); kann ggf. Antidepressiva-induzierte manische Symptome und einen raschen Phasenwechsel günstig beeinflussen
- Delir (Clonazepam)
- Aggressives, antisoziales Verhalten (Clonazepam), auch in Kombination mit Lithium, Neuroleptika oder β-Blockern
- Tourette-Syndrom (Clonazepam)
- Nach offenen Studien Besserung der Übererregbarkeit bei posttraumatischer Belastungsstörung (Alprazolam, Clonazepam); keine Besserung der Vermeidung, Abstumpfung und sich aufdrängenden Erinnerungen. Hohes Risiko einer Suchtentwicklung bei diesen Patienten bekannt
- Entzugssymptome von Alprazolam (Clonazepam)
- Katatonie (Lorazepam sublingual oder parenteral, Diazepam, Clonazepam)
- Antidepressiva-induzierte Myoklonien (Clonazepam)
- Akute Dystonie (Lorazepam sublingual oder intramuskulär)
- Neuralgische Schmerzen (Clonazepam)
- Prämenstruelles Syndrom (Alprazolam)

Pharmakologie

- ZNS-Dämpfung im Bereich des limbischen Systems, der Formatio reticularis und des Kortex
- Benzodiazepine binden an den Benzodiazepin-GABA-Rezeptorkomplex. GABA ist ein inhibitorischer Neurotransmitter im ZNS; Benzodiazepine verstärken die GABA-Wirkung. Die Intensität der Wirkung wird durch den Grad der Rezeptorbesetzung bestimmt
- Clonazepam hat 5-HT verstärkende Eigenschaften

Dosierung

- Siehe S. 155, Tabelle 40. Benzodiazepine: Dosierung
- Nach i.v.-Gabe von Diazepam oder Clordiazepoxid kann es zu lokalen Schmerzen oder zu einer Thrombophlebitis durch Präzipitation der Medikamente oder durch Propylenglykol kommen
- Clordiazepoxid und Diazepam sollten nicht i.m. angewendet werden, da die Resorption langsam, unberechenbar oder unvollständig sein kann; außerdem kann es zu Schmerzen an der Injektionsstelle kommen. Lorazepam wird i.m. gut resorbiert

Pharmakokinetik

- Einzelsubstanzen: siehe S. 156, Tabelle 41. Benzodiazepine: Übersicht
- Hinsichtlich der pharmakokinetischen Parameter bestehen große interindividuelle Unterschiede (bis zu 10fach). Alter, Rauchen, Lebererkrankungen, andere körperliche Erkrankungen und die Einnahme anderer Medikamente können diese Parameter durch Beeinflussung des Verteilungsvolumens und der Eliminationshalbwertszeit verändern
- Rasche Resorption im Gastrointestinaltrakt nach oraler Gabe. Gleichzeitige Nahrungsaufnahme kann die Resorption verzögern, aber nicht vermindern. Der Wirkungseintritt wird von der Resorptionsrate und der Lipidlöslichkeit bestimmt
- Die Lipidlöslichkeit bestimmt die Aufnahme ins Hirngewebe. Benzodiazepine haben ein hohes Verteilungsvolumen (d.h. die Konzentration im Gewebe ist wesentlich höher als die Blutkonzentration)
- Die Wirkdauer wird hauptsächlich von der Verteilung und nicht von der Halbwertszeit bestimmt (Ausnahme: Substanzen mit sehr kurzer Halbwertszeit wie Midazolam und Triazolam)
- Es wurde angenommen, dass pharmakokinetische Unterschiede auch die klinischen Unterschiede der Benzodiazepine bestimmen; dies trifft nicht unbedingt zu. Die derzeitige Rationale bei der Selektion eines Benzodiazepins basiert dennoch auf dem pharmakokinetischen Profil. In der Regel werden kurzwirksame Substanzen als Hypnotika und bei akuten Angstzuständen, langwirkende dagegen bei chronischen Zuständen eingesetzt
- Je länger die Halbwertszeit eines Benzodiazepins ist, umso größer auch die Leistungseinschränkung am Tage (z.B. „hangover").

Hypnotika

Bei Benzodiazepinen mit kurzer Halbwertszeit werden jedoch Entzugssymptome, Rebound-Angst und anterograde Amnesie häufiger beobachtet

- Hauptabbauwege sind die mikrosomale Oxidation und Demethylierung in der Leber. Konjugation zu mehr polaren (wasserlöslichen) Glukuronoid-Derivaten machen die Ausscheidung möglich. Die Biotransformation durch Oxidation kann durch verschiedene Erkrankungen (z. B. Leberzirrhose), durch höheres Alter oder durch andere Substanzen, die den Metabolismus behindern, vermindert sein. Substanzen, die lediglich konjugiert werden (z. B. Oxazepam), sind davon weniger betroffen
- Benzodiazepine, die konjugiert werden (z. B. Temazepam oder Oxazepam), haben bei weiblichen Patienten eine längere Eliminationshalbwertszeit als bei männlichen Patienten

Nebenwirkungen

- Nebenwirkungen sind insgesamt selten und können durch Dosisanpassung vermieden werden

ZNS-Nebenwirkungen

- Allgemeiner sedierender Effekt (Müdigkeit, Benommenheit, Verwirrtheit), Schwindel (bis zu 12 % mit Clonazepam)
- Anterograde Amnesie (häufiger bei hochpotenten Substanzen); sexuelle Dysmnesie (Midazolam); Konzentrationsstörungen, Gedächtnisstörungen, kognitive Störungen, insbesondere bei längerer Einnahme und dosisabhängig
- Paradoxe Erregung, Schlafstörungen, Halluzinationen, Alpträume, Euphorie
- Behandlungsbedürftige Depression (bis zu 13 % bei Clonazepam)
- Wutanfälle, gewalttätiges Verhalten; insbesondere bei Patienten mit aggressiven Verhaltensstörungen oder emotional instabiler Persönlichkeit, z. B. Borderline-Persönlichkeitsstörungen (seltener unter Oxazepam)
- Verwirrtheit und Orientierungsstörung, insbesondere bei älteren Personen. „Blackouts" oder Amnesie wurden beobachtet
- Nystagmus, Kopfschmerzen, Schwindel, Dysarthrie, Muskelschwäche und Koordinationsstörungen, Ataxie (bis zu 22 % bei Clonazepam >2 mg/Tag)
- Bei Clonazepam sind bis zu 13 % Depressionen beobachtet worden

Andere Nebenwirkungen

- Geringgradige anticholinerge Wirkungen, z. B. leichtes Verschwommensehen, Mundtrockenheit
- Sexuelle Dysfunktionen (verminderte Libido, erektile Dysfunktion, Anorgasmie, Ejakulationsstörung und Gynäkomastie, Größen- und Formanomalien der Spermien wurden beobachtet)
- Allergien auf Benzodiazepine wurden nur in wenigen Fällen dokumentiert (Haarausfall, Vaskulitis, Erythema nodosum, Exantheme, Lichtsensibilität, Pigmentierung, exfoliative Dermatitis, Vasculitis)
- Schwindel unter höheren Clonazepam-Dosen (bis 12 %)
- Die parenterale Gabe hoher Dosen kann zu Apnoe und Ateminsuffizienz führen
- Verstärkter Speichelfluss (Clonazepam)
- Purpura und Thrombozytopenie unter Diazepam (Einzelfälle)

Entzugssymptome

- Als Folge des Absetzens einer Benzodiazepinmedikation können auftreten:
  - Benzodiazepine können bereits unter therapeutischer Dosierung Abhängigkeit verursachen, die individuell verschieden ausgeprägt und abhängig von der Potenz der Substanz sowie der Eliminations-Halbwertszeit ist
  - *Entzug:* 1–2 Tage (bei kurzwirksamen Benzodiazepinen) oder 5–10 Tage (bei langwirksamen Benzodiazepinen) nach Absetzen der Medikation. Häufige Symptome sind Schlafstörungen, Erregung, Angst, Wahrnehmungsstörungen, Dysphorie und gastrointestinale Störungen. Katatone und depressive Zustände wurden ebenfalls beobachtet. An schweren Nebenwirkungen können Grand-mal- oder Petit-mal-Anfälle, Koma oder psychotische Zustände auftreten
  - *Rebound-Phänomen:* tritt Stunden oder Tage nach dem Absetzen auf. Dabei ist die Angstsymptomatik ähnlich, jedoch in der Intensität stärker als vor der Behandlung

– *Rückfall*: die Symptome treten Wochen oder Monate nach dem Substanzentzug auf und gleichen den Angstsymptomen vor der Behandlung

Vorgehen beim Benzodiazepin-Entzug

- Zur Benzodiazepinentzugsbehandlung sollte zunächst eine Substitution mit einer äquivalenten Menge Diazepam erfolgen (siehe S. 156, Tabelle 41. Benzodiazepine: Übersicht); dann Entzug nach dem folgenden Plan:
  – Reduktion um 10 mg Diazepam pro Tag, bis zu einer Tagesdosis von 20 mg
  – Dann wöchentliche Reduktion um 50 % der Dosis
➡ **Alprazolam muss wöchentlich um 0,5 mg reduziert werden. Eine schnellere Reduktion kann zu Delir und Krampfanfällen führen**
- Propranolol kann eventuell die Entzugssymptome mildern
- Carbamazepin (in therapeutischen Dosen) kann den Entzugsprozess unterstützen
- Alternativ kann Alprazolam durch eine äquivalente Dosis Clonazepam (in geteilten Tagesdosen) substituiert werden; dann kann eine Reduktion um 1 mg täglich erfolgen

Vorsichtsmaßnahmen

- Patienten mit Schlafapnoe-Syndrom sollten keine Benzodiazepine erhalten
- Vorsicht bei älteren und geschwächten Patienten, bei Patienten mit Leberererkrankungen oder bei Personen, die gefährliche Arbeiten verrichten, die ständige Aufmerksamkeit oder eine gute körperliche Koordination benötigen
- Benzodiazepine können den therapeutischen Effekt einer Elektrokonvulsionstherapie (EKT) durch Anhebung der Krampfschwelle abschwächen
- Anxiolytika können die Toleranzschwelle für Alkohol erniedrigen. Höhere Dosierungen können zu Verwirrtheitszuständen ähnlich wie bei einer Alkoholintoxikation führen
- Benzodiazepine können zu physischer und psychischer Abhängigkeit, Toleranzentwicklung und Entzugssymptomen führen – abhängig von Dosierung und Dauer der Gabe
- Die Entzugssymptome sind ähnlich wie beim Alkohol- oder Barbituratentzug, z. B. Tremor, Erregung, Kopfschmerzen, Übelkeit, Delir, Halluzinationen, Kälte- oder Hitzegefühl oder metallischer Geschmack. Abruptes Absetzen nach längerfristiger Gabe hoher Dosen kann zu Grand-mal-Anfällen führen (insbesondere bei Alprazolam)

Toxizität

- Eine Überdosis bei alleiniger Benzodiazepineinnahme ist selten tödlich; bei Kombination mit anderen Substanzen wie z. B. Alkohol oder Barbituraten kann es allerdings zu Todesfällen kommen
- Symptome einer Überdosierung: Blutdruckabfall, Atemdepression oder Koma
- Behandlung: Allgemeinmaßnahmen, Monitoring (Cave: Atemdepression); in schweren Fällen Flumazenil (Benzodiazepin-Antagonist), wegen nur kurzer Wirkung kann eine mehrmalige Gabe von Flumazenil notwendig sein

Behandlung von Kindern

- Vor der Anwendung von Benzodiazepinen bei Kindern ist zu prüfen, ob nicht psychotherapeutische oder psychoedukative Maßnahmen ausreichen
- mögliche Indikationsgebiete für Benzodiazepine sind Anfallsleiden, generalisierte Angststörung, Verhaltensstörungen, Schlafstörungen, Pavor nocturnus und Schlafwandeln
- Hochpotente Benzodiazepine (z. B. Clonazepam) können bei Panikstörung, Agoraphobie, sozialer Phobie und Separationsangst indiziert sein
- Midazolam kann intranasal (0,2 mg/kg) präoperativ gegeben werden
- Bronchiale Hypersekretion bei Kindern mit chronischen Atemwegserkrankungen möglich (Clonazepam)
- Benzodiazepine werden bei Kindern schneller metabolisiert; um einen ausreichenden Blutspiegel aufzubauen, sind eventuell kleinere, geteilte Dosen erforderlich

Hypnotika

Hypnotika

- Vorsicht beim Führen eines Kraftfahrzeuges oder beim Bedienen gefährlicher Maschinen, solange die Wirkung des Medikamentes nicht eingeschätzt werden kann
- Die Dosierung sollte wie verschrieben eingenommen werden; erhöhen Sie die Dosis nicht, ohne Ihren behandelnden Arzt zu informieren
- Nach längerfristiger Einnahme kann sich eine Suchtentwicklungs- oder Gewöhnungs- einstellen. Informieren Sie Ihren behandeln- den Arzt, wenn die Wirkung des Medikamentes nachlässt
- Beenden Sie die Medikamenteneinnahme nicht abrupt (besonders bei hoher Dosierung). Es kann zu schwerwiegenden Entzugssymptomen kommen

Hinweise für Patienten
- Siehe ausführliche Patientenhinweise auf Seite 332

- Absetzen nach längerfristiger Gabe auftreten
- Toleranzentwicklung mit Dosissteigerung und körperliche Abhängigkeit sind möglich. Entzugssymptome können beim plötzlichen
- Die übermäßige Einnahme koffeinhaltiger Getränke kann die Wirkung der Anxiolytika abschwächen
- Weisen Sie den Patienten darauf hin, dass nicht noch zusätzlich andere ZNS-dämpfende Substanzen (z. B. Antihistaminika) ohne Rücksprache mit dem behandelnden Arzt eingenommen werden sollen

Hinweise für die Pflege
- Informieren Sie den Patienten, dass Tätigkeiten, die Aufmerksamkeit und schnelle Reaktion erfordern, nach der Medikamenten- einnahme unterbleiben sollten (Autofahren, Bedienen gefährlicher Maschinen)
- Auf übermäßige Sedation ist zu achten, ebenso darauf, ob Angstsymptome abgenommen haben

- Der Abbau von Benzodiazepinen bei Säuglingen ist verlangsamt; langwirksame Substanzen können akkumulieren
- Benzodiazepine werden mit der Muttermilch ausgeschieden und können beim Säugling zu Sedierung führen; 13 % Diazepam und 7 % Lorazepam gehen i. d. Muttermilch über

Stillzeit

- Hohe Dosen oder längerdauernde Anwendung im letzten Schwangerschaftsdrittel kann zum „fetalen Benzodiazepinsyndrom" führen („floppy infant-Syndrom", Temperaturregulationsstörungen, Entzugssyndrom beim Neugeborenen)
- Einige Studien gehen von einem Zusammenhang zwischen Benzodiazepingabe im ersten Drittel der Schwangerschaft und einer teratogenen Wirkung aus, diese Daten sind widersprüchlich. Benzodiazepine wurde mit einer 0,4–0,7 %igen Inzidenz von Kiefer- gaumenspalten in Verbindung gebracht – Ultraschall empfohlen
- Benzodiazepine und ihre Metaboliten können die Plazentaschranke überwinden und akkumulieren im fetalen Blutkreislauf

Schwangerschaft

- Bei älteren Patienten, die langwirkende Benzodiazepine einnehmen, besteht ein höheres Unfallrisiko
- Benzodiazepine können das Risiko von Stürzen, die zu Femurfrakturen führen können, um bis zu 60 % erhöhen. Das Risiko ist bei höherer Dosis und weiblichen Patienten erhöht
- Ältere Patienten sind empfindlicher im Bezug auf ZNS-dämpfende Wirkungen, insbesondere Gleichgewichtsstörungen (Fallneigung, Gangstörungen), Gedächtnis- und kognitive Störungen
- Vorsicht bei Kombination mit anderen ZNS-dämpfenden Substanzen. Eine zu starke Sedierung kann zu Verwirrtheit und Orientierungsstörungen führen
- Vorsicht bei Substanzen, die oxidativ verstoffwechselt werden (z. B. Diazepam), da sie bei älteren Patienten oder bei Personen mit Lebererkrankungen akkumulieren können

Behandlung von älteren Patienten

- Folgende Nebenwirkungen können auftreten: kognitive oder motorische Störungen, Reizbarkeit und Erregung (bei bis zu 30 % der behandelten Kinder, insbesondere bei jüngeren, impulsiven Patienten mit geistiger Behinderung)

- Die Medikamente können die Wirkung von Alkohol und anderen Psychopharmaka verstärken. Nehmen Sie nicht noch gleichzeitig andere Medikamente ohne Rücksprache mit Ihrem Arzt ein; dies gilt auch für rezeptfreie Medikamente
- Berichten Sie Ihrem behandelnden Arzt sofort über Gedächtnisstörungen
- Vermeiden Sie übermäßigen Genuss von koffeinhaltigen Getränken (Kaffee, Tee, Cola), da die Wirkung des Medikaments dadurch abgeschwächt werden kann
- Vermeiden Sie das Trinken von Grapefruitsaft, wenn Sie Alprazolam, Midazolam und Triazolam verschrieben bekommen haben, da hierdurch die Blutspiegel erhöht werden können

Tabelle 39. Benzodiazepine: Wechselwirkungen

Substanz	Beispiel	Wechselwirkungen
Allopurinol		Verminderter Abbau und erhöhte Halbwertszeit der Benzodiazepine, die oxidativ metabolisiert werden; führt zur Wirkungsverstärkung
Amiodaron		Reduzierter Abbau und erhöhter Plasmaspiegel von Midazolam
Anästhetika	Ketamin	Verlängerte Erholungsphase bei Diazepamgabe durch verminderten Abbau
	Inhalationsanästhetika (z. B. Halothan)	Verminderte Proteinbindung von Diazepam, verstärkte Diazepamwirkung
Antibiotika	Erythromycin, Clarythromycin	Reduzierter Abbau und erhöhter Plasmaspiegel von Midazolam und Triazolam (bis 54 % bzw. 52 %); keine Wechselwirkungen mit Azythromycin
	Chloramphenicol	Reduzierter Abbau von Benzodiazepinen, die oxidativ verstoffwechselt werden
	Gyrasehemmer: Ciprofloxazin, Enoxazin	Reduzierter Abbau von Diazepam
	Quinupristin, Dalfopristin	Verminderter Abbau von Midazolam und Diazepam via CYP 3A4
Antidepressiva Trizyklische Antidepressiva Andere Antidepressiva	Desipramin, Imipramin	Erhöhte Plasmaspiegel von Desipramin und Imipramin bei Kombination mit Alprazolam
		Erhöhte Plasmaspiegel von Alprazolam (bis 200 %) und Triazolam (bis 500 %) durch Abbauhemmung via CYP 3A4
SSRI	Fluoxetin, Fluvoxamin	Reduzierter Abbau, erhöhte Plasmaspiegel von Alprazolam (bis 100 %) und Diazepam bei Kombination mit Fluoxetin oder Fluvoxamin; dies führt zu einer um bis zu 50 % verstärkten Wirkung
	Sertralin	Um 13 % verminderte Diazepam-Clearance bei Kombination mit Sertralin
Antikoagulanzien	Warfarin	Verminderte Prothrombinzeit oder INR mit Chlordiazepoxid
Antikonvulsiva	Carbamazepin	Verstärkter Abbau und erniedrigter Plasmaspiegel von Alprazolam ($\geq$ 50 %) und Clonazepam (19–37 %)
	Phenobarbital	Verstärkter Abbau von Diazepam, additiv verstärkte ZNS-Dämpfung
	Phenytoin	Verminderter Phenytoin-Plasmaspiegel bei Kombination mit Clonazepam
		Erhöhter Phenytoinspiegel und verstärkte Toxizität bei Diazepam und Chlordiazepoxid
	Valproat	Verdrängung von Diazepam aus der Proteinbindung führt zu erhöhten Plasmaspiegeln
		Hemmung des Abbaus von Clonazepam und Lorazepam, dadurch Wirkungsverstärkung

Hypnotika

Fortsetzung nächste Seite

Substanz	Beispiel	Wechselwirkungen
Antimykotika	Itraconazol, Ketoconazol und Fluconazol	Reduzierter Abbau und verlängerte Halbwertszeit von Chlordiazepoxid und Midazolam, reduzierter Abbau von Triazolam (6–7fach), Dosis um 50 bis 75 % reduzieren
Betablocker	Propranolol	Verlängerte Halbwertszeit und verminderte Clearance von Diazepam (keine Wechselwirkungen mit Alprazolam, Lorazepam oder Oxazepam)
Cimetidin		Reduzierter Abbau der oxidativ verstoffwechselten Benzodiazepine (bei Ranitidin, Famotidin oder Nizatidin tritt dieser Effekt nicht auf)
Digoxin		Reduzierter Abbau und Elimination von Digoxin
Diltiazem		Erhöhter Plasmaspiegel von Triazolam (bis 100 %) und von Midazolam durch Abbauhemmung via CYP 3A4
Disulfiram		Erhöhter Plasmaspiegel von Triazolam (um 100 %) und Midazolam, verursacht durch einen verminderten Abbau via CYP 3A4
Grapefruitsaft		Ein reduzierter Abbau von Alprazolam, Midazolam oder Triazolam kann zu erhöhter Konzentration und Bioverfügbarkeit führen
Koffein		Kann den sedierenden Effekt aufheben oder Schlafstörungen verstärken
L-Dopa		Benzodiazepine können die Wirksamkeit von L-Dopa sekundär durch einen GABA-agonistischen Effekt vermindern.
Lithium		Erhöhte Inzidenz sexueller Dysfunktionen (bis 49 %) bei Kombination mit Clonazepam
Neuroleptika	Clozapin	Verstärkte Sedierung, Hypersalivation, Hypotonie (Kollaps, Delir, Atemstillstand möglich); tritt häufiger bei Therapiebeginn auf, wenn Clozapin zu einer Benzodiazepingabe gegeben wird
Omeprazol		Erhöhtes Risiko von Ataxie und Sedierung durch reduzierten Abbau der Benzodiazepine, die oxidativ verstoffwechselt werden (nicht bei Lansoprazol)
Östrogen	Orale Kontrazeptiva	Reduzierter Abbau von Benzodiazepinen, die oxidativ verstoffwechselt werden
Probenecid		Verminderte Lorazepam-Clearance (um 50 %)
Proteaseinhibitoren	Ritonavir, Indinavir	Erhöhte Plasmaspiegel von Benzodiazepinen, die oxidativ durch CYP P3A4 verstoffwechselt werden, z. B. Triazolam oder Alprazolam
Rauchen		Verstärkte Chlordiazepoxid- und Diazepam-Clearance durch Enzyminduktion
Tuberkulostatika	Isoniazid	Gehemmter Abbau von Benzodiazepinen, die oxidativ verstoffwechselt werden (Triazolamausscheidung um bis zu 75 % vermindert)
	Rifampicin	Gesteigerter Abbau von Benzodiazepinen, die oxidativ metabolisiert werden (durch Enzyminduktion von CYP 3A4)
ZNS-dämpfende Pharmaka	Barbiturate, Antihistaminika, Alkohol	Verstärkte ZNS-dämpfende Wirkung; bei hoher Dosierung Koma oder Ateminsuffizienz möglich Alprazolam: verstärkte Aggressivität bei Alkoholikern möglich Die Gehirnkonzentrationen verschiedener Benzodiazepine werden durch Äthanol verändert: Triazolam-Konzentration vermindert; Diazepam-Konzentration erhöht, keine Änderung bei Chlordiazepoxid

Tabelle 40. Benzodiazepine: Dosierung

Substanz	Vergleichsdosis (mg)*	Regeldosis/Tag/mg	Höchstdosis/Tag/mg	Ältere Patienten/Tag/mg
Alprazolam	0,5	0,5–2	8	0,5–0,75
Bromazepam	3,0	3–18	36	6
Brotizolam	0,25	0,25	1	0,125
Chlordiazepoxid	25	10–30	100	10
Clobazam	15	20–30	60	10–15
Clonazepam	0,25	1–4	20	1–4
Dikaliumclorazepat	10	5–20	200	5–10
Diazepam	5	5–10	60	2–5
Flurazepam	15	15–30	30	15
Flunitrazepam	0,5	0,5–1	2	0,5
Lorazepam	1	1–3	7,5	1
Lormetazepam	1	1–2	2	0,5–1
Loprazolam	1	1–2	2	0,5–1
Medazepam	10	10–30	60	10–20
Nordazepam	5	5–15	30	2,5–5
Nitrazepam	2,5	5–10	20	2,5–5
Oxazepam	15	2030	200	5–15
Prazepam	10	20	60	10
Temazepam	10	10–20	40	10–20
Triazolam	0,25	0,125–0,25	0,25	0,125

* Diese Vergleichsdosen sind geschätzt und dienen als Anhaltspunkt für den Wechsel zwischen verschiedenen Benzodiazepinen

Hypnotika

Fortsetzung nächste Seite

Tabelle 41. Benzodiazepine: Übersicht

Substanz	Max. Plasma-spiegel nach oraler Gabe	Halbwerts-zeit	Fettlös-lichkeit*	Metaboliten	Kommentar	Klinische Eigenschaften
Alprazolam	1–2 h	9–20 h	mäßig	Oxidativ metabolisiert: 29 Metaboliten; die wichtigsten: α-Hydroxy-Alprazolam, Desmethylalprazolam, 4-Hydroxyalprazolam, Metabolisiert durch CYP 3A4[b] und 1A2	Rasche und komplette Resorption, 80 % Proteinbindung, gute Resorption sublingual, Plasmaspiegel von Alprazolam kann mit der Wirkung bei Panikstörung korrelieren	Indikationen: Anxiolyse, Sedierung, Alkoholentzug, Panikstörung, ängstliche Depression, Zusatzmedikation bei Depressionen; 3x tägl. Gabe empfohlen; Verlängert Schlaf-Phase II, verkürzt Phase IV und den REM-Schlaf; Vorsicht bei Entzug; Mäßiggradige Sedierung, in Einzelfällen Manieauslösung
Bromazepam	0,5–4 h	8–30 h	niedrig	Oxidativ verstoffwechselt: 3-Hydroxybromazepam metabolisiert nicht durch CYP 3A4	Metabolite haben anxiolytische Wirkung; Akkumuliert nicht bei chronischer Anwendung	Indikation: Anxiolyse
Brotizolam	1 h	3–6 h		9-Hydroxy-methyl-Brotizolam bzw. 6-Hydroxy-Brotizolam	Metaboliten haben geringere Wirkung als die Muttersubstanz	Indikation: Hypnotikum
Chlordiazepoxid[c]	1–4 h	Ausgangs-substanz 4–29 h, Metabolite 28–100 h	mäßig	Oxidative Verstoffwechslung: Desmethylchlordiazepoxid und Oxazepam und Desmethyl-Diazepam	Verspäteter Wirkungseintritt Ausgangssubstanz weniger potent als Metabolite Metabolite akkumulieren bei chronischer Gabe Unberechenbare Resorption bei i.m.-Gabe Dosis bei Patienten mit Kreatinin-Clearance <10 ml/min um 50 % reduzieren	Indikationen: Anxiolyse, Sedierung, Alkoholentzug 2–3fach erhöhte Halbwertszeit bei Patienten mit Leberzirrhose in Kombination mit Antazida* verzögerte Resorption im Gastrointestinaltrakt, dennoch komplette Resorption Mittelgradige Sedierung

Hypnotika

Substanz	Max. Plasma-spiegel nach oraler Gabe	Halbwerts-zeit	Fettlös-lichkeit*	Metaboliten	Kommentar	Klinische Eigenschaften
Clonazepam	1–4 h	19–60 h	niedrig	Oxidative Verstoffwechslung; keine aktiven Metaboliten Metabolisiert primär durch CYP 2B4, 2E1 und 3A4	Rasche und komplette Resorption, langsamer Wirkungseintritt Kürzere Halbwertszeit und höhere Ausscheidungsrate bei Männern, geringere Protein-bindung bei älteren Patienten, dadurch höhere Plasmaspiegel Dosierung abhängig von der Indikation: Angsterkrankung: 0,5–8 mg/Tag; Panikstörung/ Agoraphobie: 2–8 mg/Tag; Akute Manie: 4–24 mg/Tag; Aggressivität: 1–3 mg/Tag; Adjuvans bei Psychosen: 2–10 mg/Tag	Indikationen: Anxiolyse, antikonvulsiv, Panikstörung, Prophylaxe von bipolaren affektiven Störungen, manische Episoden bei bipolar-affektive Störungen, Akathisie, Aggressivität Mittelgradige Sedierung
Diazepam	1–2 h	14–70 h (Ausgangs-substanz); 30–200 h (Metabolite)	hoch	Oxidative Verstoffwechslung; N-Desmethyldiazepam, Oxazepam, 3-Hydroxy-diazepam, Temazepam Metabolisiert durch CYP 3A4, 2C9, 2C19 und 2B6	Halbwertszeit bei Männern kürzer, Clearance höher bei Männern; geringere Proteinbindung bei älteren Menschen, daher hier höhere Plasmaspiegel Rascher Wirkungseintritt, dann Verteilung ins Fettgewebe, Akkumulation bei chronischer Gabe Bei i.m.-Gabe unberechenbare Resorption Bei Leberzirrhose 2–3fach er-höhte Halbwertszeit möglich Raucher: höhere Ausscheidung bei rauchenden Patienten	Indikation: anxiolytisch, sedierend-antikonvulsiv (Status epilepticus, Alkoholentzug, Akathisie, Muskelrelaxans, präoperative Sedierung, verlängert die Phase II, verkürzt die Phase I u. IV sowie den REM-Schlaf Rascher Wirkungseintritt Starke Sedierung
Dikalium-clorazepat	0,5–2 h	1,3–120 h (Metaboliten)	hoch	Metabolisierung durch Oxidation: N-Desmethyldiazepam	Im Magen zum aktiven Metaboliten hydrolysiert (Muttersubstanz inaktiv) Die Rate der Hydrolyse ist von der gastralen Azidität abhängig Bei chronischer Gabe kommt es zur Akkumulation des Metaboliten	Indikationen: Anxiolyse, Alkoholentzug Antazida und Natriumcarbonat reduzieren die Rate und das Ausmaß des Erscheinens von aktiven Metaboliten im Blut; schneller Wirksamkeitseintritt; mäßige Sedierung

Fortsetzung nächste Seite

Hypnotika

Fortsetzung nächste Seite

Substanz	Max. Plasma-spiegel nach oraler Gabe	Halbwerts-zeit	Fettlös-lichkeit*	Metaboliten	Kommentar	Klinische Eigenschaften
Flurazepam	0,5–1 h	0,3–3 h (Ausgangs-substanz) 40–250 h (Metabolite)	hoch	Oxidativ verstoffwechselt: N-desalkylflurazepam OH-ethylflurazepam, Flurazepamaldehyd Metabolisiert durch CYP 2C und 2D6	Rascher Abbau zu aktiven Metaboliten Bei chronischer Gabe akkumulieren die Metabolite, bei älteren mehr als bei jüngeren Patienten	Indikation: Hypnotikum, Sedativum Verkürzt Phase I und verlängert die Schlafphase II, kein Effekt auf den REM-Schlaf Tagessedierung nimmt mit der Zeit zu; Hangover möglich Rascher Wirkungseintritt
Flunitrazepam		20–30		Hauptmetaboliten: 7-Amino-Flunitrazepam und N-Desmethylflunitrazepam	N-Desmethylflunitrazepam pharmakologisch aktiv, aber schwächer als Flunitrazepam	Indikation: schwere Schlafstörungen
Lorazepam	Oral: 1–6 h; i.m. 45–75 Min., i.v. 5–10 Min., sublingual 60 Min.	8–24 h	niedrig	Zu Lorazepam-Glukuronid konjugiert	Metabolite sind nicht pharma-kologisch aktiv, mindestens 2mal tägliche Gabe für stabile Plasmaspiegel erforderlich, gute sublinguale Resorption, Halbwertszeit verdoppelt bei Zirrhose-Patienten, Ausschei-dung bei älteren Patienten um 22 Prozent vermindert (eine Studie), keine Wechselwir-kungen im Cytochrom-System	Indikation: anxiolytisch-sedierend, präoperative Sedierung, Muskelrelaxans, Katatonie, manische Phasen bei bipolaren affektiven Störungen, Akathisie, akute Dystonie, signifikante anterograde Amnesie möglich (keine Korrelation zur sedativen Potenz), Blutspiegel fallen rasch nach Absetzen ab; Entzugssyndrome scheinen rascher als bei langwirksamen Substanzen aufzutreten; verkürztes Schlafstadium I, verkürzte REM-Phase
Lormetazepam	1,5	10		94 % direkt zum Glukuronid konjugiert; 6 % werden zu Lorazepam-N-demethyliert und konjugiert	Glukuronidverbindungen haben keine klinische Wirkung	Indikation: Schlafstörungen
Loprazolam(b)	2,4	6–8		Hauptmetabolit: Piperazin-N-Oxid	Piperazin-N-Oxid hat 50 % der pharmakol. Aktivität von Loprazolam	Indikation: Schlafstörungen

Hypnotika

Substanz	Max. Plasma-spiegel nach oraler Gabe	Halbwerts-zeit	Fettlös-lichkeit*	Metaboliten	Kommentar	Klinische Eigenschaften
Midazolam	0,5–1 Min.	1–4 h (Ausgangs-substanz) 1–20 h Metabolite	hoch	Oxidativ verstoffwechselt; OH-Metylmidazolam, 4-OH-Midazolam Hauptsächlich abgebaut durch CYP 3A4	Aktive Metaboliten, Metabolismus bei Leberzirrhose-Patienten deutlich eingeschränkt	Indikation: sedierend, i.v. Narkoseeinleitung (Wirkungs-eintritt 30–60 Sekunden), Sedierung bei bildgebenden Verfahren, post-EKT-Erregung Langsam i.v. (1–2,5 mg in 2 Minuten) Rascher Wirkungseintritt Nebenwirkungen: Atemdepre-sion, Hypotonie, anterograde Amnesie, kann zur fälschlichen Annahme sexuellen Missbrauchs während der Narkose führen
Nitrazepam	0,5–7	15–48 h	niedrig	Metabolisiert durch Nitroreduktion durch CYP 2E1 Keine aktiven Metaboliten	Als Amino- und Azetamid-analoga ausgeschieden Metabolismus bei älteren Patienten und Leberer-krankungen behindert Akkumuliert bei chronischer Gabe	Indikation: Hypnotikum, Sedierung Vermindert REM-Schlaf
Oxazepam	1–4 h	3–25 h	niedrig	Wird zu Oxazepam-Glukuronid konjugiert	keine pharmakologisch aktiven Metaboliten, Halbwertszeit und Plasma-Clearance wird kaum durch Alter, Geschlecht oder Lebererkrankungen beeinflusst, langsamer Wirkungseintritt, mindestens zweimal tägliche Gabe für gleichmäßige Blutspiegel erforderlich, keine Wechselwirkungen der Metaboliten	Indikationen: Anxiolyse, Sedierung, Alkoholentzug, Muskelrelaxans Kann zur erniedrigten Aggressionsschwelle bei Patienten mit bekannter Aggressivität führen, kann eine Entzugs-Schlafstörung induzieren, hat geringes sedierendes Potenzial
Prazepam	2,5–6 h	30–100 h (Metabolite)	niedrig	Oxidativ verstoffwechselt: Desmethyldiazepam, Desalkylaprazepam, 3-Hydroxyprazepam, Oxazepam	Prazepam ist inaktiv, wird in aktive Metaboliten umgewandelt	Indikation: Anxiolytikum

Fortsetzung nächste Seite

Hypnotika

Substanz	Max. Plasma-spiegel nach oraler Gabe	Halbwerts-zeit	Fettlös-lichkeit*	Metaboliten	Kommentar	Klinische Eigenschaften
Temazepam	2,5 h	3–25 h	mäßig	Konjugiert	Variable Resorptionsrate abhängig von der galenischen Zubereitung: 5 % werden in den Urin als Oxazepam ausge-schieden, Plasmakonzentration zu niedrig zum Nachweis, keine Akkumulation bei chronischer Gabe, keine Wechselwirkungen von Metaboliten	Indikation: Anxiolytisch-sedierend Dosen von 30 mg pro Tag oder mehr können zu Hangover führen, morgendlicher Übelkeit, Kopfschmerzen, Schwindel und lebhaften Träumen, verkürzte Schlafstadien III und IV, Rebound-Schlafstörungen möglich
Triazolam	1–2 h	1,5–5 h	mäßig	Oxidative Verstoffwechslung: 7-α-Hydroxyderivate und metabolisiert durch CYP 3A4(c)	Inaktive Metaboliten, geringfügige Akkumulation durch vorhepatische Clearance (abhängig vom hepatischen Blutfluss und der mikrosomalen oxidativen Kapazität) trotz kurzer Halbwertszeit sind klinische Wirkungen noch bis zu 16 h nach einer Einzelgabe beobachtet worden Gute sublinguale Resorption	Indikation: Hypnotikum Verkürzt Schlafphase I und verlängert Phase II, verlängert REM-Latenz signifikant Nebenwirkungen: Rebound-Schlafstörungen, Angst, anterograde Amnesie (Dosen über 0,5 mg/Tag), Berichte über aggressive Ausbrüche, Automatismen, Hypothermie bei Kombination mit Desipramin, anorektischer Effekt von Desipramin wird verstärkt

* Hohe Fettlöslichkeit; geht mit schneller Aufnahme ins Hirngewebe einher

(a) Nicht in der Schweiz erhältlich; (b) Nicht in der Schweiz und Österreich erhältlich; (c) Hauptmetabolisierung am Isoenzym

Hypnotika

Benzodiazepinähnliche Hypnotika

Verfügbare Substanzen

Wirkstoff	Substanzgruppe	Handelsname Deutschland	Handelsname Österreich	Handelsname Schweiz
Zaleplon	Pyrazolopyrimidin	Sonata®	Sonata®, Zerene®	Sonata®
Zolpidem	Imidazopyridin	Bikalm®, Stilnox®	Ivadal®, Mondeal®, Stilnox® u.a.	Stilnox®
Zopiclon	Cyclopyrrolon	espa-dom®, Optidorme®, Somnosan®, Zopicalm®, Ximovan®	Imovane®, Somnal®, Zopiclon von ct®, Ximovan® u.a.	Imovane®

Allgemeine Hinweise

- Vor der Therapie müssen folgende Gründe einer Schlafstörung ausgeschlossen werden:
  - Anderweitige behandelbare psychiatrische Krankheiten (z.B. Depression oder Manie)
  - Medikamenteninduzierte Schlafstörungen (z.B. Theophyllin, Sympathomimetika)
  - Andere organische Erkrankungen, z.B. Schilddrüsenerkrankung oder Magen-Darm-Ulzera
  - Exzessiver Koffein- oder Alkoholgenuss
- Zunächst die Primärerkrankung behandeln
- Der Einsatz von Hypnotika sollte immer nur für einen begrenzten Zeitraum erfolgen
- Eine Langzeitbehandlung ist in den meisten Fällen nicht indiziert
- Psychotherapeutische Maßnahmen können bei Schlafstörungen erfolgreich sein

Indikation

- Schlafstörungen

Pharmakologie

- Die benzodiazepinähnlichen Hypnotika sind strukturchemisch von den Benzodiazepinen verschieden und werden deshalb manchmal als Non-Benzodiazepin-Hypnotika bezeichnet. Sie binden jedoch wie die Benzodiazepine an die Benzodiazepinbindungsstelle am $GABA_A$-Rezeptorkomplex und verstärken die GABAerge Neurotransmission, indem sie die Leitfähigkeit des Chloridionenkanals verstärken
- Zaleplon und Zolpidem binden selektiv an der ω_1-(BZ_1-) Benzodiazepinbindungssstelle des $GABA_A$-Rezeptors

Dosierung

- Einzelsubstanzen: siehe S. 163, Tabelle 43: Benzodiazepinähnliche Hypnotika: Übersicht
- Die Dosis sollte bei älteren Patienten oder bei Patienten mit Leberinsuffizienz angepasst werden

Pharmakokinetik

- Siehe auch S. 153, Tabelle 39
- Zaleplon: Absorption und Plasmaspiegel reduziert nach fettreichen Mahlzeiten
- Zolpidem: bei älteren Patienten und bei Leberzirrhose können die Plasmaspiegel um mehr als 50 % erhöht werden; außerdem Erhöhung der Halbwertszeit
- Zopiclon: bei älteren Patienten kann die Halbwertszeit 2fach erhöht sein

Nebenwirkungen

- Siehe S. 163, Tabelle 43: Benzodiazepinähnliche Hypnotika: Übersicht
- Unerwünschte Tagesmüdigkeit, abhängig von Dosis, Halbwertszeit und Toleranzentwicklung

Hypnotika

Hypnotika

- Anterograde Amnesie, abhängig von der Potenz der Substanz und der Dosis
- Rebound-Insomnie abhängig von Dosis, Halbwertszeit und Dauer der Einnahme
- Atemdepression und Hypotonie bei hohen Dosen

Entzugssymptome

- Nach dem Absetzen der Hypnotika können folgende Symptome auftreten:
  - Entzugssymptome können 1–2 Tage nach Absetzen auftreten (eventuell seltener unter anderen Hypnotika)
    Symptome: Schlaflosigkeit, Agitiertheit, Wahrnehmungsstörungen (z. B. Lichtscheu), Schwäche. Bei abruptem Absetzen kann es zu Krämpfen oder Psychosen kommen
  - Rebound-Phänomene treten Stunden oder Tage nach Absetzen auf, dabei kann die Schlafstörung stärker als vor der Behandlung sein
  - Rückfälle: Schlafstörung wieder so stark wie zu Beginn der Behandlung

Vorsichtsmaßnahmen

- Vermeiden Sie suchtauslösende Hypnotika bei Personen, die zu Abhängigkeitsentwicklungen neigen
- Der Einsatz bei Patienten mit Schlafapnoe ist kontraindiziert

Toxizität

- Symptome einer Überdosierung: Erregung, Unruhe, Delir, Nystagmus, Ataxie und Stupor
  Nach einer Überdosierung kommt es unter Zolpidem rasch zu ZNS-Symptomen

Behandlung von Kindern

- Zolpidem: nicht bei Kindern unter 15 Jahren verordnen
- Zaleplon, Zopiclon: Erfahrungen liegen nicht vor, nicht bei Kindern unter 18 Jahren verordnen

Behandlung von älteren Patienten

- Bei älteren Patienten insgesamt niedrigere Dosierungen einsetzen
- Vorsicht bei Kombination mit anderen ZNS-dämpfenden Psychopharmaka; additive Wirkungen können zu Verwirrtheit oder Orientierungsstörung führen
  Bei höheren Dosen können anterograde Amnesien auftreten

Schwangerschaft und Stillzeit

- Siehe S. 163, Tabelle 43: Benzodiazepinähnliche Hypnotika: Übersicht

Hinweise für die Pflege

- Informieren Sie Patienten, die längerfristig Schlafmittel einnehmen, über eine mögliche Abhängigkeits- oder Gewöhnungsentwicklung
- Informieren Sie die Patienten, dass ein abruptes Absetzen nach längerfristiger Gabe zu schwerwiegenden Nebenwirkungen und „Rebound"-Phänomenen (stärkere Symptome als vor der Behandlung) führen kann. Die Medikamente sollten jeweils langsam ausgeschlichen werden
- Empfehlen Sie alternative Methoden zur Besserung von Schlafstörungen (z. B. Vermeidung von Koffein, Entspannungsübungen, Vermeidung eines Mittagsschlafs)

Hinweise für Patienten

- Längerfristige Gabe kann zu Wirkungsverlust oder -abschwächung, Gewöhnung und Abhängigkeit führen; plötzliches Absetzen kann Schlafstörungen verschlechtern und sogar zu Angstsymptomen führen
- Erhöhen Sie die festgelegte Dosis nicht, ohne vorher mit Ihrem behandelnden Arzt zu sprechen

Tabelle 42. Benzodiazepinähnliche Hypnotika: Wechselwirkungen

Substanzklasse	Beispiel	Wechselwirkung
Antibiotika	Erythromycin	Zopiclon: Plasmaspiegel von Zoplicon wegen verminderter Clearance erhöht
Antidepressiva		
SSRI/SSNRI	Sertralin, Venlafaxin	Fallberichte über Halluzination bei Kombination von Zolpidem mit Sertalin, Fluoxetin, Paroxetin und Venlafaxin
Trizyklische Antidepressiva	Imipramin, Desipramin	In einer Studie kam es bei 5 von 8 Patienten unter der Kombination zu anterograder Amnesie; Fallberichte über optische Halluzinationen
Antikonvulsiva	Carbamazipin, Phenytoin	Plasmaspiegel von Zopiclon wegen Enzyminduktion im CYP 3A4 System erhöht
Antimykotikum	Ketoconazol	Orale Clearance von Zolpidem um 41 % vermindert; Halbwertszeit um 26 % erhöht Erhöhung der AUC und der Halbwertszeit von Zopiclon durch Abbauhemmung
Cimetidin		Erhöhung des Plasmaspiegels und der AUC von Zaleplon um 85 % durch Hemmung des Abbaus durch CYP 3A4 und Aldehydoxidase
Flumazenil		Antagonisiert hypnotische Wirkung von Zolpidem und Zaleplon
Grapefruitsaft		Erhöhter Plasmaspiegel von Zaleplon durch Hemmung des Abbaus durch CYP 3A4
Koffein	Tee, Kaffee, Cola	Kann Schlafstörungen verstärken
Proteaseinhibitor	Ritonavir	Zolpidem: erhöhter Plasmaspiegel von Zolpidem durch verminderten Abbau
ZNS-dämpfende Pharmaka	Alkohol, Neuroleptika	Verstärkte ZNS-Dämpfung und psychomotorische Beeinträchtigung; bei hohen Dosen Koma und Atemdepression möglich

Tabelle 43: Benzodiazepinähnliche Hypnotika: Übersicht

	Zaleplon	Zolpidem	Zopiclon
Darreichungsformen	Kps. 5 mg, 10 mg	Filmtbl. 10 mg	Filmtbl. 7,5 mg
Orale Tagesdosis bei Erwachsenen	5–10 mg (5 mg bei älteren Patienten)	5–20 mg (5 mg bei älteren Personen)	3,75–15 mg
Wirkungseintritt	Rasch; max. Plasmaspiegel nach 0,9–1,5 Std.	30 Min., max. Plasmaspiegel: 1,6 Stunden	30 Min.; max. Plasmaspiegel: 90 Min.
Eliminationshalbwertszeit	1 Std.	1,5–4,5 Stunden, länger bei älteren oder Leberzirrhosepatienten)	3,8–6,5 Stunden (keine Toleranz nach bis zu 17 Wochen)
Abbau durch CYP-Enzyme	3A4, Aldehydoxidase	3A4	1A2, 2C9
Indikationen	Einschlafstörungen	Schlafstörungen; nach vorläufigen Berichten bei M. Parkinson wirksam	Schlafstörungen (Erhöhung der Dosis über 15 mg führt nicht zu einer weiteren Wirkungsverstärkung)
Wirkung auf die Schlafarchitektur	Verkürzte Schlaflatenz, Verlängerung der Schlafdauer während der ersten Nachthälfte	Die Dauer der REM-Schlafphasen vermindern sich mit höherer Dosierung. Kein Effekt auf die Schlafstadien III und IV	REM-Phasen werden nach hinten verschoben, aber in der Dauer nicht verändert; Schlafstadium I verkürzt; Schlafstadium II verlängert

Fortsetzung nächste Seite

	Zaleplon	Zolpidem	Zopiclon
Wichtigste Nebenwirkungen	Sedierung, Kopfschmerzen, Schwäche, Schwindel, Amnesie, Mundtrockenheit, Parästhesien, „Kater", paradoxe Reaktion bei Kindern und älteren Patienten, Entzugs- oder Rebound-Erscheinungen, Abhängigkeit, Missbrauch	Sedierung, Schwindel, Ataxie, Erregung, Alpträume, Durchfälle, Übelkeit, Kopfschmerzen, „Kater", anterograde Amnesie, Schlafwandeln und Sprechen im Schlaf. Dysphorische Verstimmung bei höherer Dosierung möglich; in Einzelfällen Psychosen mit Halluzinationen und Wahrnehmungsstörungen (Fallberichte; insbesondere bei Frauen) Entzugssymptome möglich (selten); Fälle missbräuchlicher Verwendung wurden berichtet	Bitterer Geschmack, Mundtrockenheit, gastrointestinale Störungen, Herzrasen, Dyspnoe, Tremor, Hautausschlag, Schüttelfrost, Schwitzen, Erregung. Starke Sedierung, Verwirrtheit und Koordinationsstörungen können Zeichen einer Unverträglichkeit oder einer Überdosis sein Rebound-Schlafstörungen möglich
Toleranz	Keine Toleranzentwicklung nach 4 Wochen	Keine Toleranzentwicklung nach 50 Wochen	Keine Toleranzentwicklung nach 17 Wochen
Schwangerschaft/Stillen	In der Schwangerschaft nicht empfohlen (Erfahrungen liegen nicht vor) Wird mit der Muttermilch ausgeschieden; während der Stillzeit nicht empfohlen	Keine teratogene Wirkung im Tierversuch nachgewiesen. Gesamtmenge der mit der Muttermilch abgegebenen Substanzen unter 0,02 % der verabreichten Dosis. Nach der American Academy of Pediatrics gilt Stillen als unbedenklich	Überwindet die Plazentaschranke. In der Schwangerschaft nicht empfohlen. Ein niedriges Geburtsgewicht und Frühgeburten wurden beobachtet (keine Missbildungen) Wird mit der Muttermilch ausgeschieden; Kinder können 1 % der mütterlichen Dosis aufnehmen (Wirkung unklar)
Vorsichtsmaßnahmen	Tägliche Gesamtdosis darf 10 mg nicht überschreiten Kontraindiziert bei schwerer Leberinsuffizienz (4fache Erhöhung der C_{max}, 7fache Erhöhung der AUC) und bei Kindern unter 18 Jahren. Vorsicht bei respiratorischer Insuffizienz Wechselwirkungen mit ZNS-dämpfenden Psychopharmaka und Alkohol, Cimetidin, Ketokonazol, Erythromycin, Rifampicin, Carbamazepin, Phenobarbital	Vorsicht bei Leberinsuffizienz, Atemwegserkrankungen. Bei älteren Patienten Verwirrtheit und Fallneigung möglich	Vorsicht bei Atemwegserkrankungen, Leberinsuffizienz (Halbwertszeit erhöht). Bei älteren Patienten Verwirrtheit und Stürze möglich Anticholinerge Substanzen können den Plasmaspiegel senken Behandlung von Kindern nicht empfohlen. Selten Abhängigkeit; Rebound-Insomnie wurde beachtet

Hypnotika

Antihistaminika

Verfügbare Substanzen

Wirkstoff	Handelsnamen Deutschland	Handelsnamen Österreich	Handelsnamen Schweiz
Hydroxyzin	AH3N®, Atarax®, Elroquil N®,	Atarax®	Atarax®
Diphenhydramin	Dolestan®, Dormutil®, Emesan®, Halbmond-Tabletten®, Hevert-Dorm® Sedopretten®, Sleepia®	Calmaben®, Dibondrin®, Noctor® Seltoc®, Sleepia® u.a.	Benocten®, Dobacen® Bedorma, Schlaftabletten S® Sleepia®
Doxylamin	Gittalun®, Hewedormir®, Hoggar N®, Mereprine®, Schlaf-Tabs-ratiopharm®, Sedaplus®	–	Sanalepsi N®

Indikationen

Zugelassene Indikationen:
- Angst-, Spannungs- und Unruhezustände
- Schlafstörungen
- Juckreiz, Allergie, Ekzeme, Neurodermitis
- Prämedikation

Weitere Indikationen:
- Nach kontrollierten Studien ist die Wirksamkeit von Hydroxyzin bei generalisierter Angststörung nachgewiesen (Langzeitstudien liegen nicht vor)

Pharmakologie

- Der sedierende Effekt ist bei längerer Behandlungsdauer einer Toleranzentwicklung unterworfen

Pharmakokinetik

- Eliminationshalbwertszeit: Hydroxyzin 1–3 Stunden, Diphenhydramin 8–10 Stunden, Doxylamin 8–10 Stunden

Dosierung

- Diphenhydramin 25–300 mg/Tag
- Hydroxyzin 25–75 mg/Tag
- Doxylamin 25–150 mg/Tag

Nebenwirkungen

- Verlangsamte Reaktionszeit, Konzentrationsstörungen, Benommenheit, Müdigkeit
- Tachykardie, Arrhythmie, Hypotonie, Hypertonie, Dekompensation einer bestehenden Herzinsuffizienz, EKG-Veränderungen
- Schwindel, Kopfschmerzen, Depressionen, paradoxe Erregung, Tinnitus, selten zerebrale Krampfanfälle
- Muskelschwäche
- Akkomodationsstörungen, verstopfte Nase, Erhöhung des Augeninnendrucks, paralytischer Ileus
- Beeinträchtigung der Atemfunktion
- Photosensibilität, allergische Hautreaktionen
- Cholestatischer Ikterus, epigastrische Schmerzen
- Übelkeit, Diarrhoe, Erbrechen, Appetitverlust, Appetitzunahme
- Obstipation, Miktionsstörungen
- Blutbildveränderungen
- Absetzphänomene
- Störungen der Körpertemperaturregulierung

Hypnotika

Hypnotika

Kontraindikationen
- Überempfindlichkeit gegen Antihistaminika
- Akute Vergiftung durch Alkohol, Schlaf- oder Schmerzmittel sowie Psychopharmaka
- Akuter Asthma-Anfall
- Phäochromozytom
- Einnahme von MAO-Hemmern
- Kinder unter 12 Jahren

Anwendungs-beschränkungen
- Eingeschränkte Leberfunktion, Phäochromozytom
- Kardiale Vorschädigung, Hypertonie
- Prostata-Hypertrophie mit Restharnbildung, Pylorusstenose
- Chronisch-obstruktive Lungenerkrankungen
- Gastro-ösophagealer Reflux
- Hirnschädigung, Epilepsie, fokale kortikale Hirnschäden

Vorsichtsmaßnahmen
- Reaktionszeit verlängert; Vorsicht beim Autofahren und Bedienen gefährlicher Maschinen

Überdosierung
- Hohe Toxizität bei Kindern
- Rezeptfreie Antihistaminika werden nicht selten für Suizidversuche benutzt
- Symptome: Mydriasis mit Sehstörungen, Mundtrockenheit, Delir, Halluzinationen, Erregungszustände, Muskelzuckungen, Rigidität (vor allem bei Kindern), Athetosen, klonisch-tonische Krämpfe, meist mit Erbrechen, Hyperthermie. Anfängliche Reizung, dann terminale Lähmung des Atemzentrums, Kreislaufkollaps, tiefes Koma
- Behandlung: Beatmung, Krampfverhütung, Giftentfernung, soweit nicht zuerst Krämpfe mit Diazepam oder Phenytoin beendet werden müssen. Mannitol-Infusionen. Keine Stimulanzien, mit Ausnahme peripherer Kreislaufmittel. Behandlung der Hyperthermie durch Kühlen. Bei Hirndrucksteigerung Osmotherapie. Diuresetherapie. Physostigminsalicylat nach Physostigmintest

Behandlung von Kindern
- Kinder unter 12 Jahren nicht behandeln. Hohe Toxizität bei Überdosierung
- Hydroxyzin wurde bei Kindern als Anxiolytikum eingesetzt; die Wirksamkeit ist jedoch nicht gut nachgewiesen. Bei der Behandlung von Kindern können problematische Nebenwirkungen auftreten (z. B. Schwindel, affektive und kognitive Symptome)

Behandlung von älteren Patienten
- In der Regel werden niedrigere Dosen verwendet
- Nebenwirkungen bei älteren Patienten verstärkt
- Paradoxe Erregungszustände können auftreten, epileptische Anfälle insbesondere bei zentralen fokalen Herdbefunden
- Vorsicht bei Kombination mit anderen ZNS-dämpfenden Psychopharmaka; additive Wirkungen können zu Verwirrtheit oder Orientierungsstörung führen
- Verhaltensstörungen bei Demenzpatienten können sich unter Diphenhydramin bessern

Schwangerschaft
- Tierexperimentell konnte eine teratogene Wirkung bei hohen Dosen beobachtet werden; einige Fallberichte bei Menschen, jedoch ohne bewiesenen Zusammenhang. Vor und während der Geburt kontraindiziert

Stillzeit
- Antihistaminika gehen in die Muttermilch über; Neugeborene haben eine erhöhte Empfindlichkeit für Antihistaminika. Hydroxyzin ist kontraindiziert

Wechselwirkungen

- Phenytoin (Wirkungsverminderung), anticholinerge Pharmaka (Wirkungsverstärkung), zentral wirksame Antihypertonika wie Clonidin, Alpha-Methyldopa (verstärkte Sedierung), Adrenalin (Blutdruckabfall)
- Die Wirkung von Neuroleptika kann abgeschwächt werden
- Die Symptome einer beginnenden Schädigung des Innenohres durch ototoxische Arzneimittel (z. B. Aminoglykoside, Salicylate, Diuretika) werden abgeschwächt
- Hauttests können verfälscht sein (falsch negativ)
- Adrenalin: weiterer Blutdruckabfall (Adrenalinumkehr)

Chloralderivate

Verfügbare Substanz	Wirkstoff	Handelsname Deutschland	Handelsname Österreich	Handelsname Schweiz
	Chloralhydrat	Chloraldurat®	–	Chloraldurat®, Medianox®, Nervifene®

Indikationen
- Schlafstörungen, Erregungszustände

Pharmakologie
- Wirkmechanismus unbekannt

Dosierung
- 500–1000 mg ½ Std. vor dem Schlafengehen

Nebenwirkungen
- Müdigkeit, Verwirrtheitszustände
- Gastrointestinale Störungen (selten: z. B. Übelkeit, Erbrechen)
- Schleimhautreizung, selten (nur bei rektaler Anwendung)
- Überempfindlichkeitsreaktionen (selten: z. B. Hautreaktionen)
- Aldehyd-ähnlicher Atemgeruch

Kontraindikationen und Anwendungsbeschränkungen
- Schwere Leberfunktionsstörungen
- Niereninsuffizienz (Kumulationsgefahr)
- Herzinsuffizienz (NYHA III u. IV)
- Kinder unter 6 Jahren
- Vorbestehende Gastritis
- Ateminsuffizienz
- Schlafapnoe-Syndrom

Vorsichtsmaßnahmen
- Reaktionszeit verlängert

Überdosierung
- Symptome: Kopfschmerz, verwaschene Sprache, Verwirrtheit, verminderte Aufmerksamkeit
- Höhere Dosen können zu Ateminsuffizienz und Hypotonie führen, das 10fache einer therapeutischen Dosis (5 – 10 g) von Chloralhydrat kann tödlich wirken
- Cave: adrenalinartige Kreislaufmittel

Behandlung von Kindern
- Dosis 50 mg/kg Körpergewicht (maximale Einzeldosis 1000 mg)
- Bei hohen Dosen Auftreten von Atemdepression und Hypotonie
- Als Sedativum bei non-invasiver Diagnostik (EEG, CT) verwendet; außerdem zur Sedierung von Neugeborenen, Säuglingen und Kindern unter 6 Jahren

Behandlung von älteren Patienten

- Als Hypnotikum in der Gerontopsychiatrie geeignet

Schwangerschaft und Stillzeit

- In der Schwangerschaft kontraindiziert. Kongenitale Defekte bei Neugeborenen sind nicht bekannt
- Überwindet die Plazentaschranke. Wird mit der Muttermilch ausgeschieden. Nach der American Academy for Pediatrics ist das Medikament in der Stillzeit anwendbar

Wechselwirkungen

- Zentraldämpfende Pharmaka und Alkohol (gegenseitige Wirkungsverstärkung)
- Orale Antikoagulanzien (Antikoagulanzienwirkung verstärkt)
- Chloralhydrat verdrängt andere Substanzen aus der Proteinbindung
- Verminderte Wirkung oraler Kontrazeptiva durch verstärkten Abbau (Induktion mikrosomaler Enzyme)
- Verstärkte Sedierung und Nebenwirkungen von Chloralhydrat bei Kombination mit Fluoxetin oder Fluvoxamin durch Abbauhemmung

Clomethiazol

Wirkstoff	Handelsname Deutschland	Handelsname Österreich	Handelsname Schweiz
Clomethiazol	Distraneurin®	Distraneurin®	–

Indikationen

Zugelassene Indikationen:

- Behandlung des drohenden oder manifesten Delirium tremens beim Alkoholentzug. Folgende Symptome können sich bessern: Verwirrtheit, Unruhe, Nesteln, Schlafstörungen, Halluzinationen, Affektinkontinenz, Wahneinfälle, Suggestibilität, Tremor, Hypertonie, Tachykardie, Schwitzen, Hyperpyrexie, Hyperkaliämie, Exsikkose, epileptische Anfälle
- Organische Psychosyndrome, nicht alkoholentzugsbedingte Delirien
- Schlafstörungen im höheren Lebensalter

Pharmakologie

- Wirkmechanismus noch nicht bekannt; greift wahrscheinlich am GABA-Rezeptor an

Dosierung

- Nur noch die orale Anwendung ist zugelassen
- Folgende Dosen sind wirkungsäquivalent: 1 Kapsel (192 mg), 5 ml Mixtur (1 ml = 50 mg)
- Clomethiazol-Kapseln sind mit reichlich Flüssigkeit einzunehmen und sollen nicht zerkaut werden
- Akute Entzugserscheinungen bei chronischer Alkoholabhängigkeit (Prädelir oder Delir): Beginn mit 2–4 Kapseln. Wenn die Sedierung nicht in 30–60 Min. erreicht wird, können zusätzlich 2 Kps. gegeben werden (nicht mehr als 6–8 Kps. in 2 Std.). Weiterführung der Behandlung mit 2 Kps. alle 2 Std. (nicht mehr als 36 Kps. in 24 Stunden); bei Besserung der Symptomatik schrittweise Reduktion der Dosis. Die Behandlung sollte unter ausschleichender Dosierung in spätestens 10–14 Tagen abgeschlossen sein (Abhängigkeitspotenzial von Clomethiazol)
- Schlafstörungen und Störungen des Schlaf-Wach-Rhythmus im höheren Lebensalter: als Anfangsdosis 2 Kps. vor dem Schlafengehen. Wenn nötig, können nach 30–60 Min. weitere 2 Kps. verabreicht werden
- Verwirrtheits-, Erregungs- und Unruhezustände, sowie Verhaltensstörungen im Rahmen des hirnorganischen Psychosyndroms bei Patienten im höheren Lebensalter: 3-mal 1–2 Kps. über den Tag verteilt

Nebenwirkungen

Orale Anwendung

- Müdigkeit, Benommenheit, Kopfschmerzen
- Magenschmerzen, Sodbrennen, Übelkeit, Erbrechen
- Gelegentlich zu Beginn der Behandlung Brennen in Hals und Nase, Schnupfengefühl und Hustenreiz
- In selteneren Fällen Niesreiz und Tränen der Augen, Bindehautentzündung
- Juckreiz, Hautausschläge (Exanthem, Nesselsucht), vereinzelt Blasenausschläge
- Zunahme der Speichel- und Bronchialsekretion, Gefahr der Atemdepression
- Anstieg der Serumtransaminasen, Ikterus, cholestat. Hepatitis
- Abhängigkeitsentwicklung bei Behandlung > 14 Tage
- Vereinzelt Gesichtsödem, allergische oder anaphylaktische Reaktion, Schock
- Schwangere: Hitzegefühl im Gesicht, Abnahme der Körpertemperatur

Hypnotika

| **Kontraindikationen** | • Verdacht auf Schlafapnoesyndrom
• Zentral verursachte Atemstörungen
• Akute Intoxikation mit ZNS-dämpfenden Pharmaka |

| **Anwendungsbeschrän-kungen** | • Eingeschränkte Leber- oder Nierenfunktion
• Portokavaler Shunt
• Gleichzeitige Gabe von Diazoxid (während Schwangerschaft)
• Restriktive und obstruktive Ventilationsstörungen, akute Bronchial- oder Lungenerkrankungen
• Wegen des Glukosegehalts der Infusionslösung: akuter Schlaganfall
• Anamnestisch bekannte Clomethiazol-Abhängigkeit |

| **Vorsichtsmaßnahmen** | • Die Behandlung findet in der Regel stationär statt; nur in Ausnahmefällen wird die Medikation dem Patienten mitgegeben
• Atemfunktion, Blutdruck und Puls regelmäßig überwachen
• Vorsicht bei Hypotonie und Bradykardie |

| **Überdosierung** | • Symptome einer Überdosierung: Atemdepression, massive Hypotonie, komatöse Zustände, Herzstillstand, Einschränkung der Leberfunktion (Fälle mit tödlichem Ausgang wurden berichtet), postnatale Atemdepression des Neugeborenen
• Behandlung: Freihaltung der Atemwege, Sauerstoffzufuhr, Kreislaufunterstützung, Patieten sollten intubiert werden, verstärkte Speichelsekretion (Absauggerät bereithalten); evtl. Atropin-Gabe bei bedrohlicher Bradykardie, evtl. forcierte Diurese oder Hämodialyse (Hämoperfusion ist wirkungslos) |

| **Behandlung von älteren Patienten** | • Auf Atemdepression, Hypotonie und andere Nebenwirkungen achten |

| **Schwangerschaft** | • Strenge Indikationsstellung. Clomethiazol ist placentagängig. Eine keimschädigende Wirkung ist bislang nicht bekannt |

| **Stillzeit** | • Strenge Indikationsstellung |

| **Hinweise für die Pflege** | • Die Dosis nach Absprache mit dem Arzt anpassen. Bei starker Sedierung reduzieren, bei Delirzeichen erhöhen
• Atemfunktion, Blutdruck und Puls regelmäßig überwachen |

| **Hinweise für Patienten** | • Die gleichzeitige Einnahme von Alkohol kann lebensgefährlich sein
• Ein nicht behandeltes Alkoholentzugsdelir kann lebensbedrohliche Folgen haben |

| **Wechselwirkungen** | • Schmerzmittel, Barbiturate, Psychopharmaka oder andere zentral dämpfende Substanzen (Wirkungsverstärkung)
• Cimetidin (Wirkungsverstärkung bzw. Wirkungsverlängerung)
• Diazoxid (Beeinträchtigung der Atem-, Herz- u. Kreislauffunktion des Neugeborenen)
• Die gleichzeitige Einnahme von Alkohol kann lebensbedrohliche Auswirkungen haben
• Die gleichzeitige Einnahme von Carbamazepin und Clomethiazol erfordert evtl. höhere Dosen, wahrscheinlich durch verstärkte Ausscheidung von Clomethiazol
• Bradykardie bei gleichzeitiger Einnahme von Propranolol
• Verminderung der Plasmaclearance von Chlorzoxazon |

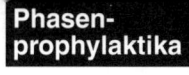

PHASENPROPHYLAKTIKA

Klassen

Lithiumsalze
Antikonvulsiva
- Carbamazepin
- Valproinsäure (Valproat)
- Gabapentin
- Lamotrigin
- Topiramat
- Clonazepam

L-Tryptophan

Allgemeine Bemerkungen

- Die Rezidivprophylaxe bipolarer affektiver Störungen mit Lithiumsalzen ist am besten belegt
- Die Rezidivprophylaxe mit Valproinsäure, Gabapentin, Lamotrigin, Clonazepam und L-Tryptophan ist wissenschaftlich noch nicht ausreichend abgesichert
- Wegen einer möglichen Abhängigkeitsentwicklung sollte Clonazepam nur in anderweitig therapieresistenten Fällen angewendet werden

Tabelle 44. Phasenprophylaktika: Übersicht

	Carbamazepin	Clonazepam	Lithium	L-Trytophan	Valproat	Gabapentin	Lamotrigin	Topiramat
Pharmakokinetik								
Dosisbereich (mg/ Tag)	300–1600	6–24 (akut) 2–8 (Erhaltungstherapie)	900–2400 (akut) 400–1200 (Erhaltungstherapie)	bis zu 16 g	730-3000 (Höchstdosis: 60 mg/kg/Tag)	900–3600	100–500	50–400
Empfohlener Plasmaspiegel	17–54 µmol/l (4–12 µg/ml)	Niedrige Korrelation	akut: 0,8–1,2 mmol/ l (0,8 mEq/l)	Niedrige Korrelation	350–800 µmol/l (50–115 µg/ml)	Keine Korrelation	Keine Korrelation	
Halbwertszeit (Stunden)	16–24	20–40	8–35	16	6–16	5–7	33 (Eindosierung), 26 (Dauergabe)	19–23
Abbauendes CYP-450-Enzym[a]	1A3, 3A4[m], 2C8, 2C9	3A4, 2B4, 2E	– (über die Niere ausgeschieden)	?	2C9, UGT	– (wird über Niere ausgeschieden)	Inhibition von 3A4, 2C19	–
CYP450-Wirkung[b]	Induktion von 1A2, 3A4[p], 2C9, 2B6	Inhibition von 2B4	–	?	Inhibition von 2D6[w], 2C9	–		–
Indikationen/ Wirkung								
Manie[c]	++ (50–70%) (+++ mit Lithium)	++ (44–66%) (+++ mit Neuroleptikum oder Lithium)	+++ (46–80%) (+++ mit Carbamazepin oder Valproat)	+ (++ mit Lithium)	++ (50–70%) (+++ mit Lithium, Carbamazepin oder Neuroleptikum)	+/- (Bipolar II) Daten widersprüchlich	+/- (widersprüchliche Daten)	+/- nur in Kombination

Fortsetzung nächste Seite

	Carbamazepin	Clonazepam	Lithium	L-Trytophan	Valproat	Gabapentin	Lamotrigin	Topiramat
Depression[d]	++ (30–60 %) (+++ mit Antidepressivum)	+	++ (bis zu 50 %) (+++ mit Antidepressivum)	+ (+++ mit Antidepressivum)	++ (20–66 %) (+++ mit Antidepressivum)	–	+ (Bipolar I)	+ (vorläufige Kombination)
Manisch-depressive Mischzustände bzw. dysphorische Manie[e]	++	–	+ (30–40 %)	–	+++ (72–89 %)	+ (offene Studien, Zusatzmedikation)	+	+ (vorläufige Daten)
Prophylaxe der bipolar-affektiven Störung[f]	++ (bis zu 65 %) (+++ mit Lithium)	+	++ (30–74 %) (+++ mit Carbamazepin oder Valproat)	+ (++ mit Lithium)	++ (bis zu 77 %) (+++ mit Lithium)	+ (offene Studien, Zusatzmedikation)	+/– (Daten widersprüchlich)	
Bipolar-affektive Störung mit rapid cycling	+	+	+ (20–30)	–	+++ (bis zu 88 %)	+ (offene Studien, Zusatzmedikation)	+ (Bipolar II)	+ (Ultrarapid cycling)
Nebenwirkungen								
Allgemein (akut)	Sedierung, Ataxie, Verschwommensehen, Sprechstörungen, kognitive Einschränkungen, Hautausschlag	Sedierung, Ataxie, Gedächtnisstörungen	Gastrointestinale Störung, Polyurie, Polydypsie, kognitive Einschränkungen, Gewichtszunahme, Ödeme, Verstärkung von Hauterkrankungen	Sedierung, gastrointestinale Störungen, Kopfschmerzen	Sedierung, gastrointestinale Störungen, Tremor, kognitive Einschränkungen, Gewichtszunahme, Alopezie, Menstruationsstörungen	Sedierung (19 %), Müdigkeit, Amnesie, Juckreiz, Nervosität, Angst, Mundtrockenheit (2 %), Obstipation, Übelkeit	Sedierung, Asthenie, Agitiertheit, Insomnie, schneller Wechsel in Manie, Kopfschmerzen, Tremor, Ataxie (22 %), Koordinationsstörungen, Myalgie, Arthralgie	Kopfschmerzen, Müdigkeit, Schwindel, Ataxie, Sprachstörung, Nystagmus, Parästhesie, Ängstlichkeit, Übelkeit, Gewichtsverlust, Benommenheit, psychomotorische Verlangsamung, Nervosität, Gedächtnisstörung, Verwirrtheit, Depression, Konzentrationsstörung, Doppelbilder, Sehstörung, Appetitlosigkeit, psychotische Symptome, Geschmacksveränderungen, Agitation, emotionale Labilität, Koordinationsstörung, Apathie, abdominelle Beschwerden, Asthenie, Tremor

Fortsetzung nächste Seite

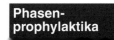

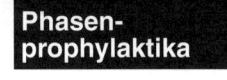
Phasen-prophylaktika

	Carbamazepin	Clonazepam	Lithium	ʟ-Trytophan	Valproat	Gabapentin	Lamotrigin	Topiramat
Chronische oder schwerwiegende Nebenwirkungen	Knochenmarksdepression, Augenveränderungen, SIADH (Hyponatriämie)	Paradoxe Erregung, Verwirrtheit und Desorientierung, Toleranzentwicklung, Absetzeffekte, Suchtauslösung	Hypothyreose, Nierenschäden, EKG-Veränderungen, Hyperparathyreodismus, Hyperkalziämie	–	Endokrine Störungen (bei Frauen), Thrombozytopenie, Leukopenie, Hyperammoniakämie, hepatische Toxizität, Stevens-Johnson-Syndrom	Leukopenie (1 %), Purpura, Tremor (7 %), Ataxie, Koordinationsstörungen, Dysarthie, Myalgie, Depression, Gewichtszunahme, Hypo-Hypertonie	Verstopfung, Übelkeit, Durchfall, Ösophagitis, Atemnot, Schwindelgefühl (38 %), Überleitungsstörungen, Hautausschlag (25 %), Stevens-Johnson-Syndrom, Selten Erythema multiforme, toxische Epidermiolyse, Hypersensitivitätssyndrom, Hämatenesis (selten), hämolytische Anämie, Panzytopenie, Menstruationsstörungen, Vaginitis, Dysmenorrhoe, langsame Aufdosierung (25 mg/Woche) reduziert dermatologische Nebenwirkungen	Leukopenie, Myopie, Nephrolithiasis, (bei Kindern:) Hyperkinesien, Halluzination, Verhaltensauffälligkeiten, Speichelfluss
Überdosierung								
	Bei Plasmawerten über 50 µmol/l: Blutdruckveränderungen, EKG-Veränderungen, Sedierung, Desorientierung, gastrointestinale Störungen, neurologische Nebenwirkungen, Carbamazepin absetzen	Hohe therapeutische Breite; Hypotonie, Atemdepression	Bei Lithiumspiegeln über 1,2 mmol/l (gelegentlich auch bei niedrigeren Spiegeln): Ataxie, großschlägiger Tremor, Verwirrtheit, Sprechstörung, Diarrhoe, bei Progression Lithium absetzen	Hohe Dosen können zu Erbrechen und Serotonin-Syndrom führen	Bei Plasmaspiegeln über 1000 µmol/l: Blutdruck- und EKG-Veränderungen, Myoklonien, Atemdepressionen, Blutbildveränderungen; bei Progression Valproat absetzen	Doppelbilder, verwaschene Sprache, Schwindel, Lethargie, Durchfall, jeweils mit Erholung aller bek. Fälle. Gabapentin kann hämodialysiert werden	Kann zu Koma führen, kein Antidot bekannt, nur symptomatische Maßnahmen möglich	Kopfschmerzen, Agitation, Schläfrigkeit, Lethargie, metabolische Azidose, Hypokaliämie, Koma, Status epilepticus. Behandlung: Magenspülung innerhalb 60 min, Aktivkohle, Hämodialyse

Fortsetzung nächste Seite

	Carbamazepin	Clonazepam	Lithium	L-Trytophan	Valproat	Gabapentin	Lamotrigin	Topiramat
Kontrolluntersuchungen								
Vor Behandlungs-beginn	Blutbild mit Thrombozyten und Differenzial-blutbild Elektrolyte Leberfunktionen EKG (bei Patienten über 45 oder mit kardialer Vorschädigung)	–	1. Elektrolyte, 2. Hb, Hkt, weißes und Differenzial-blutbild, 3. TSH, T4, 4. Harnstoff-N, Kreatinin, 5. Kalzium, 6. Parathormon, EKG (bei Patienten über 45 oder mit kardialer Vorschädigung)	–	1. Blutbild mit Thrombozyten und Differenzial-blutbild, 2. Leberfunktionen	Nicht erforderlich	Nicht erforderlich	Nicht erforderlich
Während der Behandlung	Vollständiges Blutbild monatlich, später 4mal pro Jahr Serumelektrolyte alle 6 Monate	–	(2) und (3) alle 6 Monate wiederholen (4) alle 12 Monate (5) alle 2 Jahre (6) alle 5 Jahre	–	(1) und (2) monat-lich für 6 Monate, dann alle 6 Monate	Nicht erforderlich	Nicht erforderlich	Nicht erforderlich
Plasmaspiegel-bestimmungen	5 Tage nach Beginn der Behandung und 5 Tage nach Dosisänderung oder An- oder Absetzen einer Zusatzmedikation (siehe Wechel-wirkungen, Seite 187)	–	5 Tage nach Beginn der Behandlung und 5 Tage nach Dosis-änderung oder An- oder Absetzen einer Zusatzmedikation (siehe Wechselwir-kungen Seite 181)	–	5 Tage nach Beginn der Behandlung und 5 Tage nach Dosis-änderung oder An- oder Absetzen einer Zusatzmedikation (siehe Wechselwir-kungen Seite 192)	Nicht erforderlich	Nicht erforderlich	Nicht erforderlich

Schlüssel: – = keine, + = geringe, ++ = mittelgradige, +++ = gute Wirkung, UGT = Uridindiphosphat-Glucuronosyl-Transferase, [a] Cytochrom-P450-Isoenzyme, die am Abbau des Medikaments beteiligt sind, [b] Wirkung auf CYP-450-Enzyme, [c] bei akuter Manie sind Rezidivprophylaktika geringer wirksam als Neuroleptika oder bilaterale Elektrokonvulsionstherapie, [d] bei Depressionen sind Rezidivprophylaktika weniger wirksam als Antidepressiva oder Elektrokonvulsionstherapie, [e] bei gemischten manisch-depressiven Zuständen sind Rezidivprophylaktika weniger wirksam als Elektrokonvulsionstherapie, [f] Rezidiv-prophylaktika sind die erste Wahl bei der Verhütung bei bipolaren-affektiven Störungen; bei therapierefraktären Fällen können sie miteinander kombiniert werden, [m] Hauptabbauweg, [p] starker Effekt, [w] schwache Inhibition.

Phasen-prophylaktika

Lithium

Verfügbare Substanzen

Lithiumsalz	Darrei-chungs-form	1 Tabl./Amp. enthält mg	entspricht Li⁺/mmol	Handelsnamen Deutschland	Handelsnamen Österreich	Handelsnamen Schweiz
Lithiumacetat	Tbl.	536	8,1	Quilonum®	Quilonum®	Quilonum®
-aspartat	Tbl.	500	3,2	Lithium-Aspartat®	—	—
-carbonat	Tbl.	150	4	leukominerase®	—	—
-carbonat	Tbl.	295	8,1	Lithium „Apogepha"®	—	—
-carbonat	Tbl.	300	8,1	—	Neurolepsin®	—
-carbonat	Retardtbl.	400	10,8	Hypnorex®	—	Priadel®
-carbonat	Tbl.	450	12,2	LI 450 Ziethen®	—	—
-carbonat	Retardtbl.	450	12,2	Quilonorm retard®	Quilonorm retard®	Quilonorm retard®
-citrat	Tbl.	564	6	—	—	Litarex®
-glukonat	Trinkamp.	1000/2000	5/10	—	—	Neurolithium®
-sulfat	Retardtbl.	330	6	Lithium-Duriles®	—	—
-sulfat	Tbl.	660	12	—	—	Lithiofor®

Indikationen

Zugelassene Indikationen:
- Langzeitbehandlung und Prophylaxe manisch-depressiver und schizoaffektiver Störungen (Verhinderung oder Abschwächung von manischen oder depressiven Episoden)
- Behandlung der akuten Manie
- Migräne und Cluster-Kopfschmerz

Weitere Indikationen:
- Kann die Wirkung der Antidepressiva bei Depressionen oder Zwangserkrankungen verstärken
- Sekundäre affektive Symptome bei hirnorganischen Psychosyndromen
- Behandlung von chronischer Aggressivität, antisozialem Verhalten und Impulsivität
- Kann Unruhe und Erregung bei bis zu 50 % der schizophrenen Patienten günstig beeinflussen
- Kann bei bipolaren Störungen Suizidalität reduzieren

Allgemeine Hinweise
- Wirkt am besten bei „klassischer" Manie (bis zu 80 %). Weitere Prädiktoren einer Response sind: Ansprechen auf Lithium bei Verwandten 1. Grades, geringe Anzahl früherer manischer oder depressiver Episoden, komplette Remission im Intervall
- Weniger gutes Ansprechen bei Patienten mit gereizter oder psychotischer Manie oder manisch-depressiven Mischzuständen (30–40 %), rapid cycling (20–30 %), bei Patienten mit vielen vorangegangenen manischen Episoden, bei Adoleszenten und bei Patienten mit Substanzmissbrauch

Pharmakologie
- Der exakte Mechanismus der Lithiumwirkung ist unbekannt; es wird postuliert, dass Lithium Katecholaminrezeptoren stabilisieren, kalziummodulierte intrazelluläre Funktionen verändern sowie die GABA-Aktivität erhöhen kann. Lithium blockiert die Fähig-

keit von Neuronen, normale Spiegel des „second messenger"-Systems (Phosphatidylinositol) wiederherzustellen, wobei das Ansprechen der Neuronen auf muskarinische, cholinerge, α-adrenerge und andere Stimuli vermindert wird
- Eine wirksame Lithiumtherapie erfordert das Erreichen eines Plasmaspiegels, der relativ nah an toxische Konzentrationen heranreicht
- Bei der Akutbehandlung der Manie tritt die Wirkung erst nach 10–14 Tagen ein; deshalb wird bei der Akutbehandlung in der Regel einer Neuroleptikabehandlung der Vorzug gegeben

Dosierung

- Die Dosierung richtet sich nach Plasmaspiegelbestimmungen: eine langsame Auftitrierung wird empfohlen, um die Nebenwirkungen auf ein Minimum zu reduzieren
- Akutbehandlung: 900–2400 mg/Tag (0,8–1,2 mmol/l)
- Erhaltungsdosis: 400–1200 mg/Tag (0,6–1,0 mmol/l)
- Bei gut eingestellten Patienten ist eine einmal tägliche Dosis vorzuziehen (wenn die Nebenwirkungen toleriert werden)
- Patienten, die im Hinblick auf Nebenwirkungen (z.B. Tremor, häufiges Wasserlassen, gastrointestinale Beschwerden) empfindlich auf Plasmaspiegelspitzen reagieren, können von der Gabe von Retard-Präparaten profitieren (z.B. Quilonum retard®, Hypnorex retard®)

Pharmakokinetik

- Maximaler Plasmaspiegel nach 1,5–2 Stunden (Retardpräparate: 4 Stunden)
- Halbwertszeit: 8–35 Stunden. Die einmal tägliche Gabe wird bevorzugt (verbesserte Compliance, geringeres Harnvolumen, geringere Nierentoxizität). Die Halbwertszeit steigt mit der Dauer der Therapie an (z.B. nach einjähriger Therapie auf bis zu 58 Stunden)
- Patienten mit einer akuten manischen Episode scheinen eine erhöhte Lithiumtoleranz zu haben
- Lithium wird primär über die Niere ausgeschieden; deshalb ist eine ungestörte Nierenfunktion eine wichtige Voraussetzung, um eine Lithiumakkumulation und Intoxikation zu verhindern. Die Nierenclearance korreliert signifikant mit dem Körpergewicht. Es besteht eine enge Beziehung zwischen der Stärke einer Dehydration und der renalen Clearance
- Monitoring: erste Plasmaspiegelbestimmung 5 Tage nach Therapiebeginn (bei vermuteter Überdosierung früher). Spiegelkontrolle zweimal pro Woche während der ersten 2 Wochen, einmal wöchentlich innerhalb der nächsten zwei Wochen, danach nach klinischem Ermessen (mindestens alle 6 Monate). Erneute Plasmaspiegelbestimmung bei Dosiserhöhung oder Verordnung zusätzlicher Medikamente. Die Spiegelbestimmung sollte jeweils 9–13 Stunden nach der letzten Dosierung durchgeführt werden

Nebenwirkungen

1. ZNS-Nebenwirkungen

- Allgemeine Schwäche (bis zu 33 %), Müdigkeit, Abgeschlagenheit und Unruhe sind in der Regel vorübergehend und treten gleichzeitig mit Konzentrationsspitzen auf
- Schwindel (Abhilfe: Medikament zum Essen einnehmen, Verwendung eines Retardpräparates, um Konzentrationsspitzen zu vermeiden)
- Kognitive Störungen, Verwirrtheit, verwaschene Sprache, Ataxie (Verdacht auf Lithiumüberdosierung)
- Neuromuskuläre Nebenwirkungen: Koordinationsstörungen, feinschlägiger Tremor (bis 65 %); häufiger bei hoher Dosierung oder bei Kombination mit Antidepressiva, Neuroleptika, exzessivem Kaffeekonsum und bei Alkoholismus. Die Tremorhäufigkeit lässt mit der Zeit nach (Abhilfe: Dosisreduktion; Betablocker, z.B. Propranolol oder Atenolol). Ein grobschlägiger Tremor kann Zeichen einer Lithiumintoxikation sein. Zahnradphänomen oder Choreoathetose können auftreten
- Bei Patienten unter Lithiumtherapie, die mindestens sechs Monate lang keine Neuroleptika erhalten haben, traten Fälle von Spätdyskinesien auf

Phasen-prophylaktika

Phasen-Prophylaktika

- Selten: epileptische Anfälle
- Kopfschmerzen, selten Papillenödem, erhöhter Hirndruck (Pseudotumor cerebri)

2. Gastrointestinale Nebenwirkungen

- Gastrointestinale Nebenwirkungen hängen wahrscheinlich mit Konzentrationsspitzen zusammen und entstehen durch schnelle Resorption der Lithiumionen. Sie bilden sich nach ein paar Wochen vollständig zurück. Falls sie zu einem späteren Zeitpunkt der Therapie auftreten, besteht der Verdacht auf eine Überdosierung
- Übelkeit (bis zu 50 %), abdominale Schmerzen (Abhilfe: Einnahme zu den Mahlzeiten oder Umstellen auf Retardpräparate)
- Erbrechen (bis zu 50 %). Abhilfe: Dosierung über den Tag hinweg verteilen, Umstellen auf ein Retardpräparat
- Durchfall (bis zu 20 %). Retardpräparate können diese Nebenwirkungen verstärken (Abhilfe: Wechsel zu einem Nicht-Retard-Präparat). Zusätzliche Gabe von Loperamid (Imodium®) bei Bedarf
- Metallischer Geschmack, Mundtrockenheit, Schleimhautulzerationen (selten)
- Gewichtszunahme (bis 30 %) entsteht möglicherweise durch Flüssigkeitsretention oder endokrine Mechanismen (Behandlung: Kalorienaufnahme einschränken). Die mittlere Gewichtszunahme bei Lithiummonotherapie beträgt 7,5 kg (eventuell mehr bei Kombination mit anderen Medikamenten, besonders einigen Neuroleptika) und ist dosisabhängig

3. Kardiale Nebenwirkungen

- EKG-Veränderungen: in 20–30 % benigne T-Wellenveränderungen bei therapeutischer Dosierung. Vorsicht bei Patienten mit vorbestehenden Herzerkrankungen. Sinusknotendysfunktionen können bei Lithium-Carbamazepin-Kombination, bei hohen Lithium-spiegeln, bei älteren Patienten und bei Kombination mit anderen Medikamenten, die die Überleitung beeinflussen können, auftre-ten

4. Renale Nebenwirkungen

- Nach mehrjähriger Einnahme möglich
- Bei Polyurie und Polydipsie (bis zu 40%) Flüssigkeits- und Elektrolytüberwachung; reversibel bei Absetzen (Kaliumsparende Diu-retika können indiziert sein). Retardpräparate beeinträchtigen die Harnkonzentrationsfunktion. Veränderungen der distalen Tubulusfunktion bis hin zur fehlenden Harnkonzentration (nicht immer reversibel) und chronische fokalen interstitiellen Nephritis sind möglich
- Reduzierte glomeruläre Filtrationsrate bei langfristiger Behandlung möglich (21 % der Patienten nach 15-jähriger Therapie)
- Folgende histologische Veränderungen können auftreten: a) interstitielle Fibrose, tubuläre Atrophie und Glomerulosklerose (bei 26 % der Patienten mit über 2-jähriger Behandlung), insbesondere bei Patienten mit schon gestörter Harnkonzentrationsfähigkeit; b) distale Tubulusdilatation und makrozystische Formationen

5. Dermatologische Nebenwirkungen

- Hautausschlag, Juckreiz. Exazerbation einer Psoriasis (letztere kann auf Inositol bis zu 6 g/Tag ansprechen)
- Akne (Behandlung: Pyridoxin [Vitamin B_6] 2x50 mg, Zinksulfat 2x100 mg/Tag oder β-Caroten [Carotaben®] 25.000 IU Einheiten/Tag)
- Trockenes, dünnes Haar; Farb- und Strukturveränderungen

6. Endokrine Nebenwirkungen

- Bei chronischer Behandlung: Hypothyroidismus – Risiko bei „Rapid Cyclern" erhöht (Überwachung des TSH-Spiegels; evtl. L-Thyroxin-Therapie erforderlich)
- Struma (nicht unbedingt im Zusammenhang mit Hypothyreose (häufiger in Jodmangelgebieten))
- Hyperparathyroidismus mit Hyperkalzämie bei 10–40 % der Patienten unter Langzeittherapie; kann zu Überleitungsstörungen führen
- Nach Fallberichten unregelmäßiger oder verlängerter Menstruationszyklus

| **7. Andere Nebenwirkungen** | • Verschwommensehen (kann mit dem Spitzenplasmaspiegel korrelieren); Abnahme der retinalen Lichtempfindlichkeit |

- Verschwommensehen (kann mit dem Spitzenplasmaspiegel korrelieren); Abnahme der retinalen Lichtempfindlichkeit
- Sexuelle Dysfunktionen (bis zu 10 %): Libidoverlust, erektile Dysfunktion, Priapismus, verminderte Spermamotilität
- Wundsein und Ulzeration der Genitalien (selten)
- Ödeme (Überwachung der Natriumkonzentration)
- Anämie, Leukozytose, Leukopenie oder Albuminurie, selten aplastische Anämie oder Agranulozytose
- Polyarthritis (selten)

Absetzphänomene

- Selten: Angst oder emotionale Instabilität bei abruptem vollständigem Absetzen
- Abruptes Absetzen kann das Rückfallrisiko erhöhen
- Nach abruptem Absetzen kann es bei vorher stabilen Patienten in 50 % zu manischen oder depressiven Episoden innerhalb von 3 – 5 Monaten kommen

Vorsichtsmaßnahmen

- Eine gute Nierenfunktion, adäquate Salz- und Flüssigkeitszufuhr sind wesentliche Voraussetzungen für die Behandlung
- Ein starker Natriumverlust (z. B. durch Erbrechen, Diarrhoe, Einnahme von Diuretika usw.) führt zu erhöhter Lithiumretention und möglicherweise zu toxischen Konzentrationen. Niedrigere Dosierung bei Patienten mit Salzrestriktion notwendig (dies gilt auch für niedrigkalorische Diäten)
- Starkes Schwitzen kann zu erniedrigten Lithiumspiegeln und damit zu Wirkungsverlust führen
- Vorsicht bei älteren Patienten, da die Lithiumausscheidung mit dem Alter abnimmt (eventuell niedriger dosieren)
- Es gibt Hinweise, dass eine Elektrokonvulsionstherapie (EKT) die Lithiumtoxizität erhöhen kann; daher wird ein Absetzen der Lithiumgabe vor und während der EKT empfohlen
- Die Neuroleptika- und Lithiumdosis sollte wegen möglicher Neurotoxizität nicht rasch gleichzeitig erhöht werden

Kontraindikationen

- Hirnschädigungen
- Nierenerkrankungen
- Herz-/Kreislauferkrankungen
- Kachexie

Überdosierung

Leicht

- Bei Lithiumspiegeln von 1,5 – 2 mmol/l; kann auch gelegentlich bei Spiegeln im Normbereich auftreten
- Entwickelt sich langsam über mehrere Tage
- Symptome: Ataxie, grobschlägiger Tremor, Verwirrtheit, Diarrhoe, Schwindel, Faszikulationen und verwaschene Sprache
- Behandlung: Lithium absetzen

Mittelgradig bis schwer

- Lithiumspiegel über 2 mmol/l
- Symptome: Koma, Hyperreflexie, Muskeltremor, Streckkrämpfe, Arrhythmie, Hyper- oder Hypotonie, EKG-Veränderungen, peripheres Kreislaufversagen, epileptische Anfälle; in Einzelfällen akute tubuläre Nekrose (Nierenversagen)
- Eine Lithium-Intoxikation kann sich auch als katatoner Stupor manifestieren
- Todesfälle sind berichtet worden; bei Überschreiten eines Lithiumspiegels von 4 mmol/l ist die Prognose schlecht

Behandlung

- Symptomatisch: Flüssigkeit und Elektrolytbalancierung, langsame Natriumsubstitution
- Der Lithiumspiegel kann durch forcierte Diurese, längere Peritonealdialyse oder Hämodialyse gesenkt werden

Phasen-prophylaktika

Phasen-prophylaktika

- Die Ausscheidung kann durch i.v.-Gabe von Harnstoff, Natriumbikarbonat, Acetazolamid oder Aminophyllin beschleunigt werden
- Krampfanfälle können durch kurzwirksame Barbiturate (z. B. Thiopental-Natrium) behandelt werden

Behandlung von Kindern

- Lithium wurde bei chronischen aggressiven Verhaltensstörungen, bipolaren Störungen, periodischen Affekt- und Verhaltensänderungen und Autismus erfolgreich eingesetzt
- Kürzere Halbwertszeit und schnellere Clearance als bei Erwachsenen
- Plasmaspiegel sollten zwischen 0,6 und 1,2 mmol/l liegen
- Überprüfen Sie alle 6–12 Monate die Schilddrüsen-, Herz-, und Nierenfunktionen
- Lithium kann die Knochendichte durch eine Veränderung der Parathormonkonzentration reduzieren
- Die häufigsten Nebenwirkungen im Kindesalter sind: Übelkeit, Erbrechen, Polyurie, Enuresis und Ataxie

Behandlung von älteren Patienten

- Eine normale Nierenfunktion sowie adäquate Salz- und Flüssigkeitszufuhr sind Voraussetzungen für die Behandlung. Die Lithiumausscheidung ist im Alter reduziert
- Therapiebeginn mit niedrigen Dosierungen, Bestimmung des Plasmaspiegels
- Nebenwirkungen (insbesondere Tremor) sind häufiger und können schon bei niedrigeren Plasmaspiegeln auftreten
- Bei älteren Patienten besteht ein höheres Risiko für Neurotoxizität und kognitive Beeinträchtigungen, auch bei therapeutischen Spiegeln

Schwangerschaft

- In der Schwangerschaft ist die Lithiumgabe zu vermeiden (besonders im ersten Trimenon); kardiovaskuläre Malformationen möglich (in 0,05–0,1 % Auftreten eines Ebstein-Syndroms)
- Die Lithiumclearance kann in der Schwangerschaft wegen einer gesteigerten glomerulären Filtrationsrate um 50–100 % erhöht sein. Nach der Geburt stellen sich wieder normale Werte ein
- Die Einnahme von Lithium kurz vor dem Geburtstermin kann schwerwiegende Intoxikationen des Neugeborenen verursachen, die üblicherweise reversibel sind

Stillzeit

- Lithium geht in die Muttermilch über (30–100 % der mütterlichen Plasmakonzentration); vom Stillen während der Lithiumbehandlung (vor allem vor dem 5. Monat) wird abgeraten. Mögliche Symptome bei den Säuglingen: Lethargie, Hypothermie, Hypotonie, Zyanose, Herzgeräusche, T-Wellen-Veränderungen

Hinweise für die Pflege

- Bei Lithiumtherapie sollte der Patient genau überwacht werden
- Achten Sie auf Nebenwirkungen oder Symptome einer Überdosierung. Bei Verdacht auf Intoxikation absetzen und sofortige Verständigung eines Arztes
- Überwachen Sie die Flüssigkeitsein- und -ausfuhr. Ergänzen Sie entsprechend Flüssigkeit und Salz bei starkem Verlust durch Erbrechen oder Durchfall
- Um gastrointestinale Nebenwirkungen zu vermeiden, kann Lithium mit den Mahlzeiten eingenommen werden
- Wenn der Lithiumspiegel morgens bestimmt wird, sollte die nächste Lithiumgabe erst nach der Blutabnahme erfolgen
- Ausführliche Patienteninformationen: S. 334

Hinweise für Patienten

- Innerhalb der ersten Tage der Therapie können folgende Nebenwirkungen auftreten: Übelkeit, Durst, häufiges Wasserlassen und allgemeine Nebenwirkungen
- Achten Sie auf ausreichende und regelmäßige Flüssigkeits- und Nahrungsaufnahme

- Vermeiden Sie das Autofahren oder das Bedienen gefährlicher Maschinen, bis die Medikamentenwirkung sicher eingeschätzt werden kann
- Achten Sie auf Frühzeichen einer Überdosierung (Durchfall, Erbrechen, Schwindel, Muskelschwäche). Sollten diese Symptome auftreten, setzen Sie Lithium ab und verständigen Sie sofort einen Arzt
- Führen Sie ständig Ihren Lithiumpass mit sich
- Achten Sie selbst auf regelmäßige Bestimmungen des Lithiumwertes und Überwachung der Schilddrüsen- und Nierenfunktionen (mindestens alle 12 Monate). Nehmen Sie Ihre Lithiumdosis erst nach der morgendlichen Blutabnahme zur Lithiumbestimmung ein
- Setzen Sie das Medikament nicht ohne Rücksprache mit dem Arzt ab. Auch wenn jahrelang keine Symptome mehr aufgetreten sind, kann es nach dem Absetzen zu einem Krankheitsrückfall kommen
- Verzichten Sie auf übermäßigen Konsum von Kaffee oder Tee

Kontrolluntersuchungen

Zu Beginn der Behandlung und dann nach Maßgabe des behandelnden Arztes (Wiederholungsuntersuchungen s. u.)
1) Elektrolyte
2) Kleines Blutbild, Differenzialblutbild, BKS
3) TSH-basal, T_3, T_4
4) Harnstoff-N, Kreatinin
5) Kalzium
6) EKG bei Patienten über 45 Jahre oder mit kardialen Erkrankungen in der Anamnese
7) Parathormon (manchmal empfohlen)

Bei ambulanter Behandlung Wiederholung von (2) + (3) alle 6 Monate, (4) alle 12 Monate; (5) alle 2 Jahre; (6) alle 5 Jahre

Tabelle 45. Lithiumsalze: Wechselwirkungen

Substanzklasse	Beispiel	Wechselwirkung
ACE-Hemmer	Captopril, Enalapril, Lisinopril	Gesteigerte Lithiumtoxizität durch Hyponatriämie, Lithium-Plasmaspiegel im Mittel um 36 % erhöht
ACE-2-Hemmer	Valsartan	Berichte über Lithiumtoxizität, evtl. wegen reduzierter Aldosteronspiegel
Anästhetika	Ketamin	Gesteigerte Lithiumtoxizität durch Hyponatriämie
Antibiotika	Ampicillin, Doxycyclin, Tetracyclin, Spectinomycin	Verstärkte Lithiumwirkung und -toxizität aufgrund einer reduzierten renalen Clearance, bei Kombinationsbehandlung werden Spiegelkontrollen empfohlen
Antidepressiva Trizyklische, MAOH, RIMA	Amitriptylin u.a., Tranylcypromin, Moclobemid	Kann den durch Lithium verursachten Tremor verstärken Synergistischer antidepressiver Effekt bei behandlungsresistenten Depressionen
SSRI	Fluoxetin u.a.	Erhöhte Lithiumspiegel, dadurch verstärkte Neurotoxizität und serotonerger Überstimulation Additive Wirkungsverstärkung bei Depression und Zwangsstörungen
Antihistaminika	Terfenadin, Astemizol	Potenzierung einer QT-Verlängerung – Kombination vermeiden
Antihypertensiva	Amilorid, Spironolacton, Thiazide, Triamteren, Methyldopa Acetazolamid, Mannitol Betablocker: Propranolol, Oxprenolol	Verstärkte Lithiumwirkung und -toxizität wegen reduzierter Lithiumclearance Verstärkte renale Lithiumausscheidung, verminderte Wirkung Günstiger Effekt auf den lithiuminduzierten Tremor Propranolol vermindert die glomeruläre Filtrationsrate, 19 %ige Reduktion der Lithiumclearance

Fortsetzung nächste Seite

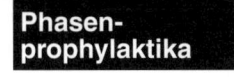

Substanzklasse	Beispiel	Wechselwirkung
Antikonvulsiva	Carbamazepin, Phenytoin, Valproat	Erhöhte Neurotoxizität beider Substanzklassen schon bei therapeutischer Dosierung. Synergistischer stimmungsstabilisierender Effekt bei Kombination mit Carbamazepin und Valproat. Valproat kann Intentionstremor verstärken
Benzodiazepine	Clonazepam	Erhöhte Inzidenz sexueller Dysfunktionen (bis zu 49 %) möglich
Jodsalze	Kalziumjodid	Kann durch synergistische Wirkung zu Hypothyreose führen. Kombination vermeiden!
Kalziumantagonisten	Verapamil, Diltiazem	Verstärkte Neurotoxizität beider Substanzen; erhöhtes Risiko von Bradykardien und Kardiotoxizität mit Verapamil
Kochsalz		Erhöhte Aufnahme führt zu verminderten Plasmaspiegeln, verminderte Aufnahme führt zu erhöhtem Plasmaspiegel des Lithiums
Koffein		Erhöhte renale Ausscheidung von Lithium. Kann den Lithium-induzierten Tremor verstärken
L-Tryptophan		Erhöhte Plasmaspiegel und gesteigerte Wirkung oder Toxizität von Lithium
Metronidazol		Verminderte renale Lithiumausscheidung führt zu erhöhten Plasmaspiegeln. Überwachung von Lithiumspiegel, Kreatinin, Elektrolyten und Osmolalität empfohlen
Neuroleptika	Haloperidol, Perphenazin	Neurotoxizität, auch bei therapeutischer Dosierung möglich. EPS können induziert oder verstärkt werden
	Clozapin	Möglicherweise erhöhtes Risiko einer Agranulozytose bei Kombinationsbehandlung mit Clozapin. Zwei Fälle von Anfallsauslösung bei der Kombination beobachtet
Nichtsteroidale Antiphlogistica (NSA)	Ibuprofen, Ketorolac, Indomethacin	Verstärkte Lithiumwirkung (um 12–66 %) und mögliche Toxizität aufgrund verminderter renaler Lithiumclearance, Spiegekontrollen in Einstellungsphase empfohlen
Muskelrelaxanzien	Succinylcholin (Suxamethonium), Pancuronium	Potenzierung der Muskelrelaxation
Theophyllin	Aminophyllin, Theophyllin	Verstärkte renale Lithium-Clearance und verminderter Plasmaspiegel (ca. 20 %), können den Lithium-induzierten Tremor verstärken
Trimethoprim + Sulfamethoxazol		Fallbericht einer Lithiumintoxikation
Triptane	Sumatriptan	Verstärkte serotonerge Wirkungen möglich, Patienten daraufhin überwachen

Carbamazepin

Verfügbare Substanz

Wirkstoff	Handelsname Deutschland	Handelsname Österreich	Handelsname Schweiz
Carbamazepin	Carba®, carba von ct®, Carbabeta®, Carbadura®, Carbaflux®, Carbagamma®, Carbamazepin AL®, Carbamazepin Heumann®, Carbamazepin-ratiopharm®, Carbamazepin AZU®, Carbamazepin-neuraxpharm®, Carbamazepin-RPh®, Carbamazepin STADA®, Carbamazepin-TEVA®, Carbium®, espa-lepsin®, Finlepsin®, Fokalepsin®, Stirtal®, Tegretal®, Timonil®	Carbamazepin-ABC®, Deleptin®, Neurotop®, Sirtal®, Tegretol®	Tegretol®, Timonil®

Indikationen

Zugelassene Indikationen:
- Rückfallprophylaxe affektiver Störungen, insbesondere bipolarer affektiver Störungen oder rapid cycling. In der Rückfallprophylaxe bipolarer Störungen bei 55–76 % der Patienten mit Lithiumresistenz wirksam
- Antikonvulsivum
- Schmerzsyndrome, insbesondere Trigeminus-Neuralgie, neuropathische Schmerzen

Weitere Indikationen:
- Depression
- Dystone Störungen bei Kindern
- Benzodiazepinentzug
- Alkoholentzugsbehandlung
- Unterstützung der Kokainentzugsbehandlung
- Impulskontrollstörungen (Monotherapie oder Kombination mit Lithium, Neuroleptika oder Betablockern)
- Kombination mit Neuroleptika zur Behandlung einer Negativsymptomatik bei Schizophrenie oder auch aggressiven Verhaltensstörungen
- Bei einigen Patienten wurden Panikattacken gebessert
- Möglicherweise wirksam bei der posttraumatischen Belastungsstörung
- Diabetes insipidus
- Verhaltensstörungen bei Demenz

Allgemeine Hinweise

- Positive Prädiktoren eines Ansprechens auf die Behandlung: manisch-depressive Mischzustände, rapid cycling, frühes Ersterkrankungsalter und negative Familienanamnese affektiver Erkrankungen
- Geringeres Ansprechen bei schweren Fällen von Manie oder rapid cycling

Pharmakologie

- Antikonvulsive Wirkung beruht auf Affinität zum GABA-Benzodiazepinrezeptorkomplex
- Blockiert spannungsabhängige Natriumkanäle und inhibiert hochfrequente repetitive Aktionspotenziale

Phasen-prophylaktika

Dosierung

- Übliche Dosis: 600–1600 mg/Tag (weniger bei Asiaten oder älteren Patienten).
- Beginn mit 200 mg/Tag in geteilten Dosen. Eine Methode zur Ermittlung der optimalen Dosierung ist: Steigerung um 100 mg zweimal wöchentlich, bis unerwünschte Nebenwirkungen auftreten; dann Reduktion der Dosis um 200 mg. Plasmaspiegel von 17–50 mmol/l (4–12 mg/ml) sind nur für die antikonvulsive, nicht aber für die psychotrope Wirkung gesichert; trotzdem kann dieser Spiegelbereich als Richtlinie zur Beurteilung der Compliance, der Verträglichkeit oder der Nebenwirkungen angesehen werden. Plasmaspiegel sollten zum Tiefpunkt bestimmt werden (d.h. die letzte Dosis sollte 9–13 Stunden vor der Spiegelbestimmung eingenommen worden sein; Beginn: 5 Tage nach Beginn der Behandlung, bei Verdacht auf Intoxikation früher)
- Retardpräparate können die Nebenwirkungen, die auf die Spitzenplasmaspiegel zurückzuführen sind (Doppelbilder und Schwindel) reduzieren

Nebenwirkungen

1. ZNS-Nebenwirkungen
- Benommenheit (bis zu 11 %), kognitive Störungen, Verwirrtheit
- Kopfschmerzen
- Ataxie (bis zu 50 %), Tremor (Behandlung: Propranolol), Parästhesien (bis zu 3 %), chronische Dyskinesie, akute dystone Reaktionen
- Kann zu einer Exazerbation einer Schizophrenie führen, besonders nach dem Absetzen

2. Anticholinerge Nebenwirkungen
- Verschwommenes Sehen, Mundtrockenheit, Verstopfung

3. Kardiovaskuläre Nebenwirkungen
- Schwindel
- Sinusknotenstörungen bei Lithium/Carbamazepin-Kombination möglich

4. Gastrointestinale Nebenwirkungen
- Übelkeit (bis zu 4 %)
- Gewichtszunahme

5. Andere Nebenwirkungen
- Schüttelfrost, Fieber
- Blutbildveränderungen, z. B. aplastische Anämie, transitorische Leukopenie (bis zu 10 %), persistierende Leukopenie (2 %), Eosinophilie, Thrombozytopenie, Purpura, Agranulozytose können gelegentlich auftreten und müssen zum sofortigen Absetzen des Medikaments führen. Wenn der Patient über Fieber, Halsschmerzen, Petechien und Hämatome berichtet, muss eine Laborkontrolle erfolgen. Auch mildere Formen von Blutbildveränderungen können auftreten. Die Medikation muss bei folgenden Werten kritisch beurteilt werden: Leukozyten unter $3000/\text{mm}^3$, Erythrozyten unter $4 \times 10^6/\text{mm}^3$, Thrombozyten $< 100\,000/\text{mm}^3$, Hb < 11 g/dl, Retikulozyten < 3 %, Eisen > 150 mg/dl
- Hautausschlag (10–15 %). Schwere Hautveränderungen können ein Hinweis auf eine Blutzellschädigung sein; eine Laborkontrolle ist erforderlich; die Fortsetzung der Therapie ist zu überdenken. Bei persistierendem Fieber die Beteiligung innerer Organe über-prüfen. In seltenen Einzelfällen Stevens-Johnson-Syndrom und toxische epidermale Nekrolyse
- Folgende Augenveränderungen können auftreten: Verschwommenes Sehen (bis zu 6 %), Doppelsehen (bis zu 16 %), Mydriasis, Ziliarmuskellähmung, Nystagmus, optische Halluzinationen, Ophthalmoplegie, okulogyre Krisen, Papillenödem und Linsenveränderungen. Zwei Fälle einer pigmentären Retinopathie wurden beobachtet
- In Einzelfällen hepatozellulärer und cholestatischer Ikterus
- Hyponatriämie und Wasserintoxikation (4–12 % Inzidenz); häufiger bei höheren Plasmakonzentrationen
- Sexuelle Störungen: Carbamazepin erniedrigt die freien Testosteronspiegel durch Enzyminduktion und erhöht den Anteil des gebundenen Testosterons. Bei Männern kann eine Libidoverminderung auftreten. Bei Frauen wurden bei 19 % Menstruationsstörungen festgestellt

- Carbamazepin kann die Thyroxinspiegel erniedrigen und die TSH-Response auf TRH vermindern
- Carbamazepin kann den Cholesterolspiegel erhöhen (vorwiegend HDL-Cholesterol)
- Selten: Akutes Nierenversagen, Osteomalazie, Splenomegalie, Lymphadenopathie, systemischer Lupus erythematodes

Pharmakokinetik

- Strukturell mit den trizyklischen Antidepressiva verwandt
- Maximale Plasmaspiegel 1–6 Stunden nach oraler Einnahme; maximale Blutspiegel werden nach 2–4 Tagen erreicht
- Plasmaproteinbindung 75 %
- Halbwertszeit zwischen 15–35 Stunden nach der oralen Einnahme bei Neueinstellung (10–20 Stunden bei chronischer Einnahme, da Carbamazepin seinen eigenen Abbau induziert; eine weitere Aufdosierung nach einigen Wochen ist in manchen Fällen erforderlich)

Vorsichtsmaßnahmen

- Vor Therapiebeginn sollten orientierende Laboruntersuchungen durchgeführt werden (s. u.)
- Carbamazepin induziert seinen eigenen hepatischen Metabolismus; deshalb sollten innerhalb der ersten zwei Monate wöchentliche Bestimmungen des Serumspiegels durchgeführt werden, später monatlich über einen Zeitraum von 6 Monaten, dann bei klinischem Anhalt (aber mindestens alle sechs Monate) oder bei einem Wechsel der Begleitmedikation
- Carbamazepin induziert den Abbau von anderen Medikamenten im Cytochrom P-450-Systems (siehe S. 187, Tabelle 46. Carbamazepin: Wechselwirkungen und S. 20, Tabelle 3. Wechselwirkungen im Cytochrom-P450-System)
- Wegen der anticholinergen Wirkung Vorsicht bei Patienten mit erhöhtem Augeninnendruck oder Harnverhalt
- Asiatische Patienten benötigen in der Regel niedrigere Dosen
- Eine Toleranzentwicklung wurde beschrieben
- Bei Auftreten von Hautveränderungen mit Fieber internistische Diagnostik durchführen (insbesondere Leberwerte, Blutbild, Urinanalyse etc.)
- Die Carbamazepin-Suspension sollte wegen der möglichen Bildung unlöslicher Präzipitate nicht mit anderen Suspensionen zusammen verabreicht werden

Kontraindikationen

- Patienten mit Herz-/Kreislauf-, Lebererkrankungen oder Blutbildungsstörungen in der Vorgeschichte
- Überempfindlichkeit auf trizyklische Substanzen (z. B. Antidepressiva, Neuroleptika)

Überdosierung

- Kann bei Plasmaspiegeln über 50 mmol/l auftreten. Bei Kindern können Zeichen einer Überdosierung wegen verstärkter Produktion toxischer Metabolite schon bei niedrigeren Serumkonzentrationen auftreten
- Die maximale Plasmakonzentration kann sich nach einer Überdosierung mit Verzögerung nach bis zu 70 Stunden einstellen
- Symptome:
  - Verwirrtheit, Blutdruckveränderung, Sinustachykardie, EKG-Veränderungen, Schwindel
  - Sedierung, Stupor, Unruhe, Orientierungsstörung, EEG-Veränderungen, Anfälle und Koma
  - Übelkeit, Erbrechen, verminderte gastrointestinale Motilität, Harnverhalt
  - Tremor, unwillkürliche Bewegung, Opisthotonus, Reflexe, Anomalitäten, Ataxie
  - Mydriasis, Nystagmus
  - Flush-Phänomen, Atemdepression, Zyanose
- Kein spezifisches Antidot verfügbar. Symptomatische Therapie empfohlen

Behandlung von Kindern

- Wird bei Kindern mit episodischem Kontrollverlust und aggressiven Verhaltensstörungen eingesetzt
- Dosis: 100–200 mg/Tag (Kdr. bis 1 J.), 200–400 mg/Tag (1–5 J.), 400–600 mg/Tag (6–10 J.), 600–1000 mg/Tag (11–15 J.) Beginn mit 100 mg in geteilten Dosen

Phasenprophylaktika

Phasen-prophylaktika

- Überwachung der Plasmaspiegel: Bei Kindern kann die Clearance im Vergleich zu Erwachsenen erhöht sein
- Bei Kindern können im Vergleich zu Erwachsenen auch schon bei niedrigen Serumkonzentrationen wegen verstärkter Produktion toxischer Metabolite Symptome einer Überdosierung auftreten. Fallberichte über Verhaltensstörungen, Manie und Verschlechterung von Tic-Phänomenen liegen vor
- Häufige Nebenwirkungen: unsicherer Gang, Schwindel, Doppelbilder, Sedierung, Übelkeit und Erbrechen

Behandlung von älteren Patienten

- Bei älteren Patienten werden niedrigere Dosen empfohlen (Plasmaspiegel: 17–34 mmol/l bzw. 4–8 mg/ml)
- Auf ZNS-Dämpfung und anticholinerge Wirkungen achten
- Vorsicht bei Kombination mit anderen ZNS-wirksamen oder anticholinergen Substanzen; durch additive Verstärkung kann es zu Verwirrtheit, Orientierungsstörung und Delir kommen

Schwangerschaft

- Vorsicht bei Einsatz in der Schwangerschaft; teratogene Effekte und Entwicklungsverzögerungen bei Säuglingen wurden beobachtet
- Die Carbamazepinclearance kann sich in der Schwangerschaft mehr als verdoppeln; eine Dosiserhöhung um bis zu 100 % kann notwendig werden

Stillzeit

- Die American Academy of Pediatrics hält die Carbamazepingabe in der Stillzeit für vertretbar
- Beim Neugeborenen kann die Carbamazepinkonzentration 19–65 % der mütterlichen Konzentration betragen

Hinweise für die Pflege

- Achten Sie auf Symptome wie Fieber, Halsentzündungen oder Blutungen
- Um die möglichen Zeichen einer Blutbildungsstörung zu erkennen, müssen regelmäßige Blutkontrollen durchgeführt werden (siehe auch unter Nebenwirkungen)
- Ein Hautausschlag kann Zeichen einer beginnenden Blutbildungsstörung sein, verständigen Sie den Behandelnden Arzt
- Verabreichen Sie die Suspension immer nur separat, nie im Gemisch mit anderen Medikamenten, die Wirkung der anderen Medikamente könnte stark abgeschwächt werden

Hinweise für Patienten

- Vermeiden Sie Autofahren oder Bedienen gefährlicher Maschinen, bis die Medikamentenwirkung eingeschätzt werden kann
- Alkohol und andere Psychopharmaka können zu verstärkter Sedierung, Schwindel und Benommenheit führen
- Bewahren Sie das Medikament an einem trockenen Ort auf (z. B. nicht in Badezimmerschränken), da das Medikament sonst seine Wirksamkeit einbüßen kann
- Verständigen Sie Ihren behandelnden Arzt sofort bei Auftreten von Ausschlag, Fieber, Halsschmerzen oder Hautblutungen
- Vermeiden Sie das Trinken von Grapefruitsaft bei gleichzeitiger Einnahme von Carbamazepin, da dadurch der Carbamazepin-Blutspiegel erhöht werden kann
- Patienteninformation, siehe S. 336

Laborkontrollen

- Vor Beginn einer Carbamazepinbehandlung sollten folgende Untersuchungen durchgeführt werden:
- Blutbild einschließlich Thrombozyten und Differenzialblutbild
- Leberwertbestimmung
- Serumelektrolyte
- Gegebenenfalls EKG-Kontrolle (besonders bei Patienten über 45 Jahre)
- Einige Autoren empfehlen die Kontrolle des gesamten Blutbildes 3 Monate lang alle 2 Wochen, danach mindestens 4-mal im Jahr, um mögliche Blutbildungsstörungen zu erkennen. Leukopenien sind häufig (siehe auch Nebenwirkungen)
- Regelmäßige Elektrolytkontrolle, um eine mögliche Hyponatriämie zu erkennen
- Siehe auch Vorsichtsmaßnahmen

Tabelle 46. Carbamazepin: Wechselwirkungen

Substanzklasse	Beispiel	Wechselwirkungen
Anästhetika	Halothan	Enzyminduktion kann zu Leberzellschädigung führen
	Methoxyfluran, Isofluran, Sevofluran	Enzyminduktion kann zu Nierenschädigung führen
Anthelminthika	Mebendazol	Verminderter Mebendazolplasmaspiegel
Antibiotika	Erythromycin, Clarithromycin	Erhöhter Carbamazepinplasmaspiegel aufgrund verminderter Clearance (um 5–41 %)
	Doxycyclin (keine Wechselwirkungen mit anderen Tetracyclinen)	Plasmaspiegel und Halbwertszeit von Doxycyclin wegen eines verstärkten Abbaus reduziert (alternativ: ein anderes Tetracyclin geben oder Doxycyclin 4 x täglich verabreichen)
Antidepressiva		
SSRI	Fluoxetin, Fluvoxamin, Paroxetin	Erhöhter Plasmaspiegel des Carbamazepins und seiner Metabolite; verstärkte Übelkeit bei Fluvoxamin
trizyklische Antidepressiva	Imipramin, Doxepin, Amitriptylin	Verminderter Plasmaspiegel der Antidepressiva (um bis 46 %) durch Enzyminduktion
andere Antidepressiva	Trazodon	Verminderter Trazodonplasmaspiegel; erhöhter Carbamazepinplasmaspiegel durch verminderten Abbau
MAOH	Tranylcypromin	Bei Kombination erhöhte Carbamazepin-Spiegel durch Inhibition der Metabolisierung über CYP 3A4 Abbauhemmung und Anstieg des Carbamazepinspiegels möglich
Antikoagulanzien	Dicumarol, Warfarin	Verstärkter Abbau der Antikoagulanzien und verminderte Blutgerinnung
Antikonvulsiva	Phenytoin, Primidon, Phenobarbital	Verminderter Carbamazepinspiegel und veränderter Spiegel der Antikonvulsiva
	Clonazepam, Clobazam, Ethosuximid, Topiramat	Clearance der Antikonvulsiva erhöht, möglicher Wirkungsverlust Veränderter Carbamazepinspiegel, verminderter Valproatspiegel durch Enzyminduktion; synergistischer stimmungsstabilisierender Effekt möglich
	Valproat	Erhöhte Plasmaspiegel von Epoxidmetaboliten, gesteigerte Nebenwirkungsrate, verminderte Valproatspiegel durch Enzyminduktion, synergetischer Effekt auf die Stimmung
	Felbamat	Um bis zu 50 % verminderte Carbamazepin-Spiegel, aber erhöhte Epoxial-Spiegel, verminderte Felbamatspiegel
	Lamotrigin	Erhöhte Epoxidspiegel des Carbamazepins um 10–45 %, erhöhte Nebenwirkungsrate Verstärkter Metabolismus des Lamotrigin, Halbwertszeit und Plasmaspiegel um ca. 40 % vermindert
	Topiramat	Um ca. 20 % erhöhte Carbamazepinspiegel
Benzodiazepine	Alprazolam, Clonazepam	Reduzierter Alprazolam- (>50 %) und Clonazepamspiegel (19–31 %) durch Enzyminduktion
Betablocker	Propranolol	Verminderter Plasmaspiegel der Betablocker wegen Enzyminduktion
Cimetidin		Vorübergehender Carbamazepinspiegelanstieg und mögliche Intoxikation durch verstärkten Abbau (keine Wechselwirkungen mit Ranitidin, Famotidin und Nizatidin)
Cyclosporin		Verminderter Plamaspiegel und verminderte Wirkung des Cyclosporins
Danazol		Plasmaspiegel des Carbamazepins um 50–100 % erhöht; doppelte Halbwertszeit und Clearance ist um die Hälfte reduziert
Desmopressin (DDAVP)		Verstärkung des antidiuretischen Effekts, kann zum Hyponatriämie und Anfällen führen
Grapefruitsaft		Reduzierter Abbau des Carbamazepins führt zu erhöhten Plasmaspiegeln

Fortsetzung nächste Seite

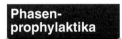

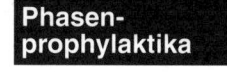

Substanzklasse	Beispiel	Wechselwirkungen
Grippeimpfung		Verminderte Elimination und erhöhte Halbwertszeit des Carbamazepins
Isoniazid		Erhöhte Carbamazepinplasmaspiegel; Clearance um bis zu 45 % erniedrigt
Isotretinoin		Verminderter Plasmaspiegel von Carbamazepin und seinen Metaboliten
Kalziumantagonisten	Diltiazem, Verapramil (keine Wechselwirkungen mit Nifedipin)	Erhöhter Carbamazepinspiegel durch verstärkten Abbau (gesamtes Carbamazepin um 46 % erhöht, freies Carbamazepin um 33 % erhöht)
Kortikosteroide		Verminderter Plasmaspiegel der Kortikosteroide durch Enzyminduktion
Lithium		Verstärkte Neurotoxizität beider Substanzen; Sinusknotendysfunktion möglich Synergistischer stimmungsstabilisierender Effekt; kann die antidepressive oder die antimanische Wirkung potenzieren
Methadon		Methadonwirkung um bis zu 60 % reduziert durch verstärkten Metabolismus
Muskelrelaxanzien	Pancuronium	Verminderte Wirkdauer und Wirkung der Muskelrelaxanzien
Neuroleptika	Phenothiazine, Haloperidol	Verminderter Plasmaspiegel der Neuroleptika (um bis zu 100 % bei Haloperidol, 44 % bei Olanzapin)
	Risperidon, Olanzapin, Zuclopenthixol, Flupentixol	Akathisie verstärkt Verstärkte Neurotoxizität der Neuroleptika und des Carbamazepins schon in therapeutischen Dosen möglich
	Clozapin	Kombination wegen möglicher Knochenmarksdepression vermeiden Um bis zu 50 % reduzierter Plasmaspiegel von Clozapin
	Haloperidol	Erhöhter Plasmaspiegel von Carbamazepin und seinen Metaboliten
	Neuroleptika-Suspensionen	Präzipitatbildung
Orale Kontrazeptiva		Wirkung von oralen Kontrazeptiva kann beeinträchtigt werden
Propoxyphen		Erhöhter Plasmaspiegel von Carbamazepin durch Abbauhemmung
Proteaseinhibitoren	Ritonavir, Saquinavir	Reduzierter Plasmaspiegel von Ritonavir und Saquinavir Erhöhter Plasmaspiegel von Carbamazepin durch CYP 3A4-Hemmung
Terfenadin		Um bis zu 300 % erhöhte Spiegel des freien Carbamazepins durch Freisetzung aus der Proteinbindung
Theophyllin		Verminderte Theophyllinspiegel wegen Enzyminduktion durch Carbamazepin; um bis zu 50 % verminderte Carbamazepinspiegel
Schilddrüsenhormone		Verminderte Plasmaspiegel der Schilddrüsenhormone durch Enzyminduktion

Valproat

Verfügbare Substanz

Wirkstoff	Handelsname Deutschland	Handelsname Österreich	Handelsname Schweiz
Valproinsäure (Valproat)	Convulex®, Convulsofin®, Ergenyl®, espa-valept®, Leptilan®, Orfiril® Valproat AZU®, Valproat-neurax-pharm®, Valproat RPh®, Valpro beta® Valpro dura®, Valproflux®, Valproinsäure von ct®, Valproinsäure-ratiopharm®, Valprolept®, ValproNA-TEVA®	Convulex®, Depakine® Leptislanil®	Convulex®, Depakine®, Orfiril®

Indikationen

Zugelassene Indikationen:
- Antikonvulsivum

Weitere Indikationen:
- Migränekopfschmerzen
- Akute Manie
- Prophylaxe bipolar affektiver Störungen; allein oder in Kombination mit Lithium
- Positive Ergebnisse bei rapid cycling, manisch-depressiven Mischzuständen und psychotischer Manie wurden beobachtet
- gewisse Wirkungen bei Depressionen; in der Prophylaxe wirksamer als in der Akutbehandlung. Kann die Wirkung von SSRI-Antidepressiva potenzieren
- Kombination mit Neuroleptika kann paranoide Ideen, Negativsymptomatik und Halluzinationen bei Schizophrenie bessern
- Verhaltensauffälligkeiten und Aggression
- Ein gewisser positiver Effekt bei Panikstörungen wurde beobachtet, bei Monotherapie oder in Kombination mit anderen Behandlungsmodalitäten
- Benzodiazepinentzug
- Neuropathische Schmerzen
- Nach Fallberichten bei Borderline-Persönlichkeitsstörungen wirksam
- Möglicherweise in der Behandlung der posttraumatischen Belastungsstörung wirksam

Allgemeine Hinweise

- Prädiktoren für ein Ansprechen sind: „reine Manie", manisch-depressiver Mischzustand und rapid cycling
- Geringere Ansprechrate bei Patienten mit Persönlichkeitsstörung oder schwerer Manie

Pharmakologie

- Eigenschaften: antikonvulsiv, GABA-erg
- Blockiert spannungsabhängige Natriumkanäle und inhibiert hochfrequente repetitive Aktionspotentiale

Dosierung

- Beginn mit 3 x 250 mg/Tag, schrittweise Dosiserhöhung bis zum Erreichen eines Plasmaspiegels von 350 – 800 μmol/l (50 – 115 μg/ml)

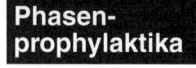

- Tagesdosis in der Regel 750–3000 mg. Geteilte Dosen oder einmal-tägliche Gabe möglich (Plasmaspiegel bei einmal-täglicher Gabe ca. 15 % höher)
- Niedrigere Dosen (unter 500 mg/Tag) waren bei Patienten mit Zyklothymie oder Bipolar-II-Störung wirksam

Pharmakokinetik

- Maximale Plasmaspiegel nach 1–4 Stunden; das Erreichen des maximalen Plasmaspiegels kann sich bei gleichzeitiger Nahrungsaufnahme verzögern; die Bioverfügbarkeit ist davon jedoch nicht betroffen
- Hohe Proteinbindung (90 %); verdrängt andere, weniger stark gebundene Medikamente aus ihrer Bindung
- Wird in der Leber metabolisiert; wirkt als unspezifischer Inhibitor des Metabolismus anderer Substanzen
- Halbwertszeit: 5–20 Stunden
- Pharmakokinetische Daten variieren mit dem Körpergewicht

Nebenwirkungen

Häufig
- Gastrointestinale Beschwerden, z. B. Übelkeit (Behandlung: Wechsel zu einem magensaftresistenten Präparat; Ranitidin 150 mg/Tag oder Famotidin 20 mg/Tag)
- Appetitzunahme oder -abnahme, Gewichtszunahme (bis zu 59 %, häufiger bei Frauen: durchschnittlich Zunahme 8–14 kg) oder Gewichtsverlust (bis zu 5 %)
- Asymptomatische Transaminasenerhöhung (bis zu 44 %)
- Hyperammoniämie (bis zu 50 %); in der Regel asymptomatisch, kann jedoch auch zu Verwirrtheit, Stupor, oder Koma führen
- Menstruationsstörungen bei bis zu 45 % der weiblichen Patienten (Zyklusverlängerung, Oligomenorrhöe, Amenorrhöe, polyzystische Ovarien, erhöhte Testosteronspiegel)

Gelegentlich
- Antriebsarmut, Sedierung, Desorientiertheit, hirnorganisches Psychosyndrom
- Tremor (10 %); Besserung durch Propranolol
- Ataxie, Dysarthie, Koordinationsstörungen
- Flush-Syndrom
- Haarausfall (bis zu 12 %); Veränderung der Haarstruktur oder der Haarfarbe (Vorbeugung durch Multivitaminpräparate, die durch Zink und Selen angereichert sind)
- Reversible Thrombozytopenie (dosisabhängig)

Selten
- Lebertoxizität (Anorexie, Antriebsarmut, Übelkeit, Erbrechen, Ikterus, Hämatome, Ödeme); tritt in der Regel in den ersten 6 Monaten auf; das Risiko nimmt mit dem Alter ab
- Hautausschlag, selten Stevens-Johnson-Syndrom oder toxische Epidermiolyse
- Makrozytische Anämie, Koagulopathie und Ödeme
- Gingiva-Hyperplasie
- Akute Psychosen
- Pankreatitis (mit Übelkeit, Erbrechen und starken abdominalen Schmerzen); Cholezystitis

Vorsichtsmaßnahmen

- Die Lebertoxizität korreliert nicht unbedingt mit einem Anstieg der Leberenzyme. Überwachen Sie die Leberfunktionen vor Therapiebeginn. Vorsicht bei Patienten mit Lebererkrankungen in der Anamnese. Bei Risikopatienten sollten Fibrinogen, Albumin und Ammoniak regelmäßig überwacht werden. Bei einem über 2–3fachen Anstieg der Transaminasen über die Norm absetzen

- Thrombozytenzahl und PTT sollten vor Therapiebeginn und in periodischen Intervallen kontrolliert werden
- Bei diabetischen Patienten mit Valproinsäure-Medikation können möglicherweise falschpositive Ketonkörper nachgewiesen werden
- Valproat inhibiert den Metabolismus von Medikamenten, die durch das Cytochrom-P-450-System abgebaut werden (siehe auch Wechselwirkungen und S. 20, Tabelle 3. Wechselwirkungen im Cytochrom-P450-System)

Kontraindikationen

- Lebererkrankungen

Überdosierung

- Maximale Plasmakonzentrationen treten möglicherweise erst 18 Stunden nach einer Überdosierung auf; die Halbwertszeit kann verlängert sein
- Die ZNS-dämpfende Wirkung kann rasch eintreten (innerhalb von 3 Stunden, bei magensaftresistenten Präparationen später)
- Symptome: Starker Schwindel, Blutdruckabfall, supraventrikuläre Tachykardie, Bradykardie; starke Sedierung, Zittern, unregelmäßige, langsame oder flache Atmung, Apnoe, Atemdepression und Koma; Verlust der Muskeleigenreflexe, generalisierte Myoklonien, Anfälle, Hirndruckerhöhung. Diese Symptome können 2 bis 3 Tage nach einer Überdosierung auftreten und können bis zu 14 Tage anhalten
- Blutbildveränderungen, metabolische Veränderungen, Schädigung des N. opticus
- Eine Überdosierung kann zu Koma und Tod führen. Naloxon kann die ZNS-dämpfende Wirkung aufheben, kann aber auch zur Aufhebung der antiepileptischen Wirkung führen
- Bei Verdacht auf Überdosierung supportive Therapie nach allgemeinmedizinischen Richtlinien

Behandlung von Kindern

- Hinweise auf Wirksamkeit bei akuter Manie, bipolaren Störungen, Migräne-Prophylaxe, Temperaments- oder Aggressionsausbrüchen bei Adoleszenten und jungen Erwachsenen
- Bei Kindern unter 2 Jahren mit anderen Begleiterkrankungen besteht das Risiko einer tödlichen Hepatotoxizität
- Nach Fallberichten traten dosisabhängige reversible Thrombozytopenien auf; Überwachung empfohlen
- Verhaltensstörungen wurden beobachtet (bis zu 2,4 %)
- Der Einsatz bei Kindern und Jugendlichen kann zu Hyperandrogenismus und polyzystischen Ovarien, verspäteter Pubertät, extremer Gesichtszunahme, Hyperinsulinäme und Lipoproteinstörungen führen; über eine verminderte Knochendichte (bis zu 14 %) wurde berichtet, kann zu Osteoporose führen
- Kinder im Alter von 3 – 10 Jahren, die auch andere Antiepileptika bekommen, haben ein hohes Risiko eine tödlich verlaufende Leberschädigung zu erleiden

Behandlung von älteren Patienten

- Die Höherdosierung bei älteren Patienten sollte sehr langsam erfolgen; dies trifft insbesondere für Patienten mit verminderter Leberfunktion zu
- Achten Sie auf mögliche Nebenwirkungen, insbesondere Verwirrtheit, kognitive Störungen oder Ataxie (Fallneigung)
- Nach vorläufigen Daten können Verhaltensstörungen bei Demenzkranken gebessert werden
- Vorsicht bei Kombination mit anticholinerg wirksamen Substanzen
- Erhöhtes Thrombozytopenierisiko
- Erhöhte freie Valproat-Spiegel durch verminderte Proteinbindung und Metabolisierung möglich

Schwangerschaft

- Nicht in der Schwangerschaft anwenden (1,2 %iges Risiko für Spina bifida und 5 %iges Risiko für Neuralrohrdefekte)
- Bei einigen Kindern, die pränatal Valproat ausgesetzt waren, traten neurologische Folgeschäden auf

Phasen-prophylaktika

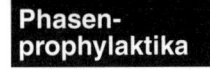

Phasenprophylaktika

- Tierexperimentielle Studien zeigten einen Zusammenhang mit vertebralen und renalen Anomalien
- Die fetale Serumkonzentration beträgt das 1,4fache des mütterlichen Wertes
- Die Plasmakonzentration geht in der Schwangerschaft durch Steigerung des Verteilungsvolumens und der Clearance zurück; die Plasmaproteinbindung nimmt ab

Stillzeit

- Über Auswirkung des Stillens auf den Säugling bei Valproattherapie der Mutter liegen keine negativen Berichte vor; Stillen während einer Valproatmedikation wird als vertretbar angesehen; Halbwertszeit bei Säuglingen deutlich erhöht

Hinweise für die Pflege

- Achten Sie bei den Patienten auf Hämatome oder Blutungen
- Schwäche, Übelkeit, Erbrechen, Ödeme, allgemeine Schwäche und Antriebsarmut können Zeichen einer Leberschädigung sein

Hinweise für Patienten

- Ausführliche Patienteninformationen: S. 338
- Verständigen Sie einen Arzt bei den folgenden Symptomen: Schwäche, Antriebsarmut, Gewichtsverlust, Erbrechen, blaue Flecken oder Blutungen
- Kauen Sie die Tabletten nicht, da sie zu Reizungen der Mundscheimhaut führen können
- Nehmen Sie das Medikament während der Mahlzeiten ein, falls es zu Magen- oder Darmbeschwerden kommt
- Valproat verstärkt die Wirkung von Alkohol und Psychopharmaka
- Vorsicht beim Autofahren oder Bedienen gefährlicher Maschinen
- Vermeiden Sie den Gebrauch von ASS (z. B. Aspirin), da es den Blutspiegel des Valproats verändern kann. Ibuprofen ist besser mit Valproat kombinierbar

Laboruntersuchungen

- Vor Therapiebeginn sollten folgende Tests durchgeführt werden: Leberfunktionstest, Blutbild einschließlich Thrombozyten und Differenzialblutbild
- Monatliche Wiederholung der Labortests über einen Zeitraum von 6 Monaten, dann alle 6 Monate

Tabelle 47. Valproat: Wechselwirkungen

Substanzklasse	Beispiel	Wechselwirkung
Antibiotika	Erythromyzin	Erhöhter Valproatspiegel durch gehemmten Abbau, tox. Valproat-Spiegel möglich, Dosisanpassung erforderlich
Antidepressiva		
Trizyklische Antidepressiva	Amitriptylin, Nortriptylin	Erhöhter Antidepressivaspiegel und verstärkte Nebenwirkungen durch verminderten first-pass Metabolismus
SSRI	Fluoxetin	Erhöhter Valproatspiegel (bis zu 50 %)
Antikoagulanzien	Warfarin	Inhibition der sekundären Phase der Plättchenaggregation

Fortsetzung nächste Seite

Substanzklasse	Beispiel	Wechselwirkung
Antikonvulsiva	Phenobarbital, Primidon	Erhöhter Spiegel der Antikonvulsiva (um 30–50 %) durch gehemmten Abbau
	Carbamazepin	Verminderter Valproatspiegel wegen der erhöhten Clearance und der Verdrängung aus der Proteinbindung
		Wirkungen auf die Carbamazepinspiegel sind variabel
		Synergistischer stimmungsstabilisierender Effekt bei Behandlung von therapieresistenten Patienten
	Phenytoin	Verstärkte antikonvulsive Wirkung durch Verdrängung aus der Proteinbindung (freie Fraktion um 60 % erhöht) und um 25 % reduzierter Clearance, Toxizität schon bei therapeut. Spiegeln möglich
	Felbamat	Erhöhter Valproatspiegel (31–51 %) durch reduzierten Abbau
	Lamotrigin	Verlängerte Halbwertszeit (bis zu 50 %) und verminderte Clearance des Lamotrigins (um 21 %), verminderte Plasmaspiegel von Valproat. Kombination kann wegen erhöhter Häufigkeit eines Stevens-Johnson-Syndroms oder einer toxischen Epidermiolyse gefährlich sein, Lamotrigin-Spiegel um bis zu 200 % erhöht
	Ethosuximid	Halbwertszeit von Ethosuximid um 25 % verlängert
	Topiramat	Fallberichte von Delirien und Hyperammonämie
Benzodiazepine	Clonazepam, Chlordiazepoxid	Gehemmter Abbau und verstärkte pharmakologische Wirkungen der Benzodiazepine; führt zu verstärkter Sedierung und Orientierungsstörungen
	Diazepam	Erhöhter Diazepamspiegel durch Verdrängung aus der Proteinbindung
Cimetidin		Gehemmter Abbau und verlängerte Halbwertszeit von Valproat (bis 11 h)
Lithium		Synergistischer stimmungsstabilisierender Effekt bei behandlungsresistenten Patienten
		Verstärkung des Intentionstremors durch Valproat
Neuroleptika	Phenothiazine	Verstärkte Neurotoxizität, Sedierung, extrapyramidale Nebenwirkungen aufgrund verminderter Clearance des Valproats (um 14 %)
	Clozapin	Erhöhte und erniedrigte Clozapinspiegel wurden beobachtet; Veränderungen im Clozapin/Norclozapin-Verhältnis möglich; in Einzelfällen hepatische Enzephalopathie
	Olanzapin	Kombination mit hoher Inzidenz von Gewichtszunahme assoziiert
Rifampicin		Um bis zu 40 % erhöhte Clearance von Valproat
Salicylate	Acetylsalicylsäure (ASS)	Verdrängung von Valproat aus der Proteinbindung und verminderte Clearance, führt zu 4fach erhöhtem Spiegel der freien Substanz, mögl. Toxizität
Thiopental-Natrium		Verdrängung von Thiopental aus der Proteinbindung führt zu verstärkter hypnotischer bzw. anästhetischer Wirkung
Tolbutamid		Um bis zu 20–50 % erhöhte freie Fraktion des Tolbutamids durch Verdrängung aus der Proteinbindung
Virusstatika	Zidovudin	Erhöhter Zidovudinspiegel (bis 38 %) wegen verminderter Clearance
	Acyclovir	Verminderter Valproatspiegel, Mechanismus unklar
ZNS-dämpfende Substanzen	Alkohol	Verstärkte Sedierung, Orientierungsstörungen
		Valproat verdrängt Alkohol aus der Proteinbindung und verstärkt die alkoholtoxischen Wirkungen

Clonazepam

Benzodiazepin

Wirkstoff	Handelsname Deutschland	Handelsname Österreich	Handelsname Schweiz
Clonazepam	Antelepsin®, Rivotril®	Rivotril Roche®	Rivotril®

Verfügbare Substanz

Allgemeiner Hinweis

- Clonazepam wird nicht routinemäßig in der Phasenprophylaxe eingesetzt

Indikationen

Zugelassene Indikationen:

- Antikonvulsivum, meist bei Anfällen im Kindesalter (z. B. bei myoklonisch-astatischem Petit-mal), generalisiert tonisch-klonischen Anfällen, Erwachsenenepilepsien und Status epilepticus verwendet
- Angstzustände

Weitere Indikationen:

- Starke Erregung bei akuter Manie
- Ergänzung der Neuroleptikatherapie bei akuter Manie und der Prophylaxe bipolarer affektiver Störungen; kann die notwendige Dosis der Neuroleptika reduzieren
- Nach Fallberichten wirksam bei „rapid cycling"; kann die Häufigkeit der Phasenwechsel vermindern
- Kann eventuell eine Manieauslösung durch Antidepressiva verhindern
- Synergistischer Effekt bei Kombination mit Lithium möglich
- Panikstörung mit Agoraphobie, soziale Phobie
- Posttraumatische Belastungsstörung
- Katatonie
- Nach Fallberichten bei Zwangserkrankungen wirksam
- Schlafstörungen
- Erregungszustände bei atypischen Psychosen
- Neuroleptikainduzierte Akathisie
- Agitierte Depression
- Aggressives Verhalten; auch in Kombination mit Lithium, Neuroleptika oder Betablockern
- Trigeminusneuralgie
- Bewegungsstörungen (z. B. Gilles-de-la-Tourette-Syndrom, Myoklonien und „Restless-legs-Syndrom")
- Alprazolam-Entzug

Pharmakologie

- Hat serotoninerge Eigenschaften. Bindet an den Benzodiazepin-GABA-Chlorid-Rezeptorkomplex; unterstützt die inhibierende Wirkung von GABA auf die ZNS-Stimulation

Dosierung

- Angst: 0,5–8 mg/Tag
- Panikstörung/Agoraphobie: 2–8 mg/Tag
- Manie: 4–24 mg/Tag
- Aggressives Verhalten: 1–3 mg/Tag
- Kombinationstherapie bei psychotischen Zuständen: 2–84 mg/Tag

Phasen-prophylaktika

Pharmakokinetik	• Siehe S. 172, Tabelle 44. Phasenprophylaktika: Übersicht

Nebenwirkungen

• Siehe S. 172, Tabelle 44. Phasenprophylaktika: Übersicht
• Ataxie (bis zu 22 % bei einer Dosierung über 2 mg pro Tag), Schwindel (6 – 12 %)
• Sedierung, Erschöpfung, zentrale Einschränkung der kognitiven Fähigkeiten vermindert, Gedächtnis- und Wahrnehmungsstörungen (dosisabhängig)
• Verhaltensstörungen mit Impulsivität und Gewalttätigkeit (ca. 1%), Reizbarkeit (3 – 13 %) möglich
• Depression (bis zu 13 %)
• Kopfschmerzen
• Sexuelle Dysfunktionen traten bei bis zu 43 % der Patienten mit posttraumatischer Belastungsstörung auf. Selten: sexuelle Enthemmung
• Hypersalivation
• Abhängigkeit
• Entzugssymptome (siehe S. 150)

Absetzen der Medikation

• Aufgrund der langen Halbwertszeit sind Entzugssyndrome selten: ein Ausschleichen der Medikation wird empfohlen, insbesondere, wenn der Patient andere Substanzen einnimmt, die die Krampfschwelle senken

Vorsichtsmaßnahmen

• Siehe S. 147, Benzodiazepine

Überdosierung

• Siehe S. 147, Benzodiazepine

Behandlung von Kindern

• Der längerfristige Einsatz von Benzodiazepinen bei Kindern sollte sehr sorgfältig überprüft werden, um mögliche negative Auswirkungen auf die geistige oder körperliche Entwicklung zu verhindern
• Clonazepam wurde bei Panikstörung und Trennungsangst eingesetzt. Vor einer Anwendung von Benzodiazepinen im Kindesalter sollten jedoch zunächst psychotherapeutische Maßnahmen ausgeschöpft werden
• Beginn mit 3 x 10 – 30 mg/kg Körpergewicht pro Tag, um Benommenheit zu vermeiden
• Hypersekretion des oberen Respirationstraktes bei Kindern mit chronischen Atemwegserkrankungen möglich
• Verhaltensstörungen können auftreten

Behandlung von älteren Patienten

• Siehe S. 147, Benzodiazepine

Schwangerschaft

• Siehe S. 147, Benzodiazepine
• Tierversuche zeigten eine erhöhte Inzidenz von Schädigungen bei Neugeborenen; Untersuchungen am Menschen konnten dies bisher nicht bestätigen

Hinweise für Patienten

• Siehe S. 147, Benzodiazepine

Wechselwirkungen

• Siehe S. 153, Tabelle 39. Benzodiazepine: Wechselwirkungen

Phasen-prophylaktika

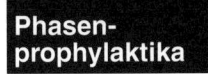

Phasen-prophylaktika

L-Tryptophan

Verfügbare Substanz

Wirkstoff	Handelsname Deutschland	Handelsname Österreich	Handelsname Schweiz
L-Tryptophan	Ardeytropin®, Kalma®	Kalma®	–

Allgemeiner Hinweis

- Der Einsatz von L-Tryptophan in der Phasenprophylaxe ist keine Routinebehandlung

Indikationen

- Die Wirkung von L-Tryptophan bei psychischen Störungen ist noch nicht durch ausreichende klinische Studien nachgewiesen
- Adjuvans in der Behandlung bipolar-affektiver Störungen. Kann die Wirkung von Lithium oder Neuroleptika bei akuten Manien potenzieren
- Kann die phasenprophylaktische Wirkung von Lithium verstärken
- Kann die Wirkung der Antidepressiva bei Depressionen und Zwangserkrankungen potenzieren
- Sedierend; reduziert die Schlaflatenz, ohne die Schlafstadien zu verändern
- Kann Aggression und antisoziales Verhalten reduzieren
- Kann eine Neuroleptika-induzierte Akathisie bessern
- Nach vorläufigen Daten möglicherweise bei jahreszeitlich bedingten affektiven Störungen wirksam

Pharmakologie

- Aminosäure, Präkursor der Serotoninsynthese
- Anstieg des Melatoninspiegels möglich

Dosierung

- Depression: 8 – 16 g/Tag
- Manie: 8 – 12 g/Tag
- Aggression: bis zu 16 g/Tag
- Sedierung: bis zu 5 g zur Nacht

Pharmakokinetik

- Halbwertszeit 15,8 Stunden
- Hohe Plasmaeiweißbindung (80 – 90 %)

Nebenwirkungen

- Gastrointestinale Störungen, Anorexie, Obstipation, Sedierung, Kopfschmerzen, Tremor, Schwindel, Tremor, Mundtrockenheit
- Fallberichte über Euphorie, gehobene Stimmung oder sexuelle Enthemmung

Vorsichtsmaßnahmen

- Eine proteinarme Diät kann bei gleichzeitiger Einnahme von L-Tryptophan zu einem Aminosäure-Ungleichgewicht führen
- Bei der gleichzeitigen Einnahme von Lithium sollte die Lithiumdosis reduziert werden und die Lithiumplasmaspiegel überwacht werden

Kontraindikationen

- Zystitis
- Diabetes mellitus
- Malabsorptionssyndrome
- Achlorhydrie

Überdosierung

- Symptome: Erbrechen, Serotoninsyndrom mit Tremor, Schwitzen, Hypomanie und Ataxie

Behandlung von Kindern

- Kontraindiziert bei Kindern

Behandlung von älteren Patienten

- Wurde bei Erregung, Aggression und Verhaltensstörungen bei älteren, dementen Patienten eingesetzt
- Häufigste Nebenwirkung: Sedierung

Schwangerschaft

- Kontraindiziert
- In der Schwangerschaft trat eine Akkumulation von L-Tryptophan-Metaboliten (z. B. Xanthin-Säure, Kynurenin) wegen eines gehemmten Abbaus auf

Stillzeit

- Erfahrungen liegen nicht vor

Hinweise für die Pflege

- Verabreichen Sie L-Tryptophan während der Mahlzeiten, um Übelkeit zu vermeiden
- Bei Kombination mit Lithium auf Zeichen einer Überdosierung achten (Zittern, Gangunsicherheit und Verwirrtheit); durch Lithium verursachte Hauterkrankungen können verstärkt werden

Hinweise für Patienten

- Beginnen Sie keine eiweißarme Diät ohne Rücksprache mit Ihrem Hausarzt
- Nehmen Sie das Arzneimittel zusammen mit Mahlzeiten ein, um Übelkeit zu vermeiden

Tabelle 48. L-Tryptophan: Wechselwirkungen

Substanzklasse	Beispiel	Wechselwirkung
Antidepressiva		
Trizyklische Antidepressiva	Amitriptylin	Additiver Effekt bei behandlungsresistenten Patienten, tox. Wirkung möglich
Irreversibler MAOH, RIMA, SSRI	Tranylcypromin, Moclobemid, Fluvoxamin	Additiver Effekt bei behandlungsresistenten Patienten Auf verstärkte serotonerge Wirkungen achten, tox. Wirkung möglich
Lithium		Verbesserte Wirkung bei Manie und in der Prophylaxe bipolarer affektiver Störung bei behandlungsresistenten Patienten möglich
Östrogene/Progestogene	Orale Kontrazeptiva, Östradiol Diethylstilboestrol	Erhöhte Metabolitenspiegel (Xanthinsäure, Kynurenin) durch Abbauhemmung Erhöhter Lithiumspiegel, mögliche Toxizität

Phasen-prophylaktika

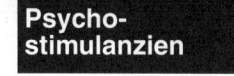

PSYCHOSTIMULANZIEN

Verfügbare Substanzen

Wirkstoffe	Handelsnamen Deutschland	Handelsnamen Österreich	Handelsnamen Schweiz
Amfetaminil	AN-1®	–	–
Fenetyllin	Captagon®	–	–
Methylphenidat	Ritalin®, Medikinet®	Ritalin®	Ritaline®
Modafinil	Vigil®	Modasomil®	Modasomil® 100
Pemolin	Hyperilex®, Tradon®	–	Stimul®
D-Amphetamin (Dexamphetamin, Dextroamphetamin)	–	–	Dexamin®

Allgemeine Hinweise

- Manche Psychostimulanzien (Amfetaminil, Fenexyllin, D-Amphetamin) gelten aufgrund ihres möglichen Abhängigkeitspotentials als Risikoarzneimittel. Allerdings gibt es eine kleine Gruppe von Patienten, die derzeit noch wegen fehlender Alternativen Psychostimulanzien benötigen. Zu diesen Patienten gehören Kinder mit Aufmerksamkeitsdefizit-Hyperaktivitätssyndrom (ADHS) sowie Patienten mit Narkolepsie
- Die Psychostimulanzien sollen primär folgende Symptome verbessern: Reduzierung der motorischen Überaktivität, Impulsivität und Aggressivität, Steigerung der Aufmerksamkeit. Sekundär soll es zu einer Besserung der visuomotorischen Kordination, Merkfähigkeit, Verhaltenssteuerung, geübter Selbstkontrolle u. a. kommen
- Eine Behandlung der Narkolepsie sollte nur nach sorgfältiger Diagnosestellung durch einen Neurologen und/oder in einem Zentrum für Schlafmedizin in enger Zusammenarbeit mit einem Neurologen vorgenommen werden
- Die früher geübte Anwendung bei Adipositas, Depression oder Erschöpfungszuständen ist entweder obsolet oder aus Nutzen-Risikoerwägungen kritisch zu sehen
- Alle Psychostimulanzien, mit Ausnahme von Pemolin und Amfetaminil (Rezeptpflicht), unterliegen der Betäubungsmittelverschreibungspflicht
- Die Gabe von Psychostimulanzien bei Erwachsenen mit Residualsymptomen einer Aufmerksamkeitsdefizit-Hyperaktivitätsstörung (ADHS) wird zunehmend häufiger durchgeführt; dies bedarf allerdings noch einer ausreichenden wissenschaftlichen Bewertung und sollte mit Vorsicht erfolgen
- Vorsicht bei Patienten mit bekanntem Drogen- oder Alkoholabusus (Suchtpotenzial; Ausnahme: Pemolin)
- Die Wirkung tritt meist innerhalb der ersten Behandlungswoche ein
- Pemolin ist ein Mittel zweiter Wahl, da Berichte über eine verzögert auftretende Lebertoxizität, die zu akutem Leberversagen führen kann, vorliegen. Verordnung nur durch Kinder- und Jugendpsychiater, wenn eine Behandlung mit Methylphenidat erfolglos war.

Indikationen

Zugelassene Indikationen:
- AHDS (Aufmerksamkeits- und Hyperaktivitätsstörung; *engl.* ADHD = attention deficit-hyperactivity disorder) bei Kindern
- Narkolepsie mit und ohne Kataplexie

In anderweitig therapieresistenten Fällen können Psychostimulanzien bei den folgenden Indikationen von Nutzen sein:
- Morbus Parkinson
- Therapieresistente Depression
- Depression bei internistischen, chirurgischen oder bei älteren Patienten
- Wirkverstärkung von trizyklischen Antidepressiva, SSRI und RIMA
- Aufmerksamkeitsdefizit-Hyperaktivitätsstörung (ADHS) bei Erwachsenen (Datenlage nicht ausreichend)
- Zwangsstörungen
- „Chronic fatigue syndrome" und Neurasthenie
- Negativsymptome bei Schizophrenie; leichte Besserungen wurden bei kognitiven Defiziten, Stimmung und Konzentration festgestellt (D-Amphetamin)
- D-Amphetamin in niedriger Dosis (bis 15 mg/Tag) kann zu einer vorübergehenden Besserung manischer Symptome führen; hohe Dosierungen können dagegen zur Auslösung manischer Symptome führen
- Besserung der kognitiven Leistungen bei AIDS-bedingten neuropsychiatrischen Störungen
- Positive Ergebnisse bei Patienten mit Hirnverletzungen; Besserung von Erregung und Reizbarkeit (Methylphenidat)
- Nach kontrollierten Studien hat Methylphenidat eine mäßiggradige Wirkung auf Aufmerksamkeitsstörungen und Hyperaktivität bei Autismus und geistiger Retardierung. Bei diesen Patienten könnten die Nebenwirkungen problematischer sein
- Möglicherweise wirksam bei Antidepressiva-verursachter sexueller Dysfunktion (D-Amphetamin und Pemolin)
- Adjuvans in der Schmerzbehandlung
- D-Amphetamin wird als Appetitzügler bei Adipositas eingesetzt (Schweiz)

Pharmakologie

- Sympathomimetische Amine, dopaminagonistische Wirkung
- Die verfügbaren Psychostimulanzien („Weckamine") enthalten in ihrer Molekülstruktur das Phenylisopropylamin-Skelett, das für ihre zentralen indirekt-sympathomimetischen Wirkungen verantwortlich gemacht wird. Eine Ausnahme bildet das Pemolin, ein Oxazolidindevirat, das sich im Wirkprofil von Weckaminen unterscheidet
- Psychostimulanzien wirken als indirekte Noradrenalin-Antagonisten durch Freisetzung von Noradrenalin aus den ZNS-Speichern und Hemmung seiner Wiederaufnahme. Amphetamin setzt außerdem neu synthetisiertes Dopamin frei Methylphenidat hemmt die präsynaptischen Dopamin- und Noradrenalin-Transporter
- In hohen Dosen wird die Wiederaufnahme von Serotonin in unterschiedlichem Ausmaß inhibiert
- Modafinil: Der Wirkmechanismus noch nicht bekannt; er beruht vermutlich zum Teil auf einer Potenzierung der zerebralen a1-adrenergen Aktivität. Modafinil hat aufgrund seiner pharmakodynamischen Eigenschaften keinen wesentlichen Einfluss auf das autonome Nervensystem. Ab einer Dosis von 100 mg am Morgen wird eine Veränderung der elektrophysiologischen Vigilanzparameter, das Verhältnis zwischen α- und θ-EEG-Aktivität, beobachtet. Ab einer morgendlichen Einnahme von 200 mg ist bei Tests, in welchen die multiplen Einschlaflatenzen gemessen wurden, eine Verlängerung der Latenzzeiten festgestellt worden

Dosierung

- Siehe S. 203, Tabelle 49. Psychostimulanzien: Dosierung, Nebenwirkung, Überdosierung
- Beginn der Behandlung mit niedrigen Dosen und langsamer Steigerung über mehrere Tage; eine initial bemerkte Besserung kann nach 2 Wochen kontinuierlicher Anwendung stagnieren – dies bedeutet aber keine Toleranzentwicklung
- Bei Pemolin kann es vereinzelt und vorübergehend zu einem paradoxen, kurzzeitigen schlafverstärkenden Effekt kommen. Wegen unerwünschter Wirkungen langsamer Dosisaufbau, auch der max. Tagesdosis
- Die Medikamente sollten während oder nach den Mahlzeiten eingenommen werden; die Resorption wird nicht durch die Nahrungsaufnahme beeinflusst

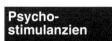

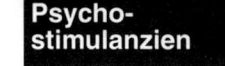

- Bei Methylphenidat sollte die Gesamtdosis in mehrere Einzeldosen aufgeteilt werden (Einnahme alle 2 bis 6 h)
- Die Einnahme einer kleinen Dosis (z. B. 5 mg) 30 Minuten vor dem Zubettgehen kann ein Kind beruhigen und so das Einschlafen erleichtern
- Retardpräparate können das Phänomen der Dysphorie, das zwischen zwei Einnahmen auftreten kann, mildern

Pharmakokinetik

- Siehe auch S. 207, Tabelle 51. Psychostimulanzien: Pharmakokinetik
- Es bestehen große interindividuelle Schwankungen in Bezug auf Resorption und Bioverfügbarkeit. Mahlzeiten beeinflussen nicht die Bioverfügbarkeit
- Im Allgemeinen werden alle Psychostimulanzien im Gastrointestinaltrakt gut absorbiert. Die Plasmaeiweißbindung ist gering und für Pemolin mit 50 % am höchsten
- Amfetaminil ist der Vorläufer des Amphetamins. Art und prozentuale Anteile der gebildeten Metaboliten sowie das Ausmaß der Umwandlung in den aktiven Metaboliten sind unklar
- Die Hauptmetaboliten von Fenetyllin sind Amphetamin und 7-Aminoethylthiophylin (zu etwa 10 %)
- Methylphenidat reichert sich nach oraler oder parenteraler Gabe rasch im Gehirn an, der Hauptmetabolit (75 %) Ritalinsäure ist unwirksam. Antazida verschlechtern die Resorption
- Für Pemolin ist ein steady state erst nach 2 – 3 Tagen zu erwarten
- Die Ausscheidung der amphetaminartigen Psychostimulanzien ist pH-abhängig

Nebenwirkungen

- Siehe S. 203, Tabelle 49. Psychostimulanzien: Dosierung, Nebenwirkung, Überdosierung

Gegenanzeigen

D-Amphetamin

- Überempfindlichkeit gegenüber sympathomimetischen Aminen
- Kardiovaskuläre Erkrankungen (mittelgradige bis schwere Hypertonie, fortgeschrittene Arteriosklerose), Herzrhythmusstörungen
- Hyperthyreose, Agitation, Phäochromozytom
- Glaukom, Prostataadenom
- Nieren- und Leberinsuffizienz, Epilepsie
- Neigung zu Medikamenten- und Alkoholabusus
- Denk- und Verhaltensstörungen bei psychotischen Patienten können verstärkt werden
- Kinder unter 12 Jahren

Amfetaminil, Fenetyllin, Methylphenidat

- Kinder unter 6 Jahren; Erfahrungen liegen nicht vor
- Mittelschwere bis schwere Hypertonie
- Hyperthyreose
- Engwinkelglaukom
- Vergrößerte Prostata mit Restharnbildung
- Magersucht
- Gilles-de-la-Tourette-Syndrom
- Tachykardie, Arrhythmien
- Arterielle Verschlusskrankheit
- Schwcrc Angina pectoris
- Endogene Depression

- Agitierte Psychosen
- Angsterkrankungen
- Erkrankungen des schizophrenen Formenkreises
- Zustand nach Schlaganfall
- Während oder bis zu 14 Tagen nach Einnahme von MAO-Hemmern
- Drogen-, Arzneimittel- oder Alkoholabusus (auch in der Anamnese)
- Phäochromozytom

Modafinil

- Überempfindlichkeit gegenüber dem Wirkstoff Modafinil
- Vorbekannte Drogenabhängigkeit bzw. Arzneimittel- oder Alkoholmissbrauch
- Schwere Hypertonie
- Patienten mit vorbestehender Linksherzhypertrophie
- Patienten, die unter Therapie mit ZNS-Stimulanzien klinisch relevante Manifestationen eines Mitralklappenprolaps zeigten, wie z.B. ischämische EKG-Veränderungen, pektangiöse Beschwerden oder Arrhythmien

Anwendung mit besonderer Vorsicht bei:
- Schweren Angstzuständen (außer bei Behandlung in Facheinrichtungen)
- Schweren Leber- oder Nierenerkrankungen
- Bei Patienten mit Bluthochdruck ist eine Überwachung des Blutdrucks und der Herzfrequenz erforderlich.
- Bei Patienten mit Herz-Kreislauf-Erkrankungen sollten regelmässige EKG-Untersuchungen vorgenommen werden
- Zur Anwendung dieses Arzneimittels bei Kindern und Jugendlichen liegen nur sehr begrenzte Erfahrungen vor

Pemolin

- Kinder unter 6 Jahren
- Agitierte Psychosen
- Eingeschränkte Leberfunktion
- Depression mit Suizidtendenz

Vorsichtsmaßnahmen

- Psychostimulanzien (mit Ausnahme von Pemolin) können eine Suchtentwicklung fördern
- Vorsichtige Verwendung bei Patienten, die unter Ängstlichkeit, Anspannung oder Unruhe leiden
- Vorsichtige Anwendung bei Patienten mit kardiovaskulären Krankheiten, einschließlich Hypertonie und Tachyarrhythmie
- Die Senkung der Krampfschwelle ist möglich
- Vorsicht bei Patienten mit Hyperthyreose, da unter Einnahme eine Hypothyreose auftreten kann
- Es kann eine idiopathische Hypothyreose auftreten, auch bei euthyreoter Stoffwechsellage
- Die Leberfunktionen müssen aufgrund von Berichten über Lebertoxizität bei Pemolin 2-wöchentlich überwacht werden
- Blutbildkontrollen sollten aufgrund von selten auftretender Leukopenie und Anämie in regelmäßigen Abständen erfolgen
- Chronischer Abusus kann zu Toleranzentwicklung und psychischer Abhängigkeit führen; bei Kindern ist eine Abhängigkeitsentwicklung selten, während sie bei Heranwachsenden problematisch sein kann. Amphetamine werden missbräuchlich oral, i.v. oder nasal eingenommen
- Ein akuter Entzug nach längerer Einnahme kann sich in Dysphorie, „Rebound-Insomnie" oder einem Rückfall von ADHS-Symptomen äußern
- Bei Kindern mit ADHS mit einer genetischen Prädisposition können Tics oder Dyskinesien demaskiert werden

Psycho-stimulanzien

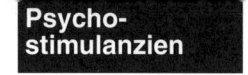

- Bei Patienten mit Tourette-Syndrom kann es zu einer initialen Verschlechterung der Ticsymptomatik kommen; evtl. muss die Dosis angepasst werden (Clonidin kann evtl. wirksam sein)
- Bei etwa 15 % der Patienten tritt eine Toleranzentwicklung auf; eine Dosisanpassung kann nötig werden
- Modafinil kann auch bei bestimmungsgemäßem Gebrauch das Reaktionsvermögen so weit verändern, dass damit zu rechnen ist, dass die Fähigkeit zur Teilnahme am Straßenverkehr und zum Bedienen von Maschinen beeinträchtigt wird. Dies gilt in verstärktem Masse im Zusammenwirken mit Alkohol. Narkolepsie-Patienten sind unbehandelt nicht in der Lage, Kraftfahrzeuge zu führen und Maschinen zu bedienen. Dies gilt auch unter der Behandlung mit Modafinil.
- Hinweis für Leistungssportler: Modafinil führt in Dopingtests zu einem positiven Resultat
- Narkolepsie erfordert gewöhnlich eine Dauertherapie. Die Notwendigkeit der Therapie sollte in regelmäßigen Abständen (z. B. 1 Jahr) überprüft werden. Nach mehrjähriger Therapie (z. B. 5 Jahre) sollte eine Überprüfung der Notwendigkeit einer weiteren Behandlung (evtl. in einem Zentrum für Schlafmedizin) vorgenommen werden.

Überdosierung

- Siehe S. 203, Tabelle 49. Psychostimulanzien: Dosierung, Nebenwirkung, Überdosierung
- Behandlung: In früh erkannten Fällen ist eine Entfernung der Substanz unter Umständen noch möglich; eventuell ist eine forcierte Diurese sinnvoll. Überwachung der Atem- und Kreislaufparameter. Wegen der zentralen Nebenwirkungen evtl. Einsatz von 10-20 mg Diazepam i.v. und evtl. Wiederholung nach 10 Minuten. Wegen der kardiovaskulären Nebenwirkungen gleichzeitige Gabe von Alpha-Rezeptoren-Blockern. Zur Therapie der psychotischen Symptomatik Neuroleptika, wie z. B. Haloperidol. Säuerung des Urins führt zu einer vermehrten Ausscheidung von D-Amphetamin, Amfetaminil und Fenetyllin. Behandlung der Hyperthermie durch Kühlen. Atmung und Kreislauf müssen unter Umständen mit intensivmedizinischen Maßnahmen unterstützt werden

Behandlung von Kindern und Jugendlichen

- Primäre und häufigste Indikation für den Einsatz von Psychostimulanzien ist die Aufmerksamkeitsdefizit-Hyperaktivitätsstörung (ADHS)
- Eine Exazerbation von Symptomen bei Kindern mit Autismus, Schizophrenie und anderen psychotischen Erkrankungen ist möglich
- Bei Kindern müssen Gewicht und Wachstum überwacht werden. Wenn auch eine Wachstumsverzögerung möglicherweise nach Absetzen des Stimulans durch verstärktes Wachstum kompensiert werden kann, sollte immer wieder geprüft werden, ob die Behandlung durch längere medikationsfreie Intervalle (z. B. Schulferien) unterbrochen werden kann
- Erhöhtes Missbrauchspotential von Stimulanzien bei Adoleszenten muss beachtet werden
- In Einzelfällen kann es zu einer Exazerbation von Zwangssymptomen bei Kindern kommen (besonders bei hohen Dosierungen)

Behandlung von älteren Patienten

- Mit niedriger Dosis beginnen, dann langsam steigern
- Möglicherweise wirksam bei älteren oder internistisch erkrankten Patienten mit Depression
- Modafinil: einschleichende Dosierung mit 100 mg/Tag empfohlen. Es wurden keine klinisch signifikanten Unterschiede der wichtigsten pharmakokinetischen Parameter bei älteren Patienten gefunden

Hinweise für die Pflege

- Die alleinige Behandlung der Aufmerksamkeitsdefizit-Hyperaktivitätsstörung (ADHS) mit Psychostimulanzien ist nicht ausreichend. Andere Therapieformen wie Verhaltenstherapie und pädagogisch-beratende Maßnahmen unter Mitbeteiligung der Eltern sind außerdem erforderlich
- Dosierung: Langsame Titration, so dass die niedrigste therapeutisch wirksame Dosis gefunden werden kann. Dosis individuell anpassen
- Bei Toleranzentwicklung kann eine Dosissteigerung zur Erhaltung des therapeutischen Effektes notwendig sein. Allerdings steigt mit höheren Dosen auch das Risiko unerwünschter Wirkungen. Bei starker Toleranzentwicklung sollte der Übergang auf ein anderes Medikament erwogen werden

- Vorsicht: In den Familien von Kindern mit Aufmerksamkeitsdefizit-Hyperaktivitätsstörung (ADHS) wird gehäuft Alkohol- und Medikamentenmissbrauch beobachtet. Es ist nicht auszuschließen, dass Eltern die den Kindern verordneten Psychostimulanzien selbst einnehmen
- Die letzte Dosis am Tag sollte vor 16 Uhr verabreicht werden, um Schlafstörungen zu vermeiden
- Auf kardiovaskuläre Nebenwirkungen ist stets zu achten, vor allem bei Dosissteigerung

Hinweise für Patienten

- Autofahren und Bedienen gefährlicher Maschinen: Die Einnahme der Medikamente kann zu Verlängerung der Reaktionszeit, zur Überschätzung der eigenen Fähigkeiten und zu hoher Risikobereitschaft führen
- Die Einnahme von Psychostimulanzien sollte wegen möglicher Schlafstörungen nicht am Abend erfolgen (Ausnahmen nur nach Anordnung des Arztes)
- Wegen der appetithemmenden Wirkung sollte die Medikation nach den Mahlzeiten eingenommen werden
- Auffällige Veränderungen der Schlaf- und Essgewohnheiten dem Arzt mitteilen
- Narkolepsie-Patienten sind unbehandelt nicht in der Lage, Kraftfahrzeuge zu führen und Maschinen zu bedienen. Dies gilt auch unter der Behandlung mit Psychostimulanzien
- Hinweis für Leistungssportler: Modafinil kann zu einem positiven Dopingtest führen
- Patienteninformation, siehe S. 340

Schwangerschaft

- Die Gabe von Psychostimulanzien in der Schwangerschaft ist kontraindiziert; ausreichende Erfahrungen über die Anwendung beim Menschen liegen nicht vor

Stillzeit

- Kontraindiziert, zum Übergang in die Muttermilch liegen keine Daten vor. Methylphenidat geht in quantitativ nicht bekanntem Anteil in die Muttermilch über

Tabelle 49. Psychostimulanzien: Dosierung, Nebenwirkungen, Überdosierung

Substanz	Indikation	Dosis		Symptome einer Überdosierung
D-Amphetamin	AHDS	2,5–40 mg/Tag; 0,1–0,8 mg/kg KG (geteilte Dosen);	Schwindel, Kopfschmerzen, Schlaflosigkeit, Nervosität, Reizbarkeit, Mundtrockenheit, Nausea, Erbrechen, Diarrhoe, Obstipation, Hypertonie, Hypotonie, Tachykardie, Arrhythmien, präkordiale Schmerzen, Störungen der Sexualfunktionen, Miktionsstörungen sowie Überempfindlichkeitsreaktionen (Urtikaria und Exantheme); bei längerem Gebrauch Beeinträchtigung der Konzentrationsfähigkeit, Leistungsschwäche, Persönlichkeitsveränderungen, Abhängigkeit	Unruhe, Schwindel, Hyperreflexie, Tremor, Schlafstörung, Reizbarkeit, Aggressivität, Halluzinationen, Panik, kardiovaskuläre Störungen, Kreislaufkollaps, Krämpfe, Koma
	Depression[a]	5–60 mg/Tag		Symptomatische Therapie erforderlich
	Adipositas[b]	10–15 mg/Tag		
Amfetaminil	Narkolepsie	1 x 10 mg morgens; Höchstdosis 30 mg /Tag	Schwitzen, Hautausschläge, angioneurotische Ödeme, Urtikaria, Arthralgien, Erhöhung der Krampfbereitschaft, Schlaflosigkeit, Kopfschmerzen, Schwindel, Erregungszustände, Müdigkeit, Depression, Ängstlichkeit, Hypersensitivitätsphänomene, orofaziale Dyskinesien, Konzentrationsmangel, Angst, Verfolgungsideen, Geräuschempfind-	Unruhe, Angst, Harndrang, zentrale Erregung, psychische Alterationen, Tremor der Hände, zentrale und myogene Tachykardie, Blutdruckanstieg, Extrasystolie, Herzklopfen, Schlaflosigkeit, Fieber, illusionäre Verkennungen, optische und akustische Halluzinationen, Krämpfe, Hyperther-
Fenetyllin	AHDS	1–2 x 25–50 mg Kinder 4–12 Jahre: 1–2 x 25 mg		

Fortsetzung nächste Seite

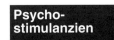

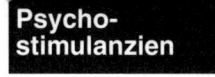

Substanz	Indikation	Dosis	Nebenwirkungen	Symptome einer Überdosierung
			lichkeit, vermehrtes Träumen, psychotische Reaktionen, schizophrene Psychosen (bei chronischer Anwendung in hohen Dosen und bei Missbrauch), Tics, Verhaltensstereo-typien, psychische Abhängigkeit, Entzugssyndrom, Konjunktivitis, unangenehmer Geschmack, Stomatitis, Mundtrockenheit, Appetitlosigkeit, Magenschmerzen, Diarrhö, Obstipation, Herzklopfen, ventrikuläre Rhythmus-störungen, Hypertonie, Gehirnblutungen mit Dauerfolge-schäden oder tödlichem Ausgang (sehr selten), Thrombo-zytopenie, Impotenz, Libidostörungen, Rebound-Phänome-ne beim plötzlichen Absetzen (erhöhtes Schlafbedürfnis, Heißhunger, Dysphorie, Depressionen, Kreislaufregula-tionsstörungen)	mie, Herz- und Kreislaufkollaps, Atemlähmung. In Frühfällen Giftentfernung; u.U. forcierte Diurese. Atem- und Kreislaufhilfe, 10–20 mg Diazepam i.v., evtl. Wiederholung nach 10 Min. Gleichzeitig α-Rezeptoren-Blocker wie Tolazolin oder Glycerol-trinitrat. Bei Paranoia Neuroleptika, z.B. Haloperidol 5 mg i.m.
Methyl-phenidat	AHDS Depression[a]	5–40 mg/Tag; Regeldosis: 2- bis 3-mal 10 mg/Tag 0,3–1,0 mg/kg KG (geteilte Dosen); bis zu 3 mg/kg KG wurden bei Kindern verwendet bis zu 120 mg/Tag wurden bei Kindern verwendet 10–20 mg/Tag	Nervosität, Schlafstörung (bis 28%), Aktivitätssteigerung, Reizbarkeit (bis zu 26%), Kopfschmerzen, „Rebound"-Depression, selten Psychose, Tourette-Syndrom, Tics (bis 10%), gastrointestinale Beschwerden (bis 23%), Anorexie (41%, dosisabhängig), Gewichtsverlust, erhöhte Herz-frequenz und Hypertonie zu Beginn der Behandlung, Mundtrockenheit, Verschwommensehen, Wachstums-verzögerung (abhängig von Dosis und Dauer der Anwen-dung)	ZNS-Überstimulierung mit Erbrechen, Erregung, Tremor, Hyperreflexie, Krämpfe, Verwirrtheit, Halluzi-nationen, Delir, kardiovaskuläre Störungen (z.B. Hypertonie, Tachykardie). Symptomatische Therapie erforderlich
Modafinil	Narkolepsie	200–400 mg/Tag als Einzeldosis oder 2 Tagesdosen (morgens/mittags) Bei schwerer Leberinsuffi-zienz 100–200 mg/Tag Bei älteren Patienten Beginn mit 100 mg/Tag	Häufig: Kopfschmerz. Gelegentlich (meist vorübergehend): Nervosität, innere Unruhe, Appetitlosigkeit, Schlaflosigkeit. Gelegentlich: Hautausschläge, Schwitzen, Muskelhyper-tonus (selten Rigor), Tremor, buccofaciale Dyskinesien, Hyperkinesien, erhöhte Krampfbereitschaft, Angst, Nieder-geschlagenheit, Euphorie, Denkstörungen, Amnesie, Schläfrigkeit, Benommenheit, Sehstörungen, Kribbelgefühl, Mundtrockenheit, Bauchschmerz, Übelkeit, Erbrechen, Durchfall, Verstopfung, Erhöhung von Leberenzymen (alkalische Phosphatase, selten: SGOT, SGPT, in Einzelfäl-len: γ-GT), Herzklopfen, Herzjagen, Erhöhung des Blut-drucks, Brustschmerz, Gefäßerweiterung, Kraftlosigkeit. Selten: Gesichtsrötung, Juckreiz, unwillkürliche Muskel-kontraktionen, Störungen der Bewegungsabläufe, Persönlichkeitsveränderungen, Verwirrtheit, Antriebs- und Teilnahmslosigkeit, aggressive Reaktionen, verändertes Träumen (u.a. Albträume), Bindehautentzündung, Ohren-	Erregung, motorische und affektive Unruhe sowie Schlaflosigkeit. Kein spezifisches Antidot bekannt. Erstversorgung mit stationärer Überwachung des psychomotorischen Status, Monitoring oder Überwa-chung der kardiovaskulären Parameter für die Dauer von 48 Stunden. Sofern keine Kontraindikationen vorliegen, kann provoziertes Erbrechen oder eine Magenspülung angezeigt sein. Es gibt keine Hinweise darauf, dass eine Dialyse oder die Anhebung oder Absenkung des Säuregrades des Urins die Ausschei-dung von Modafinil verstärkt

Fortsetzung nächste Seite

Substanz	Indikation	Dosis	Nebenwirkungen	Symptome einer Überdosierung
			sausen, unangenehmer Geschmack, Durst, Blähungen, Extrasystolen, Schwindel, Ohnmachtsanfälle, Atembeschwerden, Veränderungen in der Häufigkeit des Wasserlassens, insbesondere Harnverhalten, Urinveränderungen, Abnahme des geschlechtlichen Verlangens, Störungen der Monatsblutung, in Einzelfällen auch Ausbleiben der Monatsblutung, Gewichtsveränderungen, Appetitzunahme. In Einzelfällen: Haarausfall, erhöhte Lichtempfindlichkeit der Haut, Nesselausschlag (Urtikaria), wahnhafte Reaktionen, Geräuschempfindlichkeit, vermehrter Speichelfluss, erhöhter Bilirubingehalt im Blut, unregelmäßige Herzschläge, Blutbildveränderungen (Eosinophilie, Leukopenie), Alkoholunverträglichkeit, kontinuierlicher Anstieg der Werte für γ-GT und alkalische Phosphatase (ohne klinische Symptome) während Langzeittherapie. Obwohl Studien mit Modafinil ein geringes Abhängigkeitspotenzial gezeigt haben, ist bei längerer Anwendung die Möglichkeit einer Abhängigkeit nicht sicher auszuschließen.	
Pemolin	Antriebsschwäche	37,5–112,5 mg/Tag; 1–2 mg/kg/Tag (Einmalgabe am Morgen) Bis zu 150 mg/Tag wurde bei Erwachsenen mit ADHS gegeben	Schlafstörung, Benommenheit, Schwindel, Halluzinationen, Kopfschmerzen, Reizbarkeit, Krämpfe, dyskinetische Bewegungsstörungen (Gesicht und Extremitäten), gastrointestinale Beschwerden, Anorexie, Gewichtsverlust, erhöhte Herzfrequenz Wachstumsverzögerung (transient), Hepatotoxizität, Ikterus, Hautrötung	ZNS-Überstimulierung mit Erregung, Euphorie, Unruhe, Halluzinationen, dyskinetische Bewegungssstörungen, Hyperreflexie, Tachykardie, Hypertonie, evtl. Krämpfe und Koma Symptomatische Therapie erforderlich Lebertoxizität kann noch Monate nach der Behandlung auftreten (Todesfälle berichtet)

(a) Die Anwendung von Psychostimulanzien ist keine zugelassene Indikation, sondern als experimentelle Therapie zu werten
(b) Nur in der Schweiz zugelassen; die Anwendung bei Adipositas wird kritisch gesehen

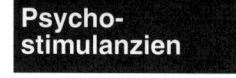

Tabelle 50. Psychostimulanzien: Wechselwirkungen

Medikamentenklasse	Beispiel	Wechselwirkungen
Wechselwirkungen mit Methylphenidat		
Antibiotika	Linezolid	Linezolid hemmt MAO-Enzyme – **Kombination vermeiden**
Antidepressiva		
Irreversibler MAOH	Tranylcypromin	Gefahr einer hypertensiven adrenergen Krise; während und bis 14 Tage nach Gabe von irreversiblen MAO-Hemmern gilt die Gabe von Psychostimulanzien als Kontraindikation
RIMA	Moclobemid	Blutdruckerhöhung, evtl. Wirkungsverstärkung bei längerer Gabe in höheren Dosen
Trizyklische Antidepressiva	Amitriptylin u. a.	Bei der Kombination mit trizyklischen Antidepressiva kann der Metabolismus dieser Arzneimittel beeinträchtigt sein, evtl. Dosisreduktion erforderlich. Außerdem additive antidepressive Wirkungen möglich. Vorsicht wegen verstärkter kardiovaskulärer Nebenwirkungen. In der Kombination von Methylphenidat mit Imipramin kann es zu neurotoxischen Nebenwirkungen kommen (Einzelfälle)
SSRI		Additive Wirkungsverstärkung bei Depressionen, Dysthymie und Zwangserkrankungen sowie ADHS
SSNRI	Venlafaxin	Fallbericht über Serotoninsyndrom
Antikonvulsiva	Carbamazepin	Verminderter Methylphenidatspiegel durch verstärkten Abbau
	Phenytoin	Abbauhemmung, erhöhter Phenytoinspiegel
Clonidin		Additive Wirkungsverstärkung im Hinblick auf Schlaf, Hyperaktivität und aggressivem Verhalten bei Patienten mit ADHS möglich. Fallberichte über plötzliche Todesfälle; mit Vorsicht verwenden; EKG kontrollieren
Guanethidin		Guanethidin-Wirkung herabgesetzt, initiale sympathomimetische Aktivität von Guanethidin verstärkt
Neuroleptika		Metabolismus von Methylphenidat beeinträchtigt, daher u. U. Dosisreduktion erforderlich
Theophyllin		Fallberichte über Tachykardie, Arrhythmien und Erregung
Warfarin		Warfarinwirkung herabgesetzt
Wechselwirkungen mit Amfetaminil, D-Amphetamin, Fenetyllin		
Amantadin		Initiale sympathomimetische Aktivität von Amantadin verstärkt
Antazida		Resorption von Methylphenidat verschlechtert
Antihistaminika	Diphenhydramin	Abschwächung der sedierenden Wirkung
Antikoagulanzien des Cumarintyps		Metabolismus der angegebenen Substanz beeinträchtigt, daher u. U. Dosisreduktion erforderlich
Antikonvulsiva	Phenobarbital, Diphenylhydantoin, Primidon	Metabolismus der Antikonvulsiva beeinträchtigt, daher u. U. Dosisreduktion erforderlich
Guanethidin		Guanethidin-Wirkung herabgesetzt, initiale sympathomimet. Aktivität von Guanethidin verstärkt
MAO-Hemmer		Adrenerge Krise möglich
Phenylbutazon		Phenylbutazon-Metabolismus beeinträchtigt, daher u. U. Dosisreduktion erforderlich
Trizyklische Antidepressiva	Imipramin und Desipramin	Metabolismus der Antidepressiva beeinträchtigt, daher u. U. Dosisreduktion erforderlich

Fortsetzung nächste Seite

Medikamentenklasse		Wechselwirkungen
Wechselwirkungen mit Modafinil		
Antidepressiva		Verminderung des Antidepressiva-Spiegels durch Enzyminduktion via CYP 3A4 möglich (keine Interaktion mit Clomipramin beobachtet)
Antihypertonika	Propranolol	Erhöhung des Propranololspiegels durch Hemmung von CYP 2C19 möglich
	Prazosin	**Kombination kontraindiziert**
Antikoagulanzien	Warfarin	Interaktion via CYP 2C9 kann nicht ausgeschlossen werden
Antikonvulsiva	Phenytoin	Erhöhung des Phenytoinspiegels durch Hemmung von CYP 2C19 möglich Interaktion via CYP 2C9 kann nicht ausgeschlossen werden
Benzodiazepine	Diazepam	Erhöhung des Diazepamspiegels durch Hemmung von CYP 2C19 möglich
Ciclosporin		Interaktion via CYP 3A4 kann nicht ausgeschlossen werden
Orale Kontrazeptiva		Bei Anwendung von Östrogen-Gestagen-Präparaten kann die empfängnisverhütende Wirkung während der Behandlung mit Modafinil sowie noch für die Dauer eines Zyklus nach Behandlungsende herabgesetzt sein. Daher normal dosierte orale Kontrazeptiva (Gehalt an Ethinylestradiol mindestens 0,05 mg) oder andere Methoden der Empfängnisverhütung verwenden
Theophyllin		Verminderung des Theophyllin-Spiegels durch Enzyminduktion via CYP 3A4 möglich
Wechselwirkungen mit Pemolin		
Amantadin		Initiale sympathomimetische Aktivität von Amantadin verstärkt
Antikonvulsiva	Phenobarbital, Diphenylhydantoin, Primidon	Metabolismus der angegebenen Substanz beeinträchtigt, daher u. U. Dosisreduktion dieses Arzneimittels erforderlich
Guanethidin		Guanethidin-Wirkung herabgesetzt, initiale sympathomimetische Aktivität von Guanethidin verstärkt
Irreversibler MAOH	Tranylcypromin	Adrenerge Krise möglich

Tabelle 51. Psychostimulanzien: Pharmakokinetik

Substanz	Max. Plasma-konzentration (nach x Std.)	Proteinbindung (%)	Bioverfüg-barkeit (%)	Elimination-halbwertszeit (h)	Halbwertszeit (Metaboliten) (h)	Unverändert im Urin ausge-schieden (%)	Aktiver Metabolit	Sonstige Metaboliten
Amfetaminil	?	?	>90	?	?	2	Amphetamin	–
D-Amphetamin	1–4	12–15	>90	<7	–	30–70	Hydroxyver-bindungen	Benzoesäure
Fenetyllin	1	?	>90	1,3	10–18	1–2	Amphetamin	7-Aminoäthyl-theophyllin
Methyl-phenidat	2	8,4–15,2	>90	2,1 (Erwachsene) 2,5 (Kinder)	–	0	–	Ritalinsäure
Modafinil	2–4	62	k.A.	10–12	k.A.	10%	k.A.	Modafinilsäure
Pemolin	3	50	>90	11 (Erwachsene) 7 (Kinder)	?	50	–	Oxazolidindion

? keine Angaben erhältlich; – kein Metabolit

Antidementiva

ANTIDEMENTIVA („COGNITION-ENHANCERS")

Klasseneinteilung und Wirkstoffe

- Cholinesterasehemmer (Donepezil, Galantamin, Rivastigmin, Tacrin)
- Kalzium-Antagonist (Nimodipin)
- NMDA-Glutamat-Antagonist (Memantin)
- Andere Antidementiva (Piracetam, Pyritinol)
- Zerebrale Vasotherapeutika (chemische und pflanzliche Mittel, die hauptsächlich der Durchblutungsförderung dienen; z. B. Ginkgo-biloba-Extrakt und Ergotoxinderivate)

Allgemeine Hinweise

- Im Folgenden werden nur diejenigen Substanzen als Antidementiva bezeichnet, für die in mindestens zwei Doppelblindstudien eine Wirkung bei demenziellen Abbauprozessen nachgewiesen werden konnte
- Zielsymptome der Behandlung mit Antidementiva: Einbußen bei Konzentration, Orientierung und Kritik- und Urteils-fähigkeit bei demenziellen Erkrankungen. Erfolgskriterien sind Verbesserungen dieser Symptome, aber auch das Aufhalten oder Verlangsamen eines fortschreitenden Prozesses
- Da die Ursachen der Alzheimer-Demenz und anderer Demenzerkrankungen nicht hinlänglich bekannt sind, können auch über die potenziellen Wirkmechanismen der verschiedenen Antidementiva nur Vermutungen angestellt werden
- Neben der medikamentösen Behandlung mit Antidementiva ist eine internistische Basistherapie von anderen Erkrankungen, die eine Demenzerkrankung komplizieren oder eine sekundäre Demenz verursachen, unerlässlich. Ferner kommt eine zusätzliche medikamentöse Behandlung mit anderen Psychopharmaka dann in Betracht, wenn andere psychiatrische Störungen hinzukommen (z. B. Depression, Wahn, Halluzinationen). Zusätzlich können auch andere Therapieverfahren, wie z. B. Verfahren zur Erhaltung kognitiver Fähigkeiten (Hirnleistungstraining), Soziotherapie oder psychotherapeutische Maßnahmen zum Einsatz kommen

Verordnung von Antidementiva zu Lasten der Krankenkassen

- Nach den deutschen Arzneimittelrichtlinien (AMR) vom 01.04.1999 dürfen Arzneimittel, bei denen der Behandlungserfolg wegen individuell unterschiedlichem Ansprechens nicht vorhersehbar ist, nur mit einer besonderen Erfolgskontrolle längerfristig verord-net werden (Wirtschaftlichkeitsgebot)
- Als Erfolg einer antidementiven Behandlung kann angesehen werden, wenn sich die hirnorganischen Fähigkeiten des Patienten bessern, ein langsam progredienter Verlauf durch das Medikament gestoppt wird oder ein rasch progredienter Verlauf signifikant verlangsamt wird. Der Behandlungserfolg muss nicht notwendigerweise mit neuropsychologischen Tests ermittelt werden. Jedoch empfiehlt es sich, solche Tests anzuwenden (z. B. MMST – Mini-Mental-State oder ADAS-cog – Alzheimer Disease Assessment Scale – Cognitive Subscale, DemTect). Um einen Verlauf beurteilen zu können, muss der Test vor und nach der Behandlung angewendet werden
- Für die Cholinesterasehemmer wird ein Therapieversuch von 24 Wochen Dauer zugestanden, bei den übrigen Antidementiva 12 Wochen. Damit wird der Tatsache Rechnung getragen, dass die für die Zulassung der Cholinesterasehemmer herangezogenen Studien eine höhere wissenschaftliche Qualität besitzen und eine höhere individuelle Ansprechrate zu erwarten ist als bei den übrigen Antidementiva. Inzwischen liegen auch für den NMDA-Antagonisten Memantin derartige Studien vor
- Nach den neuen AMR können Durchblutungsmittel (Vasotherapeutika) nicht mehr zur Behandlung hirnorganischer Psychosyndrome zu Lasten der Krankenkassen verordnet werden

Cholinesterasehemmer

Verfügbare Substanzen

Wirkstoffe	Handelsnamen Deutschland	Handelsnamen Österreich	Handelsnamen Schweiz	Stärken Kaps/Tbl
Donepezil	Aricept®	Aricept®	Aricept®	5 mg, 10 mg
Rivastigmin	Exelon®	Exelon®, Prometax®	Exelon®	1,5; 3; 4,5; 6 mg, Lösung
Tacrin	Cognex®			10, 20, 30, 40 mg
Galantamin	Reminyl®	Reminyl®	Reminyl®	4, 8, 12 mg, Lösung

- Nicht selektiver, reversibler Cholinesterasehemmer (Tacrin)
- Selektive, pseudoirreversible Cholinesterasehemmer (Donepezil, Rivastigmin, Galantamin)

Indikationen

Zugelassene Indikationen:
- Symptomatische Behandlung der leichten bis mittelschweren Alzheimer-Demenz

Weitere Indikationen:
- Nach vorläufigen Daten kann auch bei Gedächtnisstörungen nach Hirnverletzung und bei Demenz bei M. Parkinson eine Besserung eintreten
- Nach Doppelblindstudien ist Donepezil bei vaskulärer Demenz wirksam; nach offenen Studien sind auch unter Galantamin und Rivastigmin gute Effekte erzielt worden
- Vorläufige Daten zeigen eine klinische Wirksamkeit auf Verhaltensstörungen und Halluzinationen bei Lewy-Demenz (Donepezil, Rivastigmin); gelegentliche Verschlechterung extrapyramidal-motorischer Symptome
- Vorläufige Ergebnisse zeigen eine Wirksamkeit von Donepezil bei bisher resistenten bipolar-affektiven Störungen und visuellen Halluzinationen
- Offene Studien mit Donepezil bei Schizophrenie ergaben eine Verbesserung von Wortflüssigkeit und Aufmerksamkeit; verbesserte Kognition bei schizoaffektiven Erkrankungen
- Augmentation mit Donepezil bei ADHS (offene Studien) verbesserte die Leistungsfähigkeit bisher ungenügend respondierter Kinder und Heranwachsender

Allgemeine Hinweise

- In doppelblinden, placebokontrollierten Studien mit Patienten mit leichter oder mittelschwerer Alzheimer-Demenz konnten Besserungen der kognitiven Leistungen (Konzentration und Aufmerksamkeit) sowie globaler Funktionsmaße nachgewiesen werden, die sich z. B. in signifikanten Besserungen der Werte auf den folgenden Skalen zeigten: Alzheimer Disease Assessment Scale – cognitive subscale (ADAS-cog) and CIBIC plus (Clinicians' Interview-Based Impression of Change)
- Die Besserung ist oft nur geringgradig. Wenn sich nach 24 Wochen keine Besserung oder Verlangsamung eines progredienten Prozesses zeigt, kann die Verordnung der Medikamente nicht mehr zu Lasten der Krankenkasse erfolgen (Wirtschaftlichkeitsgebot). Es wird daher empfohlen, vor der Behandlung ein Mini Mental State Score (MMSS) zu erheben, um diesen Wert nach 24 Wochen mit dem Ausgangswert vergleichen zu können

Pharmakologie

- Es wird vermutet, dass die Substanzen den Acetylcholingehalt im Cortex erhöhen. Tacrin ist ein Aminoacridin mit einer relativ geringen Spezifität für die Hirn-Acetylcholinesterase. Tacrin hemmt daher auch peripher die Acetylcholinesterase, so dass die peripheren cholinergen unerwünschten Wirkungen bei Tacrin deutlicher ausgeprägt als bei den anderen drei Substanzen sind.

Antidementiva

Antidementiva

Donepezil gehört zu den Benzylpiperidinen, Rivastigmin ist ein Carbamat. Beide Wirkstoffe hemmen selektiv die Hirn-Acetylcholine-sterase und zeigen daher weder die peripheren cholinergen Wirkungen (Herz, Gastrointestinaltrakt) noch die Lebertoxizität wie Tacrin. Galantamin ist ein tertiäres Alkaloid

Dosierung

- Siehe auch S. 215, Tabelle 53. Cholinesterasehemmer: Übersicht
- Die Behandlung sollte mit niedrigen Dosierungen begonnen werden, um die Nebenwirkungen gering zu halten
- Höhere Dosierungen mit Tacrin wurden mit einem besseren Therapieerfolg in Verbindung gebracht
- Die Dosierung mit Tacrin richtet sich nach der Erhöhung der Transaminasen, wobei die Leberenzyme in zweiwöchigem Abstand mindestens 16 Wochen lang kontrolliert werden sollten. Dabei gelten folgende Richtwerte:
  – Bis 2fache Erhöhung der Leberenzyme über Normbereiche: Die Behandlung kann fortgesetzt werden, jedoch weiterhin Kontrolle notwendig: die Leberenzyme können sich nach 2–3 Monaten wieder normalisieren
  – 2- bis 3fache Erhöhung der Leberenzyme über Normbereich: Behandlung fortsetzen, wöchentliche Überprüfung der Leber-enzyme, bis wieder Normwerte erreicht sind
  – 3- bis 5fache Erhöhung der Leberenzyme über Normbereich: Reduktion der Dosis um täglich 40 mg, wöchentliche Kontrolle der Leberenzyme, Dosisreduktion weiter fortführen, bis Leberenzyme wieder im Normbereich sind
  – 5fache Erhöhung der Leberenzyme über Normbereich: Behandlung mit Tacrin abbrechen, Leberenzyme solange kontrollieren, bis diese wieder im Normbereich sind: auf mögliche Zeichen einer Hepatitis achten
  – Patienten, die die Tacrin-Einnahme aufgrund einer Transaminasenerhöhung abbrechen mussten, können diese bei einer Norma-lisierung der Werte wieder beginnen. Dann sollten GOT und GPT insgesamt für 16 Wochen wöchentlich kontrolliert werden; Beginn mit 40 mg/Tag

Pharmakokinetik

- Siehe S. 215, Tabelle 53. Cholinesterasehemmer: Übersicht

Nebenwirkungen

- Siehe auch S. 215, Tabelle 53. Cholinesterasehemmer: Übersicht

Donepezil

- Bei Dosierungen über 5 mg/Tag treten Nebenwirkungen häufiger auf. Eventuell können diese Nebenwirkungen reduziert werden, wenn die anfängliche Dosis von 5 mg/Tag für ca. 6 Wochen verabreicht wird und erst dann auf eine höhere Dosis umgestellt wird
- Die Nebenwirkungen von Donepezil beruhen vorwiegend auf der cholinomimetischen Aktivität: Übelkeit, Erbrechen, Schwindel-gefühl, Durchfall, Magen-Darm-Beschwerden und Anorexie
- Muskelkrämpfe, Müdigkeit, Schlafstörungen, Kopfschmerzen, Neigung zu Erkältungen
- Gehäuftes Auftreten von Unfällen
- Nebenwirkungen treten häufiger bei weiblichen Patienten auf sowie bei Patienten über 85 Jahre
- Bei Donepezil kann es gelegentlich zu einer leichten Erhöhung der Muskel-Kreatinkinase (CK) im Serum kommen; andere bemer-kenswerte Abweichungen bei den Laborwerten wurden nicht beobachtet
- Einzelfälle von Bewusstlosigkeit, Bradykardie, sinuatrialem Block und atrio-ventrikulärem Block wurden beobachtet
- Im Allgemeinen sind die Nebenwirkungen trotz Weiterbehandlung geringgradig und können sistieren

Galantamin

- Häufig: Übelkeit, Erbrechen, Durchfälle, Anorexie, Muskelkrämpfe
- Gelegentlich: Flatulus, Schlaflosigkeit, Kopfschmerzen, Sedierung, Harnwegsinfekte, Anämie, Inkontinenz, Hämaturie
- Selten: Bradykardie, Synkopen, Thoraxschmerzen, Ödeme, Kammerflimmern

| Rivastigmin |

- Die häufigsten Nebenwirkungen sind Schwäche, Anorexie, Schwindel, Übelkeit, Erbrechen und Somnolenz. Weibliche Patienten sind häufig empfindlicher in Bezug auf Übelkeit, Erbrechen, Appetitlosigkeit und Gewichtsverlust
- Andere häufige Nebenwirkungen sind Bauchschmerzen, akzidentelle Verletzungen, Agitiertheit, Verwirrtheit, Depression, Diarrhö, gastrointestinale Beschwerden, Kopfschmerzen, Schlafstörungen, Infekte der oberen Atemwege, Harnwegsinfekte, vermehrtes Schwitzen, Unwohlsein und Tremor
- In seltenen Fällen wurden Angina pectoris, gastrointestinale Blutungen und Synkopen beobachtet
- Abweichungen von der Norm der Laborwerte wurden bisher nicht beobachtet

| Tacrin |

- Häufig: Schwindel, Dyspepsie, Bauchschmerzen, Übelkeit, Erbrechen, Diarrhö, Anorexie, Myalgie
- Gelegentlich: Schwäche, Ataxie, Schlaflosigkeit oder Somnolenz, Hautausschlag, Pruritus, Urtikaria, vesiko-bulläres Erythem, Gewichtsabnahme, Bradykardie
- Erhöhung der Leberenzyme (Transaminasen) werden bei ungefähr 50 % der Patienten, die mit einer Dosierung von 160 mg/Tag behandelt werden, beobachtet. Gelegentlich gleichzeitiger Anstieg der alkalischen Phosphatase (AP) oder der Bilirubinwerte. Die Leberenzymerhöhungen treten dann im Allgemeinen während der ersten 12 Wochen der Behandlung auf; bei Unterbrechung der Behandlung nähern sich die Enzymveränderungen innerhalb von 4 – 6 Wochen wieder den Normalwerten. Bei unkomplizierten Transaminasenerhöhungen ist eine Leberbiopsie nicht indiziert; die Behandlung ist bei 10facher Erhöhung über dem Normbereich abzubrechen

Vorsichtsmaßnahmen

- Bekannte Überempfindlichkeit gegen das Arzneimittel
- Anamnestisch bekannte Synkopen, Bradykardie, Bradyarrhythmie, Sick-Sinus-Syndrom, Kardiomyopathie, koronare Herzkrankheit, Asthma, chronisch obstruktive Lungenerkrankung, Magen- oder Zwölffingerdarmgeschwüre, Risiko für Magenulcera (z. B. durch die Verwendung nicht stereodaler Antiphlogistika oder hoher Dosen von Acethylsalicylsäure)
- Vorsicht bei Patienten mit niedrigem Körpergewicht, Alter über 80 Jahre, weiblichem Geschlecht oder mit gleichzeitig bestehenden anderen Erkrankungen
- Cholinomimetika können Harnverhalt oder Krampfanfälle auslösen oder verstärken

Absetzphänomene

- Nach plötzlichem Absetzen kann eine plötzliche Verschlechterung der kognitiven Funktionen eintreten
- Ein abruptes Absetzen von Tacrin kann zu Verhaltensstörungen führen

Kontraindikationen

| Donepezil |

- Donepezil darf nicht angewendet werden bei Patienten mit einer bekannten Überempfindlichkeit gegen Donepezil, andere Piperidindevirate oder gegen einen in der Präparatzusammensetzung enthaltenen Hilfsstoffe
- Donepezil darf nicht während der Schwangerschaft eingenommen werden
- Die Anwendung bei Kindern wird nicht empfohlen

| Galantamin |

- Galantamin darf bei schwerer Leber- und Nierenfunktionsstörung nicht angewendet werden, keine Behandlung bei Kindern
- Nicht in der Stillzeit

| Rivastigmin |

- Rivastigmin darf nicht angewendet werden bei bekannter Überempfindlichkeit gegenüber Carbamat-Derivaten oder sonstigen Bestandteilen der Präparatzusammensetzung
- Keine Anwendung bei schwerer Leberinsuffizienz, da Rivastigmin bei diesen Patienten nicht untersucht wurde
- Rivastigmin ist nicht für die Anwendung bei Kindern vorgesehen

Antidementiva

Antidementiva

Tacrin
- Lebererkrankungen
- Ikterus während vorheriger Tacrin-Therapie (erhöhtes Gesamtbilirubin von > 3mg/dl [51 mmol/l])
- Patienten, bei denen die Therapie wegen Erhöhung der Transaminasenwerte abgebrochen worden war und diese nach erneutem Therapieversuch wiederum auf über das Dreifache des oberen Normwertes angestiegen sind
- unbehandelte Magen- oder Duodenalulzera
- Überempfindlichkeit gegenüber Tacrin, Acridinderivaten oder anderen Cholinomimetika
- Alzheimer-Krankheit im schweren Stadium oder andere Formen der Demenz, da bei diesen Anwendungsgebieten die Wirksamkeit von Tacrin nicht überprüft wurde
- Benigne Gedächtnisstörungen
- AIDS-bedingte neurologische und psychiatrische Störungen
- Frauen im gebärfähigen Alter, schwangere Frauen
- Kinder

← **Hinweis: Männer müssen während und bis 4 Monate nach der letzten Einnahme von Tacrin eine Zeugung verhindern**

Anwendungs-beschränkungen

Donepezil
- Besondere Vorsicht ist geboten bei der Anwendung bei Patienten, die sich einem operativen Eingriff unter Narkose unterziehen müssen (evtl. wird die Muskelrelaxation bei gleichzeitiger Gabe mit Muskelrelaxanzien vom Succinylcholin-Typ verstärkt)
- Vorsicht bei Patienten mit kardiovaskulären Erkrankungen (Bradykardie, Sick-Sinus-Syndrom und andere supraventrikuläre Erregungsleitungsstörungen des Herzens, wie sinuatrialer oder atrioventrikulärer Block), mit gastrointestinalen Erkrankungen (Ulcera in der Anamnese), mit Erkrankungen des Urogenitalsystems, Blasenentleerungsstörungen mit neurologischen Störungen (Krampfanfällen) und mit Erkrankungen der Atemwege, Asthma oder anderen obstruktiven Lungenerkrankungen

Galantamin
- Bei Sick-Sinus-Syndrom, supraventrikulären Reizleitungsstörungen, gastrointestinalen Erkrankungen, Asthma und chronisch obstruktiven Lungenerkrankungen, Obstruktion der ableitenden Harnwege
- Nicht in Kombination mit die Herzfrequenz herabsetzenden Medikamenten (z. B. β-Blocker, Digoxin)
- Bei neurologischen Erkrankungen
- Tabletten bei Patienten mit Galactoseintoleranz, Glucose-Galactose-Malabsorption

Rivastigmin
- Vorsicht bei Patienten mit Sick-Sinus-Syndrom oder Reizleitungsstörungen (sinuatrialer Block, atrioventrikulärer Block)
- Vorsicht bei floriden Magen- oder Duodenalulzera oder Prädisposition für solche Erkrankungen, Asthma, obstruktiven Lungenerkrankungen, Epilepsie oder Blasenentleerungsstörungen in der Vorgeschichte

Tacrin
- Chirurgische Eingriffe unter Narkose: Wechselwirkungen mit Anästhetika und Muskelrelaxanzien vom Curare-Typ und mit anticholinerger Prämedikation möglich
- Vorsicht bei Epilepsie, Asthma und anderen chronisch obstruktiven Lungenerkrankungen, Magen- und Duodenalulzera, Hepatitis (viral oder arzneimittelinduziert), bei Störungen der Darmperistaltik oder Sphinkterfunktion, kardialen Arrhythmien, Sick-Sinus-Syndrom

Überdosierung

- Evtl. kann es zu einer cholinergen Krise kommen. Vergiftungen durch Cholinergika sind durch die typische parasympathikomimetische Symptomatik gekennzeichnet: Übelkeit, abdominelle oder epigastrische Krämpfe, Harndrang, Schwitzen, Hypersalivation, Schock, Asthma, Dyspnoe, AV-Block mit Bradykardie, evtl. Krampfanfälle
- Therapie: Atropin in individueller Dosierung, initial beim Erwachsenen 1–2 mg i.v. oder i.m.; Entgiftung bei Aufnahme größerer Mengen per os durch Magenspülung. Zur Wirksamkeit einer Dialyse liegen keine Erfahrungen vor
- In Einzelfällen plötzliche Verschlechterung der kognitiven Funktionen nach Absetzen der Medikation. Außerdem kann es zu anderen Verhaltensstörungen kommen (Tacrin)

Behandlung von Kindern und Jugendlichen

- Keine Anwendung bei Kindern und Jugendlichen

Schwangerschaft

- Donepezil und Tacrin dürfen nicht während der Schwangerschaft eingenommen werden (Kontraindikation)
- Die Sicherheit von Rivastigmin und Galantamin während der Schwangerschaft ist beim Menschen nicht belegt. Deshalb dürfen schwangere Frauen Rivastigmin oder Galantamin nur dann erhalten, wenn der erwartete Nutzen größer ist als das mögliche Risiko für den Fetus

Stillzeit

- Bisher ist nicht bekannt, ob die Wirkstoffe in die Muttermilch übergehen; die Medikamente sollten daher nicht während der Stillzeit verabreicht werden

Hinweise für die Pflege

- Bei Patienten, denen Tacrin verabreicht wird, sollte die Leberfunktion (Transaminasen) regelmäßig überprüft werden (z.B. alle 2 Wochen innerhalb der ersten 16 Behandlungswochen, danach monatlich über 2 Monate, danach alle 3 Monate)
- Anticholinerge Arzneimittel schwächen die Wirkung der Cholinomimetika ab und sollten daher nicht zusätzlich verabreicht werden

Hinweise für Patienten

Ausführliche Patienteninformationen S. 342
- Ein Behandlungserfolg bei Einnahme dieser Medikamente ist von einer regelmäßigen Einnahme abhängig
- Alle neuen oder ungewöhnlichen Nebenwirkungen sind dem behandelnden Arzt mitzuteilen
- Die Medikamente nicht plötzlich absetzen, da es zu Verhaltensstörungen oder Verschlechterung der geistigen Leistungen kommen kann
- Während der Behandlung mit Tacrin darf kein Alkohol getrunken werden (Lebertoxizität)
- Zusätzliche Einnahme anderer Medikamente nur nach Absprache mit dem behandelnden Arzt
- Die Einnahme der Medikamente kann Auswirkungen auf die Verkehrstüchtigkeit und das Bedienen von Maschinen haben. Die Fähigkeit zur aktiven Teilnahme am Straßenverkehr und zum Bedienen komplizierter Maschinen ist daher regelmäßig vom behandelnden Arzt zu überprüfen

Antidementiva

Tabelle 52. Cholinesterasehemmer: Wechselwirkungen

Substanzklasse	Donepezil	Galantamin	Rivastigmin	Tacrin
Anticholinergika (z. B. Biperiden, Diphenhydramin)	Abschwächung der anticholinergen Wirkungen, antagonistische Wirkungen	Abschwächung der anticholinergen Wirkungen, antagonistische Wirkungen	Abschwächung der anticholinergen Wirkungen, antagonistische Wirkungen	Abschwächung der anticholinergen Wirkungen, antagonistische Wirkungen
Antidepressiva		Bei Kombination mit Amitriptylin, Fluoxetin oder Fluvoxamin um 25–30 % verminderte Clearance von Galantamin durch CYP 2D6-Hemmung. Kombination mit Paroxetin erhöhte AUC von Galantamin um 40 %		Erhöhte Plasmaspiegel von Tacrin, Clearance um bis zu 88 % durch CYP 1A2-Hemmung vermindert
Antikonvulsiva (z.B. Carbamazepin, Phenytoin)	Verstärkter Abbau von Donepezil			Abbau von Tacrin verstärkt
Antimykotika (z. B. Ketoconazol)	Anstieg des Antimykotikum-spiegels; außerdem wird der Abbau von Donepezil über CYP 3A4 gehemmt	Erhöhte AUC von Galantamin um 30 % durch CYP 3A4-Hemmung		Anstieg des Antimykotikum-spiegels; außerdem wird der Abbau von Tacrin über CYP 3A4 gehemmt
Beta-Rezeptorenblocker	Verstärkung der Bradykardie	Verstärkung der Bradykardie	Verstärkung der Bradykardie möglich	Verstärkung der Bradykardie
Chinidin	Abbau von Donepezil via CYP 2D6 gehemmt	Abbau von Galantamin via CYP 2D6 gehemmt		
Cholinesterasehemmer	Verstärkung der cholinergen Wirkungen		Verstärkung der cholinergen Wirkungen	Verstärkung der cholinergen Wirkungen
Cholinomimetika	Verstärkung der cholinergen Wirkungen		Verstärkung der cholinergen Wirkungen	Verstärkung der cholinergen Wirkungen
Cimetidin	Serumkonzentration von Cimetidin steigt an	Serumkonzentration von Cimetidin steigt an		Serumkonzentration von Cimetidin steigt an
Dexamethason	Verstärkter Abbau von Donepezil, reduzierte Wirkung			
Erythromycin	Serumkonzentration von Erythromycin kann ansteigen	Erhöhte AUC von Galantamin um 10 % durch CYP 3A4-Hemmung		Serumkonzentration von Erythromycin kann ansteigen
Hepatotoxische Arzneimittel	Keine erhöhte Toxizität zu erwarten			Verstärkung der Hepatotoxizität
Muskelrelaxanzien (z. B. Suxamethonium)	Verlängerte Muskelrelaxation	Verlängerte Muskelrelaxation	Verlängerte Muskelrelaxation	Verlängerte Muskelrelaxation

Fortsetzung nächste Seite

	Donepezil	Galantamin	Rivastigmin	Tacrin
Neuroleptika	EPS-Exazerbation bei Kombination mit Risperidon wurde beobachtet			Verstärkung der EPS
Nichtsteroidale Antiphlogistika (z. B. Ibuprofen)				Berichte über Delir (mit Wahn, Halluzination, Schlafstörungen)
Nikotin			Um 23 % erhöhte Clearance von Rivastigmin	Absinken des Tacrin-Spiegels wegen verstärkten Abbaus durch CYP 1A2-Induktion
Rifampicin, Rifabutin	Verstärkter Abbau von Donepezil, verminderte Wirkung, Anstieg der Serumkonzentration			Ansteigen der Serumkonzentration
Theophyllin	Reduktion der Theophyllin-Clearance, erhöhter Plasmaspiegel von Theophyllin			Reduktion der Theophyllin-Clearance
Ulzerogene Arzneimittel (z. B. Antirheumatika)	Verstärkung der Ulzerogenität		Evtl. Verstärkung der Ulzerogenität möglich	Verstärkung der Ulzerogenität

Tabelle 53. Cholinesterasehemmer: Übersicht

	Donepezil	Galantamin	Rivastigmin	Tacrin
Substanzklasse	Benzylpiperidin	Alkaloid	Carbamat	Aminoacridin
Pharmakodynamik	Reversible Hemmung vorwiegend der Hirn-Cholinesterase, kaum periphere Hemmung	Reversible Hemmung der Acetylcholin- und Butylcholinersterase, Allosterischer Modulator zentraler Nikotinrezeptoren	Reversible Hemmung vorwiegend der Hirn-Cholinesterase, kaum periphere Hemmung	Reversible Hemmung der zerebralen und peripheren Cholinesterase (Mittel der 2. Wahl; siehe Nebenwirkungen)
Dosierung	Zu Beginn: 5 mg/Tag; Erhöhung auf 10 mg/Tag, wenn nach 4–6 Wochen keine Besserung eintritt (Höchstdosis: 10 mg/Tag)	Zu Beginn: 2 x 4 mg über 4 Wochen, danach 2 x 8 mg über 4 Wochen, max. Aufdosierung auf 2 x 12 mg. Bei milder Leberfunktionsstörung 1 x 4 mg/Tag	Zu Beginn: 2x 1,5 mg/Tag (morgens und abends mit den Mahlzeiten) für 4 Wochen; bei guter Verträglichkeit kann die Dosis nach mindestens zweiwöchiger Behandlung auf 3 mg zweimal täglich erhöht werden; weitere Dosissteigerungen auf 4,5 mg und dann 6 mg zweimal täglich, nur bei guter Verträglichkeit und nach Mindestabstand von 4 Wochen (Höchstdosis: 12 mg/Tag)	Zu Beginn: 4x 10 mg/Tag über 6 Wochen in regelmäßigen Abständen zwischen den Mahlzeiten; Transaminasen müssen alle 2 Wochen kontrolliert werden. Die Dosis kann auf 4x 20 mg/Tag erhöht werden, sofern keine signifikanten Transaminasenerhöhungen auftreten; nach weiteren 6 Wochen kann die Dosis dann auf 120–160 mg/Tag erhöht werden, wenn dies vom Patienten vertragen wird. Dieses Vorgehen ist zu wiederholen, wenn die Medikation vom Patienten mehr als 4 Wochen lang eingenommen wurde

Fortsetzung nächste Seite

Antidementiva

	Donepezil	Galantamin	Rivastigmin	Tacrin
Pharmakokinetik				
Maximale Plasmakonzentration	Nach 3–4 Stunden	1 Stunde	Nach 1 Stunde; die Einnahme von Rivastigmin mit einer Mahlzeit verzögert die Resorption um 90 Minuten	1–2 Stunden
Bioverfügbarkeit	100 %, unabhängig von der Nahrungsaufnahme	90 %, Nahrungsaufnahme verringert diese um 25 % und verlängert T½ auf 1,5 h	36 %	Nahrungsaufnahme reduziert Bioverfügbarkeit um 30–40 %; die mittleren Plasmakonzentrationen sind bei weiblichen Patienten um etwa 50 % höher als bei männlichen
Plasma-Halbwertszeit	70 Stunden, ansteigend nach mehrfacher Gabe; Clearance bei Pat. mit Leberzirrhose um etwa 20% reduziert; Niereninsuffizienz hat keinen Einfluss auf die Clearance	5–7 Stunden, um 25 % bei Leberstörungen vermindert, bei Frauen um 20 % verminderte Clearance	1 Stunde; Ausscheidung als Metabolite zu über 90 % über die Nieren; weniger als 1 % der verabreichten Dosis wird mit den Faeces ausgeschieden	2–4 Stunden (unabhängig von Dosis oder Plasmakonzentration); Niereninsuffizienz hat keinen Einfluss auf die Clearance
Proteinbindung	Etwa 95 %, vorwiegend an Albumin	18 %	Etwa 40 %	55 %
Metabolismus	CYP 2D6, CYP 3A4 (4 Hauptmetaboliten, davon sind 2 aktiv)	CYP 2D6 und 3A4	Abbau hauptsächlich über eine durch Cholinesterase vermittelte Hydrolyse zu einem decarbamylierten Metaboliten; dieser hemmt die Acetylcholinesterase nur gering (unter 10 %); insgesamt nur sehr geringe Beteiligung von Cytochrom-P450-Isoenzymen	CYP 1A2 hat aktive Metaboliten
Nebenwirkungen				
ZNS	5–10 %: Schlafstörungen, Antriebsarmut, Kopfschmerzen, Schmerzzustände; 2–5 % abnorme Träume, Somnolenz, Erregung, Depression, <2 %: Ruhelosigkeit, Aggressivität, Reizbarkeit; <1 %: transitorische ischämische Attacken (TIA), Hypokinesie, Krampfanfälle, Delir (Fallbericht); Verschlimmerung einer Parkinsonsymptomatik, Bewegungsstörungen wie restless legs oder Stottern	5–10 %: Schlafstörungen, Kopfschmerzen, Depressionen, Müdigkeit, Agitation; 2–5 %: Sedierung, Tremor; <1%: Wahn, Delir, Ataxie, Schwindel, Hypertonie, Anfälle	≥5 %: Somnolenz, Agitiertheit, Schwäche, Verwirrtheit, Depression, Kopfschmerzen, Schlafstörungen, Tremor	>10 %: Kopfschmerzen; 2–15 %: Nervosität, Erregung, Verwirrtheit, Aggression, vorübergehende Dysphorie, Schlafstörungen, Somnolenz, Antriebsarmut, Depression, Halluzinationen, Ataxie, Tremor; <2%: Parästhesien, Krampfanfälle, Schwindel; <1 %: Insult, TIA

Fortsetzung nächste Seite

	Donepezil	Galantamin	Rivastigmin	Tacrin
Gastrointestinaltrakt	5–10 %: Übelkeit, Erbrechen, Diarrhoe, Obstipation, Magenbeschwerden >2 %: Anorexie	10–30 %: Übelkeit, Erbrechen 5–10 %: Durchfall 5–10 %: Anorexie >1 %: Flatulenz	≥5 %: Anorexie, Übelkeit, Erbrechen (weibliche Patienten sind empfindlicher in Bezug auf Appetitlosigkeit und Gewichtsverlust), Bauchschmerzen, Diarrhoe, Dyspepsie, Unwohlsein; In seltenen Fällen wurden gastrointestinale Blutungen beobachtet	10–30 %: Übelkeit, Erbrechen, Magenbeschwerden, Diarrhoe; 5–10 %: Anorexie, Blähungen, Obstipation
Herz/Kreislauf	2–10 %: Schwindelanfälle <2 %: Synkope, Vorhofflimmern, Blutdruckabfall <1 % Arrhythmie, AV-Block (I°), Kardiomyopathie, Bradykardie, Tachykardie (supraventrikulär), tiefe Beinvenenthrombose	5–10 %: Schwindelanfälle <2 %: Bradykardie, Synkopen >1 %: Thoraxschmerzen <1 %: Ödeme, Kammerflimmern	≥5 %: Schwindel In seltenen Fällen wurden Angina pectoris und Synkopen beobachtet	>10 %: Schwindelanfälle <2 %: Hypertonie, Hypotonie; <1 %: Myokardinfarkt, Herzversagen, Angina pectoris, Vorhofflimmern, Palpitationen, Tachykardie, Bradykardie
Respirationstrakt	>5 %: verstopfte Nase, Erkältungen <2 %: Dyspnoe; <1 %: pulmonale Obstruktion, Pneumonie, Schlafapnoe	>2 %: verstopfte Nase	≥5 %: Infekte der oberen Atemwege	>5 %: verstopfte Nase; <2 %: Pharyngitis, Sinusitis, Bronchitis, Pneumonie, Dyspnoe
Augen	<2 %: unscharfes Sehen; <1 %: trockene Augen, Glaukom	–	–	<2 %: Konjunktivitis; <1 %: trockene Augen, Glaukom
Haut	2–10 %: Rötungen <2 %: Pruritus, Urtikaria	–	≥5 %: vermehrtes Schwitzen	2–10 %: Rötungen, Hautausschlag <2 %: vermehrtes Schwitzen
Urogenitaltrakt	<2 %: Harndrang, Inkontinenz, Nykturie <1 %: Prostatahypertrophie	>5 %: Harnwegsinfekte >2 %: Hämaturie >1 %: Inkontinenz <1 %: Harnverhalten	≥5 %: Harnwegsinfekte	>2 %: Harndrang, Inkontinenz, Harnwegs-infektionen <1 %: Hämaturie, Harnretention
Muskel/Skelett	6 %: Krämpfe <2 %: Arthritis	5–10 %: Muskelkrämpfe	–	>5 %: Myalgien <2 %: Arthralgien, Arthritis
Leber	–	–	–	bis zu 50 % (!) Erhöhung der Leberenzyme
Sonstige	<2 %: Exsikkose <1 %: Blutbildveränderungen, Gelbsucht, Nierenversagen	2–5 %: Anämie <1 %: Blutbildveränderungen	≥5 %: akzidentelle Verletzungen	<2 %: Kälteschauer, Fieber, periphere Ödeme; <1 %: Blutbildveränderungen

Antidementiva

Kalzium-Antagonist

Verfügbare Substanz

Wirkstoff	Handelsnamen Deutschland	Handelsnamen Österreich	Handelsnamen Schweiz
Nimodipin	Nimotop®, Nim®	Nimotop®	Nimotop®

Indikationen

Zugelassene Indikationen:
- Hirnorganische bedingte Leistungsstörungen im Alter mit deutlichen Beschwerden wie Gedächtnis-, Antriebs- und Konzentrationsstörungen sowie Stimmungslabilität
- Prophylaxe und Therapie ischämischer neurologischer Defizite in Folge zerebraler Vasospasmen nach Subarachnoidalblutung

Weitere Indikationen:
- Nach neueren Untersuchungen der Progression der demenziellen Entwicklung bei Multiinfarktdemenz und Morbus Alzheimer
- Hinweise auf Besserung manischer Symptome und Stabilisierung bei Patienten mit rapid-cycling (in Kombination mit Lithium)
- Hinweise auf Besserung der Symptomatik bei aggressiven und antisozialen Persönlichkeitsstörungen

Pharmakodynamik

- Antiexzitatorischer Effekt durch Stabilisierung der Kalzium-Homöostase, wirkt tierexperimentell neuroprotektiv. Nimodipin fördert außerdem die zerebrale Durchblutung; dadurch wird die demenzielle Symptomatik bei leicht bis mittelgradigen Demenzen verbessert. Allerdings kann sich der Wirkeintritt von Nimodipin mit einer Latenz von mehreren Wochen verzögern
- Im Tierexperiment bindet Nimodipin mit hoher Affinität und Selektivität an Ca^{2+}-Kanäle vom L-Typ und blockiert so den transmembranösen Ca^{2+}-Einstrom. Es wird angenommen, dass Nimodipin bei pathologischen Zuständen, die mit einem vermehrten Einstrom von Ca^{2+}-Ionen in die Nervenzellen einhergehen, (z. B. bei Hirnischämie), die Stabilität und Funktionsfähigkeit dieser Nervenzellen wiederherstellt
- Eine selektive Blockierung der Ca^{2+}-Kanäle in bestimmten Hirnarealen (z. B. Hippocampus und Cortex), erklärt möglicherweise den positiven Einfluss von Nimodipin auf Lern- und Gedächtnisdefizite

Dosierung

- Die Initial- und Erhaltungsdosis beträgt 3 x 30 mg/Tag (empfohlene Tagesdosis)
- Die Wirkung kann mit einer Latenz von einigen Wochen eintreten
- Nimodipin sollte im Allgemeinen unabhängig von den Mahlzeiten gleichmäßig über den Tag verteilt unzerkaut mit etwas Flüssigkeit eingenommen werden

Pharmakokinetik

- Vollständige Resorption im Gastrointestinaltrakt (100 %); ausgeprägter first-pass-Effekt; Bioverfügbarkeit 10–15 %
- Plasmaeiweißbindung etwa 97–99 %
- Maximale Plasmakonzentration 0,6–1,6 Stunden; Halbwertzeit 1–2 Stunden
- Nimodipin hat keinen aktiven Metaboliten; die Metaboliten werden beim Menschen zu ca. 50 % renal und zu ca. 30 % biliär ausgeschieden

Nebenwirkungen

- Motorische Unruhe, Nervosität, Erregung
- Aggressivität, Schlafstörungen, Angstzustände, Schwächegefühl
- Vereinzelt Hyperkinesie und depressive Verstimmungen (besonders zu Behandlungsbeginn)
- Kopfschmerzen, Schwindel

- Flush, Wärme- oder Hitzegefühl, Schwitzen
- Blutdrucksenkung (insbesondere bei erhöhter Ausgangslage), Tachykardie
- In Einzelfällen Thrombozytopenie (bei Behandlungsbeginn)
- Übelkeit, Erbrechen, Abdominalbeschwerden, periphere Ödeme
- Urogenitaltrakt: Verschlechterung der Nierenfunktion mit Anstieg von Harnstoff oder Kreatinin im Serum, insbesondere bei i. v.-Anwendung

Kontraindikationen

- Schwere Einschränkung der Leberfunktion (z. B. Leberzirrhose)

Anwendungs-beschränkungen

- Vorsicht bei älteren und multimorbiden Patienten
- Vorsicht bei Niereninsuffizienz (glomeruläre Filtrationsrate < 20 ml/min)
- Vorsicht bei schwerer Beeinträchtigung der Herz-Kreislauf-Funktion (regelmäßige Kontrolluntersuchungen) und ausgeprägter Hypotonie (systolischer Blutdruck < 90 mmHg)

Überdosierung

- Weitreichende klinische Erfahrungen liegen nicht vor. Folgende Symptome können auftreten: Gesichtsrötung (Flush), Kopfschmerzen, stärkere Blutdrucksenkung, Tachykardie oder Bradykardie, Magen-Darm-Beschwerden und Übelkeit
- Behandlung: Wegen der hohen Eiweißbindung ist eine Dialyse nicht effektiv; Magenspülung mit Kohlezusatz; Noradrenalin oder Dopamin können zur Erhöhung des Blutdruckes eingesetzt werden

Behandlung von älteren Patienten

- Besonders bei älteren Patienten ist auf kardiovaskuläre Nebenwirkungen und auf eine evtl. vorbestehende Niereninsuffizienz zu achten

Schwangerschaft

- Ausreichende Erfahrung über die Anwendung beim Menschen liegen nicht vor. Tierversuche ergaben keine Hinweise auf embryotoxische oder teratogene Wirkungen. Insgesamt Kontraindikation in der Schwangerschaft

Stillzeit

- Kontraindikation; es ist nicht bekannt, ob die Substanz in die Muttermilch übergeht

Hinweise für Patienten

- Der Patient sollte langsam aus dem Liegen aufstehen, um einen Kreislaufkollaps und nachfolgende Verletzungen zu vermeiden
- Andere Medikamente nur nach Rücksprache mit dem behandelnden Arzt einnehmen

Tabelle 54. Kalziumantagonist: Wechselwirkungen

Medikamentenklasse	Wechselwirkungen
Antihypertensiva	Verstärkte Blutdrucksenkung
Antikonvulsiva Phenobarbital, Phenytoin, Carbamazepin, Valproat	Durch Enzyminduktion sinkt die Bioverfügbarkeit von Nimodipin ab; Kombination nicht empfohlen
Cimetidin	Erhöhung des Plasmaspiegels von Nimodipin
Grapefruitsaft	Erhöhung des Plasmaspiegels von Nimodipin
Neuroleptika/Antidepressiva	Ausreichende Erfahrungen liegen nicht vor; unspezifische Wechselwirkungen sind zu erwarten
Rifampicin	Plasmaspiegel von Nimodipin vermindert; Dosis anpassen
Zidovudin (i.v.)	Plasmakonzentration von Zidovudin erhöht; Dosis anpassen

Antidementiva

Antidementiva

NMDA-Glutamat-Antagonist

Verfügbare Substanzen

Wirkstoffe	Handelsnamen Deutschland	Handelsnamen Österreich	Handelsnamen Schweiz
Memantin	Axura®, Ebixa®	Axura®, Ebixa®	Axura®, Ebixa®

Indikationen

Zugelassene Indikationen:
- Behandlung von Patienten mit mittelschwerer bis schwerer Alzheimer-Demenz

Pharmakodynamik

- Memantin zählt zur Klasse der mittelaffinen nicht-kompetitiven NMDA-Rezeptorkanalblocker. Aufgrund der schnellen Rezeptorkinetik und einer ausgeprägten Spannungsabhängigkeit wirkt Memantin als Modulator der glutamatergen Neurotransmission. Memantin blockiert den NMDA-Rezeptorkanal unter Bedingungen einer erhöhten Exzitation, wodurch Neurone vor der toxischen Wirkung eines erhöhten, langandauernden Kalzium-Einstroms geschützt werden

Dosierung

- Die Einstellung der Patienten hat grundsätzlich individuell zu erfolgen, mit einschleichender Gabe zu Behandlungsbeginn. Die Tropfen sind zu den Mahlzeiten einzunehmen, die Filmtabletten sind unzerkaut mit Flüssigkeit zu den Mahlzeiten einzunehmen. Die letzte Anwendung sollte möglichst bis zum späten Nachmittag erfolgt sein (bis 14 Uhr)
- Dosierungsschema: In der 1. Woche täglich bis 5 mg, in der 2. Woche täglich bis 10 mg, in der 3. Woche täglich 15–20 mg, in der 4. Woche täglich 20 mg, Erhaltungstherapie mit 20 mg/Tag
- Erhaltungsdosis bei niereninsuffizienten Patienten: Einstellung individuell nach der klinischen Wirksamkeit unter Kontrolle der Nierenfunktion, bei mittelschwerer Nierenfunktionsstörung (Kreatinclearance 40–60 ml/min/1,73m²) Höchstdosis 10 mg/Tag

Pharmakokinetik

- Vollständige Resorption und Bioverfügbarkeit (100 %)
- Geringe Plasmaeiweißbindung (42–45 %)
- Maximale Plasmaspiegel werden nach 6–8 Stunden erreicht; die Eliminationshalbwertszeit beträgt 60–100 Stunden
- Memantin hat keinen aktiven Metaboliten
- Memantin wird zum größten Teil unverändert über die Niere ausgeschieden

Nebenwirkungen

- Die Nebenwirkungen von Memantin sind stark abhängig von der Geschwindigkeit der Aufdosierung zu Beginn der Therapie. Insgesamt sind Nebenwirkungen bei vorsichtiger, einschleichender Dosierung selten und dann von leichter Ausprägung
- Schwindel, innere und motorische Unruhe und Übererregung, Nervosität (häufig)
- Kopfschmerzen, Kopfdruck, Übelkeit (häufig)
- Somnolenz, Müdigkeit (insbesondere bei Behandlungsbeginn)
- In Einzelfällen wurde bei Patienten mit erhöhter Anfallsbereitschaft eine Absenkung der Krampfschwelle beobachtet
- Abdominalbeschwerden
- Vorsicht: Reaktionsvermögen kann beeinträchtigt sein

Kontraindikationen

- Schwere Verwirrtheitszustände
- Schwere Nierenfunktionsstörungen
- Epilepsie

Anwendungs-beschränkungen und Vorsichtsmaßnahmen	• Vorsicht bei Patienten mit psychomotorischer Unruhe • Vorsicht bei gleichzeitiger Gabe von Amantadin und anderen NMDA-Antagonisten (z. B. Ketamin, Orphenadrin); relative Kontra-indikation, sollte vermieden werden, da es zu Psychosen kommen kann
Überdosierung	• Psychische Erregung, Halluzinationen, motorische Unruhe, Somnolenz, Kopfschmerzen, Schwindel und Übelkeit • Behandlung: symptomatisch
Behandlung von Kindern	• Siehe unter Dosierung
Behandlung von älteren Patienten	• Einschleichende Dosierungen • Vorsicht bei Patienten mit Erregungszuständen
Schwangerschaft	• Beim Menschen bisher kein Verdacht auf eine embryotoxische oder teratogene Wirkung; auch im Tierversuch keine entsprechen-den Hinweise; Memantin darf in der Schwangerschaft nicht angewendet werden
Stillzeit	• Es ist wahrscheinlich, dass die Substanz in die Muttermilch übergeht; Patienten unter Memantin dürfen nicht stillen

Tabelle 55. NMDA-Glutamat-Antagonist: Wechselwirkungen

Medikamentenklasse	Wechselwirkungen
Amantadin	Gefahr der Überdosierung und Wirkungsverstärkung, Gefahr der pharmakotoxischen Psychose; KOMBINATION VERMEIDEN
Anticholinergika	Wirkungsverstärkung
Antihypertonika	Wirkungsverstärkung
Antikonvulsiva (z.B Barbiturate)	Wirkungen und Nebenwirkungen der Barbiturate können verstärkt werden
Baclofen	Modifizierung der Baclofen-Wirkung; Dosisanpassung
COMT-Inhibitoren	Wirkungsverstärkung
Dantrolen	Bei gleichzeitiger Applikation von Dantrolen kann die Wirkung verändert werden; evtl. ist eine Dosisanpassung erforderlich
Diuretika (Hydrochlorothiazid)	Ausscheidung von Hydrochlorothiazid kann vermindert sein
Dopaminerge Agonisten (z.B. Bromocriptin, L-Dopa)	Wirkungsverstärkung
MAO-Hemmer	Wirkungsverstärkung
Neuroleptika	Wirkungen und Nebenwirkungen der Neuroleptika können abgeschwächt werden
Phenytoin	Pharmakotoxische Psychose möglich

Antidementiva

Andere Antidementiva

Verfügbare Substanzen

Wirkstoffe	Handelsnamen Deutschland	Handelsnamen Österreich	Handelsnamen Schweiz
Piracetam	Avtigen®, Cerebroforte®, Cerepar N®, Cuxabrain®, Memo-Puren®, Nootrop®, Normabrain®, Piracebral®, Piracetam ct®, Piracetam-Heumann®, Piracetam-800-Verla®, Piracetam AbZ®, Piracetam AL®, Piracetam-ELBE-MED®,Piracetam-neuraxpharm®, Piracetam-ratiopharm®, Piracetam-RPh®, Piracetam-STADA®, Piracetop®, Sinapsan®	Cerebryl®, Nootropil®, Pirabene®, Piracetam "interpharm®", Piracetam "UCB®"	Nootropil®, Pirax®
Pyritinol	Ardeyceryl P®, Encephabol®	Encephabol®	–

Indikationen

Zugelassene Indikationen:
- Hirnleistungsstörungen im Alter mit folgender Leitsymptomatik: Antriebsmangel (Inaktivität), gesteigerte Ermüdbarkeit, Konzentrationsschwäche, Gedächtnisstörungen, Verstimmungen, Affektstörungen und emotionale Labilität (z. B. Alzheimer-Demenz, Multiinfarkt-Demenz)

Weitere Indikationen:
- Postkommotionelle Syndrome (Schwindel, Kopfschmerzen)
- Legasthenie bei nicht intellektuell retardierten Kindern
- Folgezustände der Alkoholabhängigkeit (Delir, Prädelir, Entzugssymptomatik) (Piracetam)
- Behandlung postanoxischer Myoklonus-Syndrome
- Adjuvante Behandlung bei Folgezuständen nach Schädel-Hirn-Trauma

Pharmakodynamik

- Vermutete Wirkmechanismen: Die Antidementiva Piracetam und Pyritinol haben ein ähnliches Wirkspektrum, wobei sie einen pathologisch verminderten Hirnstoffwechsel verbessern können (Glukose- und Sauerstoffutilisation, Proteinbiosynthese, Nukleinsäurestoffwechsel, Phospholipidstoffwechsel). Außerdem fördern sie die kortikale Acetylcholinfreisetzung und die cholinerge Transmission. In Tierversuchen kam es zu einer Besserung der Erregungsübertragung und -fortleitung in verschiedenen Hirnregionen. Beim Menschen kommt es zu einer Durchblutungszunahme in ischämischen Hirnarealen und Besserung der Fließeigenschaften des Blutes. Im EEG zeigt sich eine Verstärkung der Alpha-Komponenten und eine Verminderung der Theta- und Delta-Komponenten; insgesamt Besserung von Vigilanz und Antrieb

Dosierung

- Siehe auch S. 225, Tabelle 56. Andere Antidementiva: Übersicht
- Bei leichter bis mittelschwerer Niereninsuffizienz (Kreatinin bis 3 mg/dl) sollte die Dosis von Piracetam reduziert werden. Dosishalbierung bei schwerer Niereninsuffizienz (Kreatinin 3–8 mg/dl)
- Die Behandlungsdauer richtet sich meist erst nach dem Krankheitsbild. Therapeutische Erfolge sind meist erst nach 2–4-wöchiger Behandlungsdauer, der optimale Effekt lässt sich in der Regel nach 6–12 Wochen sichern. Die Behandlungsdauer bei der Behand-

lung chronischer Erkrankungen sollte bis zur Wirksamkeitsbeurteilung mindestens 8 Wochen betragen; nach 12 Wochen Behandlung sollte die Indikation jedoch überprüft werden

Pharmakokinetik

- Siehe auch S. 225, Tabelle 56. Andere Antidementiva: Übersicht

Nebenwirkungen

Piracetam

- Gelegentlich: Schlafstörungen und Schlafstörungen, gesteigerte psychomotorische Aktivität, Nervosität, Angst, Aggressivität
- Gewichtszunahme, depressive Verstimmungen (gelegentlich)
- Selten: Schwindel, Libidozunahme und gesteigerte Sexualität
- Somnolenz (Einzelfälle)
- In Einzelfällen kann es zu einer Erniedrigung der Krampfschwelle kommen
- Gelegentlich: Beschwerden im Magen-Darm-Bereich (Übelkeit, Brechreiz, Bauchbeschwerden)
- Blutdrucksenkung oder -steigerung (selten)
- Allergische Reaktionen (selten)

Pyritinol

1) Gelegentlich Überempfindlichkeitsreaktionen unterschiedlicher Schweregrade, meist als Ausschläge an Haut und Schleimhaut, Juckreiz, Übelkeit, Erbrechen, Durchfall, Temperaturanstieg
2) Schlafstörungen
3) Selten verstärkte Erregbarkeit, Appetitverlust, Kopfschmerzen, Schwindel, Müdigkeit
4) Störungen der Geschmacksempfindung, Leberfunktionsstörungen (z. B. Transaminasenanstieg, Cholestase)
5) in Einzelfällen Muskel- und Gelenkschmerzen, Leukopenie (in Einzelfällen bis zur Agranulozytose), Lichen planus, blasenbildende pemphigus-ähnliche Hautreaktionen, Haarausfall

Bei Patienten mit rheumatoider Arthritis (chronischem Gelenkrheumatismus) besteht eine vermutlich krankheitsbedingte Empfindlichkeit gegenüber Pyritinol. Daher treten bei diesen Patienten die (1), (4) und (5) genannten Nebenwirkungen häufiger auf. Darüber hinaus können bei diesen Patienten Nebenwirkungen auftreten, wie sie für antirheumatische Basistherapeutika typisch sind:

6) Gelegentlich Proteinurie (in Einzelfällen bis zum nephrotischem Syndrom), Stomatitis
7) Selten Eosinophilie, Thrombopenie, vermehrtes Auftreten von antinukleären Antikörpern
8) Einzelfälle: Nagelablösung, Dyspnoe, myasthenische Symptome, Parästhesien, Polymyositis, Cholestase und Hepatitis, Hämaturie, Auftreten von LE-Zellen, autoimmunes hypoglykämisches Syndrom

➡ **Hinweis: In den unter (1) und (4) bis (8) genannten Fällen ist das Medikament sofort abzusetzen und, wenn erforderlich, eine symptomorientierte Therapie einzuleiten. Bei Patienten mit chronischem Gelenkrheumatismus sollten regelmäßige klinische und laborchemische Kontrolluntersuchungen durchgeführt werden; diese Patienten haben vermutlich eine krankheitsbedingte erhöhte Empfindlichkeit gegenüber verschiedenen SH-haltigen Verbindungen, so auch gegen Pyritinol**

Kontraindikationen

- Bekannte Überempfindlichkeit gegenüber Pyritinol bzw. Piracetam oder einen der weiteren Bestandteile

Anwendungs-beschränkungen

Pyritinol

- Vorgeschädigte Niere
- Schwere Leberfunktionsstörungen
- Schwere Blutbildveränderungen

Antidementiva

Antidementiva

- Akute oder anamnestisch bekannte Autoimmunerkrankungen, wie z. B. Lupus erythematodes (LE), Myasthenia gravis, Pemphigus
- Hinweis: Bei bekannter Überempfindlichkeit gegenüber D-Penicillamin können aufgrund der chemischen Verwandtschaft zu Pyritinol (Thiol-Gruppe) ähnliche Nebenwirkungen auftreten

Piracetam	
	• Vorsicht bei psychomotorischer Unruhe
	• Niereninsuffizienz (genaue Überwachung, bzw. Dosisreduktion); relative Kontraindikation
	• Bei bekannter Epilepsie ist eine Anwendung möglich, wenn die Antikonvulsiva-Therapie beibehalten wird

Überdosierung

Piracetam	
	• Evtl. verstärktes Auftreten von psychomotorischer Erregung, Nervosität, Schlafstörungen, Somnolenz, Depressivität, Angst, Übelkeit, Erbrechen, Schwindel sowie Blutdrucksenkung oder -steigerung

Pyritinol	
	• Insgesamt liegen wenig Erfahrungen vor; mögliche Symptome sind: psychomotorische Erregung, Schlafstörungen, Somnolenz, Temperaturanstieg, Übelkeit, Erbrechen und Durchfall, Kopfschmerzen und Schwindel, Gelenkschmerzen sowie Störung der Geschmacksempfindung

Schwangerschaft

Piracetam	
	• Bisher keine Hinweise auf embryotoxische oder teratogene Effekte; Erfahrungen beim Menschen liegen nicht vor. Piracetam: Zwischen den Konzentrationen von Piracetam im mütterlichen und fetalen Blut besteht eine hohe Korrelation, wobei die fetalen Konzentrationen jedoch um 50 % unter derjenigen im mütterlichen Blut liegen. Die Eliminationshalbwertszeit ist bei der Mutter unter der Geburt erheblich verkürzt. Berichte über negative Auswirkungen von Piracetam auf die Mutter und das Kind liegen nicht vor

Pyritinol	
	• Strenge Indikationsstellung

Stillzeit

Piracetam	
	• Es ist nicht bekannt, ob Piracetam in die Muttermilch übergeht.

Pyritinol	
	• Pyritinol geht wahrscheinlich in geringen Mengen in die Muttermilch über

Wechselwirkungen

Piracetam	
	• Bei gleichzeitiger Gabe mit anderen ZNS-stimulierenden Arzneimitteln ist eine Wirkungsverstärkung zu erwarten. Möglicherweise kommt es zu Wechselwirkungen mit Neuroleptika (Verstärkung von Hyperkinesien); bei gleichzeitiger Gabe von Schilddrüsenhormonen bei Hypothyreoidismus ist möglicherweise mit einer Verstärkung der Hormonwirkung zu rechnen

Pyritinol	
	• Bei gleichzeitiger Gabe von antirheumatischen Basistherapeutika (Penicillamin, Goldpräparate, Sulfasalazin) ist mit einer Verstärkung der Nebenwirkungen zu rechnen. Bei dieser Kombination ist daher entsprechende Vorsicht geboten

Tabelle 56. Andere Antidementiva: Übersicht

	Chemische Struktur	Dosierung	Pharmakokinetik			
			Maximale Plasmakonzentration	Terminale Eliminationshalbwertszeit	Proteinbindung	Metabolismus
Piracetam	Oxopyrrolidin	Zu Beginn: 3x2,4 g/Tag Höchstdosis: 3x4,8 g/Tag	30 Minuten; 100 % Bioverfügbarkeit und Resorption, unabhängig von der Nahrungs-aufnahme	4,4 – 7,1 Stunden	15 %	Keine Biotransformation; Piracetam wird nach Einzelgabe innerhalb von 24-30 Stunden über die Niere fast vollständig ausgeschieden
Pyritinol	Verwandtschaft mit D-Penicillamin (Thiol-Gruppe)	3x200 mg/Tag	30–60 Minuten; 100 % Resorption, 76–93 % Bioverfügbarkeit (Wechselwirkungen mit Nahrungsaufnahme, first-pass-Effekt)	2,5 Stunden (2–8 Stunden)	20–40 %	Schnelle Metabolisierung (Leber); bevorzugte Ausscheidung über die Niere (nach 24 Stunden etwa 72,4–74,2 % in Form von Konjugaten); Pyridine (aktiver Metabolit, der auch über die Niere ausge-schieden wird)

Antidementiva

Antidementiva

226

Zerebrale Vasotherapeutika

Verfügbare Substanzen

Wirkstoffe	Handelsnamen Deutschland	Handelsnamen Österreich	Handelsnamen Schweiz
Co-dergocrin (Dihydro-ergotoxin)	Hydergin®, Circanol®, Dacoren®, DCCK®, Defluina®, Ergodesit®, Ergotox®, Hydro-Cebral-Ratiopharm®, Nehydrin®, Orphol®, Sponsin®	Hydergin®, Orphol®, Sponsin®	Hydergin®
Cyclandelat	Natil®, Spasmocyclon®		Cyclandelat Tripharma®
Nicergolin	Sermion®, Circo-Maren®, dura-cebrol®, ergobel®, Nicergobeta, nicergolin Atid®, Nicergolin ct®, Nicergolin-neuraxpharm®, Nicergolin-ratiopharm®, Nicergolin-TEVA®, Nicerium®, Sermion®	Sermion®, Nicergolin „Interpharm"®, Nicergolin „Strallhofer"®	Sermion®
Ginkgo-biloba-extrakt	Duogink®, Gingiloba®, Gingium®, Gingobeta®, ginkgo ct®, Kaveri®, Ginkgo Stada®, Ginkopur®, Gingopret®, Rökan®, Tebonin® u.a.	Cerebokan®, Ceremin®, Tebofortan®, Tebonin® u.a.	Demonatur®, Ginkgo®, Geriaforce®, Gingosol®, Oxivel Ginkgo® Ginkgo-Tonin®, Symfona®, Tanakene®, Tebofortin®, Valverde®, Allium Plus®, Arterosan Plus®, Fortevital®

Allgemeine Hinweise

- In dieser Gruppe werden Medikamente zusammengefasst, deren vermuteter Wirkmechanismus in einer zerebralen Vasodilatation bestehen soll, ohne dass dies ausreichend wissenschaftlich belegt ist. Zwar wurde die Wirkung der Substanzen in Doppelblind-studien gezeigt; diese Studien sind jedoch zum Teil älteren Datums und entsprechen nicht dem heutigen Standard für Studien mit Demenzpatienten
- Vasotherapeutika können in Deutschland bei Demenzen nicht mehr zur Lasten der Krankenkasse verordnet werden (siehe S. 208)

Tabelle 57. Zerebrale Vasotherapeutika: Übersicht

Substanz	Indikationen	Empfohlene Dosis/Tag (mg)	Nebenwirkungen	Kontraindikationen und Anwendungsbeschränkungen
Co-dergocrin (Dihydro-ergotoxin)	Hirnleistungsstörungen im Alter, Adjuvans bei hirnorganischem Psychosyndrom u.a.	4–8	Angina pectoris, Blutdruckabfall, Hyperaktivität, Schlafstörungen, Übelkeit, Erbrechen u.a.	Hypotonie, Psychosen Schwangerschaft u.a.
Cyclandelat	Zerebrale Durchblutungsstörungen, Hochdruckenzephalopathie, TIA u.a.	800–2000	Exanthem, Parästhesien, Erröten, Übelkeit u.a.	Glaukom, Blutungen bzw. Blutungs-neigung

Fortsetzung nächste Seite

Substanz	Indikationen	Empfohlene Dosis/Tag (mg)	Nebenwirkungen	Kontraindikationen und Anwendungsbeschränkungen
Nicergolin	Adjuvans bei hirnorganischem Psychosyndrom u. a.	2x30	Blutdruckabfall, Schwindel, Hautveränderungen, Müdigkeit, Kopfschmerz, Magenbeschwerden u.a.	Frischer Herzinfarkt Akute Blutungen Orthostatische Dysregulation, schwere Bradykardie, u.a. (Blutgerinnung kontrollieren)
Ginkgo-biloba-Extrakt (siehe S. 281)	Demenzielle Syndrome, vaskuläre Demenz u.a.	3x40–80	Allergische Hautreaktionen, Kopfschmerzen, Magen-Darm-Beschwerden, depressive Verstimmungen, Schwindel, Tinnitus, Hörverlust u.a.	Kinder unter 12 Jahren

Antidementiva

TRIEBDÄMPFENDE ARZNEIMITTEL

In diesem Kapitel wird nur die Anwendung von Cyproteron zur Triebdämpfung bei Sexualdeviationen abgehandelt, nicht aber weitere Indikationen wie die palliative Therapie des fortgeschrittenen Prostatakarzinoms, Therapie von schweren Formen der Akne u.a.

Wirkstoffe	**Handelsnamen Deutschland**	**Handelsnamen Österreich**	**Handelsnamen Schweiz**
Cyproteron	Androcur®/Androcur®-Depot, Cyproteron-Acetat-GRY®, Virilit®	Androcur®/Androcur®-Depot, Curandrom®	Androcur®/Androcur®-Depot

Indikationen

Zugelassene Indikationen:

- Triebdämpfung bei Sexualdeviationen oder bei Sexualstraftätern oder bei inadäquatem Sexualverhalten dementer Patienten)
- Behandlungsbedürftig sind sexuelle Verhaltensabweichungen, wenn ein Leidensdruck besteht. Voraussetzung für eine Therapie ist der Behandlungswunsch des Patienten

Allgemeine Hinweise

- Bei Sexualstraftätern kann die Behandlung zur gerichtlichen Auflage gemacht werden, z. B. um eine Entlassung aus dem Maßregel-vollzug bzw. Lockerungen zu erreichen
- Cyproteron führt bei Männern zur Hemmung der Spermatogenese und zur Sterilität. Die Sterilität ist nach dem Absetzen nach ca. 4–6 Monaten reversibel
- Der Behandlungserfolg tritt in 35–95 % der Fälle ein, abhängig von der Art der sexuellen Störung und der Motivation des Patienten
- Cyproteron führt bei einigen Patienten trotz hoher Dosierung und über 90 %iger Reduktion des Testosteronspiegels nicht zu einem Behandlungserfolg
- Vor Behandlungsbeginn sowie später in jährlichen Abständen sollte ein Internist oder Endokrinologe konsiliarisch eingeschaltet werden

Pharmakodynamik

- Cyproteron hat antiandrogene, gestagene und antigonadotrope Wirkungen
  - *Antiandrogene Wirkung:* Cyproteron verhindert die Wirkung von endogen gebildeten und exogen zugeführten Androgenen an den Erfolgsorganen durch kompetitive Hemmung. Es kommt zu einer Blockade der Translokation des DHT-Rezeptor-Komplexes in den Zellkern. Die Spermatogenese wird dosisabhängig gehemmt; Testosteron-Plasmaspiegel sinken innerhalb von 2–4 Wochen
  - *Gestagene Wirkung:* Cyproteron ist etwa 100-mal stärker wirksam als Progesteron (Clausberg-Test im Tierversuch)
  - *Antigonadotrope Wirkung:* Cyproteron hat einen zentral hemmenden Effekt. Wegen dieser antigonadotropen Wirkung kommt es nicht zum gegenregulatorischen Anstieg der LH- und FSH-Sekretion. In der Folge kommt es zu einer Abnahme von Testosteron und Estrogenen im Plasma. Im Tierversuch bewirkt Cyproteron eine Hemmung des Hodenwachstums

Dosierung

- Zur Anfangsbehandlung beträgt die Tagesdosis im Allgemeinen 2x1 Tablette (100 mg). Zeichnet sich nach etwa 4 Wochen noch keine Besserung ab, kann die Dosis auf 2x2 Tabletten (200 mg) oder vorübergehend auf 3x2 Tabletten (300 mg) täglich erhöht werden
- Kontrolle des Testosteronspiegels (alle 2 Wochen)
- Bei Hinweisen auf ein pathologisches Sexualverhalten notwendige Schritte einleiten

- Wenn ein befriedigendes Behandlungsergebnis erreicht ist, sollte versucht werden, mit der möglichst niedrigen Dosis auszukommen; häufig genügen 2x½ Tablette (50 mg). Zur Überprüfung einer Zustandsbesserung soll die Dosis stufenweise reduziert werden; dabei ist in Abständen von jeweils einigen Wochen die Tagesdosis um 1 Tablette (50mg) oder besser ½ Tablette (25 mg) zu vermindern
- Depotgabe: Alle 10–14 Tage 1–2 Ampullen (300–600 mg) tief i.m.
- Durch einen Testosterontest kann die notwendige Dosis ermittelt werden
- Die Tabletten sollten nach dem Essen mit Flüssigkeit eingenommen werden

Pharmakokinetik

- Cyproteron wird rasch und vollständig über einen weiten Dosisbereich resorbiert; nach oraler Gabe von 50 mg Cyproteron werden etwa 3 Stunden später maximale Wirkstoffspiegel erreicht (maximale Plasmaspiegel bei Depotgabe nach etwa 3,4 Stunden)
- Absolute Bioverfügbarkeit ca. 88 %
- Proteinbindung ca. 96 %
- Terminale Halbwertszeit ca. 33–42 Stunden (bei Depotgabe etwa 4 Tage)

Nebenwirkungen

- Veränderungen des Körpergewichts sind möglich
- Gelegentlich kann es zu vorübergehenden inneren Unruhezuständen, depressiver Verstimmung (5–10 %), Müdigkeit, Antriebsminderung und Konzentrationsstörungen kommen
- Bei Männern kommt es zur Hemmung der Spermatogenese, die im Allgemeinen mit Infertilität einhergeht und nach Absetzen aber reversibel ist (kann bis zu 20 Monate andauern)
- Verminderung der Körperbehaarung und der Talgproduktion
- Gewichtszunahme
- Müdigkeit
- Gynäkomastie (15–20 %), gelegentlich mit starker Berührungsempfindlichkeit der Mamillen (reversibel nach Behandlungsende); eine Strahlentherapie vor Behandlungsbeginn kann das Auftreten einer Gynäkomastie ggf. verhindern
- Lebertoxische Reaktionen (Gelbsucht, Hepatitis und Leberversagen), in einigen Fällen mit tödlichem Ausgang, wurden bei Patienten beobachtet, die mit Cyproteron in Dosierungen von 200–300 mg/Tag behandelt wurden (insbesondere bei Therapie des Prostatakarzinoms); bei Lebertoxizität Cyproteron absetzen
- In seltenen Fällen gutartige, seltener bösartige Tumoren der Leber, zu deren möglichen Komplikationen lebensgefährliche Blutungen in die Bauchhöhle gehören können
- Kurzatmigkeit (gelegentlich)
- In äußerst seltenen Fällen thromboembolische Ereignisse (Kausalzusammenhang mit Cyproteron fraglich)
- Bei Diabetikern sind in Einzelfällen Blutzuckeranstiege beobachtet worden (Blutzuckerkontrolle)
- Osteoporose bei Langzeitgabe
- Blutbildveränderungen wurden beobachtet

Kontraindikationen und Anwendungsbeschränkungen

- Leberkrankheiten (Dubin-Johnson-Syndrom, Rotor-Syndrom, frühere oder bestehende Lebertumoren)
- Konsumierende Krankheiten
- Schwere chronische Depression
- Frühere oder bestehende thromboembolische Prozesse
- Schwerer Diabetes mellitus mit Gefäßveränderungen
- Sichelzellanämie

Triebdämpfende Arzneimittel

Triebdämpfende Arzneimittel

Vorsichtsmaßnahmen

- Kinder und Jugendliche (vor Abschluss der Pubertät): ein ungünstiger Einfluss auf die reifenden endokrinen Funktionskreise oder das Längenwachstum ist nicht auszuschließen
- Patienten, deren Tätigkeit erhöhte Konzentration erfordert (z. B. Teilnahme am Straßenverkehr, Bedienen von Maschinen) müssen berücksichtigen, dass Cyproteron zu Müdigkeit, Antriebsminderung und Konzentrationsstörung führen kann
- Vorsicht bei Patienten mit Diabetes mellitus; Veränderungen des Blutzuckerspiegels und der Glukosetoleranz sind möglich
- Alkohol kann die antiandrogene Wirkung herabsetzen (Verminderung des triebdämpfenden Effektes möglich)
- Bei chronischem Alkoholismus ist die Therapie von Sexualdeviationen meist aussichtslos
- Wenn starke Oberbauchschmerzen, eine Lebervergrößerung oder Anzeichen einer intra-abdominellen Blutung auftreten, sollte ein Lebertumor ausgeschlossen werden
- Kontrollen vor Behandlungsbeginn: Serumtestosteronspiegel, Prolaktin, LH, FSH, Cortisol, Leberfunktion, Hämoglobin, Blutbild, Blutzucker, Blutdruck, Gewicht
- Maßnahmen während der Behandlung: Kontrolle des Testosteron-, LH- und Prolaktinspiegels alle 6 Monate; Gewichts- und Blutdruckkontrollen, Leberfunktion, Kohlenhydratstoffwechsel bei Diabetikern, Kontrolle der Nebennierenrinde
- Wurde das Medikament Sexualstraftätern verordnet, kann es nach dem Absetzen zu erneuten Straftaten kommen

Überdosierung

- Erfahrungen liegen nicht vor

Hinweise für Patienten

- Das Medikament sollte regelmäßig eingenommen werden, um die therapeutische Wirkung aufrecht zu erhalten
- Veränderungen der Stimmung oder Verhaltensänderungen sollten dem Arzt berichtet werden
- Vorsicht: das Reaktionsvermögen kann beeinträchtigt sein, z. B. aktive Teilnahme am Straßenverkehr, Bedienen von gefährlichen Maschinen
- Wenn die Behandlung zur gerichtlichen Auflage gemacht wurde, kann das eigenmächtige Absetzen des Medikaments schwerwiegende rechtliche Folgen haben
- Wechselwirkungen mit anderen Mitteln
- Patienteninformation, siehe S. 344

Wechselwirkungen

- Alkohol: Vorsicht, Alkohol setzt die triebdämpfende Wirkung von Cyproteron herab
- Antidiabetika: Der Bedarf an Antidiabetika kann sich durch Beeinflussung der Glukosetoleranz ändern

MISSBRÄUCHLICH VERWENDETE SUBSTANZEN

Klassen

Alkohol

Halluzinogene, z.B.
- LSD (Lysergsäurediäthylamid)
- Cannabis
- Phenzyklidin

Stimulanzien
- Amphetamine
- Kokain
- Sympathomimetika (z.B. Koffein)

Opiate, z.B.
- Morphin
- Heroin
- Pentazocin

Inhalativa, z.B.
- Klebstoffe
- Farbverdünner

Gammahydroxibutyrat

Nikotin*

Sedativa/Hypnotika*, z.B.
- Benzodiazepine, siehe S. 147
- Barbiturate

Bemerkungen

- Dieses Kapitel gibt einen Übersicht über die am häufigsten missbräuchlich verwendeten Substanzen, hat aber nicht den Anspruch auf Vollständigkeit, die Behandlung der Intoxikation entnehme man pharmakologischen oder anästhesiologischen Fachbüchern
- Umgangssprachlich verwendete Bezeichnungen für im Straßenverkauf erhältliche Drogen ändern sich oft und variieren je nach Land, Region und Drogensubkultur

Definitionen

Drogenmissbrauch

- Akute oder langfristige Einnahme jeglicher Substanzen, die
  a) keinen erkennbaren medizinischen Nutzen haben
  b) ohne adäquate medizinische Indikation oder in inadäquater Dosierung eingenommen werden

Drogenabhängigkeit

A. Psychische Abhängigkeit
- Verlangen nach einer kontinuierlichen Einnahme einer Substanz, um einen bestimmten gewünschten Effekt zu erreichen oder unangenehme Gefühle zu vermeiden

---

* Werden nicht in diesem Kapitel abgehandelt

Missbr. verw. Substanzen

B. Körperliche Abhängigkeit
- Ein physiologischer Zustand der Gewöhnung an eine Substanz mit Toleranzentwicklung und Auftreten von Entzugssymptomen bei Beendigung der Substanzeinnahme

Toleranzentwicklung

- Phänomen, bei dem ständig die Dosis gesteigert werden muss, um einen gleichbleibenden Effekt zu erzielen

Allgemeine Hinweise

- Die Wirkung missbräuchlich verwendeter Drogen hängt von einer Reihe von Faktoren ab:
1) Dosis
2) Potenz und Reinheit der Droge
3) Aufnahmeweg
4) Vorerfahrung des Benutzers
5) Gegenwärtige Lebensumstände, familiäres und soziales Umfeld, gleichzeitige Einnahme anderer Substanzen
6) Persönlichkeit
7) Genetische Prädisposition des Benutzers
8) Alter
9) Vorliegen einer psychiatrischen Erkrankung, z. B. Angststörung, Depression oder Persönlichkeitsstörung, Stress, vulnerable Phasen zirkadianer oder ultradianer Rhythmen, Erwartungshaltungen und gegenwärtige Gefühlslage

- Viele illegale Drogen sind mit anderen Chemikalien versetzt; die chemische Zusammensetzung entspricht nicht immer den Erwartungen des Käufers; Potenz und Reinheit der Straßendrogen variieren beträchtlich
- Es ist umstritten, ob Missbrauchsdrogen bei sonst gesunden Personen zu psychiatrischen Erkrankungen führen können oder ob sie den Ausbruch einer latenten psychiatrischen Erkrankung bei Menschen mit prämorbider Psychopathologie fördern können. Viele Abhängige verwenden mehrere Drogen gleichzeitig, so dass es oft schwer zu sagen ist, durch welche Substanz eine psychiatrische Erkrankung verursacht wurde. Nach repräsentativen Umfragen liegt bei mindestens 50 % der Drogenabhängigen eine weitere psychiatrische Erkrankung vor. Bestimmte psychiatrische Erkrankungen, wie Persönlichkeitsstörungen, Angsterkrankungen, Depressionen und Psychosen stellen Risikofaktoren für eine Abhängigkeitsentwicklung dar
- Drogenmissbrauch wurde mit einem verminderten Ansprechen schizophrener Patienten auf eine Behandlung ihrer akustischen und taktilen Halluzinationen in Verbindung gebracht. Bei Schizophrenen wurde ein Zusammenhang zwischen Drogenmissbrauch und frühem Krankheitsbeginn, verminderter Ansprechbarkeit der Positivsymptomatik und schlechter sozialer Integration festgestellt

Nebenwirkungen

- Siehe entsprechende Kapitel der Einzelsubstanzen
- Die Nebenwirkungen sind oft unvorhersehbar und hängen von der Potenz und Reinheit der eingenommenen Droge ab
- Bei Personen mit entsprechender Prädisposition können psychische Störungen nach Drogeneinnahme eher auftreten
- Renale (Nephropathie), kardiorespiratorische, neurologische und gastrointestinale Komplikationen und Enzephalopathien können nach Einnahme bestimmter Substanzen auftreten
- i.v.-abhängige Patienten haben ein erhöhtes Risiko für Infektionen wie Hepatitis und HIV
- Unreinheiten illegaler Drogen, (besonders bei Inhalation oder Injektion) können Gewebe- und Organschäden hervorrufen (Blutgefäße, Nieren, Lungen und Leber)
- Es kann eine psychische Abhängigkeit auftreten; hierbei kreisen Gedanken und Aktivitäten des Abhängigen um die Droge
- Körperliche Abhängigkeit mit Toleranzentwicklung und Entzugsphänomenen

Behandlung

- Siehe entsprechende Kapitel der Einzelsubstanzen (soweit behandelt)
- In der Notaufnahme kann die Identifizierung der verwendeten Droge schwierig sein, wenn eine floride Psychose, eine Intoxikation oder ein Delir vorliegt oder wenn der Patient die Auskunft verweigert. Blut- und Urintests beanspruchen eine gewisse Zeit
- In schweren Fällen müssen Vitalzeichen und die Flüssigkeitszufuhr überwacht werden
- Es kann versucht werden, agitierte Patienten durch Gespräche zu beruhigen. Gelingt dies nicht, sollte eine pharmakologische Intervention in Betracht gezogen werden (z. B. Haloperidol oder Diazepam; auf Wechselwirkungen achten)
- Niedrigpotente Neuroleptika sind wegen ihrer anticholinergen Wirkungen, Hypotonie und Tachykardie zu vermeiden

Drogenentzug

- Siehe entsprechende Kapitel der Einzelsubstanzen
- Die Identifizierung aller verwendeten Drogen ist wichtig. Toxikologische Untersuchungen können bei der Identifizierung hilfreich sein, besonders bei Einnahme mehrerer Drogen oder „gepanschter" Präparationen
- Bei Missbrauch mehrerer Drogen sollte zunächst nur eine Droge abgesetzt werden. Es sollte mit der Droge, die für den Patienten gegenwärtig das größte Problem darstellt, begonnen werden. Bei kombiniertem Alkohol-/Beruhigungsmittelmissbrauch sollte z. B. mit dem Alkoholentzug begonnen werden

Langzeitbehandlung

- Komorbide psychiatrische Störungen bei abhängigen Personen können sowohl den Behandlungserfolg der Abhängigkeit als auch der psychiatrischen Erkrankung negativ beeinflussen

Alkohol

Pharmakologische/ psychiatrische Wirkungen
- Symptome treten ab einem Blutalkoholspiegel von ca. 34 mmol/l auf (bei chronisch Alkoholabhängigen ab ca. 60–70 mmol/l)
- Die Wirkung tritt innerhalb von ca. 15 Minuten ein. Die renale Elimination beträgt ca. 10 g Alkohol pro Stunde (entspricht ca. 30 ml Spirituosen oder eine 0,33-Liter-Flasche Bier). Der Blutalkoholspiegel nimmt um 4–7 mmol pro Stunde ab (0,15–0,3‰)
- Die Toleranz nimmt mit dem Alter und bei eingeschränkter Hirnfunktion ab

Akute Wirkung
- Enthemmung, Entspannung, Euphorie, Erregtheit, Sedierung, Einschränkungen der kognitiven Leistung, der Urteilskraft und des Gedächtnisses, Wahrnehmungsstörungen und motorische Funktionsstörungen, Verlängerungen der Reaktionszeit

← **Alkoholkonsum vermindert den hepatischen Abbau gleichzeitig eingenommener Medikamente durch kompetitive Hemmung mikrosomaler Enzyme**

Chronische Wirkung
- Chronischer Alkoholkonsum erhöht die Fähigkeit der Leber, Alkohol abzubauen und führt zu einer Toleranzentwicklung. Es kann zu physischer und psychischer Abhängigkeit kommen. Eine Leberzirrhose geht mit vermindertem Alkoholabbau einher

← **Chronischer Alkoholkonsum verstärkt den hepatischen Abbau gleichzeitig eingenommener Medikamente**

Körperliche Wirkungen
- Tremor, gastrointestinale Beschwerden, Durchfälle, morgendliche Übelkeit und Erbrechen, Polyurie, Impotenz, Pankreatitis, Kopfschmerzen, Hepatomegalie, Polyneuropathie u.a.

Psychische Wirkungen
- Gedächtnisausfälle, „Filmriss", Alpträume, Schlafstörungen, Halluzinationen, verminderte intellektuelle Leistungsfähigkeit, De- menz, Wernicke-Korsakow-Syndrom u.a.
- Bei schizophrenen Patienten kann chronischer Alkoholismus zu einer Zunahme der psychotischen Symptomatik, häufigeren Rehospitalisierungen, schlechterer Langzeitprognose und erhöhtem Spätdyskinesierisiko führen

Komplikationen
- Bis zu 50% der Alkoholiker erfüllen die Kriterien einer Lebenszeit-Diagnose einer Depression, wobei die Depression entweder Ursache oder Folge der Alkoholabhängigkeit sein kann
- Entzugssymptome, Kontrollverlust, Gewalttaten, heimliches Trinken, reduzierte berufliche Leistungsfähigkeit, sozialer Abstieg, erhöhtes Risiko für Schlaganfälle und Autounfälle

Toxizität
- Bei Einnahme von mehr als 20 g Äthanol pro Tag bei Frauen und mehr als 40–60 mg bei Männern kann es zu toxischen Wirkungen kommen
- Das Risiko erhöht sich bei Kombination mit anderen ZNS-dämpfenden Substanzen

Entzugssyndrome
- Treten nach chronischer Einnahme auf (d.h. bei länger als 3 Tage anhaltendem Trinken von mehr als 500 ml Spirituosen pro Tag bzw. einer äquivalenten Menge eines anderen alkoholischen Getränks)
- Die Entzugssymptome treten zwischen einigen Stunden und 5 Tagen nach dem Absetzen des Alkohols auf

Leichtes Entzugssyndrom
- Schlafstörungen, Reizbarkeit und Kopfschmerzen
- In der Regel vorübergehend

Schweres Entzugssyndrom	• Phase I: beginnt innerhalb von Stunden nach Absetzen; hält 3–5 Tage an. Symptome: Tremor, Tachykardie, Schwitzen, labiler Blutdruck, Übelkeit, Erbrechen, Angst u.a. • Phase II: Wahrnehmungsstörungen (in der Regel optische oder akustische Halluzinationen) • Phase III: tritt bei 10–15 % der unbehandelten Entzugssyndrome auf. Symptome: Krampfanfälle (in der Regel tonisch-klonisch), die ½–4 Minuten anhalten und in einen Status epilepticus übergehen können • Phase IV: Delirium tremens (Beginn in der Regel nach 72 Stunden). Symptome: Krampfanfälle, autonome Hyperaktivität, Hyperthermie, Desorientierung, Suggestibilität, Nesteln, Akoasmen, Halluzinationen u.a. Die Mortalität in dieser Phase beträgt 15–20 % • Bei Patienten mit Thiamin-(Vitamin B_1-)Mangel kann eine Wernicke-Enzephalopathie auftreten
Protrahiertes Abstinenzsyndrom	• Mäßiggradige Entzugssyndrome, die Wochen bis Monate anhalten (Schlafstörung, Angst, Reizbarkeit, Stimmungslabilität) • In dieser Phase besteht ein hohes Rückfallrisiko

Behandlung	• Bei akuter Intoxikation sollte eine Stimulation durch äußere Reize verringert werden. Die Alkoholwirkung nimmt mit sinkendem Blutalkoholspiegel ab (mit einer Rate von 4-7 mmol/l pro Stunde)
	• Entzugserscheinungen nach chronischer Alkoholeinnahme können wie folgt behandelt werden:
	  – Clomethiazol, siehe S. 170
	  – Thiamin (Vitamin B_1) 50–100 mg oral oder i.m.
	  – eventuell Benzodiazepine zur symptomatischen Behandlung und Vorbeugung von Krampfanfällen (Chlordiazepoxid, Lorazepam oder Oxazepam). Allerdings kann hierdurch eine Benzodiazepinabhängigkeit gefördert werden. Solange noch eine Alkoholintoxikation besteht, können Benzodiazepine zur Atemdepression führen
	  – Wasserzufuhr und Ausgleich des Elektrolythaushaltes
	  – Bei Kontraindikationen für Clomethiazol können stattdessen Phenobarbital oder eine Kombination aus Haloperidol und Diazepam (als Krampfschutz) gegeben werden
	• Durch SSRI (z.B. Fluoxetin) oder Buspiron konnte eine Reduktion des Alkoholkonsums um 9–17 % erreicht werden; auch das Verlangen nach Alkohol ließ nach
	• Nach vorläufigen Studien kann Naltrexon bei der Rückfallprävention nach Alkoholentgiftung sinnvoll sein (siehe S. 258, Naltrexon)
	• Das Verlangen nach Alkohol kann durch Acamprosat abgeschwächt werden (siehe S. 256, Acamprosat)
	• Bei Kontraindikation für Clomethiazol kann alternativ auch mit Carbamazepin entgiftet werden: initial z.B. 20 ml Saft (400 mg) ab 1,5‰, danach 3 x 200 mg oder 3 x 300 mg Tabletten (Kontraindikation siehe S. 185), auch Benzodiazepine (siehe S. 147) können als Medikamente 2. Wahl zur Entgiftung verwendet werden. Ggf. kann Haldol® in Kombination mit Benzodiazepinen eingesetzt werden

Schwangerschaft	• Bei Kindern alkoholabhängiger Mütter kann ein fetales Alkoholsyndrom mit geistiger Retardierung, Reizbarkeit, Gesichtsanomalien und anderen Fehlbildungen auftreten • Bei Neugeborenen können Entzugssymptome auftreten
Stillzeit	• In der Muttermilch werden 90–95 % des Blutspiegels erreicht; daher kann länger dauerndes Stillen schädlich für das Neugeborene sein

Missbr. verw. Substanzen

Tabelle 58. Alkohol: Wechselwirkungen

Wechselwirkung mit ...	Wirkung
Antimykotika (Metronidazol, Ketoconazol, Furazolidon)	Disulfiram-ähnliche Wirkung
Benzodiazepine	Potenzierung der ZNS-Dämpfung Alprazolam soll die Aggressionsbereitschaft bei Alkoholikern erhöhen Konzentrationen verschiedener Benzodiazepine im Gehirn werden durch Äthanol verändert: Triazolam- und Estazolam-Konzentration vermindert, Diazepamkonzentration vermindert, keine Veränderung bei Chlordiaxepoxid
Chloralhydrat	Additive Verstärkung der ZNS-Dämpfung Erhöhter Metabolitplasmaspiegel des Chloralhydrats (Trichloräthanol) und des Blutäthanols
Clomethiazol	Potenzierung der ZNS-Dämpfung (Cave: Atemdepression)
Disulfiram	Erröten, Schwitzen, Palpitationen, Kopfschmerzen durch Azetaldehydsyndrom
Glutethimid	Erhöhte Blutalkoholkonzentration; verminderte Glutethimidkonzentration
H_2-Blocker (Cimetidin, Ranitidin)	Spitzenalkoholspiegel bei Cimetidin um 92 %, bei Ranitidin um 34 % erhöht (Daten widersprüchlich); Famotidin beeinflusst die Spiegel nicht
Isoniazid	Verstärkte Hepatotoxizität
Kokain	Äthanol fördert die Bildung eines suchtfördernden Metaboliten (Cocaäthylen) Berichte über verstärkte Hepatoxizität Tachykardie; variable Wirkung auf den Blutdruck 18fach erhöhte Letalität bei Kombination
Milch	Verstärkte Äthanolaufnahme bei verzögerter Magenentleerung
Neuroleptika	Additive ZNS-Dämpfung Extrapyramidale Nebenwirkungen können durch Alkohol verstärkt werden
Salicylate	Bei Kombination mit Acetylsalicylsäure (ASS) Risiko für Magenblutungen erhöht
Tianeptine	Rate der Tianeptinaufnahme vermindert, Plasmaspiegel um 30 % vermindert
Tolbutamid	Erröten, Schwitzen, Palpitationen, Kopfschmerzen durch Azetaldehydsyndrom
Verapamil	Erhöhte Äthanol-Konzentration durch reduzierten Abbau
Vitamin C	Erhöhte Äthanol-Clearance
Warfarin	Chronischer Alkoholkonsum induziert den Warfarin-Metabolismus und vermindert die hypoprothrombinämische Wirkung. Akuter Alkoholkonsum kann den Warfarin-Abbau hemmen

Halluzinogene

Als Halluzinogene verwendete Substanzen

- Cannabis
- Dimethyltryptamin (DMT)
- Ketamin
- Lysergsäurediäthylamid (LSD)
- Meskalin
- Morning Glory-Samen
- Peyotl
- Phencyclidin (PCP)
- Psilocybin
- Nutmeg
- Ecstasy
- 3,4 Methylen-Dioxyamphetamin (MDA)
- N-Äthyl-3,4-methylen-Dioxyamphetamin (MDE)
- Paramethoxyamphetamin (PMA)
- 2,5-Dimethoxy-4-methylamphetamin (STP/DOM)
- Trimethoxyamphetamin (TMA)

Pharmakologische/ psychische Wirkungen

- Siehe Einzelsubstanzen
- Die Wirkungen treten sehr schnell ein und halten von ca. 30 Minuten (z.B. bei DMT) bis zu mehreren Tagen (z.B. PCP) an

Körperliche Wirkungen

- Erhöhter Blutdruck, Tachykardie, erweiterte Pupillen, Übelkeit, Schwitzen, Flush, Kälteschauer, Hyperventilation, Koordinationsstörungen, Muskelschwäche, Zittern, Benommenheitsgefühl

Psychische Wirkungen

- Wahrnehmungsstörungen, Veränderung des Körpergefühls, Aufmerksamkeits- und Kurzzeitgedächtnisstörungen, gestörtes Zeitverhältnis, Depersonalisation, Euphorie, mystische oder religiöse Gefühle, Größenwahn, Angst, Panik, Wahrnehmungsstörungen, Halluzinationen (vorwiegend visuell), unberechenbares Verhalten, Aggressivität

Bei hohen Dosierungen

- Verwirrtheit, Unruhe, Aufregung, Angst, emotionale Labilität, Panik, Manie, Verfolgungswahn, „Horrortrip"
- Herzinsuffizienz und Atemdepression (Meskalin), Blutdruckabfall, Krampfanfälle und Koma (PCP)

Chronischer Gebrauch

- Ängstlichkeit, Depression, Persönlichkeitsveränderungen
- Toleranzentwicklung (Tachyphylaxie) kann bei regulärer Einnahme auftreten (Ausnahme: DMT); auch eine „umgekehrte Toleranz" (Hypersensitivität) wurde beschrieben
- Verworrenheit, wahnhaftes Erleben und Halluzinationen können bis zu mehreren Monaten nach Absetzen der Droge anhalten
- „Flashbacks" (wiederkehrende psychotische Symptome) können noch Jahre nach Absetzen der Droge auftreten
- Bei schizophrenen Patienten kann der regelmäßige Gebrauch von Marihuana bzw. Haschisch das Spätdyskinesierisiko bei Neuroleptikabehandlung erhöhen

Behandlung

- Der Patient sollte durch Gespräche beruhigt werden; angsterregende Stimuli sollten vermieden werden
- In schweren Fällen sollte der „Trip" so schnell wie möglich medikamentös beendet werden. Dies reduziert die Auftretens-wahrscheinlichkeit von Flashbacks oder Rückfällen in der Zukunft. In weniger schweren Fällen kann ein beruhigendes Gespräch ausreichen
- Vermeiden Sie niedrigpotente Neuroleptika mit anticholinergen und α-adrenergen Wirkungen (z. B. Chlorpromazin), da sonst Blutdruckabfall, Tachykardie, Orientierungsstörung oder Anfälle auftreten können
- Beim Auftreten psychotischer Symptome hochpotente Neuroleptika (z. B. Haloperidol)
- Bei Unruhe Benzodiazepine (z. B. Diazepam, Lorazepam)
- Propranolol und Vitamin C können die PCP-Wirkung abschwächen und seine Ausscheidung beschleunigen

Tabelle 59. Missbräuchlich verwendete Substanzen: Wechselwirkungen

Missbräuchlich verwendete Substanz	Wechselwirkung mit ...	Wirkung
Cannabis	Trizyklischen Antidepressiva, z. B. Desipramin	In Einzelfällen Tachykardie, Benommenheit, Stimmungslabilität, Delir; kardiale Komplikationen wurden bei Kindern und Heranwachsenden beobachtet
	MAOH: Tranylcypromin	Vorsicht: Cannabis erhöht den Serotoninspiegel und kann zum Serotoninsyndrom führen
	Neuroleptika, z. B. Chlorpromazin, Thioridazin	Neuroleptika mit anticholinerger und α-adrenerger Wirkung können zu deutlichem Blutdruckabfall oder zu verstärkter Orientierungsstörung führen
	Barbiturate	Additive Wirkungsverstärkung; Angst und Halluzinationen
	Kokain	Erhöhte Herzfrequenz; erhöhter Blutdruck; erhöhter Kokainplasmaspiegel; Euphorie
	Disulfiram	ZNS-Stimulation, Hypomanie
	Lithium	Verminderung der Lithium-Clearance
	Morphin	THC schwächt die Morphin-induzierte Unruhe ab
LSD	SSRI	Grand-mal-Anfälle
		Flashback-Rezidive oder Exazerbation bei Einnahme von Fluoxetin, Sertralin, Paroxetin

Tabelle 60. Halluzinogene: Übersicht

Droge	Anmerkungen
Cannabis	
Marihuana zerstoßene Blätter, Stamm und Blüten der weiblichen Hanfpflanze, (*Cannabis sativa*) wird geraucht (Zigaretten, „Joint" oder Wasserpfeife) Umgangssprachlich: Gras, Pot, Ganja	– Tetrahydrocannabiol (THC) ist der aktive Inhaltsstoff; Konzentration: 5-11 % in Marihuana und bis zu 28 % in Haschisch
Haschisch Harz der Blüten und der Blätter; potenter als Marihuana Geraucht oder in Keksen u. ä. mitgebacken Umgangssprachlich: Hasch, Shit, Kiff, Dope	– Die Wirkung tritt schnell ein. Da THC im Fettgewebe akkumuliert, kann die Wirkung mehrere Stunden oder Tage anhalten
	– Toleranzentwicklung und psychische Abhängigkeit können auftreten; umgekehrte Toleranz (Hypersensitivität) wurde in Einzelfällen beschrieben
	– Wird manchmal mit anderen Substanzen wie PCP, Opium oder Heroin kombiniert
	– Die meisten Anwender berichten über Euphorie, ein Gefühl des gestärkten Selbstvertrauens und Entspannung; einige werden jedoch auch dysphorisch, ängstlich, agitiert und misstrauisch. Kann

Fortsetzung nächste Seite

Droge	Anmerkungen
	zu psychotischen Symptomen mit Verwirrtheit, Halluzinationen und emotionaler Labilität führen. Langfristiger oder übermäßiger Gebrauch kann evtl. zu schweren und potenziell irreversiblen Psychosen führen – Als Akuteffekt kann ein verstärktes Verlangen nach Süßigkeiten auftreten – Chronischer Gebrauch: Bronchitis, Gewichtszunahme, blutunterlaufene Augen, Energieverlust, Apathie, verworrenes Denken, verminderte Urteilsfähigkeit, Testosteronmangel bei Männern; erhöhtes Risiko für Depression, Angst und Schizophrenie – Cannabiszigaretten haben einen höheren Teergehalt als normale Zigaretten und sind potenziell karzinogen – Schwangerschaft: Reduktion des fetalen Gewichtes möglich – Stillen: hohe Spiegel in der Muttermilch, besonders bei hohen Dosen
Dimethyltryptamin (DMT) Synthetische, chemisch dem Psilocybin ähnliche Substanz Eingeweicht zusammen mit Petersilie, getrocknet und geraucht, verwendet als Flüssigkeit (Tee), injiziert	– Monoaminoxidasehemmer; interagiert mit einer Vielzahl anderer Substanzen und Nahrungsmittel – Wirkung tritt in den meisten Fällen sofort ein und hält 30–60 Minuten an – Wird oft mit Marihuana kombiniert – Häufig Angst und Panik aufgrund des schnellen Wirkungseintritts
Ketamin (Ketanest®) Anästhetikum für ambulante Operationen Wird oral als Kapsel, Tablette, Puder, Kristalle und Lösung eingenommen, zum Teil injiziert, geschnupft Umgangssprachlich: K, special K, Vitamin K	– Dem PCP (Phencyclidin) verwandt – In einer Dosierung von 60 – 100 mg injiziert – Das Bewusstsein bleibt erhalten; es treten jedoch Orientierungsstörung, Halluzinationen, Wahn, Verwirrtheit und Euphorie auf – In hohen Dosen Dystonie, Krämpfe, Delir, Atemdepression – „Bad trips", Flashbacks möglich
Lysergsäurediäthylamid (LSD) Halbsynthetische Droge, die von den Mutterkornalkaloiden abgeleitet ist; weißes Pulver, als Tablette, Kapsel, Flüssigkeit eingenommen, wird geschnupft, geraucht, inhaliert, injiziert Umgangssprachlich: Acid	– $5HT_2$-Rezeptor-Agonist – Wirkungseintritt in weniger als einer Stunde und über 2–18 Stunden anhaltend – Kann zu Suizidalität, zu gewalttätigen Handlungen bis zum Mord und Dysphorie führen; Panik und psychotische Reaktionen können mehrere Tage anhalten – Flashbacks treten noch lange nach der letzten Drogeneinnahme auf – Schnelle Toleranzentwicklung, Auftreten physischer Abhängigkeit – Wird auch in Kombination mit Kokain, Meskalin oder Amphetaminen eingenommen, um die Wirkung zu verlängern – Schwangerschaft: erhöhtes Risiko von Spontanaborten und kongenitalen Abnormalitäten wurde in Einzelfällen beobachtet

Fortsetzung nächste Seite

Missbr. verw. Substanzen

Droge	Anmerkungen
Meskalin Wird aus Peyotl-Kakteen gewonnen; das reine Produkt ist selten erhältlich Kaktusblüten werden getrocknet, dann zerteilt, zerhackt oder zermahlen; wird als Puder, Kapsel, Tablette eingenommen, inhaliert oder injiziert	– Langsamer Wirkungseintritt, Wirkungsdauer 10–18 Stunden – Weniger potent als LSD, eine Kreuztoleranz wurde beschrieben – Bei hohen Dosen: Ängstlichkeit, Orientierungsstörung, gestörte Realitätswahrnehmung, Kopfschmerzen, trockene Haut, Blutdruckabfall, kardiale und respiratorische Insuffizienz – Abhängigkeit wurde nicht beschrieben, aber Toleranzentwicklung tritt rasch auf
Morning Glory-Samen Der aktive Inhaltsstoff ist LSD; nur $^1/_{10}$ so potent wie LSD Samenkörner werden gegessen, zermahlen, zerstampft oder eingeweicht	– Wirkung nach 30–90 Minuten beim Verzehr der Samen, sofort bei Injektion einer Lösung – Kommerziell verwendete Samen werden mit Insektiziden, Fungiziden oder anderen Chemikalien behandelt und können giftig sein
Peyotl Gewonnen aus der Kaktuspflanze *Lophophora williamsii* Wird getrocknet, gekaut, dann geschluckt, als Kapseln oder als Lösung eingesetzt	– Seit Jahrhunderten von den Indianern Nord- und Südamerikas verwendet – Wirkung tritt 1–2 Stunden nach Einnahme ein – Geometrische, funkelnde Farbhalluzinationen, Gefühl der Schwerelosigkeit, gestörtes Zeitgefühl, Angst, Panik, Verwirrtheit, Übelkeit, Erbrechen
Phencyclidin (PCP) Hochaffiner NMDA-Antagonist Übliches Anästhetikum, das in der Veterinärmedizin eingesetzt wird Wird gehandelt als Pulver, als Block, als Kristalle; eingenommen in Tablettenform, als Kapseln, Flüssigkeit, inhaliert, geschnupft, injiziert (i.m. oder i.v.) Umgangssprachlich: Angel Dust	– Wirkungseintritt nach ein wenigen Minuten, die Wirkung kann mehrere Tage anhalten (Halbwertszeit 18 Stunden) – Wird häufig im Straßenverkauf als andere Droge ausgegeben und verkauft (da die Synthetisierung einfach ist) – Eine fehlerhafte Synthese kann zu einem Produkt führen, das abdominelle Krämpfe, Erbrechen, Koma und Tod verursachen kann – Todesfälle können nach nicht behandelbaren Krampfanfällen und hypertensiven Krisen mit nachfolgender intrakranieller Blutung auftreten – Kann zu Apathie, Verwirrtheit, Depersonalisation, Isolationsgefühl, Gleichgültigkeit gegenüber Schmerz, Delir, Orientierungsstörung mit Amnesie, schizophrenieähnlichen Psychosen und zu Gewalt (auch Autoaggression) führen – Erbrechen, Schwitzen oder Ataxie können auftreten – Flashbacks möglich – Psychische Abhängigkeit möglich – Schwangerschaft: toxische Schäden bei Neugeborenen wurden beschrieben – Stillen: Die Substanz geht in hoher Konzentration in die Muttermilch über und ist bei starkem Missbrauch noch Wochen nachweisbar

Droge	Anmerkungen
Psilocybin Aus dem Pilz *Psilocybe mexicana* gewonnen Wird als getrockneter Pilz, weiße Kristalle, als Pulver, Kapseln, Injektion verwendet; roh gegessen, gekocht oder als Teesud verwendet Umgangssprachlich: Magic mushrooms	– Wirkungseintritt innerhalb 30 Minuten, hält mehrere Stunden an – Als reine Droge selten erhältlich – Als Injektion gefährlich, da Fremdpartikel in der Lösung sein können – Chemisch mit LSD oder DMT verwandt – Schnelle Toleranzentwicklung; Kreuztoleranz tritt in Verbindung mit LSD auf – Physische oder psychische Abhängigkeit nicht beobachtet – Kann mit dem Fliegenpilz verwechselt werden; gefährliche Pilzvergiftung möglich
Substanzen mit halluzinogener und stimulierender Wirkung	
Nutmeg Der aktive Inhaltsstoff ist verwandt mit Trimethoxyamphetamin und Meskalin Die Samen werden im Ganzen oder gemahlen verzehrt oder „geschnupft"	– Langsamer Wirkungseintritt; Wirkungsdauer über mehrere Stunden (dosisabhängig) – Den Halluzinationen gehen üblicherweise Übelkeit, Erbrechen, Durchfall und Kopfschmerzen voraus – Lichtscheu, Sedierung, Durst und „Kater" können auftreten
Ecstasy (3,4-Methyl-Dioxymethamphetamin [MDMA]) Umgangssprachlich: XTC	– Führt zu einem Kalzium-abhängigen Anstieg der Serotonin-Freisetzung in den synaptischen Spalt und hemmt die Serotoninwiederaufnahme. Erhöht die Serotonin- und Noradrenalinspiegel, in geringem Ausmaß auch die Dopaminspiegel – Viele MDMA-Produkte sind mit anderen Substanzen verunreinigt wie Dextromethorphan, Ephedra oder PMA – Die typische Dosis beträgt 50–150 mg; die Tabletten enthalten 0–100 mg – Wirkungseintritt nach 30–60 Min; Wirkungsdauer 4–6 Stunden; Abbau durch CYP 2D6 – Führt zu Wachheit, verstärkt Energie, Ausdauer und sexuelle Erregung; vermindert Müdigkeit; verursacht Euphorie, Wohlgefühl in Verbindung mit Derealisation, Depersonalisation, kognitiven Störungen (vermutlich Serotonin-bedingt) – Nebenwirkungen: Hypersalivation, Trismus, Bruxismus, Anspannung, Kopfschmerzen, restless legs, verschwommenes Sehen, Mundtrockenheit, Übelkeit, Schwäche – Schwere körperliche Reaktionen mit Blutdruckabfall, Tachykardie, Hyperthermie, Anfällen, Koma können bis zum Tod führen – nicht als Folge einer Überdosis, sondern durch exzessive körperliche Aktivität (Discoveranstaltungen – „raves"), die zur disseminierten intravasalen Koagulation, Rhabdomyolyse und akutem Nierenversagen führen kann – Kann Panikattacken, paranoide Psychosen, Flashbacks und Depressionen auslösen; Angstzustände können bis zu zwei Tage anhalten – Nachwirkungen: Benommenheit, Muskelschmerzen, Müdigkeit, Depression (1–2 Tage), Reizbarkeit – Toleranz hinsichtlich der euphorisierenden Wirkung bei chronischer Anwendung – Psychische Abhängigkeit möglich – Es wurde vermutet, dass die chronische Anwendung die Serotoninfunktion im ZNS beeinflussen kann

Fortsetzung nächste Seite

Missbr. verw. Substanzen

Droge	Anmerkungen
3,4 Methylen-Dioxyamphetamin (MDA) Chemisch mit Meskalin und Amphetamin verwandt Orale Einnahme als Flüssigkeit, Pulver oder Tablette; als Injektion Umgangssprachlich: Adam	– Die Wirkung tritt nach 30–60 Minuten nach oraler Gabe ein (gebräuchliche Dosis 60–120 mg, rascher bei Injektionen); hält bis zu 8 Stunden an – Halluzinationen und Wahrnehmungsstörungen sind selten; Gefühl des inneren Friedens und der Ruhe kann auftreten – Hohe Dosierungen: Hyperreagibilität auf externe Stimuli, Unruhe, Halluzinationen, gewalttätiges Verhalten, Delir, Anfälle, Koma
N-Äthyl-3,4-methylen-Dioxyamphetamin (MDE) Umgangssprachlich: Eva	– Wirkungseintritt innerhalb von 30 Min.; Wirkdauer: 3–4 Std. – Wirkung wie MDMA (siehe oben)
Paramethoxyamphetamin (PMA) Synthetische Droge Als Pulver oder Kapseln oral eingenommen	– Wird oft als MDA verkauft; hat jedoch stärker halluzinogene oder stimulierende Wirkungen – Führt zu starkem Blutdruck- oder Pulsanstieg, Luftnot, Hochtoxische Substanz, Anfälle, Koma und Todesfälle wurden beobachtet
2,5-Dimethoxy-4-Methylamphetamin (STP/DOM) Chemisch mit Meskalin und Amphetamin verwandt Orale Einnahme Umgangssprachlich: Peace	– Wirkung hält 16–24 Stunden an – Potenter als Meskalin, jedoch schwächer als LSD – "Bad trips" treten häufig auf. Bei Menschen mit psychiatrischen Vorerkrankungen kann es zu langanhaltenden psychotischen Reaktionen kommen – Toleranzentwicklung möglich; keine Hinweise auf eine Abhängigkeitsentwicklung – Anticholinerge Wirkungen, Erschöpfung, Anfälle, Unruhe und Delir möglich
Trimethoxyamphetamin (TMA) Synthetische Substanz, mit Meskalin verwandt Wird oral als Pulver eingenommen oder Injektion	– Wirkungseintritt nach 2 Stunden – Wird oft als MDA angeboten – Potenter als Meskalin – Höhere Toxizität bei Injektion oder höheren Dosen – Kann zu Wutausbrüchen und aggressiven Handlungen führen

Psychostimulanzien

Missbräuchlich verwendete Psychostimulanzien

- **Amphetamine** (Amphetamin, D-Amphetamin, Metamphetamin)
- **Kokain**
- **Sympathomimetika** (Ephedrin, Phenylpropanolamin, Koffein)

Pharmakologische/ psychische Wirkungen

- Abhängig von der Art der verwendeten Substanz, der Dosierung und der Art der Einnahme
- Schneller Wirkungseintritt, besonders bei parenteraler Gabe
- Akute Toxizität tritt bei Amphetamindosen zwischen 5–630 mg auf; chronische Anwender nehmen bis zu 1000 mg/Tag ein
- Die Symptome einer Überdosierung sind in der Regel innerhalb einer Woche nach Absetzen der Amphetamine rückläufig

Körperliche Wirkungen

- Erhöhter Blutdruck, Tachykardie, erhöhte Atemfrequenz, Temperaturanstieg, Schwitzen, Gesichtsblässe, Tremor, verminderter Appetit, erweiterte Pupillen, Antriebssteigerung, Schlafstörungen, verstärkte Sinneswahrnehmungen, verstärktes sexuelles Verlangen kombiniert mit verzögerter Ejakulation

Psychische Wirkungen

- Euphorie, erhebende Gefühle, Wachheit, gesteigerte Leistung, Exazerbation von Zwangssymptomen
- Methamphetamin kann Verfolgungswahn und Halluzinationen bei nicht-schizophrenen Patienten induzieren
- Flashbacks wurden beobachtet

Hohe Dosierung

- Angst, Unruhe, Panikattacken, Größenideen, Wahn, optische und auditive Halluzinationen, Verfolgungsideen, Manie, Delir, gesteigertes Machtgefühl, Gewalttätigkeit
- Fieber, Schwitzen, Kopfschmerzen, Erröten, Gesichtsblässe, Hyperaktivität, Stereotypien, kardiale Arrhythmien, respiratorisches Versagen, Koordinationsstörungen, Kollaps, intrazerebrale Blutung, Krampfanfälle, Tod

Chronische Anwendung

- Verminderter Appetit, Gewichtsverlust, abdominelle Schmerzen, Erbrechen, Harnverhalt, Hautausschlag, erhöhtes Risiko für Schlaganfälle, Bluthochdruck, wechselnde Herzfrequenz, Impotenz, Kopfschmerzen, Angst, Verfolgungswahn, Gewalttätigkeit
- In Bezug auf die physischen Wirkungen kann sich Toleranz entwickeln, allerdings kann eine Vulnerabilität für Psychosen länger bestehen bleiben
- Chronische Einnahme hoher Dosen kann eine körperliche Abhängigkeit verursachen; eine seelische Abhängigkeit tritt häufig schon bei regelmäßiger Einnahme niedriger Dosen auf
- Nach Amphetaminentzug kommt es rasch zu einem Rückgang der Symptome; Psychosen können jedoch manchmal einen chronischen Verlauf nehmen

Entzugssymptome

- Angst, Schlafstörungen, chronische Müdigkeit, Reizbarkeit, Depression, Konzentrationsschwierigkeiten, Verlangen nach der Substanz, suizidale Gedanken, Mordgedanken, paranoide Psychosen
- Übelkeit, Durchfall, Anorexie, Hungergefühl, Myalgie, Diaphorese, Krampfanfälle

Medizinische Komplikationen

- Exazerbation einer vorbestehenden Hypertonie oder Arrhythmie
- Schlaganfälle und Retinaverletzung durch Vasospasmus, besonders bei „Crack"

Tabelle 61. Psychostimulanzien: Wechselwirkungen

Missbräuchlich verwendete Substanz	Wechselwirkungen mit:	Wirkung
Alle Psychostimulanzien	Irreversibler MAO-Hemmer (Tranylcypromin)	Herzrasen, Kopfschmerzen, Blutdruckanstieg, Tachykardie, Unruhe, Anfälle; Kombination vermeiden; Pharmakologische Wirkung der Stimulanzien abgeschwächt
Amphetamine	Antidepressiva, trizyklische Antidepressiva	Verstärkung der antidepressiven Wirkung möglich; Erhöhter Plasmaspiegel der Amphetamine durch Abbauhemmung
	Guanethidin	Blutdrucksenkende Wirkung abgeschwächt
	Phenothiazine, z. B. Chlorpromazin	Erhöhter Plasmaspiegel der Amphetamine durch Abbauhemmung; Phenothiazine können die durch Amphetamine verursachte ZNS-Stimulation vermindern
	Kaliumcitrat, Natriumbikarbonat	Verlängerter pharmakologischer Effekt der Amphetamine aufgrund der verminderten Elimination der unveränderten Substanzen
Kokain	Alkohol	Siehe S. 236
	trizyklische Antidepressiva (z. B. Desipramin), SSRI	Abgeschwächtes „Craving" (Verlangen nach Kokain); Herabgesetzte Krampfschwelle, erhöhte Herzfrequenz und um 20–30 % erhöhter diastolischer Druck um 20–30 %; erhöhtes Risiko von Arrhythmien; Verstärkte Hepatotoxizität möglich
	Barbiturate / Betablocker	Können den Umfang einer kokaininduzierten ischämie verschlimmern
	Carbamazepin / Katecholamine, insbesondere Noradrenalin	Weitere Steigerung der kokaininduzierten Herzfrequenz und des diastolischen Blutdrucks möglich; Potenzierung der Vasokonstriktion und kardialen Stimulation
	Disulfiram	3fach erhöhter Kokainspiegel, um 60 % erhöhte Kokain-Halbwertszeit, dadurch erhöhtes kardiovaskuläres Risiko
	Flupentixol-Decanoat	Vermindertes Verlangen nach Kokain
	Cannabis	Erhöhte Herzfrequenz; Blutdruck erhöht nur bei Einnahme hoher Dosen beider Substanzen
	Opiate (z. B. Heroin, Morphin)	Erhöhter Plasmaspiegel von Kokain, Berichte über subjektiv erhöht empfundene Euphorie; Können die durch Kokain verursachte Euphorie potenzieren
	Yohimbin	Verstärkte Wirkung des Kokains auf den Blutdruck

Behandlung

- Beruhigende Gespräche und unterstützende Maßnahmen, Stärkung der Selbstsicherheit des Patienten
- Bei starker Unruhe und Suizidalität Benzodiazepine (z. B. Diazepam)
- Bei psychotischen Symptomen hochpotente Neuroleptika (z. B. Haloperidol); niedrigpotente Neuroleptika vermeiden
- Antidepressiva (z. B. Desipramin) können zur Behandlung einer nach dem Entzug auftretenden Depression eingesetzt werden, um das weitere Verlangen nach der Droge zu vermindern. Vorläufige Daten gehen von einer positiven Wirkung von Flupentixol-Depotinjektionen bei Entzugssyndromen aus; positive Ergebnisse wurden ebenso bei Gabe von Buspiron, Bromocriptin und Amantadin beobachtet

Tabelle 62. Psychostimulanzien: Übersicht

Substanz	Eigenschaften
Amphetamin, D-Amphetamin (siehe auch S. 198) Wird oral als Tablette, Kapsel, geschnupft eingenommen, z.T. injiziert Umgangssprachlich: Speed	– In den meisten Fällen wird die weitere Einnahme der Droge durch eine psychotische Reaktion oder durch einen Erschöpfungszustand mit nachfolgendem exzessivem Schlafen limitiert – Die Psychose kann bis zu 10 Tagen anhalten – Exzessive Dosierungen können zu Koma, Krampfanfällen und Tod führen – Schwangerschaft: Anstieg des Risikos für Frühgeburten; Entzugssymptome und Verhaltensauffälligkeiten (Übererregbarkeit) beim Kind
Methamphetamin Eingenommen als Tabletten, Kapseln, Flüssigkeit, injiziert Umgangssprachlich: Speed	– Synthetische Droge (chemisch mit Amphetamin und Ephedrin verwandt) – Die potente Wirkung wird oft als „rush" bezeichnet – Kann zu Psychosen führen
Kokain Extrakt aus Blättern der Cocapflanze Blätter werden gekaut, Aufnahme über die Schleimhäute, als Pulver Orale Aufnahme, wird geschnupft, geraucht, injiziert Umgangssprachlich: Koks, Schnee „Crack": Kokainbase, wesentlich potenter als Kokain	– Wirkungseintritt und Plasmahalbwertszeit variiert abhängig von der Aufnahmeart (i.v.-Gabe: max. Plasmaspiegel innerhalb von 30 Sekunden, Halbwertszeit 54 Minuten; geschnupft: Spitzenwerte innerhalb von 15 – 30 Minuten, Halbwertszeit 75 Minuten) – Wird oft mit Amphetamin, Ephedrin, Procain, Xylokain oder Lidocain verfälscht – In Kombination mit Heroin („dynamite", „speedballs") oder Morphin zur Verstärkung der Wirksamkeit eingenommen – Auftreten taktiler Halluzinationen – Toleranzentwicklung für manche Wirkungen (Appetit), aber erhöhte Sensitivität (umgekehrte Toleranzentwicklung) für andere Wirkungen (Anfälle, Psychose) – Starke psychische und körperliche Abhängigkeit wurde bei Crackanwendern beobachtet; Entzugssymptome können über Wochen bis Monate anhalten – Depression häufig nach der Drogeneinnahme; dies führt zu wiederholtem Gebrauch – Chronisch Abhängige können Panikattacken und Paranoia entwickeln: Bei wiederholtem Missbrauch oder bei Verwendung hoher Dosen kann die Euphorie durch Dysphorie, Reizbarkeit, aggressives Verhalten, Paranoia und Delir abgelöst werden – Kokain-Schnupfen kann zu verstopfter, ständig laufender Nase, zum Ekzem an den Nasenlöchern und einer Atrophie der Nasenschleimhaut führen – Sexuelle Dysfunktionen sind häufig – Dehydration kann durch Störung der Temperaturregulation entstehen; als Folge können Anfälle auftreten – Todesfälle kommen bei i.v.-Gabe häufiger vor. Ebenso können Todesfälle auftreten, wenn mit Kokain gefüllte Kondome von Schmugglern geschluckt werden und innerhalb des Körpers platzen – Schwangerschaft: Spontanaborte, häufigere Frühgeburten. Säuglinge haben ein geringeres Geburtsgewicht, sind kleiner und haben einen geringeren Kopfumfang, Unruhe, Essstörungen, EEG-Veränderungen, Anfälle, Urogenitalstörungen
Sympathomimetika Ephedrin, Phenylpropanolamin, Koffein Eingenommen als Kapseln, Tabletten	– Werden oft für Amphetamine gehalten und als Kapseln oder Tabletten angeboten, die Amphetaminzubereitungen ähneln – Nach massiven Überdosen kann es zum Tod durch Hirninfarkt kommen

Opiate

Klassen

Opiate:
- Heroin
- Morphin
- Methadon
- Opium

Andere häufig missbräuchlich verwendete Opioide und verwandte Arzneimittel:
- Kodein, Hydrocodon, Hydromorphon
- Pethidin
- Fentanyl
- Pentazocin

Allgemeine Hinweise

- Bei Opiatabhängigen werden gehäuft psychiatrische Erkrankungen, z. B. Persönlichkeitsstörungen, Angsterkrankungen und Depressionen beobachtet, die in den meisten Fällen die Ursache und manchmal die Folge der Abhängigkeitserkrankung sind
- Polytoxikomanie und gleichzeitige Benzodiazepinabhängigkeit sind bei i.v.-Opiatabhängigen besonders häufig

Pharmakologische/ psychische Wirkungen

- Ältere Patienten sind hinsichtlich der Wirkungen und Nebenwirkungen der Opiate empfindlicher

Körperliche Wirkungen
- Analgesie, „Kick"-Gefühl, danach Entspannung, Verlangsamung von Puls und Atmung, erhöhte Körpertemperatur, Mundtrockenheit, verengte Pupillen und verminderte gastrointestinale Motilität

Psychische Wirkung
- Euphorie (bei i.v.-Gabe), Gefühl der Genugtuung und Befriedigung, Sedierung

Hohe Dosierungen
- Ateminsuffizienz, kardiovaskuläre Komplikationen, Koma und Tod

Chronische Einnahme
- Energieverlust, Antriebsmangel, Aufmerksamkeitsstörungen, motorische Verlangsamung, Sedierung, verwaschene Sprache
- Toleranzentwicklung und physische Abhängigkeit; Entzugssymptome
- Kreuztoleranz mit anderen Opioiden möglich

Entzugssymptome

- Gähnen, laufende Nase, Niesen, Tränenfluss, erweiterte Pupillen, Vasodilatation, Tachykardie, erhöhter Blutdruck, Erbrechen, Durchfall, Unruhe, Tremor, Kälteschauer, Sträuben der Haare, Knochenschmerzen, abdominelle Schmerzen und Krämpfe, Anorexie
- Reizbarkeit, Schlafstörungen
- Die akute Symptomatik kann 10–14 Tage anhalten (bei Methadon länger)

Behandlung

- Opioidentzüge sind in der Regel nicht lebensbedrohlich
- Nicht-Opioide (z. B. Benzodiazepine, Neuroleptika) wirken in der Regel nicht
- Medikamente werden aus den folgenden Gründen eingesetzt:
  - um den toxischen Effekt der eingesetzten Opioide zu antagonisieren (z. B. Naloxon oder Naltrexon – diese Substanzen können die Entzugssymptome verstärken)

- um die akuten Entzugssymptome abzumildern (z. B. Doxepin, Clonidin, Methadon)
- um einen Entzug zu unterstützen oder eine Therapie bei abhängigen Personen erst zu ermöglichen. Auch in Form einer Erhaltungstherapie im Rahmen einer überwachten Entzugsbehandlung (z. B. Methadon, Buprenorphin)

Tabelle 63. Opiate: Wechselwirkungen

Missbräuchlich verwendete Substanz	Wechselwirkungen mit ...	Reaktion
Opiate (allgemein)	ZNS-dämpfende Substanzen, z. B. Alkohol, Benzodiazepine	Verstärkung der ZNS-Dämpfung; kann zu Atemdepression führen
	Kokain	Kann die Kokaineuphorie verstärken
	Opiatantagonisten, z. B. Naloxon	Verstärkt die Entzugssymptome
Kodein, Oxycodon, Hydrocodon	SSRI, z. B. Fluoxetin, Paroxetin	Verlust der analgetischen Wirkung der Opioide, Hemmung der Transformation der Opioide zur aktiven Substanz über CYP 2D6
	Glutethimid	Verstärktes „High"-Gefühl
	Ritonavir	Mäßiger Abfall der Clearance von Hydrocodon und Oxycodon
Fentanyl, Alfentanyl	Erythromycin	Prolongierte Analgesie
	Ritonavir	Ausgeprägte Reduktion der Clearance von Fentanyl und Alfentanyl
Heroin	Doxepin	Bei Verwendung von Doxepin zum Heroinentzug Delir möglich
Meperidin	Irreversibler MAOH, RIMA	Verstärkte Unruhe, Schwitzen und Blutdruckabfall; kann zu Enzephalopathie, Krampfanfällen, Koma, Atemdepression und Serotoninsyndrom führen
	Phenothiazine, z. B. Chlorpromazin	Verstärkung der analgetischen, ZNS-dämpfenden und kardiovaskulären Wirkungen
	Phenytoin	Reduzierter Meperidinplasmaspiegel durch verstärkten Abbau
	Ritonavir	Stark erhöhter Meperidinplasmaspiegel durch verminderten Abbau
Methadon	Alkohol	Akuter Alkoholgebrauch kann den Methadonabbau hemmen und zu einem erhöhten Plasmaspiegel führen. Chronischer Gebrauch induziert den Methadonmetabolismus und vermindert den Plasmaspiegel
	Al/Mg-Antazida	Verminderter Plasmaspiegel von Methadon durch verstärkten Abbau
	Antiarrhythmika, z. B. Chinidin	QT-Intervall-Verlängerung möglich
	Antikonvulsiva, z. B. Phenytoin, Carbamazepin, Barbiturate	Verminderter Plasmaspiegel von Methadon durch verstärkten Abbau
	Trizyklische Antidepressiva, z. B. Desipramin, Amitriptylin	Verstärkte Unruhe, Euphorie; Potenzierung des euphorisierenden Effektes von Methadon
		Erhöhter Plasmaspiegel von Desipramin (bis zu ca. 108 %)
	SSRI Fluvoxamin	Erhöhter Methadonplasmaspiegel (um 20–100 %) wegen verminderter Clearance
	Cimetidin	Verminderte Methadon-Clearance
	Diazepam	Verstärktes „High"-Gefühl
	Disulfiram	Verminderte Clearance von Methadon
	Fluconazol	Verminderte Clearance, erhöhter Methadonspiegel

Fortsetzung nächste Seite

Missbräuchlich verwendete Substanz	Wechselwirkungen mit ...	Reaktion
	Isoniazid	Entzugssymptome wegen der partiell-antagonistischen Wirkung
	Johanniskraut	Verminderter Plasmaspiegel von Methadon durch verstärkten Abbau (CYP 3A4)
	Rifampicin	Starke Reduktion der Methadonclearance
	Ritonavir	Verstärkt die Elimination von Methadon
	Ascorbinsäure	Verminderte Elimination von Methadon
	Zidovudine (AZT)	Gehemmter Abbau von AZT durch Methadon
Opium	Cimetidin	Verstärkte Opiatwirkung durch Abbauhemmung
	Antihistaminika	Opiat-"High" und Euphorie

Tabelle 64. Opiate: Übersicht

Substanz	Besonderheiten
Heroin Diacetylmorphin, synthetisches Morphinderivat Kann i.v. und s.c. injiziert, inhaliert, geraucht und oral eingenommen werden Umgangssprachlich: "H", "Schnee", "Brown Sugar"	– Wirkungseintritt fast unmittelbar nach i.v. Injektion, hält einige Stunden an; Wirkungseintritt 15–60 Minuten nach oraler Gabe – Risiko einer unbeabsichtigten Überdosierung, da im Straßenverkauf unterschiedliche Heroinkonzentrationen angeboten werden – Körperliche Abhängigkeit und Toleranz können bereits nach 2 Wochen auftreten; Entzugssymptome treten innerhalb von 8–12 Stunden nach der letzten Dosierung auf und sind 48–72 Stunden danach am stärksten – Schwangerschaft: Hohe Rate von Spontanaborten, frühzeitigen Wehen und Totgeburten. Die Säuglinge sind oft klein und haben ein erhöhtes Mortalitätsrisiko; Entzugssymptome bei Neugeborenen möglich
Morphin (z. B. Morphin-Merck®) Hauptwirkstoff der Opiumkapsel Eingenommen als Puder, Kapsel, Tablette, Flüssigkeit oder injiziert	– Gleicher Effekt wie bei Heroin, aber langsameres Anfluten und längere Wirksamkeit – Wirkungseintritt nach 15–60 Minuten bei oraler Gabe, Wirkungsdauer 1–8 Stunden – Ausgeprägtes Abhängigkeitspotential (zweithöchstes nach Heroin) wegen der starken euphorisierenden und analgetischen Wirkung – Nebenwirkungen, Obstipation; bei hohen Dosen Atemdepression, Bewusstlosigkeit, Koma – Benommenheit, Verwirrtheit, Euphorie möglich
Methadon (L-Polamidon®), siehe auch S. 260) Wird mit Benzodiazepinen kombiniert, um die Wirkung zu verstärken und um die Entzugssymptome abzuschwächen Bei kontrollierter Methadongabe meist mit Orangensaft verabreicht Umgangssprachlich: "Pola"	– Wird zum Entzug und zur Entgiftung von Opiatabhängigen eingesetzt (siehe S. 260), aber auch missbräuchlich eingenommen – Wirkungseintritt 30–60 min nach oraler Gabe, Wirkungsdauer 7–48 Stunden – Die chronische Anwendung: verursacht Obstipation, Verschwommensehen, Schwitzen, Libidoverlust, Menstruationsstörungen, Gelenk- und Knochenschmerzen, Schlafstörungen – Toleranzentwicklung selten, jedoch "umgekehrte Toleranz" möglich – Schwangerschaft: Dosierung muss während der Schwangerschaft angepasst werden (Dosisreduktion zwischen den Wochen 14–32, Dosiserhöhung kurz vor dem Geburtstermin). Entzugssymptome bei Neugeborenen möglich – Stillen: geringe Mengen gehen in die Muttermilch über; Stillen vor der Einnahme des Methadons oder 2–6 Stunden danach

Substanz	Besonderheiten
Andere häufig missbräuchlich verwendete Opioide und verwandte Arzneimittel	

Opium
    Harzige Präparation unreifer Kapseln der Mohnblume; als dunkel-
    braune Klumpen oder Pulver verkauft
    Als Lösung eingenommen oder geraucht
	– Enthält verschiedene Alkaloide, unter anderem Morphin (6–12 %) und Kodein (0,5–1,5%)
	– Übelkeit häufig, Obstipation, Benommenheit, Verwirrtheit

Kodein (z.B. Codipront®, Bronchicum Mono®, Codeinum phospho-
ricum®, Codicaps mono®, Dicton®, Tricodein®, Codein Knoll®,
Tricodein Solco® u.a.)
    Meist oral oder als Flüssigkeit eingenommen oder injiziert
	– Natürlich vorkommendes Alkaloid der Opiumkapsel
	– Inhaltsstoff von verschreibungspflichtigen Analgetika und Hustenmitteln
	– Z. T. mit Glutethimid gemischt
	– Langsame Toleranzentwicklung; physische Abhängigkeit wechseln, Entzugssymptome nur bei
	  chronischer Hochdosierung

Hydrocodon (Dicodid®)	– Codeinähnlich, aber stärker wirksam – Inhaltsstoff von verschreibungspflichtigen Hustenmitteln – Wird von Opiatabhängigen als Ersatzdroge verwendet – Schnelle Toleranzentwicklung

Hydromorphon (Dilaudid®)
    Orale Einnahme
	– Halbsynthetisches Opiat
	– Geringere Nebenwirkungen als bei anderen Opiaten; in höherer Dosierung stärker toxisch wegen seiner
	  starken atemdepressiven Wirkung

Pethidin (Dolantin®)
    Synthetisches Opioidderivat
    Orale Einnahme und Injektion möglich
	– Der Metabolit Normeperidin ist hochtoxisch; verantwortlich für die Akkumulation und Anfälle bei
	  chronischer Einnahme
	– In hoher Dosierung Orientierungsstörungen, Halluzinationen, Atemdepression, Stupor und Koma

Fentanyl (Fentanyl-Janssen®, Fentanyl-Hexal®)	– Sofortiger Wirkungseintritt bei i.v.-Injektion, Wirkungsdauer 30–60 Minuten. Bei i.m.-Injektion
	  langsamerer Wirkungseintritt, Wirkungsdauer bis zu 120 Min.
	– Rasch eintretender euphorisierender Effekt
	– Nebenwirkungen: Sedierung, Verwirrtheit, Schwindel, Mundtrockenheit, Obstipation, gastrointestinale
	  Beschwerden
	– In hohen Dosen Muskelrigidität und Atemdepression

Pentazocin (Fortral®) Orale Einnahme und Injektion	– Hat agonistische und antagonistische Eigenschaften – Häufige Injektionen führen zu Gewebeschäden an der Injektionsstelle

Missbr. verw. Substanzen

Inhalativa/Aerosole

Missbräuchlich verwendete Substanzen
- Flüchtige Gase und Lösungsmittel: Klebstoff, Benzin, Toluen, Druckertinte, Reinigungsmittel, Benzol, Azeton, Amylnitrit usw.
- Aerosole: Deodoranzien, Haarspray
- Butan, Propan
- Anästhetika: Lachgas, Chloroform, Äther
- Umgangssprachliche Bezeichnung: "Sniffen"

Allgemeine Hinweise
- Bei Abhängigen finden sich häufig psychische Störungen, insbesondere Alkoholismus, Depressionen und dissoziale Persönlichkeitsstörungen
- Wird als die "Droge des armen Mannes" angesehen. Wird häufig von Kindern in der Dritten Welt benutzt, um das Hungergefühl zu dämpfen

Einnahmemöglichkeiten
- Die Flüssigkeit oder das Gas wird in einen Ballon oder in eine Plastiktüte gefüllt
- Mund und Nase werden über ein Behältnis mit dem Gas gehalten ("Sniffen")
- Ein getränktes Tuch wird über Mund und Nase gehalten
- Gase werden aus einem Feuerzeug inhaliert; die ausgeatmete Luft wird danach angezündet

Pharmakologische/ psychische Wirkungen
- Abhängig von der eingenommenen Droge bzw. Substanz
- Der Gebrauch von Plastiktüten kann zum Ersticken führen
- Rascher Wirkungseintritt, kurze Wirkungsdauer

Körperliche Wirkung
- Sedierung, Schwindel, verwaschene Sprache, motorische Störungen, Lichtempfindlichkeit, Übelkeit, Speichelfluss, Niesen, Husten, verminderte Atem- und Herzfrequenz, Blutdruckabfall
- Todesfälle können insbesondere durch Herzstillstand oder bei Bewusstlosigkeit durch Aspiration von Erbrochenem eintreten

Psychische Wirkungen
- Wechselnde Bewusstseinslagen, eingeschränktes Urteilsvermögen, Gedächtnisstörungen, Halluzinationen, Euphorie, Unruhe, lebhafte Phantasien, Gefühl der Unbesiegbarkeit, Delir

Hohe Dosierung
- Bewusstlosigkeit, Anfälle, kardiale Arrhythmien, Tod

Chronischer Missbrauch
- Müdigkeit, Enzephalopathie, Hörverlust, Sehstörungen, Verminderung der Sehkraft, Sinusitis, Rhinitis, Laryngitis, Nieren- und Leberschäden, Knochenmarksschäden, kardiale Arrhythmien, chronische Lungenerkrankungen
- Denkstörungen, Gedächtnisstörungen, Depression, Reizbarkeit, Aggression, Verfolgungsideen
- Toleranzentwicklung möglich, psychische Abhängigkeit häufig

Behandlung
- Beruhigende Gespräche
- Die Wirkung der Substanzen ist meist von kurzer Dauer

Überdosierung
- ZNS: akute und chronische Folgeschäden möglich (z. B. Ataxie und periphere Neuropathie)

- Myokardinfarkt möglich, besonders beim Gebrauch halogenierter Lösungsmittel
- Niere: Azidose, Hypokaliämie
- Leber: Hepatitis, Lebernekrose
- Knochenmarksdepression (vor allem mit Benzol und Nitrooxid)

Wechselwirkungen

- Kombination mit anderen ZNS-dämpfenden Substanzen kann zu additiver Verstärkung der ZNS-Dämpfung führen

Gamma-Hydroxy-Butyrat (GHB)

Pharmakologie	• Im Körper produzierter natürlicher Stoff, Metabolit der Gamma-Hydroxy-Buttersäure (GABA)
	• Erhöht die Dopaminkonzentration im ZNS
	• Wird bei Tanzveranstaltungen („raves") wegen seiner halluzinogenen und euphorisierenden Wirkungen eingenommen
	• Umgangssprachlich: liquid ecstasy
Allgemeine Hinweise	• GHB wurde als Anästhetikum entwickelt, jedoch wegen der geringen analgetischen Wirkung und des erhöhten Krampfanfallrisikos nicht eingesetzt
	• In den USA als Medikament bei Narkolepsie eingesetzt
	• Wird illegal als gesundheitsförderndes Lebensmittel, Aphrodisiakum oder Muskelaufbaustoff angeboten
	• Chronische Einnahme kann zu psychischer Abhängigkeit führen
	• Dosen bis 2 g führen zu Tiefschlaf; bei 10 mg/kg anxiolytisch, amnestisch, muskelrelaxierend; ab <60 mg/kg Koma
Pharmakokinetik	• Rasche orale Resorption, maximale Plasmaspiegel werden nach 20–60 Minuten erreicht
	• Eliminationshalbwertszeit ca. 20 Minuten
Nebenwirkungen	
Körperliche Nebenwirkungen	• Schwindel, Übelkeit, Erbrechen, Gleichgewichtsstörungen, Blutdruckabfall, Krampfanfälle, Atemdepression
	• Kann zu Bewusstlosigkeit und Koma führen (insbesondere bei Kombination mit Alkohol)
	• In der Regel sistieren die Symptome innerhalb von 7 Stunden; der Schwindel kann allerdings bis zu zwei Wochen anhalten
Psychische Nebenwirkungen	• Sedierung, Gedächtnisverlust, Euphorie und Halluzinationen, gesteigertes Wohlbefinden, Enthemmung, Erregung, Aggression
Überdosierung	• Geringe therapeutische Breite; Kombination mit Alkohol gefährlich
	• Wegen der unbekannten Reinheit und Konzentration des eingenommenen Produktes kann es zu akzidentellen Überdosierungen kommen
Entzugssyndrome	• Treten nach abruptem Absetzen auf und sistieren meist nach 3 bis 7 Tagen
	• Entzugssymptome: Schlafstörungen, Angst, Tremor

Tabelle 65. Gammahydroxybutyrat (GHB): Wechselwirkungen

Substanz	Beispiel	Wirkungen
ZNS-dämpfende Substanzen	Alkohol, Benzodiazepine	Abschwächung der pharmakologischen Wirkung und Toxizität
Cannabis		Verstärkte pharmakologische Wirkungen
Psychostimulanzien	Amphetamine	Verstärkte pharmakologische Wirkungen

BEHANDLUNG DES SUBSTANZMISSBRAUCHS UND MITTEL ZUR RAUCHERENTWÖHNUNG

Verfügbare Substanzen

Wirkstoffe	Handelsnamen Deutschland	Handelsnamen Österreich	Handelsnamen Schweiz
Disulfiram	Antabus®	Antabus®	Antabuse®
Acamprosat	Campral®	Campral®	Campral®
Naltrexon	Nemexin®	Nemexin®	Nemexin®
Methadon	L-Polamidon®	Heptadon®	Ketalgin, Methadon Streuli®
Bupropion	Zyban®	Zyban®	Zyban®

Disulfiram

Verfügbare Substanz

Wirkstoff	Handelsname Deutschland	Handelsname Österreich	Handelsname Schweiz
Disulfiram	Antabus®	Antabus®	Antabuse®

Indikationen

Zugelassene Indikation:
- Aversionstherapie bei Alkoholabhängigkeit. Nach Einnahme von Disulfiram führt die Einnahme von Alkohol zu unangenehmen Nebenwirkungen, so dass Alkohol als aversiver Reiz konditioniert wird

Weitere Indikationen:
- Nach doppelblinden und offenen Studien möglicherweise einsetzbar bei Kokainmissbrauch und zur Abstinenzbehandlung bei Patienten mit gleichzeitigem Medikamenten- und Drogenabusus (Vorsicht: siehe Wechselwirkungen)

Pharmakologie

- Disulfiram inhibiert den Alkoholabbau auf dem Acetaldehyd-Niveau (Hemmung der Aldehydhydrogenase). Das akkumulierende Acetaldehyd verursacht innerhalb von 5 – 30 Minuten eine subjektiv unangenehme Reaktion (Acetaldehydsyndrom) mit folgenden Symptomen: Gesichtsrötung, warme Haut, Tachykardie, Blutdruckanstieg und Blutdruckabfall, Herzklopfen, Übelkeit, Erbrechen, Diarrhoe, Parästhesien, Sedierung, Atemnot, Reifengefühl im Thorax, Schwindel, pulssynchronem Kopfschmerz

Allgemeine Hinweise

- Sollte Disulfiram trotz Verbots mit Alkohol eingenommen werden, sind allgemeinmedizinische Maßnahmen indiziert; bei starkem Blutdruckabfall eventuell Vasopressoren

Dosierung

- 1. Tag 1– 3 Tabletten à 0,5 g, 2. Tag 1– 2 Tabletten 0,5 g, 3. Tag 1 Tablette 0,5 g, vom 4. Behandlungstag an Begrenzung der Dosierung auf 0,2 – 0,4 g/Tag, Höchstdosis für die Prophylaxe 0,5 g Disulfiram pro Tag. Auch die zweimal wöchentliche Verabreichung von 1 – 2 Tabletten 0,5 g oder die wöchentliche Verabreichung von 2 – 4 Tabletten 0,5 g unter ärztlicher Kontrolle ist wegen der langen Wirkungsdauer möglich

Pharmakokinetik

- Wirkungseintritt: 3–12 Std.
- Wirkungsdauer: bis zu 14 Tage
- Disulfiram wird nach oraler Gabe rasch und nahezu vollständig resorbiert, hohe Verteilung im Fettgewebe
- Innerhalb von 24 Stunden werden mehr als 50 % der oral zugeführten Substanz und ihrer Metabolite eliminiert
- 95 % der Substanz werden innerhalb von 3 Tagen renal ausgeschieden
- Die Wirkung überdauert die Anwesenheit des Disulfiram und seiner Metabolite, da die irreversibel gehemmte Aldehyddehydrogenase erst neu synthetisiert werden muss

Nebenwirkungen

- Müdigkeit, Antriebsmangel (häufig)
- Unangenehmer Körper- oder Mundgeruch, knoblauchähnlicher Geschmack im Mund
- Blutdruckabfall
- Kopfschmerzen
- Obstipation, Diarrhoe
- Allergien, Hautreaktionen (bis zu 5 %)
- Optikusneuritis, periphere Polyneuropathie
- Selten Depression, Orientierungsstörungen, Unruhe, Erregung oder Psychosen (Verwirrtheitszustände, maniforme Psychosen, paranoid-halluzinatorische Psychosen)
- Sehr selten Ataxie, Dysarthrie
- Blutbildschäden
- Transienter Anstieg der Transaminasen und der alkalischen Phosphatase; selten Hepatitis

Kontraindikationen und Anwendungsbeschränkungen

- Gleichzeitiger Alkoholkonsum
- Koronare Herzkrankheit, schwerwiegende Herzrhythmusstörungen, klinisch manifeste Kardiomyopathie
- Zerebrale Durchblutungsstörungen, fortgeschrittene Arteriosklerose
- Dekompensierte Leberzirrhose, Ösophagusvarizen
- Erstes Drittel der Schwangerschaft
- Thyreotoxikose
- Bekannte allergische oder hepatotoxische Reaktion auf Disulfiram
- Epilepsie (nicht aber Alkoholentzugskrämpfe)
- Durchfall, möglicherweise Symptome einer Hyperkalzämie
- Psychosen, psychotische Depression
- Vorsicht bei peripherer Polyneuropathie

Überdosierung

- Disulfiram ist in starker Überdosierung auch ohne zusätzliche Alkoholeinnahme hochtoxisch. Symptome: Ataxie, Dysarthrie, Atemdepression, Blutdruckabfall, Kreislaufkollaps, Arrhythmien, Enzephalopathie, Tod. Unterstützende Maßnahmen: Sauerstoff, Vitamin C, Antihistaminika, Ephedrin

Schwangerschaft

- Wegen möglicher Teratogenität (Gliedermalformationen) nicht empfohlen

Stillzeit

- Erfahrungen liegen nicht vor; von einer Verwendung in der Stillzeit ist abzuraten

Vorsichtsmaßnahmen

- Disulfiram darf nur alkoholentzogenen Patienten verordnet werden (frühestens 36 Stunden nach dem letzten Alkoholmissbrauch)
- Verabreichen Sie dem Patienten das Medikament nicht ohne sein Wissen

Anwendung bei Kindern

- Alkoholentwöhnungsmittel werden bei Kindern oder Jugendlichen nicht empfohlen; hier sind verhaltenstherapeutische Ansätze vorzuziehen

Behandlung von älteren Patienten

- Die kardiovaskuläre Verträglichkeit nimmt im Alter ab; die Reaktion auf Alkohol kann verstärkt sein

Hinweise für die Pflege

- Der Patient sollte über den Sinn des Medikaments und über die Folgen eines Alkoholkonsums während der Behandlung ausreichend informiert sein
- Die Reaktionen auf das Medikament können bis zu 6 Tage nach der letzten Gabe auftreten
- Eine tägliche, ununterbrochene Gabe wird empfohlen, bis der Patient genug Selbstkontrolle für die Bewältigung der Alkoholabhängigkeit ohne Disulfiram besitzt
- Ohne ausreichende Motivation und supportive Therapie wird die Behandlung nicht erfolgreich sein. Das Medikament kann die Alkoholkrankheit nicht heilen, aber als zusätzlicher Motivationsfaktor wirken
- Disulfiram sollte dem Patienten nicht mitgegeben werden; stattdessen sollte die Medikation vom Arzt oder Pflegepersonal ausgegeben werden; hierdurch wird die Compliance erhöht

Hinweise für Patienten

- Siehe auch ausführliche Patienteninformationen, S. 346
- Trinken Sie auf keinen Fall nach der Einnahme Alkohol; es kann zu lebensbedrohlichen Zuständen kommen. Bis zu 24 Stunden nach Einnahme kann es noch zu einer Reaktion kommen
- Vermeiden Sie auch Nahrungsmittel und andere Zubereitungen, die Alkohol enthalten, z. B. auch Hustensirup, Mundwaschlösungen oder alkoholhaltige Soßen. Auch die Exposition mit alkoholhaltigen Klebstoffen oder organischen Lösungsmitteln kann zu einer Reaktion führen
- Tragen Sie eine Karte mit Ihrem Namen und den verordneten Medikamenten bei sich
- Nehmen Sie Disulfiram nach Anweisung des Arztes 1 x täglich am Abend zu sich

Tabelle 66. Disulfiram: Wechselwirkungen

Verwendetes Medikament	Beispiel	Wechselwirkungen
Antidepressiva		
Trizyklische Antidepressiva	Amitriptylin, Desipramin	Erhöhte Plasmaspiegel der Antidepressiva wegen verminderten Abbaus; Neurotoxizität möglich
Irreversibler MAO-Hemmer	Tranylcypromin	Delir, Psychose
Benzodiazepine	Diazepam, Alprazolam, Chlordiazepoxid, Triazolam	Wirkungsverstärkung der Benzodiazepine aufgrund einer verminderten Clearance (Oxazepam, Temazepam und Lorazepam sind nicht betroffen)
Antikoagulanzien	Warfarin, Cumarine, Cumarinderivate	Verstärkter Antikoagulanzieneffekt aufgrund eines verminderten Abbaus
Antikonvulsiva	Phenytoin	Erhöhte Blutspiegel der Antikonvulsiva; Toxizität aufgrund des verminderten Abbaus

Fortsetzung nächste Seite

Acamprosat

Verfügbare Substanz

Wirkstoff	Handelsname Deutschland	Handelsname Österreich	Handelsname Schweiz
Acamprosat	Campral®	Campral®	Campral®

Indikationen

Zugelassene Indikation:
- Alkoholabhängigkeit: „Anti-Craving-Mittel"; zur Aufrechterhaltung der Abstinenz nach erfolgter Entzugsbehandlung, in Kombination mit anderen therapeutischen Maßnahmen (psychotherapeutischer, psychosozialer, medikamentöser Art)

Anwendung

- Die Therapie mit Acamprosat sollte zu Beginn einer Entzugsbehandlung einsetzen (z. B. nach etwa 5 Tagen Abstinenz). Die Behandlung sollte über einen Zeitraum von 6 bis 12 Monaten fortgeführt werden. In besonderen Fällen kann eine über zwölf Monate hinausgehende Fortsetzung der Behandlung erfolgen. Bei Eintritt eines Rückfalls kann die Behandlung mit Acamprosat nach einer erneuten Entgiftung fortgeführt werden
- Nicht geeignet zur Behandlung der Symptome des Alkoholentzugs
- Durch Kombination mit Naltrexon kann die Zahl der Rückfälle reduziert werden

Pharmakologie

- Acamprosat stimuliert die inhibitorische GABAerge Transmission und übt einen antagonistischen Effekt auf die Übertragung durch exzitatorische Aminosäuren, insbesondere Glutamat, aus. Diese Neurotransmitter spielen in der Pathophysiologie der Entzugssymptome eine zentrale Rolle

Dosierung

- Patienten unter 60 kg Körpergewicht 2 Tabletten morgens, 1 mittags, 1 abends. Patienten über 60 kg Körpergewicht 3 x 2 Tabletten
(1 Tablette = 333 mg)

Verwendetes Medikament	Beispiel	Wechselwirkungen
Isoniazid		Gangunsicherheit, Koordinationsstörungen, Verhaltensstörungen durch verminderten Abbau von Isoniazid
Johanniskraut (Hypericum)		Alkoholähnliche Wirkung beobachtet
Koffein		Um 24–30 % verminderte Koffein-Clearance
Kokain		Erhöhter Plasmaspiegel (3fach) und Halbwertszeit (um 60 %); erhöhtes Risiko kardiovaskulärer Nebenwirkungen
Methadon		Verminderte Methadon-Clearance
Metronidazol		In Einzelfällen akute Psychose, Ataxie und Verwirrtheitszustand
Neuroleptikum	Clozapin	Verminderter Abbau, erhöhter Plasmaspiegel von Clozapin
Proteaseinhibitor	Ritonavir	Alkoholähnliche Reaktionen (da die Zubereitung Alkohol enthält)
Theophyllin		Erhöhter Plasmaspiegel von Theophyllin aufgrund des verminderten Abbaus

Pharmakokinetik

- Acamprosat wird im Gastrointestinaltrakt resorbiert; die absolute Bioverfügbarkeit beträgt nüchtern 11 %. Die Resorption verläuft verzögert und mit erheblicher interindividueller Variabilität. Bei einer Einmaldosis von 2x333 mg Acamprosat werden maximale Plasmaspiegel von ca. 200 ng/ml nach 5–7 h und mehr erreicht
- Steady-state-Plasmaspiegel am 7. Einnahmetag
- Das Verteilungsvolumen von Acamprosat beträgt im Durchschnitt 72 ± 3l. Die Plasmaproteinbindung ist vernachlässigbar
- Keine nennenswerte Metabolisierung
- Elimination überwiegend durch glomeruläre Filtration. Eliminationshalbwertszeit 3–4 Stunden, bei Niereninsuffizienz verlängert. Bei Leberinsuffizienz keine wesentliche Änderung der Elimination. Lineare Beziehung zwischen Kreatinin-Clearance, renaler Clearance und Halbwertszeit von Acamprosat

Nebenwirkungen

- Durchfall (< 10 %), Übelkeit, Erbrechen(< 1 %), Bauchschmerzen
- Juckreiz, gelegentlich makulopapulöses Erythem, sehr selten Urticaria mit Quincke-Ödem
- Gelegentlich Impotenz, Frigidität, verminderte oder verstärkte Libido
- Selten Verwirrtheit und Schlafstörungen

Kontraindikationen

- Überempfindlichkeit gegen den Wirkstoff
- Bei Patienten mit Niereninsuffizienz wurden Anzeichen einer Akkumulation von Acamprosat beobachtet. In solchen Fällen soll das Medikament nicht verabreicht werden
- Schwere Störung der Leberfunktion (Childs-Pugh-Klasse C)

Anwendungsbeschränkungen

- Nierensteine
- Symptome des Alkoholentzugs

Überdosierung

- Beim Menschen wurde über 5 Fälle einer Acamprosat-Überdosierung berichtet. Zwei dieser Fälle standen im Zusammenhang mit einem Suizidversuch; dabei wurden Dosen von 16,5 bzw. 43 g Acamprosat in Kombination mit Diazepam oder Alkohol eingenommen. Nach Durchführung einer Magenspülung konnte bei beiden Patienten komplikationslos ein guter Allgemeinzustand hergestellt werden. In den drei anderen Fällen mit Überdosierung wurden Dosen von 6,6 bis 30 g Acamprosat eingenommen. Es trat Durchfall auf; jedoch erholten sich alle 3 Patienten komplikationslos

Schwangerschaft

- Kontraindiziert

Stillzeit

- Erfahrungen liegen nicht vor, von einer Verwendung in der Stillzeit ist abzuraten

Vorsichtsmaßnahmen

- Acamprosat darf nur alkoholentzogenen Patienten verordnet werden (frühestens 36 Stunden nach dem letzten Alkoholmissbrauch). Verabreichen Sie das Medikament dem Patienten nicht ohne sein Wissen

Behandlung von Kindern

- Kontraindiziert

Behandlung von älteren Patienten

- Die kardiovaskuläre Verträglichkeit nimmt im Alter ab; die Reaktion auf Alkohol kann verstärkt sein

Naltrexon

Wirkstoff	Handelsname Deutschland	Handelsname Österreich	Handelsname Schweiz
Naltrexon	Nemexin®	Nemexin®	Nemexin®

Indikationen

Zugelassene Indikationen:
- Zur Unterstützung in der Behandlung der Alkohol- und Opiatabhängigkeit

Weitere Indikationen:
- Nach vorläufigen Studien bei posttraumatischer Belastungsstörung (PTSD) wirksam
- Nach vorläufigen Daten sinnvoll in der Behandlung von Impulskontrollstörungen, Zwangsstörungen, Bulimie, Trichotillomanie, Spielsucht, Kleptomanie und selbstverletzendem Verhalten (Daten widersprüchlich)
- Nach Fallberichten kann Naltrexon halluzinogen-induzierte Flashbacks abmildern
- Nach vorläufigen Fallberichten als Augmentationsstrategie bei SSRI-Tachyphylaxieeffekten anwendbar
- Nach vorläufigen Daten kann das Verlangen nach Nikotin bei starken Rauchern abgemildert werden

Allgemeine Hinweise

- Reduziert „Craving" („Verlangen) nach Alkohol; reduziert die verstärkende Wirkung von Alkohol. Nach einer Doppelblindstudie war kein dauerhafter Erfolg bei Männern mit chronischem schweren Alkoholabusus nachweisbar.
- Das Verlangen (Craving) nach Opioiden oder Entzugssyndrome werden nicht gemindert. Vor der Behandlung muss eine Entgiftung stattgefunden haben
- Löst keine Euphorie aus
- Durch Kombination mit Acamprosat kann die Rückfallrate vermindert werden

Wechselwirkungen

- Verminderung der Bioverfügbarkeit durch gleichzeitige Verabreichung mit Nahrungsmitteln
- Obwohl weitere pharmakokinetische Interaktionsstudien nicht durchgeführt worden sind, wurde Acamprosat häufig gleichzeitig mit Disulfiram, Benzodiazepinen und anderen psychotropen Medikamenten verabreicht, ohne dass je klinische Anzeichen von Wechselwirkungen beobachtet wurden

Hinweise für Patienten

- Die Therapie mit Acamprosat sollte zu Beginn einer Entzugsbehandlung einsetzen (z. B. nach etwa 5 Tagen Abstinenz). Die Behandlung sollte über einen Zeitraum von 6 bis 12 Monaten fortgeführt werden. In besonderen Fällen kann eine über zwölf Monate hinausgehende Fortsetzung der Behandlung erfolgen. Bei Eintritt eines Rückfalls kann die Behandlung mit Acamprosat nach einer erneuten Entgiftung fortgeführt werden

Hinweise für die Pflege

- Der Patient sollte über den Sinn der Medikamente und über die Folgen einer Alkoholeinnahme während der Behandlung ausreichend informiert sein
- Die Reaktionen auf das Medikament können bis zu 6 Tage nach der letzten Gabe auftreten
- Ohne ausreichende Motivation und supportive Therapie wird die Behandlung nicht erfolgreich sein. Das Medikament kann die Alkoholkrankheit nicht heilen, aber als zusätzlicher Motivationsfaktor wirken

Pharmakologie	• Synthetischer, langwirksamer Antagonist an verschiedenen Opiatrezeptoren des ZNS; höchste Affinität zum σ-Rezeptor

Dosierung

- Alkoholabhängigkeit: 50 mg/Tag (Beginn mit 25 mg/Tag; langsame Steigerung über Tage)
- Opioidabhängigkeit: Beginn mit 12,5–25 mg/Tag. Auf Entzugssymptome achten. Vorsichtige Steigerung der Dosis bis zum Wirkungseintritt. Die Erhaltungsdosis wird alle 2–3 Tage verabreicht (bis zu einer wöchentlichen Dosis von 350 mg)
- Bei Impulskontrollstörungen sind eventuell höhere Dosen erforderlich (bis zu 200 mg/Tag)

Pharmakokinetik

- Rasche, vollständige Resorption aus dem Gastrointestinaltrakt
- Unterliegt einem ausgeprägten First-Pass-Metabolismus; nur 20 % der Substanz erreichen die systemische Zirkulation
- Hohes Verteilungsvolumen im Körper; 21–28 % sind proteingebunden
- Wirkungseintritt innerhalb von 15–30 Minuten bei chronisch Morphinabhängigen
- Die Wirkdauer ist dosisabhängig; die Blockade der Opioidrezeptoren hält ca. 24–72 Stunden an
- Wird in der Leber metabolisiert; der Hauptmetabolit 6-b-Naltrexon ist opiatantagonistisch aktiv
- Eliminationshalbwertzeit 96 Stunden: Ausscheidung vorwiegend über die Nieren

Nebenwirkungen

- Häufig (10 %): gastrointestinale Beschwerden (Bauchschmerzen, Krämpfe, Übelkeit, Erbrechen, Gewichtsverlust)
- Kopfschmerzen, Schlafstörungen, Schwäche, Angst, Dysphorie, Depression, Nervosität, Verwirrtheit
- Gelenk- und Muskelschmerzen
- Nach Fallberichten dosisabhängige Leberenzymanstiege und hepatozelluläre Schäden möglich; Leberfunktionstests zu Beginn der Behandlung und monatlich innerhalb der ersten 6 Monate der Behandlung indiziert
- Nach Fallberichten Panikattacken

Vorsichtsmaßnahmen

- Nicht an Patienten verabreichen, die in den letzten 10 Tagen Opiate eingenommen haben
- Wenn ein Patient die Behandlung abbricht und Opiate anwendet, kann es durch die erhöhte Empfindlichkeit der Rezeptoren zu lebensbedrohlichen Zuständen kommen (relative Überdosierung)
- ➡ **Versuche, die Naltrexonblockade mit hohen Dosen von Opioidagonisten (z.B. Morphin) zu überwinden, kann zu Atemdepression und Todesfällen führen**
- Leberfunktionstests vor Beginn der Behandlung; Wiederholung monatlich in den ersten sechs Monaten

Kontraindikationen

- Patienten, die Opioide erhalten oder sich im akuten Opioidentzug befinden
- Akute Hepatitis oder Leberversagen

Überdosierung

- Erfahrungen beim Menschen liegen nicht vor; in einem Fall gab es bei einer Dosis von 800 mg über eine Woche keine Symptome einer Überdosis

Behandlung von Kindern

- Wurde bei Kindern mit selbstverletzendem Verhalten, Autismus und geistiger Retardierung untersucht (Dosis: 0,5–2 mg/kg/Tag)
- Die Wirkung trat bereits innerhalb der ersten Stunde nach Verabreichung auf

Behandlung von älteren Patienten

- Erfahrungen liegen nicht vor

Methadon

Verfügbare Substanz

Wirkstoff	Handelsname Deutschland	Handelsname Österreich	Handelsnamen Schweiz
Methadon	L-Polamidon®	Heptadon®	Ketalgin, Methadon Streuli®

Indikationen

Zugelassene Indikationen:
- Zur Substitutionsbehandlung bei Narkotika- oder Analgetika-Abhängigkeit
- Langwirksames Analgetikum für schwere und schwerste Schmerzzustände

Allgemeine Hinweise

- Methadon wird bei opiatabhängigen Patienten gegeben, die eine Erhaltungstherapie wünschen und unter alternativen Behandlungsmethoden Rückfälle erlitten haben. Vorteile:
  - Oral anwendbar; wegen der langen Halbwertszeit einmal tägliche Gabe möglich
  - Unterdrückt durch andere Opiatanalgetika hervorgerufene Abhängigkeitssymptome
  - Unterdrückt Verlangen nach Opiaten, ohne eine Toleranzentwicklung zu fördern
  - Führt bei Opiatabhängigen, die gegenüber den euphorischen Wirkungen der Opiate eine Toleranz entwickelt haben, nicht zu Euphorie
  - Durch eine längere Methadonbehandlung kann der Missbrauch illegaler Opiate reduziert werden; außerdem zeigen die Patienten seltener dissoziales Verhalten und behalten ihre soziale Stabilität

---

Tabelle 67. Naltrexon: Wechselwirkungen

Substanz	Beispiel	Wechselwirkungen
Opiathaltige Substanzen	Kodein, Morphin	Wirkung herabgesetzt
Phenothiazine	Chlorpromazin	Antriebsminderung, Sedierung

Hinweise für Patienten

Siehe auch ausführliche Patienteninformation, S. 348
- Teilen Sie Ihrem behandelnden Arzt, Zahnarzt und Apotheker mit, dass Sie eine Naltrexonbehandlung durchführen
- Wenn Sie die Naltrexonbehandlung abbrechen und Opiate gebrauchen, kann es wegen einer erhöhten Empfindlichkeit zu lebensbedrohlichen Zuständen kommen

Hinweise für die Pflege

- Naltrexon sollte in Verbindung mit einer Psychotherapie oder einem Selbsthilfeprogramm eingesetzt werden
- Da Naltrexon nicht das Verlangen nach Opioiden vermindert und auch Entzugssymptome nicht unterdrückt, kann es zu Complianceproblemen kommen. Die Patienten müssen vor der Naltrexontherapie eine Entzugsbehandlung durchführen

Stillzeit

- Es ist nicht bekannt, ob Naltrexon mit der Muttermilch ausgeschieden wird

Schwangerschaft

- Bisher keine gut kontrollierten Studien verfügbar

Gesetzliche Bestimmungen

- Methadon fällt unter die Betäubungsmittelverordnung; die Verschreibung wird durch das Bundesinstitut für Arzneimittel (BfArM, Berlin) überwacht. Es liegt als Lösung vor, die in der Regel mit Orangensaft vermischt wird. In der Regel erhalten die Patienten ihre tägliche Methadonration vom Personal einer Klinik oder eines niedergelassenen Arztes, wobei die tägliche Ration in Anwesenheit des Personals getrunken werden muss. Dies dient dazu, den illegalen Verkauf an Dritte zu verhindern. Wenn die Einnahme der Trinklösung nicht überwacht wird, kann es in bis zu 50 % der Fälle vorkommen, dass die Trinklösung von Abhängigen intravenös injiiziert wird
- Die orale Einnahme muss täglich beobachtet werden, d.h. auch an Wochenenden und Feiertagen und im Falle einer ärztlich bescheinigten Pflegebedürftigkeit beim Hausbesuch
- Nach mindestens sechsmonatiger, erfolgreicher Therapie kann der Arzt oder sein ärztlicher Vertreter dem Patienten einmal in der Woche eine Verschreibung über die für bis zu 7 Tagen benötigte Menge aushändigen und ihm die eigenverantwortliche Einnahme erlauben. In diesem Fall muss das Substitutionsmittel in einer zur parenteralen Anwendung nicht verwendbaren gebrauchsfertigen Form verschrieben werden. Zugelassen sind Levomethadon (L-Polamidon®) und das DL-Methadon-Razemat. Eine 1,0-prozentige Lösung sollte verschrieben werden

Pharmakologie

- Synthetisches Opiat mit Wirkung am σ-Opiat-Rezeptor; blockiert euphorisierende Wirkungen anderer verabreichter Opioide
- Analgetische und sedierende Eigenschaften – ähnlich wie bei Morphin, jedoch mit längerer Wirkdauer

Dosierung

- Zu Beginn 30–40 mg/Tag, alle 2–3 Tage Steigerung um 10 mg bis zum Erreichen einer stabilen Erhaltungsdosis
- Die Dosis variiert von Patient zu Patient. Die Dosis muss so angepasst werden, dass einerseits keine Entzugssymptome auftreten, andererseits aber auch keine übermäßige Sedierung oder Atemdepression
- Dosen unter 60 mg/Tag sind wahrscheinlich nicht ausreichend, um einen Rückfall zu verhindern
- Bei manchen Patienten, die rasche Metabolisierer sind, können geteilte Dosen besser sein als die einmal tägliche Gabe

Pharmakokinetik

- Maximale Plasmaspiegel werden nach 2–3 Stunden erreicht
- Bioverfügbarkeit 70–80 %
- Eliminationshalbwertszeit: 13–55 Stunden (im Durchschnitt 25 Stunden); die Wirkdauer verlängert sich bei chronischer Gabe
- Proteinbindung: 70–85 %
- Abbau hauptsächlich durch die Leber
- Die Wirkung tritt nach 30–60 Minuten ein
- Die Wirkdauer verlängert sich bei chronischer Anwendung
- Plasmaspiegelmessungen sind außer in speziellen Umständen nicht sinnvoll (therapeutischer Bereich wahrscheinlich 150–220 mg/ml)

Nebenwirkungen

1. ZNS-Nebenwirkungen

- Benommenheit, Schlafstörungen, Euphorie, Dysphorie, Verwirrtheit, Schwäche, Depression. Gegenüber den sedierenden und analgetischen Wirkungen kann sich eine Toleranz entwickeln

2. Kardiale Wirkungen

- Schwindel
- Fallberichte über Torsade des pointes

3. Gastrointestinale Nebenwirkungen

- Übelkeit, Erbrechen, chronische Obstipation, Appetitminderung

4. Anticholinerge Nebenwirkungen
- Schwitzen, Hitzewallungen
- Chronische Obstipation

5. Sexuelle Dysfunktionen
- Impotenz, Ejakulationsstörungen

6. Andere Nebenwirkungen
- Selten: Lungenödem, Atemdepression
- Bei chronischer Gabe: Menstruationsstörungen, Gelenk- und Knochenschmerzen, Schlafstörungen
- Bei unvorschriftsmäßiger i.v.-Injektion der Trinklösung kann es zu Atemdepression, Spritzenabszessen, venösen Thrombosen, Venenverödungen sowie zu Überempfindlichkeitsreaktionen auf die anderen Inhaltsstoffe kommen

Vorsichtsmaßnahmen
- Methadon kann ausgeprägte physische und psychische Abhängigkeit verursachen. Die Dosis sollte langsam reduziert werden, da es beim plötzlichen Absetzen zu akuten Entzugssymptomen kommen kann
- Die Methadontrinklösung darf nicht intravenös injiziert werden
- Urinkontrollen zum Nachweis illegaler Drogen und zur Überwachung der Compliance können angezeigt sein

Überdosierung
- Symptome einer Überdosierung sind: Atemdepression, stecknadelkopfgroße Pupillen, Muskelschwäche, Hypotonie, Bradykardie, feuchtkalte Haut. In schweren Fällen kann es zu Zyanose, Koma, schwerer Atemdepression, Kreislaufkollaps und Herzstillstand kommen

Entzugssyndrome
- Nach einem abrupten Absetzen kann es zum Opiatentzugssyndrom mit folgenden Symptomen kommen: Unruhe, Schlafstörungen, Kopfschmerzen, Schwäche, Tränenfluss, Schwitzen, Obstipation, „Gänsehaut". In schweren Fällen kann es zu Muskelzuckungen, Krämpfen, Übelkeit, Erbrechen, Tachykardie, erhöhter Körpertemperatur und verstärkter Atemfrequenz kommen
- Diese Symptome beginnen in der Regel 24–48 Stunden nach der letzten Dosis (Maximum nach 42 Stunden) und können bis zu 6-7 Wochen anhalten

Maßnahmen
- Erhöhung der Dosis auf früheren Wert; evtl. Gabe von Clonidin

Behandlung von Kindern
- Methadon wurde bei postoperativen Schmerzen bei Kindern angewendet (0,2 mg/Kg); die Wirkung hält länger an als bei Morphin. Das Medikament muss ausgeschlichen werden (um 5–10 % alle 1–2 Tage reduzieren)

Behandlung von älteren Patienten
- Erfahrungen liegen nicht vor

Schwangerschaft
- In der Schwangerschaft sollte eine Dosisanpassung erfolgen: Zwischen den Wochen 14 und 32 sollte eine Dosisreduktion und kurz vor der Geburt eine Erhöhung erfolgen
- Entzugssymptome bei Neugeborenen möglich

Stillzeit
- Methadon geht in geringen Mengen in die Muttermilch über. Das Stillen sollte kurz vor der Methadongabe oder 2 – 6 Stunden nach der Gabe erfolgen

| **Hinweise für die Pflege** | • Methadon muss in ausreichenden Dosen als Erhaltenstherapie verschrieben werden, um einen Rückfall zu verhindern. Eine Langzeitbehandlung kann notwendig sein. Ein kurzzeitiger Abbruch der Behandlung kann zum Rückfall führen
• Methadon ist ein Betäubungsmittel und muss gemäß den gesetzlichen Bestimmungen verschrieben werden. Es liegt in flüssiger Form vor und wird mit Orangensaft gemischt. In der Regel erhalten die Patienten das Methadon vom Pflegepersonal in einem Krankenhaus oder in einer Arztpraxis, wobei sie das Medikament in Anwesenheit des Pflegepersonals trinken müssen, unter anderem, um einen illegalen Verkauf des Methadons zu verhindern. Nur stabilisierte Patienten dürfen eine Dosis für mehrere Tage erhalten |

| **Hinweise für Patienten** | • Die Methadondosis muss täglich wie verschrieben eingenommen werden. Sie sollten immer eine Karte mit dem Hinweis, dass Sie Methadon vom Arzt erhalten, bei sich tragen
• Geben Sie Ihr Medikament niemals an andere weiter
• Wenn Sie ausnahmsweise eine Ration des Medikaments mit nach Hause nehmen können, bewahren Sie es außerhalb der Reichweite von Kindern auf; Methadon kann für Menschen, die keine Opiate einnehmen, sehr gefährlich sein
• Patienteninformation, siehe S. 350 |

| **Wechselwirkungen** | • Siehe S. 247, Tabelle 63. Opiate: Wechselwirkungen |

Bupropion

Verfügbare Substanz

Wirkstoff	Handelsname Deutschland	Handelsname Österreich	Handelsnamen Schweiz
Bupropion	Zyban®	Zyban®	Zyban®

Indikationen

Zugelassene Indikationen:
• Raucherentwöhnung nikotinabhängiger Patienten in Verbindung mit unterstützenden motivierenden Maßnahmen
• Bupropion kann in Kombination mit transdermalen Nikotinsystemen verwendet werden

Weitere Indikationen:
• In den USA und anderen Ländern bei Depressionen eingesetzt
• Möglicherweise bei Abhängigkeitserkrankungen einsetzbar (z. B. Kokainabhängigkeit)
• Berichte über Wirksamkeit bei saisonalen affektiven Störungen, Dysthymie, sozialer Phobie und „chronic fatigue syndrome"
• Bessert nach vorläufigen Daten Übererregbarkeit und Depression im Rahmen einer posttraumatischen Belastungsstörung
• Kann nach Fallberichten sexuelle Dysfunktionen bessern, die durch SSRI oder SSNRI ausgelöst wurden (Anorgasmie, Erektionsstörungen)
• Kann möglicherweise bei Gewichtsreduktion unterstützend wirken
• Nach vorläufigen Daten bei periodischen Bewegungsstörungen wirksam
• Nach offenen Studien und Kasuistiken bei neuropathischen Schmerzen wirksam

Pharmakologie

- Hemmt die präsynaptische Wiederaufnahme von Noradrenalin und in geringerem Maße von Dopamin bei minimaler Beeinflussung der Serotonin-Wiederaufnahme
- Es ist nicht geklärt, wie Bupropion die Raucherentwöhnung fördert
- Die antidepressiven Eigenschaften werden vorwiegend durch noradrenerge und/oder dopaminerge Bahnen vermittelt

Dosierung

- Erwachsene: Anfangsdosis 1 Tbl. à 150 mg 1-mal tgl. über 6 Tage (max. Einzeldosis 150 mg), anschließend 2-mal 1 Tbl. tgl. über 7–9 Wochen (Tageshöchstdosis 300 mg)
- Ein Dosierungsintervall von mindestens 8 Stunden ist einzuhalten

Art und Dauer der Anwendung

- Es wird empfohlen, mit der Behandlung zu beginnen, solange der Patient noch raucht. Ein "Stoppdatum", vorzugsweise in der zweiten Woche, sollte für die Aufgabe des Rauchens festgelegt werden
- Die Behandlung soll 7 Wochen dauern. Bupropion kann ohne Ausschleichen abrupt abgesetzt werden
- Die Therapie mit Bupropion sollte durch Beratung und psychologische Unterstützung begleitet werden.
- Bei Kombination von Bupropion mit transdermalen Nikotinsystemen zur Behandlung der Nikotinabhängigkeit ist keine Anpassung der Dosierung erforderlich (vgl. "Vorsichtsmaßnahmen")

Pharmakokinetik

- Rasche Absorption; maximale Plasmaspiegel nach 1,5 Stunden
- Hohe Proteinbindung (80–85 %)
- Scheinbares Verteilungsvolumen etwa 2000 l
- Wird vorwiegend in der Leber durch andere Isoenzyme abgebaut (6 Metaboliten, davon 3 aktiv)
- Bupropion und der Metabolit Hydroxybupropion hemmen das Isoenzym CYP 2D6
- Halbwertszeit 11–14 Stunden, bei chronischer Gabe 21 Stunden. Bei älteren Patienten ist die Halbwertszeit von Bupropion und seinen Metaboliten verlängert und die Clearance vermindert
- Induziert in schwachem Ausmaß seinen eigenen Abbau und den anderer Medikamente
- Bei Patienten mit Leberinsuffizienz Dosis oder Verabreichungshäufigkeit reduzieren

Nebenwirkungen

ZNS

- Häufig (>5 %): Schlaflosigkeit
- Gelegentlich (0,1 %–5 %): Kopfschmerzen, Schwindel, Tremor, Agitiertheit, Angstzustände, Konzentrationsstörungen, Halluzinationen, Verwirrtheit, Depressionen, Reizbarkeit und Feindseligkeit
- Selten (<0,1 %): Krampfanfälle

Herz-Kreislauf-System

- Gelegentlich (0,1 %–5 %): Flushing, Tachykardie, Blutdrucksteigerung (zum Teil schwerwiegend; vor allem bei Kombination mit transdermalen Nikotinsystemen)
- Selten (<0,1 %): Synkopen, orthostatische Hypotonie, Vasodilatation

Endokrines System und Stoffwechsel

- Gelegentlich (0,1 %–5 %): Appetitlosigkeit

Magen-Darm-Trakt	• Häufig (>5%): Mundtrockenheit
	• Gelegentlich (0,1%–5%): Bauchschmerzen, Obstipation, gastrointestinale Beschwerden einschließlich Übelkeit und Erbrechen

Haut/Überempfindlichkeits-reaktionen	• Gelegentlich (0,1%–5%): Hautausschlag, Juckreiz, Schweissausbrüche, Überempfindlichkeitsreaktionen einschließlich Urtikaria und Quincke-Ödem
	• Selten (<0,1%): Schwere Überempfindlichkeitsreaktionen einschließlich Dyspnoe/Bronchospasmen und anaphylaktischer Schock
	• Berichte über Arthralgie, Myalgie und Fieber – auch im Zusammenhang mit Exanthemen und anderen Symptomen –, was auf eine Überempfindlichkeitsreaktion vom verzögerten Typ hindeutet. Diese Symptome können der Serumkrankheit ähneln
	• Berichte über Erythema multiforme und Stevens-Johnson-Syndrom

Skelettmuskulatur	• In sehr seltenen Fällen wurde vor allem nach Überdosierung das Auftreten einer Rhabdomyolyse beschrieben

Sinnesorgane	• Gelegentlich (0,1%–5%): Tinnitus, Sehstörungen, Geschmacksstörungen

Andere Nebenwirkungen	• Gelegentlich (0,1%–5%): Fieber, Brustschmerzen, Schwäche
	• Berichte über klitoralen Priapismus
	• Seltene Berichte über sexuelle Dysfunktionen; auch Besserungen wurden berichtet
	• Alopezie
	• Bericht über Rhabdomyolyse bei einem Patienten mit Leberinsuffizienz
	• Fallberichte über Leberversagen

Kontraindikationen

- Derzeitige oder frühere Diagnose von Krampfanfällen
- Tumoren des ZNS
- abruptes Absetzen von Alkohol oder Benzodiazepinen (kann mit einem erhöhten Risiko von Krampfanfällen einhergehen)
- derzeitige oder frühere Diagnose von Bulimie oder Anorexie
- Schwere Leberzirrhose
- Bipolare Erkrankung in der Anamnese

Anwendungsbeschränkungen

- Patienten, die einen oder mehrere prädisponierende Faktoren für die Herabsetzung der Krampfschwelle haben, wie z. B. Schädel-Hirn-Traumata in der Anamnese
- Gleichzeitige Verabreichung anderer Arzneimittel, von denen bekannt ist, dass sie die Krampfschwelle herabsetzen (z. B. Antipsychotika, Antidepressiva, Antimalariamittel, Tramadol, Theophyllin, systemische Steroide, Chinolone, sedierende Antihistaminika)
- Alkoholmissbrauch
- Diabetes, der mit Antidiabetika oder Insulin behandelt wird
- Anwendung von Stimulanzien oder Appetitzüglern
- Reduzierung der Dosis bei älteren Patienten und Patienten mit Nierenfunktionsstörungen oder mit leichter bis mittelschwerer Leberfunktionsstörung

Vorsichtsmaßnahmen

- Höchstdosis nicht überschreiten, da dosisabhängige Krampfanfälle möglich. Bei Krampfanfall Bupropion absetzen
- Bei gefährdeten Patienten kann es zu psychotischen Zuständen kommen

- Vor Einleitung einer Kombinationstherapie mit transdermalen Nikotinsystemen ist die jeweilige Fachinformation zu beachten.
- Unter einer Kombinationstherapie empfehlen sich Blutdruckkontrollen zur Erfassung von Blutdruckerhöhungen

Überdosierung

- Als Symptome einer Überdosierung können zusätzlich zu den unter unerwünschten Wirkungen angeführten Beschwerden Benommenheit, Bewusstseinsverlust und in sehr seltenen Fällen Rhabdomyolyse auftreten

Behandlung

- Überdosierungen sind stationär zu behandeln. Erbrechen induzieren, 6 Stunden Aktivkohle. Bei Stupor und Krämpfen empfiehlt sich vor der Magenspülung eine Intubation. Diese Maßnahmen sind in der Regel innerhalb von 12 Stunden nach der Intoxikation sinnvoll

Behandlung von Kindern

- Die Behandlung von Personen unter 18 Jahren wird nicht empfohlen

Behandlung von älteren Patienten

- Risiko der Akkumulation von Bupropion und seinen Metaboliten wegen verminderter Clearance
- Gefahr von Stürzen wegen orthostatischer Hypotonie oder Schwindel
- Auf eine Vorgeschichte mit Krampfanfällen achten

Schwangerschaft

- Die Sicherheit von Bupropion während der Schwangerschaft wurde beim Menschen nicht untersucht. In Tierversuchen zeigten sich keine schädigenden Einflüsse auf die embryonale bzw. fötale Entwicklung, den Schwangerschaftsverlauf sowie auf die peri- und postnatale Entwicklung. Eine Fertilitätsstudie an Ratten ergab keinerlei Hinweise auf Fertilitätsstörungen. Da die Resultate von Reproduktionsstudien bei Tieren nicht ohne weiteres auf den Menschen übertragbar sind, sollte die Verabreichung von Bupropion während der Schwangerschaft nur in Erwägung gezogen werden, wenn der zu erwartende Nutzen das mögliche Risiko für den Föten überwiegt

Stillzeit

- Da Bupropion und seine Metaboliten in die Muttermilch übertreten, während der Einnahme von Bupropion nicht stillen

Hinweise für die Pflege

- Wenn eine Einzeldosis 150 mg (1 Retardtablette) oder die gesamte Tagesdosis 300 mg überschreitet, können Krampfanfälle auftreten
- Die Retardtablette darf nicht gekaut oder gelutscht werden
- Tabletten trocken aufbewahren
- Bei Schlafstörungen Bupropion nicht nach 15 Uhr geben

Hinweise für Patienten

- Die Tablette darf nicht gekaut oder gelutscht werden
- Wenn Sie mehr als eine Tablette (150 mg) am Tag erhalten, müssen bis zur nächsten Einnahme 8 Stunden vergehen
- Informieren Sie Ihren Arzt, wenn Sie andere Mittel zur Raucherentwöhnung nehmen
- Tabletten unbedingt trocken aufbewahren

Tabelle 68. Bupropion: Wechselwirkungen

Medikamentenklasse	Beispiel	Wechselwirkungen
Amantadin		Fallberichte über Neurotoxizität bei älteren Patienten; Delir
Antiarrhythmika (Typ 1c)	Propafenon, Flecainid	Erhöhung des Antiarrhythmika-Plasmaspiegels durch Hemmung des Abbaus durch CYP 2D6
Antibiotika	Ciprofloxazin	Senkung der Krampfschwelle möglich
Antikonvulsiva	Carbamazepin, Phenobarbital, Phenytoin	Senkung des Bupropion-Plasmaspiegels durch Enzyminduktion möglich
	Valproat	Erhöhung des Bupropion-Plasmaspiegels durch Enzyminhibition möglich
Antidepressiva		
Trizyklische	Imipramin, Desipramin, Nortriptylin	Erhöhter Imipraminspiegel (57%), erhöhter Nortriptylinspiegel (200%), erhöhter Desipraminspiegel durch verstärkten Abbau durch CYP 2D6
Irreversibler MAOH	Tranylcypromin	KOMBINATION VERMEIDEN – Dopaminabbau gehemmt
SSRI	Fluoxetin	Fallbericht über Delir, Angst, Panik und Myokloni wegen Hemmung des Abbaus von Bupropion und/oder Fluoxetin (via CYP 3A4 und 2D6), kompetetiver Proteinbindung und anderen pharmakologischen Effekten Additive antidepressive Wirkung bei therapierefraktären Patienten; Bupropion kann SSRI-induzierte sexuelle Dysfunktion abschwächen
SSNRI	Venlafaxin	3facher Anstieg des Venlafaxinspiegels durch Hemmung des Abbaus über CYP 2D6 und Verminderung des Metabolitenspiegels
Antimalariamittel		Senkung der Krampfschwelle möglich
Antipsychotika	Thioridazin	Erhöhung des Thioridazin-Plasmaspiegels durch Hemmung des Abbaus durch CYP 2D6; erhöhtes Risiko für Thioridazin-induzierte ventrikuläre Arrhythmien, plötzlicher Tod möglich. KOMBINATION VERMEIDEN
	Risperidon	Erhöhung des Risperidon-Plasmaspiegels durch Hemmung des Abbaus durch CYP 2D6
	Chlorpromazin	Senkung der Krampfschwelle möglich
Betablocker	Metoprolol	Erhöhung des Metoprolol-Plasmaspiegels durch Hemmung des Abbaus durch CYP 2D6
Korticoide (systemisch)		Senkung der Krampfschwelle möglich
Insulin		Senkung der Krampfschwelle möglich
L-Dopa		Verstärkte Nebenwirkungen, wie Erregtheit, Unruhe, Übelkeit, Erbrechen und Tremor durch verstärkte Verfügbarkeit von Dopamin
Nikotinsysteme, transdermal		Verstärkte Hypertonie möglich Kombination kann die Raucherentwöhnung fördern
Lithium		Additive antidepressive Wirkung
Stickstofflost-Analoga	Cyclophosphamid, Ifosfamide	Veränderte Spiegel beider Medikamente durch Kompetition um Abbau durch CYP 2B6
Proteaseinhibitor	Ritonavir, Nelfinavir, Efavirenz	Erhöhung des Bupropion-Spiegels durch Hemmung von CYP 2B6 möglich; Senkung der Krampfschwelle möglich
Psychostimulanzien	Methylphenidat, Dextroamphetamin	Additive Wirkungen bei ADHS möglich
Theophyllin		Senkung der Krampfschwelle möglich
Tramadol		Senkung der Krampfschwelle möglich

Beh. d. Substanz-missbrauchs

NEUE, NICHT ETABLIERTE BEHANDLUNGSFORMEN BEI PSYCHIATRISCHEN ERKRANKUNGEN

In diesem Kapitel werden neue Behandlungsformen psychischer Erkrankungen besprochen, deren Wirksamkeit in den speziellen Indikationen noch nicht durch eine ausreichende Anzahl kontrollierter Studien belegt worden ist. Als Grundregel muss gelten, dass nicht etablierte Therapieformen Patienten mit anderweitig therapieresistenten Störungen vorbehalten sein sollten. Der behandelnde Arzt sollte beachten, dass es möglicherweise medizinrechtliche Probleme bei der Verordnung von Medikamenten in nicht zugelassenen Indikationen geben kann.

Tabelle 69. Nicht etablierte Behandlungsformen: Übersicht

	Angst-störungen	Depression	Bipolare affektive Störung	Manie	Schizo-phrenie	Demenz vom Alz-heimer-Typ	Dissoziales Verhalten/ Aggressivität	ADHS	Abhängig-keit
Aminoglutethimid		vorläuf.							
Antikonvulsiva									
Phenytoin							widerspr./part.		
Tiagabin	vorläuf.								
Betablocker, z.B. Propranolol, Atenolol, Pindolol		+/syn.			widerspr./syn.		+		
Bromocriptin		+			widerspr./syn.				
Buprenorphin					+				+ (Opiate, Kokain)
Clonidin	+/syn.						part. (vorläuf.)/ syn.	+/ syn.	+
Cyproheptadin					widerspr.				
Famotidin					vorläuf.				
Fenfluramin	vorläuf.	+/syn.		widerspr.	widerspr.				
Guanfacin								+	
Kalziumantagonisten									
Nimodipin			+/syn.			vorläuf.			
Verapamil			+/syn.						
Ketoconazol		vorläuf./syn.							
Lecithin						part.			

Fortsetzung nächste Seite

	Angst-störungen	Depression	Bipolare affektive Störung	Manie	Schizo-phrenie	Demenz vom Alz-heimer-Typ	Dissoziales Verhalten/ Aggressivität	ADHS	Abhängig-keit
Magnesium				part. (vorläuf.)					
Modafinil		vorläuf./syn.						vorläuf.	
Morphin		vorläuf.							
Nichtstereoidale Antiphlogistika					vorläuf./syn.	+			
Ondansetron					vorläuf.				vorläuf./syn. (Alkohol)
Östrogen/Progesteron		+/syn.				vorläuf.	+		
Oxycarbazin				vorläuf.					
Pergolid		vorläuf./syn.							
Pramipexol			+/syn.						
Prazosin	vorläuf.								
Schilddrüsenhormone	vorläuf./syn.	syn.	widerspr./syn.						
Selegilin					widerspr./ vorläuf.	vorläuf.		+	
Statine						vorläuf.			
Testosteron		vorläuf./syn. widerspr.							
Tiagabin	vorläuf.								
Tramadol		vorläuf./syn.							

+ = Wirkung nachgewiesen, widerspr. = widersprüchliche Ergebnisse, part. = partielle Besserung, syn. = synergistischer Effekt, vorläuf. = vorläufige Daten

ADHS = Aufmerksamkeitsdefizit-Hyperaktivitätsstörung

Adrenerge Substanzen

Agonisten oder Antagonisten zentraler noradrenerger Rezeptoren

Clonidin	**Zentral und peripher wirksamer α-adrenerger Agonist; wirkt an präsynaptischen Neuronen und inhibiert die noradrenerge Transmission an der Synapse**
Antisoziales Verhalten/ Aggression	• Dosierung: 0,4–0,6 mg/Tag als Tabletten. Bei Kindern 0,15–0,4 mg/Tag • Bei Monotherapie oder bei Kombination mit Methylphenidat wurden geringfügige Besserung von Verhaltensstörungen und Impulsivität beobachtet; kann Übererregbarkeit bei tiefgreifenden Entwicklungsstörungen und ADHS bessern • Möglicher synergistischer Effekt bei Behandlung von Aggression und Impulsivität mit Antikonvulsiva *(Weller, E.B. et al., J. Clin. Psychiatry 60 (suppl. 15), 5-11, 1999; Connor, D.F. et al., J. Pediatr. (Phila) 39 (1), 15-25, 2000)*
Angststörungen	• Es wird postuliert, dass bestimmte Angststörungen mit einer Hyperaktivität des zentralen noradrenergen Systems in Verbindung stehen • Dosierung: 0,15–0,5 mg/Tag • Möglicherweise wirksam bei generalisierter Angststörung, Panikattacken, phobischen Störungen und Zwangserkrankungen, außerdem bei posttraumatischer Belastungsstörung in Kombination mit trizyklischen Antidepressiva • Kann bei sozialer Phobie die Effekte der SSRI verstärken • Psychische Symptome sprechen besser an als somatische Symptome • Der anxiolytische Effekt hält möglicherweise nicht lange an *(Ahmed, I. et al., CNS Drugs 6 (1), 53-70, 1996; van Ameringen, M. et al., J. Affect. Dis. 39, 115-121, 1996)*
ADHS (Aufmerksamkeits-defizit-Hyperaktivitätsstörung)	• Dosierung: 5–8 mg/kg Körpergewicht pro Tag • Kinder metabolisieren Clonidin schneller, daher häufigere Gabe erforderlich (4- bis 6-mal/Tag) • Wirkt auf folgende Zielsymptome: Hyperarousal, Unruhe, Schlafstörungen und Aggressivität. Kann bei Tic-Erkrankungen oder Verhaltensstörungen wirksam sein. Bisher nur vorläufige Ergebnisse • Bei Kombination mit Methylphenidat oder D-Amphetamin wurden bei bisher therapieresistenten Patienten Erfolge beobachtet. Schlafstörungen, die durch Psychostimulanzien verursacht sind, können gebessert werden. Allerdings wurden bei Kombinationsbehandlung plötzliche Todesfälle beobachtet • Nach Metaanalyse mäßiger Effekt bei Kindern und Jugendlichen • Häufig Sedierung zu Beginn der Behandlung; weniger häufig: Angst, Reizbarkeit, Gedächtnisstörungen, Mundtrockenheit und Hypotonie • Bei Tourette-Patienten sollte die Behandlung langsam ausgeschlichen werden, um Reboundeffekte zu vermeiden *(Swanson, J.M. et al., J. Child Adol. Psychopharmacology 5 (4), 301-304, 1995; Connor, D.F. et al., J. Am. Acad. Child Adol. Psychiatry 38 (12), 1551-1559, 1999)*
Schizophrenie/organische Psychosen	• Dosierung: 0,25–0,9 mg/Tag • Besserung psychotischer Symptome • Sowohl positive als auch negative Symptome können gebessert werden

- Besserung von „Flashbacks" nach Halluzinogeneinnahme
- Nach Absetzen können Rebound-Phänomene (wiederkehrende psychotische Syndrome) auftreten
- Kann eine neuroleptikainduzierte Akathisie bessern; eine gewisse Besserung von Spätdyskinesien ist möglich
- Kann Unruhe verstärken oder zum Auftreten depressiver Symptome führen
- Die Clozapin-induzierte Hypersalivation kann nach Fallberichten gebessert werden

(Maas, J.W. et al., J. Clin. Psychopharmacology, 15(5), 361-364, 1995)

Drogenabhängigkeit

- Dosis: 3x 0,1 – 0,3 mg/Tag oder 4x täglich; bis zu 7 Tagen
- Kann bei Heroin- und Nikotinabhängigkeit autonome Überaktivität und Unwohlsein mindern. Opioidantagonisten (z. B. Naltrexon) werden oft gleichzeitig gegeben
- Nebenwirkungen: Schwindel, Hyptonie, Mundtrockenheit, Antriebsmangel

(Gowing, L. et al., Cochrane Database Syst. Rev. (2): CD002021, 2000 und (1) CD002024, 2001)

Betablocker, z.B. Propranolol

Betablocker haben membranstabilisierende, GABA-mimetische und serotoninantagonistische Eigenschaften

Antisoziales Verhalten/ Aggression

- Dosis bei Propranolol: 80 – 960 mg/Tag
- Wirkungseintritt nach bis zu 8 Wochen
- Eventuell wirksam bei Verhaltensstörungen mit Gewalttätigkeit, Reizbarkeit und Aggression
- Kann bei aggressivem Verhalten bei Kindern und Jugendlichen mit organischen Psychosyndromen wirksam sein
- Positive Wirkungen wurden auch bei Nadolol (40 – 160 mg/Tag), Pindolol (10 – 60 mg/Tag) und Metoprolol (100 – 200 mg/Tag) beobachtet
- Reboundphänomene (aggressive Durchbrüche) nach dem Absetzen sind möglich; daher ausschleichend absetzen

(Bailly, D., CNS Drugs 5 (2), 115-136, 1996; Simeon, J.G., Child Adol. Psychopharmacology News 2 (3), 11-12, 1997, Silver, J.M. et al., J. Neuropsychiatry Clin. Neuroscience 1 (3), 328-335, 1999)

Angsterkrankungen

- Propranolol-Dosierung: bis zu 320 mg/Tag
- Kann somatische oder vegetativ bedingte Symptome und Bühnenangst (z.B. Tremor, Palpitationen) bessern. Eventuell wirksam bei posttraumatischer Belastungsstörung
- Auch Oxprenolol (40 – 240 mg/Tag), Metoprolol (100 mg/Tag) und Atenolol (50 mg/Tag) können wirksam sein
- Pindolol (2,5 – 7,5 mg/Tag) kann das Ansprechen auf SSRI bei Zwangsstörung verbessern

(Bailly, D., CNS Drugs 5 (2), 115-136, 1996; Koran, L.M. et al., J. Clin. Psychopharmacology 16 (3), 253-254, 1996; Le Melledo, J.M. et al., Biol. Psychiatry 1:44 (5), 364-366, 1998)

Depression

- Pindolol (5 HT_{1A}-Blocker), Dosierung: 2 x 2,5 mg bis 3 x 5 mg
- 4 von 5 placebokontrollierten Studien zeigten eine positive Wirkung einer Kombinationstherapie mit manchen Antidepressiva (z.B. SSRI; Augmentation). Durch die Kombination von Pindolol mit einem SSRI soll außerdem der Wirkungseintritt einer antidepressiven Therapie beschleunigt werden
- Nach vorläufigen Daten bei jahreszeitlich bedingten affektiven Störungen (SAD) wirksam
- Mit Betablockern kann eine durch SSRI verursachte Akathisie behandelt werden

(Moreno, F.A. et al., J. Clin. Psychiatry 58 (10), 437-439, 1997, Blier, P. et al., J. Clin. Psychiatry 59 (suppl 5), 16-23; Bordet, R. et al., Am. J. Psychiatry 155 (10), 1346-1351, 1998)

Neue Behandlungsformen

Neue Behand-lungsformen

| Schizophrenie | • Propranolol-Dosen bis zu 5800 mg/Tag (!) wurden verwendet (Regeldosis: 120–640 mg/Tag; nach Fallberichten können bei Dosen über 1000 mg Enzephalopathien auftreten) |

- Insgesamt widersprüchliche Daten
- Kann bei akuter Schizophrenie wirksam sein
- Schizophrene Negativsymptome wurden in einigen Fällen gebessert
- Kann den Plasmaspiegel von Neuroleptika erhöhen
- Die Wirksamkeit kann im Zusammenhang mit der Besserung einer Neuroleptika-induzierten Akathisie stehen. Eine Besserung von tardiven Akathisien wurde beobachtet
- Möglicherweise wirksam bei aggressivem Verhalten bei psychotischer Symptomatik und extrapyramidalen Nebenwirkungen bei aggressiven schizophrenen Patienten

(Bailly, D., CNS Drugs 5 (2), 115-136, 1996; Allan, E.R. et al., J. Clin. Psychiatry 57 (10), 455-459, 1996; Caspi, N. et al., Int. Clin. Psychopharmacology 16 (2), 111-115, 2001)

Guanfacin

Antihypertensivum; α_2-Agonist

| ADHS (Aufmerksamkeits-defizit-Hyperaktivitätsstörung) | • Dosis 0,5–3 mg/Tag |

- Kinder metabolisieren Guanfacin schneller als Erwachsene; daher häufigere Gabe erforderlich (2–3 Mal/Tag)
- Möglicherweise wirksam bei therapieresistenten Patienten oder Patienten mit zusätzlichem Tourette-Syndrom
- Möglicherweise bei Erwachsenen mit AHDS wirksam
- Nach Einzelfallberichten kann eine Manie auftreten
- Nach dem Absetzen Entzugssymptome möglich

(Hunt, R.D. et al., Am. Acad. Child Adolesc. Psychiatry 34 (1), 26-29, 1995; Horrigan, J.P. et al., J Child Adolesc. Psychopharmacol. 8 (12), 149-150, 1998)

Schilddrüsenhormone

Modulieren adrenerge Rezeptorfunktionen, erhöhen die Effektivität vorhandener Katecholamine und verstärken deren Metabolismus

| Depression | • Dosierung: Liothyronin (Trijodthyronin; T_3): 0,005–0,05 mg/Tag; l-Thyroxin: 0,15–0,5 mg/Tag |

- Bei therapierefraktärer Depression können Schilddrüsenhormone die Wirkung der Antidepressiva potenzieren. Eine positive Wirkung wurde in bis zu 60 % der therapierefraktären Patienten innerhalb der ersten 2 Wochen beobachtet
- Es wurde vermutet, dass die Verabreichung von T_3 einen subklinischen Hypothyreodismus bessert und so eine antidepressive Wirkung nur vorgetäuscht wird
- Kann zur Exazerbation einer Manie führen

(Joffe, R.T. et al., Arch. Gen. Psychiatry 50, 387-393, 1993; Cole, P.A. et al., Psychosomatics 34 (6), 539-540, 1994)

| Bipolare affektive Störung | • Dosierung: l-Thyroxin: 0,3–0,5 mg/Tag |

- Bisher widersprüchliche Ergebnisse
- Möglicherweise beruht die Wirkung auf der Behandlung eines klinisch nicht apparenten Hypothyreodismus
- Kann bei rapid cycling die Symptomatik bessern und die Intervalle verlängern (weibliche Patienten)

(Dubovsky, S.L. et al., J. Clin. Psychiatry 58 (5), 224-242, 1997)

Angststörungen

- Dosis: T$_3$ 0,025 mg/Tag
- Nach offener Studie Besserung von Unruhe und derpressiven Symptomen in 4 von 5 Pat. mit PTBS

(Agid, O. et al, J. Clin. Psychiatry 62, 169-173, 2001)

Prazosin

α$_1$-adrenerger Antagonist
- Dosis: 2 – 5 mg/Tag
- Nach vorläufigen Daten Besserung von Albträumen bei PTSD

(Raskind, M.A. et al., J. Clin. Psychiatry 61, 129-133, 2000)

Kalziumantagonisten

Blockieren den Einstrom von Kalzium in das Hirngewebe; in der Folge kann es zu der Hemmung der Freisetzung einiger Neurotransmitter kommen

Nimodipin

Bipolare affektive Störung

- Dosis: bis 510 mg/Tag
- War bei 33 % behandlungsresistenter affektiver Störungen wirksam
- Kann die Wirkung von Carbamazepin und Lithium verstärken
- Rapid cycling und ultrarapid cycling
- Besserung bei Manie

(Pazzaglia, P.S. et al., J. Clin. Psychopharmacology 18 (5), 404-413, 1998)

Manie

- Dosierung: bis zu 510 mg/Tag (als 3- bis 4-mal tägliche Gabe)
- Besserung bei Manie-Skalen und der BPRS (Brief Psychiatric Rating Scale) wurden beobachtet
- Nach Fallberichten kann es bei „rapid cyclern" bei Kombination mit Lithium zur Stabilisierung kommen

(Pazzaglia, P.S. et al., J. Clin. Psychopharmacology 18 (5), 404-413, 1998; Davanzo, P.A. et al., J. Child Adolescent Psychopharamcology 9, 51-61, 1999; Dubovsky, S.L. et al., J. Clin. Psychiatry 58 (5), 224-242, 1997)

Senile Demenz vom Alz- heimer-Typ (SDAT), Multi- infarktdemenz

- Dosierung: 90 mg/Tag
- Bei Patienten mit Multiinfarktdemenz und Morbus Alzheimer kann es nach placebokontrollierten Studien zu Besserungen kommen
- Nach vorläufigen Daten können Depressionen bei dementen Patienten gebessert werden

(DeVry, J. et al., Clin. Neuropharmacology 20 (1), 22-35, 1997; Pautoni, L. et al., Clin. Neuropharmacology 19 (6), 497-506, 1996; Flynn, B. et al., Annals of Pharmacotherapy 33, 188-197, 1999)

Verapamil

Bipolare affektive Störungen

- Dosierung: 160 – 480 mg/Tag
- Kombination mit Lithium oder Neuroleptika. Kann während der Schwangerschaft als Alternative zu anderen rezidivprophylaktischen Mitteln verwendet werden

**Neue Behand-
lungsformen**

- Nach einigen Studien kann Verapamil bei der Akutbehandlung oder Prophylaxe bei „rapid cycling" wirksam sein. Dabei ist es wahrscheinlich bei Lithium-Respondern besser wirksam als bei Non-Respondern
- Kann möglicherweise einen durch Antidepressiva verursachten Umschlag in eine Manie verhindern

(Dubovsky, S.L. et al., J. Clin. Psychiatry 58 (5), 224-242, 1997; Hollister, L.E. et al., Can. J. Psychiatry 44, 658-664, 1999)

Cholinerge Substanzen

Lecithin — **Verstärkt die Acetylcholinaktivität (Acetylcholinpräkursor)**

Senile Demenz vom Alzheimer-Typ (SDAT)

- Dosierung: bis zu 24 g/Tag
- Kaum Besserung der kognitiven Leistungen beobachtet; kann aber Depression, Reizbarkeit und Ängstlichkeit bessern
- Widersprüchliche Daten zur Wirksamkeit einer Kombination mit Tacrin (THA)

(Higgins, J.P. et al., Cochrane Database Syst. Rev. (4) CD001015, 2000)

Dopaminerge Substanzen

Bromocriptin — **Für Bromocriptin wird ein biphasischer Effekt angenommen. In niedrigen Dosen wird an den präsynaptischen Autorezeptoren die dopaminerge Übertragung inhibiert; in hohen Dosen wirkt Bromocriptin als postsynaptischer Dopamin-Rezeptor-Agonist**

Depression

- Dosis: 2,5–60 mg/Tag (Dosen bis zu 220 mg/Tag wurden angewendet)
- Wirkungseintritt nach 4–14 Tagen
- Einige Doppelblindstudien zeigten positive Wirkungen. Bromocriptin kann bei Patienten, die sich unter SSRI besserten, depressive Rezidive abmildern. Bis zu 57 % der therapieresistenten Patienten besserten sich in offenen Studien
- Nach Fallberichten in der Augmentationstherapie mit trizyklischen Antidepressiva wirksam. Ein SSRI-induziertes apathisches Syndrom kann durch Bromocriptin gebessert werden
- Fälle von Hypomanie wurden beobachtet

(Inoue, T. et al., Biol. Psychiatry 40, 151-153, 1996; Nierenberg, A.A. et al., J. Clin. Psychiatry 59 (suppl. 5), 60-63, 1998; Wada, T. et al., Prog. Neuropsychopharmacol. Biol. Psychiatry 25 (2), 457-462, 2001)

Modafinil — **Psychostimulans mit schwacher Affinität zum Dopaminwiederaufnahme-Transporter; wirkt eventuell durch Verminderung der GABA-Ausschüttung und Verstärkung der Glutamat-Ausschüttung**

Depression

- Dosis 100–400 mg/Tag
- Kann die Wirkung von Antidepressiva verstärken (innerhalb von 1–2 Wochen bei therapieresistenten Patienten, besonders bei Antriebsmangel)
- Niedriges Missbrauchspotenzial

- Induziert CYP 1A2, 2B6 und 3A4; kann die Plasmakonzentration von Medikamenten vermindern, die durch diese Enzyme abgebaut werden
(Menza, M.A. et al., J. Clin. Psychiatry 61 (5), 378-381, 2000)

ADHS

- Dosis 100–300 mg in geteilten Dosen
- Ein gutes Ansprechen wurde in einer doppelblinden placebokontrollierten Studie mit Modafinil (Durchschnittsdosis 206,8 mg/Tag) und Dextroamphetamin bei Erwachsenen beobachtet
(Rugino, T.A. et al., J. Am. Acad. Child Adolesc. Psychiatry 40 (2), 230-235, 2001; Taylor, F.B. et al., J. Child. Adolesc. Psychopharmacol. 10 (4), 311-320, 2000)

Pergolid

- Nach vorläufigen Daten (offene Studien) als Augmentationsstrategie bei therapieresistenten Depressionen anwendbar
(Nierenberg, A.A. et al., J. Clin. Psychiatry 59 (suppl. 5), 60-63, 1998; Izumie, T. et al., J. Aff. Dis. 61, 127-132, 2000)

GABAerge Substanzen

Oxcarbazin

Antikonvulsivum, das Voltage-abhängige Natiumkanäle und eventuell Kaliumkanäle hemmt. 10-Keto-Analog des Carbamazepins

Manie

- Dosis: 600–1200 mg/Tag in geteilten Dosen
- Kann manische Symptome bessern
- Wird eventuell besser vertragen als Carbamazepin; weniger Interaktionen durch Enzyminduktion
- Nebenwirkungen: Sedierung, Schwindel, Hypotonie, Speichelfluss
(Ghaemi, S.N., Int. Drug Therapy Newsletter 36 (3), 20–22, 2001)

Pramipexol

D2/D3-Dopamin-Rezeptorantagonist

Depression

- Dosis: 0,375–3 mg/Tag
- Nach einigen offenen und doppelblinden Studien wirksam bei bi- und unipolarer Depression; als Monotherapie oder in Kombination mit TZAs oder SSRIs (bis zu 53 % Response)
- Häufig: Übelkeit
- Nach Fallberichten: Manie bzw. Hypomanie (bis 10 %)
(Rosenguist, K. et al., Int. Drug.Ther. Newsletter 37, 57-61, 2002)

Phenytoin

Antikonvulsivum; membranstabilisierend, 5-HT-potenzierende und GABA-agonistische Eigenschaften

Dissoziales Verhalten/ Aggressivität

- Dosierung: 100–600 mg/Tag
- Widersprüchliche Ergebnisse hinsichtlich der Beeinflussung emotionaler Labilität, Impulsivität, Reizbarkeit und Aggressivität (als Monotherapie oder in Kombination mit Neuroleptika). Höhere Dosen können Verhaltensstörungen verschlimmern. Bessere Behandlungserfolge bei impulsiv-aggressivem Verhalten

- Eventuelle positive Wirkung bei verhaltensgestörten Erwachsenen und Kindern mit EEG-Veränderungen

(Barratt, E.S. et al., J. Clin. Psychopharmacology 11(6), 388-389, 1991; Barratt, E.S. et al., J. Clin. Psychopharmacology 17 (5), 341-349, 1997)

Tiagabin — Angststörungen

Antikonvulsivum; führt zu einem GABA-Anstieg

- Dosis: 15 mg/Tag
- Nach Fallberichten kam es zur Besserung von Panikattacken und Agoraphobie

(Zwanzger, P. et al., J. Clin. Psychiatry 62 (8), 656-657, 2001)

Topiramat — Bipolare Störungen

Antikonvulsivum: GABA-Agonist; blockt Glutamat-/Kainat-/AMPA-Rezeptoren und moduliert neuronale Leitungskanäle

- Dosis: 50 – 1300 mg/Tag; auch bei geringeren Dosen wurde eine Response beobachtet (z. B. 2 x 25 mg/Tag)
- Nach Doppelblindstudien bei Bipolar-I-Störung anwendbar
- Nach offenen Studien wirksam bei akuter Manie, Bipolar-II-Störung und bei „rapid cycling" im Rahmen einer bipolaren affektiven Störung, auch in Kombination mit anderen Phasenprophylaktika
- Die Wirkung kann nach 1 – 2 Wochen Latenz eintreten
- Eine einschleichende Dosierung wird empfohlen
- Eine Gewichtsabnahme wurde beobachtet
- Kognitive Nebenwirkungen: vor allem Verwirrtheit und Wortfindungsstörungen; außerdem Sedierung, Müdigkeit, Kopfschmerzen, Schwindel, Parästhesien
- Wird über die Niere ausgeschieden. Auf ausreichende Flüssigkeitszufuhr achten. Bei 1,5 % der Patienten wurden Nierensteine beobachtet. Dosis bei Patienten mit einer Kreatinin-Clearance unter 70 ml/min reduzieren.
- Fallberichte über ausgeprägte Myopie und sekundäres Engwinkelglaukom
- Wechselwirkungen: Kann die Wirksamkeit oraler Kontrazeptiva herabsetzen. Der Carbamazepinspiegel kann um 20 % erhöht werden

(Currents in Affective Illness 18 (4), 5-13, 1999; Ghaemi, S.N. et al., Int. Drug Therapy Newsletter 34 (5), 33-37, 1999; Calabrese, J.R., Presentation APA Chicago, May 2000; Gelenberg, A.J., Biolog. Therapies in Psychiatry 23 (8), 30-31, 2000, and 24 (8), 30, 2001; Marcotte, D., J. Affective Disorders 50, 245-251, 1998)

Angststörungen

- Nach offenen Studien eventuell wirksam bei therapieresistenter posttraumatischer Belastungsstörung. Albträume und „Flashbacks" wurden reduziert. Toleranz trat nicht auf

(Biolog. Therapies in Psychiatry 22 (12), 50, 1999)

Schizophrenie

- Wurde in Kombination mit Clozapin zur Reduktion von Myoklonien verwendet. Die Gewichtszunahme wurde dabei eingeschränkt

(Dursun, S.M. et al., Can. J. Psychiatry 45, 198, 2000)

Vigabatrin — Posttraumatische Belastungsstörung (PTSD)

Irreversibler GABA-Transaminasen-Inhibitor

- Dosierung: 250 – 500 mg/Tag
- Nach vorläufigen Daten bei PTSD wirksam

(MacLeod, A., J. Clin. Psychopharmacology 16 (2), 190-191, 1996)

Serotoninantagonisten

Cyproheptadin

5-HT$_{2A}$- und 5-HT$_{2C}$-Antagonist

Schizophrenie

- Dosierung: 2 – 24 mg/Tag
- Mögliche Wirkung bei schizophrener Negativsymptomatik bei Kombination mit einem typischen Neuroleptikum (widersprüchliche Daten)
- Eventuell positiver Effekt bei Clozapinentzugssyndrom; möglicherweise im Zusammenhang mit einer Stabilisierung der gestörten Schlafarchitektur
- Nach vorläufigen Studien bei Neuroleptika-induzierten EPS wirksam

(Meltzer, H.Y. et al., Psychopharmacology 104, 176-181, 1996; Akhohdzadeh, S. et al., J. Clin. Pharm. Ther. 24 (1), 49-52, 1999; Chaudhry, I.B. et al., Schizophr. Res. 53 (1-2), 17-24, 2002)

Ondansetron

5-HT$_3$-Rezeptorantagonist

Schizophrenie

- Dosierung: 4 – 8 mg/Tag; 12 – 24 mg/Tag bei Psychosen im Rahmen eines Morbus Parkinson
- Nach Fallberichten bei akuter Schizophrenie wirksam
- Nach Fallberichten trat bei 15 von 16 Patienten mit Morbus Parkinson eine mäßige bis deutliche Besserung von Halluzinationen, paranoiden Gedankeninhalten, Verwirrtheit und kognitiven Störungen ein

(Zoldan, J., Neurology 45, 1305-1308, 1995; Sirota, P. et al., Am. J. Psychiat. 157 (2), 287-289, 2000)

Alkoholabhängigkeit

- Dosis 4 μg/kg/Tag
- Nach einer randomisierten kontrollierten Studie kam es nur bei Patienten <25 Jahren mit einem frühen Krankheitsbeginn zu einer signifikanten Reduktion der „Drinks"/Tag und zu verbesserter Abstinenz
- Nach Berichten kam es zur Reduktion des „cravings" bei Alkoholikern in Kombination mit Naltrexon 2 x 25 mg

(Johnson, B.A. et al., JAMA 284, 963-971, 2000; Ait-Daoud, N. et al., Psychopharmacol. 154 (1), 23-27, 2001)

Opioid-Antagonisten

Buprenorphin

Opioid, partieller μ-Agonist und κ-Rezeptor-Antagonist

Opiatabhängigkeit

- Dosis: bis 12 mg/Tag sublingual
- Nach kontrollierten Studien kann Buprenorphin bei Heroinabhängigkeit wirksam sein; dabei kommt es wegen der partiell agonistischen Wirkung nur zu minimalem Entzugssyndrom
- Nach Doppelblindstudien in der Erhaltungstherapie bei Opiatabhängigkeit einsetzbar; Besserungen wurden im Bereich der psychosozialen Anpassung und der allgemeinen Lebensqualität gesehen
- Nebenwirkungen in den ersten 2 – 3 Tagen: Kopfschmerzen, Sedierung, Übelkeit, Obstipation, Schwindel und Angst

(Pani, P.P. et al., Drug Alcohol Depend. 60 (1), 39-50, 2000; Eder H. et al., Eur. Addict. Res. 4 (Suppl. 1), 3-7, 1998; Gowing, L. et al., Cochrane Database Syst. Rev. (3): CD0020, 25, 2000; Barnett, P.G. et al., Addiction 96, 683-690, 2001)

Neue Behandlungsformen

Tramadol

Atypisches, zentralwirksames Opioid-Analgetikum mit μ-Rezeptor-Aktivität; schwacher Noradrenalin- und Serotoninwieder-aufnahmehemmung

Depression
- Nach vorläufigen Daten Verstärkung der Wirkung von Antidepressiva bei therapieresistenten Depressionen
- Nach Fallbericht als Monotherapie bei therapieresistenter Depression wirksam; auch Besserung von Zwangssymptomen
- (Shapiro, N.A. et al., J. Clin. Psychiatry 62, 205-206, 2001; Fanelli, J. et al., Psychopharmacology Bull. 32, 442, 1996)

Steroid-Biosynthese-Hemmer

Aminoglutethimid

Glukokortikoidantagonist

Depression
- Nach vorläufigen Daten bei therapierefraktärer Depression wirksam, als Monotherapie oder in Kombination mit Metyrapon
- (Murphy, B.E., Psychoneuroendocrinology 22 (suppl. 1), S125-S132, 1997; Murphy, B.E. et al., Can. J. Pschiat 43 (3), 279-286, 1998)

Ketoconazol

Glukokortikoidantagonist (Cortisolsynthesehemmer)

Depression
- Dosierung: 200-1000 mg/Tag
- Nach einer Metaanalyse bei therapierefraktärer Depression wirksam (Monotherapie oder in Kombination mit Metyrapon und Kortisol), möglicherweise auch bei atypischer Depression
- Nebenwirkungen: Übelkeit, Juckreiz und erhöhte Leberwerte; gelegentlich Hepatotoxizität
- Wurde auch in Kombination mit Cortisol (20 mg/Tag) gegeben
- (Wolkowitz, O.M. et al., Psychosomatic Med. 61 (5), 698-711, 1999; Murphy, B.E. et al., Can. J. Psychiatry 43 (3), 279-286, 1998)

Verschiedene Substanzen

Dexamethason

Glukokortikoid mit Einfluss auf die HPA-Achse, verstärkt die Tyrosin-Hydroxylase-mRNA-Synthese; moduliert stressinduzierte Veränderungen des Serotoninmetabolismus

Depression
- Dosierung: 4-8 mg/Tag
- In zwei Studien wurden Therapieerfolge bei Patienten mit unipolarer und bipolarer Depression beobachtet
- (Arana, G.W. et al., J. Clin. Psychiatry 52, 304-306, 1991; Arana, G.W. et al., Am. J. Psychiatry 152, 265-267, 1995)

Östrogene/Progesteron

Östrogene erhöhen die zentrale Bioverfügbarkeit von Noradrenalin, Serotonin und Acetylcholin. Sie können die Zahl der Bindungsstellen für Antidepressiva in den Thrombozyten erhöhen und vermindern die Dopaminkonzentration im limbischen System. Die chronische Gabe erhöht die Dichte dopaminerger Rezeptoren und führt zur dopaminergen Hypersensitivität. Östrogene können dopaminagonistische Wirkungen haben. Progesteron erhöht die serotonerge Aktivität (eine chronische Östrogengabe verstärkt die Aktivität von Progesteron im ZNS)

Dissoziales Verhalten/ Aggressivität
- Dosierung: konjugierte Östrogene 0,625-3,75 mg/Tag; Diethylstilboestrol 1-2 mg/Tag
- Wurde bei älteren demenzkranken Männern mit aggressivem Verhalten angewendet

- Nebenwirkungen: geringere Häufigkeit feminisierender Wirkungen oder Thrombosen bei niedriger Dosierung. Periphere Ödeme können auftreten

(Shelton, P.S. et al., Annals of Pharmacotherapy 33 (7/8), 808-812, 1999)

Depression

- Dosierung: 21 Tage lang konjugierte Östrogene 4,375 – 25 mg/Tag, dann Wechsel auf Progesteron 5 mg/Tag über 5 Tage
- Bei einigen therapierefraktären weiblichen Patienten war eine Kombination mit einem Antidepressivum wirksam. Möglicherweise nur nach der Menopause effektiv
- Die maximale klinische Wirkung kann eventuell erst nach 4 Wochen eintreten
- Nach Fallberichten können Östradiolpflaster bei schwerer Wochenbettdepression wirksam sein

(Epperson, C.N. et al., Psychosmatic Med. 61 (5), 676-697, 1999; Burt, V.K. et al., Harv. Rev. Psychiatry 6 (3), 121-132, 1998; Ahokas, A. et al., J. Clin. Psychiatry 65, 332-336, 2001)

SDAT

- Nach vorläufigen Daten kann eine Östrogentherapie den Krankheitsbeginn einer Alzheimer-Demenz herauszögern; das niedrigste Risiko besteht bei Frauen mit langjähriger Östrogentherapie
- Kann das Ansprechen auf eine Tacrin-Therapie verbessern

(Flynn, B.L., Annals of Pharmacotherapy 33, 178-181, 1999; Mulnard, R.A. et al., JAMA 283, 1007-1015, 2000; Asthana, S. et al., Neurology 57, 605-612, 2001)

Famotidin

H_2-Rezeptorenblocker

Schizophrenie

- Dosierung: 40 – 100 mg/Tag
- Besserung der Negativ- und Positivsymptomatik bei behandlungsresistenten Patienten bei Monotherapie oder in Kombination mit Neuroleptika

(Deutsch, S.I. et al., CNS Drugs 8 (4), 276-284, 1997; Martinez, M.C., Annals of Pharmacotherapy 33, 742-744, 1999)

Nichtstereoidale Antiphlogistika

SDAT

- Nach vorläufige Daten können nicht-stereoidale Antiphlogistika möglicherweise einen gewissen Schutz vor einer Alzheimer-Demenz bieten, können aber nicht vor einer vaskulären Demenz schützen

(Stewart, W.F. et al., Neurology 48, 626-632, 1997; Flynn, B.L. et al., Annals of Pharmacotherapy 33 (7/8), 840-849, 1999; Bas, A. in't Veld et al., NEJM 345, 1515-1521, 2001)

Selegilin

Selektiver MAO_B-Hemmer, möglicherweise in höherer Dosierung nicht mehr selektiv

ADHS

- In doppelblinden placebokontrollierten crossover-Studien und offenen Studien wurde eine positive Wirkung bei ADHS und Tic-Erkrankungen beobachtet

(Popper, C.W., J. Clin. Psychiatry 58 (Suppl. 14), 14-29, 1997)

Depression

- Dosierung: 50 mg/Tag
- Bei älteren Patienten traten Besserungen auf. Die Behandlungsresponder waren insgesamt älter und weniger depressiv oder ängstlich

- Nach Fallberichten kann Selegilin Hypomanien, Psychosen oder Aggressivität bei dementen Patienten auslösen

(Sunderland, T. et al., Arch. Gen. Psychiatry 51, 607-615, 1994; Anon., Currents in Affective Illness 13 (10), 1-2, 1994)

Schizophrenie

- Dosierung: 2 x 5 mg/Tag
- Nach vorläufigen Studien in der Behandlung depressiver und negativer Symptome der Schizophrenie sowie bei Neuroleptika-induzierten EPS wirksam

(Gupta, S. et al., Compr. Psychiat. 40 (2), 148-150, 1999; Jungerman, T. et al., J. Clin. Psychopharmacol. 19 (6), 522-526, 1999; Rapoport, A. et al., J. Neural Trans. 106 (9-10), 911-918, 1999)

SDAT

- Dosierung: 10 mg/Tag
- Nach Fallberichten kann es zur Besserung von kognitiven Funktionen und Verhaltensstörungen bei Alzheimer-Patienten kommen.
- Die Kombination mit Vitamin E (Dosis 2000 IU/Tag) kann die Ansprechrate verbessern
- Die Progression der Alzheimer-Demenz kann verlangsamt werden. Selegilin scheint die Konzentration freier Radikale und anderer Neurotoxine zu reduzieren

(Sano, M. et al., New Engl. J. Med. 336 (17), 1216-1222, 1997; Birks, J. et al., Cochrane Database Syst. Rev. (2) CD00442, 2000; Thomas, T., Neurobiol. Aging 21 (2), 343-348, 2000)

Testosteron

Depression

- Dosis: 400 mg i.m. alle 2 Wochen
- Nach vorläufigen Daten kann Testosteron bei Männern mit normalen Testosteronwerten, bei denen eine SSRI-Behandlung nicht wirksam war, als Augmentationsstrategie angewendet werden.

(Seidmann, S.N. et al., J. Affective Disorders 48, 157-161, 1998)

Vitamine

Schizophrenie

- Nach vorläufigen Berichten kann Vitamin C in einer Dosierung von bis zu 8 g/Tag die dopaminerge Neurotransmission antagonisieren und die Neuroleptikawirkung potenzieren. Vitamin C kann außerdem den Abbau der Neuroleptika verzögern
- Vitamin E (Dosis: bis zu 1600 IU/Tag) kann nach einigen Studien Spätdyskinesien abschwächen (Antioxidans)

(Adler, L.A. et al., Biol. Psychiatry 43, 868-872, 1998; Int. Drug Ther. Newsletter 34 (1), 3, 1999; Dorfman-Etrog, P. et al., Eur. Neuropsychopharmacol. 9, 475-477, 1999)

SDAT

- Vitamin E in der Dosierung von 2000 IU/Tag kann möglicherweise das Fortschreiten mäßiggradiger Formen der Alzheimer-Demenz verlangsamen; Besserungen kognitiver Funktionen konnten allerdings nicht festgestellt werden

(Sano, M. et al., New Engl. J. Med. 336, 17, 1216-1222, 1997)

PHYTOPHARMAKA

Hinweis

- Für Phytopharmaka gelten in Deutschland nicht die gleichen strengen gesetzlichen Regelungen für die Medikamentenzulassung wie für andere Pharmaka. Wirksamkeitsnachweise in Form von Doppelblindstudien liegen nicht immer vor
- Da es sich bei Phytopharmaka nicht um chemisch definierte Substanzen handelt, kann es Unterschiede bei der Extraktion geben, so dass eine ähnliche Qualitätskontrolle wie bei anderen Pharmaka nicht möglich ist. Die Produkte können durch andere Pflanzen oder Chemikalien verunreinigt sein

Verfügbare Präparationen

Für die folgenden Phytopharmaka liegen kontrollierte Untersuchungen zur Wirksamkeit vor, die allerdings z. T. methodische Mängel aufweisen:

- Ginkgo Biloba
- Johanniskraut (Hypericum perforatum)
- Melatonin
- Baldrian (Valeriana officinalis)

Die folgenden Phytopharmaka werden zur Behandlung von Angst- oder Schlafstörungen eingesetzt, ohne dass Belege für ihre Wirksamkeit vorliegen:

- Hopfen (Humulus lupulus)
- Melisse (Melissa officinalis)
- Passionsblume (Passiflora incarnata)

Ginkgo biloba

Aktive Ginkgolide, die aus den Nüssen und Blättern eines Laubbaumes gewonnen werden

Verfügbare Präparationen

Handelsnamen Deutschland	Handelsnamen Österreich	Handelsnamen Schweiz
Duogink®, Gingobeta®, gingko von ct®, Ginkgo Stada®, Ginkgopur®, Kaveri®, Rökan®, Tebonin®	Ceremin®, Tebofortan®, Teborin®	Demonataur® Gingko, Geriaforce®, Gingosol®, Oxivel Ginkgo-Dragées®, Oxivel Ginkgo-Tonic®, Symfona N®, Tanakene®, Tebofortin®, Valverde®

Senile Demenz vom Alzheimer Typ (SDAT)

- Standardisierte Produkte enthalten Flavon-Glykoside (24 %) und Terpenoide (6 %)
- Dosis: 120 – 240 mg/Tag in verteilten Dosen; für eine wirksame Therapie ist eine Behandlung von 1– 3 Monaten notwendig
- Einige kontrollierte Studien weisen darauf hin, dass Ginkgo-Extrakte die Durchblutung fördern, Thrombosen vermindern und kognitive Leistung bei Demenz, chronischer zerebrovaskulärer Insuffizienz und Hirntraumata verbessern können. Besserungen ergaben sich bei Gedächtnis, Konzentration, Ermüdbarkeit, Angst und depressiver Verstimmung (siehe auch S. 226)
- Nach randomisierten, kontrollierten Studien Besserung von Gedächtnisstörungen bei Alzheimer- und vaskulärer Demenz
- Nebenwirkungen (selten): Kopfschmerzen, Schwindel, Herzrasen, gastrointestinale Beschwerden, Kontaktdermatitis
- Vorsicht bei einer gleichzeitiger Behandlung mit Antikoagulanzien oder Acetylsalizylsäure, Wirkungsverstärkung und Blutungsneigung möglich

- Inhibiert CYP 2C9: Wechselwirkungen mit Medikamenten möglich, die durch dieses Enzym verstoffwechselt werden (z. B. Tolbutamid)
- MAO-Hemmung möglich, Wiederaufnahmehemmung von Serotonin und Dopamin möglich; evtl. Wechselwirkungen beachten

(Wong, A.H. et al., Arch. Gen. Psychiat. 55:11, 1033-1044, 1998; Markowitz, JS. Drug Topics, 1998)

Depression
- Für die Wirkung ist möglicherweise ein MAO-hemmender Effekt verantwortlich
- Nach vorläufigen Daten in Kombination mit antidepressiven Behandlung bei therapieresistenten Depressionen sinnvoll
- Ginkgo biloba kann in einer Dosis von 240–900 mg/Tag bei SSRI-induzierten sexuellen Dysfunktionen wirksam sein

(Wong, A.H. et al., Arch. Gen. Psychiat. 55 (11), 1033-1044, 1998; Carpenter, VG. APA conference 4/6/98, Toronto)

Inositol

Präkursor des Phosphotidyl-Inositol-Zyklus, eines second-messenger-Systems, das Bestandteil verschiedener Rezeptoren (z. B. α_1- oder $5\text{-}HT_2$-Rezeptoren) ist

Angststörungen
- 6-18 mg/Tag
- Nach vorläufigen Daten bei Panikstörung, Phobien und Zwangsstörung wirksam

(Benjamin, J. et al., Am. J. Psychiatry 152 (7), 1084-1086, 1995; Fux, M. et al., Am. J. Psychiatry 153 (9), 1219-1221, 1997)

Depression
- Dosierung: bis zu 12 g/Tag
- Bei 6 von 13 Patienten mit Depression trat eine Wirkung ein
- Geringgradige psychotische und manische Symptome können auftreten

(Levine, J. et al., Am. J. Psychiatry 152 (5), 792-794, 1995)

Melatonin

Hormon der Pinealdrüse, die für die Regulation zirkadianer Rhythmen verantwortlich ist

Schlafstörungen
- Wird in den USA als Lebensmittel verkauft. Melatonin wird nicht durch die Food and Drug Administration (FDA) im Hinblick auf Reinheit, Wirksamkeit und Sicherheit überprüft
- Dosis: 0,5 – 10 mg /Tag
- Indiziert bei zirkadianen Schlafstörungen (z. B. „jet lag" – bei Flugreisen entstehende Zeitverschiebung)
- Ein hypnotischer Effekt ist nicht konsistent nachgewiesen. Bisherige Studien zeigten widersprüchliche Ergebnisse, möglicherwei-se wegen der unterschiedlichen Studienpopulationen und der variablen Dosen in den Studien. Eine verringerte Schlaflatenz und eine erhöhte Schlafdauer konnte in einigen Studien nachgewiesen werden. Wahrscheinlich ist für eine effektive Behandlung eine Gabe zwei Stunden vor dem Zubettgehen notwendig. Möglicherweise kann Melatonin nur dann einen Effekt erzielen, wenn die endogene Melatoninkonzentration niedrig ist
- Eine Einnahme kann bei älteren Patienten, bei denen erniedrigte nächtliche Melatoninausschüttung bekannt ist, indiziert sein
- Nach vorläufigen Daten mögliche Wirkung bei mehrfach behinderten Kindern mit schweren Schlafstörungen

- Nebenwirkungen (selten): abdominelle Krämpfe bei hohen Dosen, Müdigkeit, Kopfschmerzen, Schwindel und Reizbarkeit. Unter sehr hohen Dosen kann es zu einer Exazerbation einer Depression kommen

(Wagner, J. et al., The Annals of Pharmacotherapy 32 (6), 680-691, 1998; Brown, G.M., CNS Drugs 3 (3), 209-226, 1995)

Depression

- Melatonin wurde in Kombination mit Lichttherapie bei der Behandlung saisonal affektiver Störungen angewendet

(Lam, R., Psychopharmacology Update 5 (9), 2, 1995)

Johanniskraut (Hypericum perforatum)

Tabelle 70. Johanniskrautpräparate: Übersicht

Präparat	Extraktart	Darreichungsform	Gesamthypericin	Dosierung
Aristoforat®	Trockenextrakt	1 Kps.	250 µg	1–2 x 1–2 Kps.
Cesradyston® 200 Kps.	Trockenextrakt 200 mg	1 Kps.	240 mg	2–4 x 1 Kps.
Cesradyston® 200 Tropfen	Fluidextrakt 200 mg	1 ml Lsg.	200 mg	2 x 1 ml
Divinal® Seda	Trockenextrakt	1 Kps.	300 µg	3 x 1 Kps.
Esbericum® forte Drg.	Trockenextrakt 250 mg	1 Drg.	500 mg	2 x 1 Drg.
Esbericum® Kps.	Trockenextrakt	1 Kps.	250 mg	1–2 x 1–2 Kps.
Hewepsychon® uno	Trockenextrakt	1 Drg.	300 µg	1–3 x 1 Drg.
Hyperforat®	Trockenextrakt	1 Drg.	50 µg	3 x 2 Drg.
Hyperforat®	Fluidextrakt	1 ml Lsg.	200 µg	2–3 x 20–30 Trpf.
Hyperforat®	Fluidextrakt	1 ml Inj.-Lsg.	500 µg	1–2 ml i.m./i.v.
Hyperiplant®	Trockenextrakt 300 mg	1 Tbl.	300 mg	2–3 x 1 Tbl.
Jarsin® Drg.	Trockenextrakt 300 mg	1 Drg.	300 mg	3 x 1 Drg.
Jarsin® 300 Drg.	Trockenextrakt 300 mg	1 Drg.	900 mg	3 x 1 Drg.
Kira®	Trockenextrakt	1 Drg.	300 µg	3 x 1 Drg.
Kneipp Pflanzendrg. Johanniskr. 300®	Trockenextrakt	1 Drg.	300 µg	3–4 x 1–2 Drg.
Neuroplant forte®	Trockenextrakt	1 Kps.	500 µg	2 x 1 Kps.
Neurotisan®	Trockenextrakt	1 Drg.	300 µg	2–3 x 1 Drg.
Psychatrin® N	Trockenextrakt	1 Drg.	250–250 µg	3 x 1 Drg.
Psychatrin®	Fluidextrakt	1 ml Lsg.	300–500 µg	3 x 20 Trpf.
Psychotonin® forte N	Trockenextrakt	1 Kps.	500 µg	2 x 1 Kps.
Psychotonin® M Tinktur	alkohol. Auszug 1 ml	1 ml Lsg.	240 mg	3 x 20–30 Trpf.
Remotiv®	Trockenextrakt 250 mg	1 Drg.	500 mg	2 x 1 Drg.
Rephahyval®	Trockenextrakt	1 Tbl.	250 µg	3 x 1–2 Tbl.
Turineurin®	Trockenextrakt	1 Kps.	138 µg	3 x 1Kps.

Phytopharmaka

Wirkstoffe

- Trocken- und Fluidextrakte des Johanniskrauts (Hypericum perforatum)
- Johanniskrautextrakte enthalten mehrere hundert verschiedene Substanzen. Es ist nicht bekannt, welche dieser Substanzen antidepressiv wirkt. Die Extrakte werden auf Hypericin standardisiert; nach neueren Untersuchungen ist aber Hypericin wahrscheinlich nicht für die antidepressive Wirkung verantwortlich

Indikationen

Zugelassene Indikationen:

- Depressionen, depressive Verstimmungszustände (ein mäßig ausgeprägter Effekt bei leichten und mittelschweren Depressionen wurde in Doppelblindstudien gezeigt, die allerdings z. T. methodische Mängel aufweisen). Eine methodisch saubere Studie zeigte keinen Unterschied zu Placebo. Zur Langzeitwirkung und Wirkung bei schweren Depressionen liegen keine Daten vor

Pharmakologie

- Folgende Inhaltsstoffe werden mit einer antidepressiven Wirkung in Verbindung gebracht: Naphthodianthron, Hypericum, Hyperforin und andere Flavonoide
- Der Wirkmechanismus ist noch unbekannt. Als mögliche Wirkmechanismen werden diskutiert: Monoaminooxidasehemmung oder Monoaminwiederaufnahmehemmung, Beeinflussung von Noradrenalin-, Serotonin-5-HT$_{1A}$-, Dopamin- oder GABA-Rezeptoren

Dosierung

- Siehe auch S. 283, Tabelle 70. Johanniskrautpräparate: Übersicht
- Verfügbare Arzneimittel enthalten auf unterschiedliche Weise gewonnene Extrakte. Studien zur Dosisfindung liegen bisher nicht vor; daher können verlässliche Angaben zu optimalen Dosierungen nicht gemacht werden. Als Maßstab für die Wirkstärke wird derzeit der Gehalt an Gesamthypericin herangezogen

Pharmakokinetik

- Über die Pharmakokinetik und Bioverfügbarkeit der unterschiedlichen Extrakte sind keine Daten vorhanden

Nebenwirkungen

- Photosensibilisierung (insbesondere bei hellhäutigen Personen)
- Gastrointestinale Beschwerden, allergische Reaktionen, Unruhe, Schwindel, Müdigkeit, Mundtrockenheit, Sedierung (selten)

Kontraindikationen, Anwendungsbeschränkungen und Vorsichtsmaßnahmen

- Kontraindiziert bei bekannter Photosensibilität, Schwangerschaft, Stillzeit, kardiovaskulären Erkrankungen, Phäochromozytom
- Vorsichtig dosieren bei Kombination mit Beruhigungs-, Schlaf- oder Schmerzmitteln (evtl. verstärkende Wirkung)
- Vorsicht: beim gleichzeitigen Gebrauch mit Antihypertonika kann es zur Verstärkung der Blutdrucksenkung kommen

Wechselwirkungen

- Da Hinweise für eine MAO-hemmende Wirkung bestehen, sollten tyraminhaltige Nahrungsmittel, Sympathikomimetika oder serotonerge Medikamente vermieden werden
- Möglicherweise Verstärkung der antidepressiven Wirkung in Kombination mit anderen Antidepressiva
- Induziert CYP 3A4, 1A2 und den P-Glykoprotein-Transporter
- Nach zwei Fallberichten kann die Plasmakonzentration von Cyclosporin so vermindert werden, dass es zu Abstoßungsreaktionen kommt
- Kann die Plasmaspiegel von Indinavir (um 37 %; AUC), Digoxin (25 %; AUC), Theophyllin, Amitriptylin und Warfarin reduzieren. Kann zu Blutungen und Schwangerschaft bei der Behandlung mit oralen Kontrazeptiva führen. Weitere Interaktionen mit Medikamenten, die durch diese Enzyme abgebaut werden, möglich

Behandlung von Kindern und Jugendlichen

- Im Allgemeinen sollten Kinder unter 12 Jahren nicht mit Johanniskrautextrakten behandelt werden

Schwangerschaft

- Ausreichende Erfahrungen über die Anwendung beim Menschen liegen nicht vor. Daher strenge Indikationsstellung in der Schwangerschaft

Stillzeit

- Es ist nicht bekannt, ob Wirkstoffe in die Muttermilch übergehen

Hinweise für Patienten

- Vorsicht bei Patienten mit bekannter Alkoholabhängigkeit, einige Präparate enthalten als Auszugsmittel Äthanol
(Literatur: Bennett Jr. D.A. et al., The Annals of Pharmacotherapy 32 (11), 1291-1208, 1998; Wong, A.H. et al., Arch. Gen. Psychiat. 55 (11), 1033-1044, 1998; Linde, K. et al., British Med. J. 313, 253-258, 1996; Müller, W.E. et al., Pharmacopsychiatry, 31 (Suppl. 1), 16-21, 1998; Lecrubier, Y. et al., Am. J. Psychiatry 159, 1361-1366, 2002; Shelton, R.C. et al., JAMA 285, 1978-1986, 2001)

Baldrian

Extrakt der Pflanze Valeriana officinalis

Verfügbare Zubereitungen

Wirkstoffe	Handelsnamen Deutschland	Handelsnamen Österreich	Handelsnamen Schweiz
Valeriana officinalis	Baldrian-Dispert®, Baldrianetten®, Baldrian-Phyton®, Baldriansedon Mono®, Nervipan®, Regivital-Baldrian®, Sedalint-Baldrian Valdispert®, Valmane®, Kneipp-Baldrian®, Kneipp-Baldrian-Pflanzensaft®, Hewedormir®, Recvalysat-Bürger®	Baldrian-Dispert®, Baldrian-Dragees AMA®, Baldrian „Drei Herzblätter"-Dragees®, Baldrian „Merckle"-Tropfen®, Baldrianetten®	Baldrisedon®, Noctaval®, ReDormin®, Valverde®, Zeller Schlaf-Syrup®

Schlafstörungen

- Es wird vermutet, dass es sich bei den wirksamen Substanzen um Valepotriate und flüchtige Öle (z. B. Valerensäure handelt)
- Greift wahrscheinlich an zentralen $GABA_A$-Rezeptoren an, führt zu Sedierung und Muskelentspannung
- Dosis: 200 bis 1200 mg/Tag
- Zwei placebokontrollierte Studien zeigten Besserungen der Schlafqualität, Verminderung der Schlaflatenz und Verminderung der Aufwachperioden. Die Wirksamkeit bei Frauen und Personen unter 40 Jahren war besonders ausgeprägt. Eine Studie zeigte keine nachweisbare Wirkung
- Nebenwirkungen (selten): Übelkeit, Erregbarkeit, Sehstörungen, Kopfschmerzen und morgendlicher „Kater" bei höherer Dosierung
- Leberfunktionsstörungen wurden berichtet. Bei Patienten mit anamnestisch bekannter Leberinsuffizienz mit Vorsicht anwenden; regelmäßige Leberfunktionstests werden empfohlen. Vier Fälle von Hepatotoxizität wurden mit einem Baldrianprodukt beobachtet
- Entzugssymptome (auch Delir) wurden nach abruptem Absetzen nach chronischer Anwendung beobachtet
(Wagner, J. et al., The Annals of Pharmacotherapy 32 (6), 680-691, 1998; Markowitz, J.S., Drug Topics, 1998)

Phytopharmaka

GLOSSAR

5-HT	5-Hydroxytryptamin, Serotonin
ADHS	Aufmerksamkeitsdefizit-Hyperaktivitätsstörung (*engl.:* Attention deficit hyperactivity disorder/ ADHD)
Agranulozytose	Starke Abnahme der Granulozyten ($< 500/mm^3$)
Akathisie	Bewegungsunruhe, ständiger Positionswechsel, Unfähigkeit zum Entspannen (sog. Trippel-motorik)
Akinese	Bewegungslosigkeit, Bewegungsstarre
Alopezie	Haarausfall
Amenorrhö	Ausbleiben der Regelblutung
Anorexie	Unternährung durch mangelnden Appetit
anticholinerg	Zentrale und periphere Symptome aufgrund Acetylcholinrezeptorblockade
Anti-Craving-Mittel	Medikament, das das Verlangen nach Suchtmitteln abschwächen kann
Antiemetika	Medikamente gegen Übelkeit und Erbrechen
Arrhythmie	Unregelmäßiger Herzschlag
Arteriosklerose	Verkalkung, Verhärtung und Fibrosierung von arteriellen Blutgefäßen
Arthralgie	Gelenkschmerzen
Ataxie	Störung der Koordination von Bewegungsabläufen
AUC	Area under curve = Fläche unter der Kurve
Augmentation	Kombination eines Antidepressivums mit einem anderen Psychopharmakon bei Nichtwirksamkeit der Monotherapie
Ballismus	Extrapyramidales Syndrom mit Hyperkinesien, die vorwiegend die proximale Extremitätenmuskulatur betreffen
Binge-eating	Essanfälle im Rahmen einer Bulimie oder bei binge-eating disorder (übermäßiges Essen)
Bipolar-I-Störung	Manisch-depressive Erkrankung
Bipolar-II-Störung	Affektive Störung mit rezidivierenden Depressionen und hypomanischen Episoden
Blepharospasmus	Lidkrampf, Krampf des M. orbicularis oculi
Bradykardie	Pathologisch reduzierte Herzfrequenz
Bruxismus	Zähneknirschen
Carbohydrate craving	Verlangen nach kohlehydratreicher Nahrung (z. B. Schokolade, Kuchen)
Chorea	Extrapyramidales Syndrom mit Hyperkinesien und allgemeiner Hypotonie der Muskulatur
Choreoathetose	Kombination von choreatischen und athetotischen Hyperkinesien
Compliance	Befolgen therapeutischer Anweisungen durch den Patienten
Cortex	Graue Substanz der Hirnrinde
Coryza	Erkältung, Schnupfen
Craving	Verlangen, Gier (z. B. nach Alkohol)
Dermatitis	Hautentzündung
Diplopie	Doppelsehen
Dysarthrie	Sprechstörung
Dysmnesie	fehlerhafte bzw. verzerrte Erinnerung
Dysphagie	Schluckstörung
Dyskinesie	Motorische Fehlfunktionen mit abnormen Bewegungen
Dystonie	Muskelverkrampfungen
Ebstein-Syndrom	Herzfehlbildung mit Deformierung und Insuffizienz der Trikuspidalklappe
EKG	Elektrokardiogramm
EKT	Elektrokonvulsionstherapie

EEG	Elektroenzephalogramm
Emesis	Erbrechen
endokrin	in den Blutkreislauf Stoffe absondernd
Endogene Depression	Älterer Ausdruck für „schwere Depression mit oder ohne psychotische Symptomatik" bzw. „mittelgradige Depression mit somatischem Syndrom" nach ICD-10
Enuresis	Bettnässen
epigastrisch	das obere Abdomen betreffend
EPS	Extrapyramidalmotorische Symptome
Exazerbation	Zunahme oder Wiederaufflammen von Krankheitssymptomen
extrapyramidal	Betrifft Kerne des ZNS, die in der Nähe der Pyramidenbahn gelegen sind
extrapyramidal-motorische Nebenwirkungen	neurologische Nebenwirkungen der Neuroleptika (z. B. Zittern, Starrheit, Zungenschlundkrämpfe)
Faszikulationen	Unwillkürliche Muskelzuckungen
Fibrose	Bindegewebsneu- und -mehrbildung
Flush	Hautrötung mit Hitzegefühl, infolge erhöhter Serotonin-Ausschüttung oder bei Disulfiram-Alkohol-Reaktion
FSH	Follikel-stimulierendes Hormon
GABA	Gammaaminobuttersäure (inhibitorischer Neurotransmitter)
Galaktorrhoe	Milchfluss
Gilles-de-la-Tourette-Syndrom	Syndrom mit Tics (Schnaufen, Räuspern, Spucken, Schnalzen), unmotivierten Wutausbrüchen, Koprolalie und Echolalie
Glaukom	Grüner Star (Erhöhung des Augeninnendruckes)
glomerulär	Betrifft kleine Blutgefäße der Niere, die als Filter bei der Urinausscheidung dienen
Gynäkomastie	Brustschwellung/-wachstum

HPA-Achse	*engl.* Hypothalamus-pituitary-adrenal axis = Hypothalamus-Hypophysen-Nebennierenrinden-Achse
Histologie	Gewebekunde, mikroskopische Anatomie
Hyperkalzämie	Erhöhung des Kalziumspiegels im Blut
Hyperkinese	Steigerung der Bewegungsaktivität
Hyperparathyreodismus	Erhöhte Parathormonbildung
Hyperreflexie	Steigerung der Muskelreflexe
Hyperthyreose	Schilddrüsenüberfunktion
Hypertonie	Bluthochdruck
hypnotisch	schlafinduzierend
Hypothyreose	Schilddrüsenunterfunktion
Hypotonie	Blutdrucksenkung
Induration	Gewebeverhärtung
Katalepsie	Verharren in einer bestimmten Körperhaltung
Kataplexie	Tonus-Verlust-Syndrom, affektiver Tonusverlust (z. B. bei Narkolepsie)
Katecholamine	Biogene Amine (z. B. Noradrenalin, Serotonin, Dopamin)
Kindling	Entwicklung einer Epilepsie durch adaptive Veränderungen der Neuronen aufgrund wiederholter elektrischer Entladungen
LDH	Laktatdehydrogenase
LH	Luteinisierendes Hormon
LH-RH	Luteinisierendes Hormon-Releasing-Hormon
Libido	Sexualtrieb
Leukopenie	Erniedrigung der weißen Blutzellen
Leukozytose	Erhöhung der weißen Blutzellen
MAOH	Monoaminooxidase-Hemmer
Miosis	Pupillenverengung

Myalgie	Muskelschmerzen
Mydriasis	Pupillenerweiterung
Narkolepsie	Syndrom mit imperativen Schlafanfällen
Negativsymptomatik	Symptome einer Schizophrenie wie Affektverflachung, Antriebsmangel, Leistungsminderung, sozialer Rückzug, Apathie u. a.
Nephritis	Nierenentzündung
Non-response	Nichtansprechen auf eine Behandlung
Nystagmus	Ruckartige Augenbewegungen
Ödem	Gewebsschwellung durch Flüssigkeitsansammlung
okzipital	den Hinterkopf betreffend
Ophthalmoplegie	Lähmung des äußeren Augenmuskels
orthostatische Dysregulation	Blutdruckabfall beim Aufstehen
Papillenödem	Schwellung/Ödem des N. opticus
Parästhesie	Kribbeln, Missempfindungen besonders der distalen Extremitäten
Parkinsonismus	Extrapyramidales Syndrom mit Tremor, Akinese und Rigor
perioral	um den Mund herum
peripher	die Nervenbahnen außerhalb des ZNS betreffend
Petechien	Hautblutungen
Photophobie	Lichtempfindlichkeit
Polydipsie	Gesteigerter Durst
Polyurie	Harnausscheidung über 2000 ml pro Tag
Positivsymptomatik	Symptome einer floriden Psychose wie Wahn, akustische Halluzinationen, Misstrauen, Aggressivität
Priapismus	Abnorme, schmerzhafte, kontinuierliche Peniserektion
Prostatahypertrophie	Vergrößerung der Vorsteherdrüse
Pruritus	Juckreiz
Psychose	Seelische Störung mit Wahn und anderen Symptomen
psychomotorische Erregung	gesteigerte körperliche Aktivität oder Unruhe aufgrund einer seelischen Störung
PTSD	*engl.* posttraumatic stress disorder – posttraumatische Belastungsstörung
PTT	partial thromboplastin time (partielle Thromboplastinzeit)
Pylorus	Magenpförtner
Rabbit-Syndrom	Periorale Zuckungen oder Zittern der Unterlippe, neuroleptikainduziert
Rebound	Wiederkehren der Symptome nach Absetzen der Behandlung, wobei die Symptomatik stärker sein kann als vor der Behandlung
Response	Ansprechen auf die Therapie
SAD	*engl.* Seasonal Affective Disorder – jahreszeitlich bedingte affektive Störung, die mit Depressionsschüben, vor allem im Frühjahr und Herbst, einhergeht
Schizophrenie	Psychische Störung, häufig mit Wahn, Halluzinationen und anderen Symptomen
SDAT	Senile Demenz vom Alzheimer-Typ
Sedierung	Beruhigung, Müdigkeit
Sedativa	Beruhigungsmittel
Serotoninsyndrom	Krankheitsbild, das durch einen erhöhten Serotoninstoffwechsel, z. B. nach einer Überdosis eines serotonergen Medikaments oder durch Kombination solcher Medikamente, entsteht; Symptome: Orientierungsstörungen, Verwirrtheit, Unruhe, Tremor, Myoklonien, Hyperreflexie, Muskelfaszikulationen, Schüttelfrost, Ataxie, Hyperaktivität
SIADH	Syndrom der inadäquaten ADH-Sekretion (*engl.* syndrome of inappropriate secretion of anti-diuretic hormone, Schwartz-Bartter-Syndrom) mit

	Hyponatriämie, Hypokaliämie, Hypernatriurie, Hyperkaliurie, Ödemen, verminderter Aldosteron- und vermehrter 17-Ketosteroid-Ausscheidung
Sialorrhoe	Verstärkter Speichelfluss
SNRI	Selektiver Noradrenalinwiederaufnahmehemmer (selective noradrenaline reuptake inhibitor)
Somnambulismus	Schlafwandeln
SSNRI	Selektiver Serotonin-Noradrenalin-Wiederaufnahmehemmer (selective serotonin noradrenaline reuptake inhibitor)
SSRI	Selektiver Serotoninwiederaufnahmehemmer (*engl.* selective serotonin reuptake inhibitor)
Stevens-Johnson-Syndrom	allergisch bedingter Hautausschlag mit hohem Fieber und Schleimhautveränderungen
Tachykardie	Herzfrequenzanstieg über 100 Herzschläge pro Minute
Tachyphylaxie	Toleranzentwicklung und Wirkabschwächung bei längerer Gabe eines Medikaments
Therapeutischer Index	Verhältnis der mittleren letalen zur mittleren wirksamen Dosis

Tinnitus	Ohrgeräusch
Torsade de pointes	Herzrhythmusstörung, evtl. lebensbedrohlich
Torticollis	Spasmus der Hals-/Nackenmuskulatur, führt zum Schiefhalten des Kopfes
Tourette-Syndrom	siehe Gilles-de-la-Tourette-Syndrom
TZA	Trizyklisches Antidepressivum
TRH	Thyreotropin-Releasing Hormone
Trismus	Kiefersperre, tonischer Krampf der Kaumuskulatur
TSH	Thyroid stimulating hormone
Vasokonstriktion	Gefäßverengung
Wernicke-Korsakow-Syndrom	Syndrom mit Verwirrtheit, Ataxie, Ophthalmoplegie, Gedächtnisstörungen, Konfabulationen
ZNS	Zentrales Nervensystem

WEITERFÜHRENDE LITERATUR

Antidepressiva

Burry, L., Kennie, N. (2000). Withdrawal reactions. *Pharmacy Practice 16(4)*, 46-54.

Caccia, S. (1998). Metabolism of the newer antidepressants: an overview of the pharmacological and pharmacokinetic implications. *Clin. Pharmacokinetics 34(4)*, 281-302.

Fava, M. (2001). Augmentation and combination strategies in treatment-resistant depression. *J. Clin. Psychiatry 62 (Suppl. 18)*, 4-11.

Findling, R.L. (2001). Antidepressant pharmacology of children and adolescents with ADHD. *Int. Drug Therapy Newsletter 36(12)*, 89-93.

Gerber, P.E., Lynd, L.D. (1998). Selective serotonin-reuptake inhibitor-induced movement disorders. *Annals of Pharmacotherapy 32(6)*, 692-698.

Greenblatt, D.J., von Molke, L.L., Harmatz, J.S. et al. (1998). Drug interactions with newer antidepressants: Role of human cytochromes P450. *J. Clin. Psychiatry 58 (Suppl. 15)*, 19-27.

Kornstein, S.G., McEnany, G. (2000). Enhancing pharmacologic effects in the treatment of depression in women. *J. Clin. Psychiatry 61 (Suppl. 11)*, 18-27.

Montejo, A.L., Llorca, G., Izquierdo, J.A. et al. (2001). Incidence of sexual dysfunction associated with antidepressant agents: A prospective multicenter study of 1022 outpatients. *J. Clin. Psychiatry 62 (Suppl. 3)*, 10-21.

Nelson, J.C. (1997). Safety and tolerability of new antidepressants. *J. Clin. Psychiatry 58 (Suppl. 6)*, 26-31.

Nelson, J.C. (2000). Augmentation strategies in depression 2000. *J. Clin. Psychiatry 61 (Suppl. 2)*, 13-19.

Richelson, E. (1996). Synaptic effects of antidepressants. *J. Clin. Psychopharmacology 16(3)(Suppl. 2)*, 1-9.

Rosen, R.C., Lane, R.M., Menza, M. (1999). Effects of SSRIs on sexual function: A critical review. *J. Clin. Psychopharm. 19(1)*, 67-85.

Shulman, R.W. (1995). The serotonin syndrome: A tabular guide. *Can. J. Clin. Pharmacology 2(3)*, 139-144.

Stahl, S.M. (1998). Basic psychopharmacology of antidepressants. Part 1: Antidepressants have seven distinct mechanisms of action. *J. Clin. Psychiatry 59 (Suppl. 4)*, 5-14.

Sweet, R.A., Brown, E.J., Heimberg, R.G. et al. (1995). Monoamine oxidase inhibitor dietary restrictions: What are we asking patients to give up? *J. Clin. Psychiatry 56(5)*, 196-201.

Elektrokonvulsionsbehandlung

American Psychiatric Association Task Force on Electroconvulsive Therapy (1990). *The practice of elect roconvulsive therapy: Recommendations for treatment, training, and privileging.* Washington D.C.: APA.

Bleich, S., Degner, D., Scheschonka, A., Rüther E., Kropp S. (2000). Electroconvulsive therapy and anticoagulation. *Can. J. Psychiatry 45*, 87-8.

Fink, M. (1994). Combining electroconvulsive therapy and drugs: A review of safety and efficacy. *CNS Drugs 1(5)*, 370-376.

Lalla, F.R. & Milroy, T. (1996). The current status of seizure duration in the practice of electroconvulsive therapy. *Can. J. Psychiatry 41(5)*, 299-304.

Neuroleptika

Allison, D.B., Mentore, J.L., Heo, M., Chandler, M.C., Cappelleri, J.C., Infante, M.C., Weiden, P.J. (1999). Antipsychotic-induced weight gain: a comprehensive research synthesis. *Am. J. Psychiatry 156*, 1686-1896.

American Psychiatric Association (1997). Practice guidelines for the treatment of patients with schizophrenia. *Am. J. Psychiatry 154(4) (Apr: Suppl.)*, 1-63.

Bandelow, B. (2001). Spezielles zu den einzelnen Neuroleptika. In: Möller, H.-J., Müller, W.E., Bandelow, B. (Hrsg.) *Neuroleptika*. Stuttgart, Wissenschaftliche Verlagsgesellschaft.

Bin, O., Micallef, J. (2001). Antipsychotic-associated weight gain and clinical outcome parameters. *J. Clin. Psychiatry 62 (Suppl. 7)*, 11-21.

Cunningham Owens, D.G. (2000). *A Guide to the Extrapyramidal Side-Effects of Antipsychotic Drugs*. Cambridge: Cambridge University Press.

Czekalla, J., Kollack-Walker, S., Beasley, C.M. (2001). Cardiac safety parameters of olanzapine: Comparison with other atypical and typical antipsychotics. *J. Clin. Psychiat. 62 (Suppl. 2)*, 35-40.

Hoehns, J.D., Stanford, R.H., Geraets, D.R. et al. (2001). Torsades des pointes associated with chlorpromazine: Case report and review of associated ventricular arrhythmias. *Pharmacotherapy 21(7)*, 871-883.

Hummer, M., Fleischhacker, W.W. (1996). Compliance and outcome in patients treated with antipsychotics. The impact of extrapyramidal syndromes. *CNS Drugs 5 (Suppl. 1)*, 13-20.

Jalenques, I. (1996). Drug-resistant schizophrenia: Treatment options. *CNS Drugs 5(1)*, 8-23.

Javitt, D.C. (2001). Management of negative symptoms of schizophrenia. *Curr. Psychiatry Rep. 3(5)*, 413-417.

Kinon, B.J., Basson, B.R., Gilmore, J.A. et al. (2000). Strategies for switching from conventional antipsychotic drugs or risperidone to olanzapine. *J. Clin. Psychiatry 67*, 833-840.

Naber, D., Lambert, M., Krausz, M., Haasen, C. (Hrsg.) (2000). *Atypische Neuroleptika in der Behandlung schizophrener Patienten.* 2. Aufl., Uni-Med, Bremen.

Potenza, M.N., McDougle, C.J. (1998). Potential of atypical antipsychotics in the treatment of nonpsychotic disorders. *CNS Drugs 9(3)*, 213-232.

Remington, G.J., Adams, M.E. (1995). Depot neuroleptic therapy: Clinical considerations. *Can. J. Psychiatry 40(3) (Suppl. 1)*, 5-11.

Remschmidt, H., Schulz, E., Herpertz-Dahlmann, B. (1996). Schizophrenic psychosis in childhood and adolescents: A guide to diagnosis and drug choice. *CNS Drugs 6(2)*, 100-112.

Richelson, E. (1999). Receptor pharmacology of neuroleptics: Relation to clinical effects. *J. Clin. Psychiatry 60 (Suppl. 10)*, 5-14.

Seeman, P., Corbett, R., Van Tol, H.H.M. (1997). Atypical neuroleptics have low affinity for dopamine DZ receptors or are selective for D4 receptors. *Neuropsychopharmacology 16(2)*, 93-135.

Simpson, G.M. (2000). The treatment of tardive dyskinesia and tardive dystonia. *J. Clin. Psychiatry 61 (Suppl. 4)*, 39-44.

Stahl, S. (2001). „Hit-and-run" action's at dopamine receptors, Part 1 and Part 2. *J. Clin. Psychiat. 62(9)*, 670-671 and *62(10)*, 747-748.

Treatment of schizophrenia: The expert consensus guideline series (1996). *J. Clin. Psychiatry 15 (Suppl. 12B)*, 1-58.

Weiden, P.J., Aquila, R, Emanuel, M. et al. (1998). Long-term considerations after switching antipsychotics. *J. Clin. Psychiatry 59 (Suppl. 19)*, 36-49.

Antiparkinsonmedikamente

Barnes, T.R.E., McPhillips, M.A. (1996). Antipsychotic-induced extrapyramidal symptoms: Role of anticholinergic drugs in treatment. *CNS Drugs 6(4)*, 315-330.

Casey, D.E. (1996). Extrapyramidal syndromes: Epidemiology, pathophysiology and the diagnostic dilemma. *CNS Drugs 5 (Suppl. 1)*, 1-12.

Anxiolytika

Apter, J.T., Allen, LA. (1999). Buspirone: Future directions. *J. Clin. Psychopharmacology 19 (1)*, 86-93.

Bandelow, B. (2001). Panik und Agoraphobie – Ursachen, Diagnose und Behandlung. Wien, Springer.

Bandelow, B. (2003). Angst- und Panikerkrankungen. Unimed, Bremen.

Bandelow, B., Zohar, J., Hollander, E., Kasper, S., Möller, H.-J. (2002). WFSBP Task Force on Treatment Guidelines for the Pharmacological Treatment of Anxiety Obsessive-Compulsive Disorders and Posttraumatic Stress Disorder. Guidelines for the pharmacological treatment of anxiety and obsessive-compulsive disorders. *World Journal of Biological Psychiatry, 3*, 171-199.

Fulton, B., Brogden, R.N. (1997). Buspirone: An updated review of its clinical pharmacology and therapeutic applications. *CNS Drugs 7(1)*, 68-88.

Labellarte, M.J., Ginsburg, G.S., Walkup, J.T. et al. (1999). The treatment of anxiety disorders in children and adolescents. *Biol. Psychiatry 46(11)*, 1567-1578.

Nelson, J., Chouinard, G. (1999). Guidelines for the clinical use of benzodiazepines: Pharmacokinetics, dependency rebound and withdrawal. *Can. J. Clinical Pharmacology 6(2)*, 69-83.

Hypnotika/Sedativa

Lader, M. (1998). Withdrawal reactions after stopping hypnotics in patients with insomnia. *CNS Drugs 10(6)*, 425-440.

Wagner, J., Wagner, M.L., Hening, W.A. (1998). Beyond benzodiazepines: Alternative pharmacological agents for the treatment of insomnia. *The Annals of Pharmacotherapy 32(6)*, 680-691 .

Phasenprophylaktika

Davis, L.L., Ryan, W., Adinoff, B. et al. (2000). Comprehensive review of the psychiatric users of valproate. *J. Clin. Psychopharmacology* 20(1) (Suppl. 1), 1-17.

Dunner, D.L. (2000). Optimizing lithium treatment. *J. Clin. Psychiatry* 61 (Suppl. 9), 76-81.

Goldberg, J.F. (2000). Treatment guidelines: Current and future management of bipolar disorder. *J. Clin. Psychiatry* 61 (Suppl. 13), 12-18.

Hebert, A.A., Ralston, J.P. (2001). Cutaneous reactions to anticonvulsant medications. *J. Clin. Psychiatry* 62 (Suppl. 14), 22-26.

Knowles, S.R. (1999). Adverse effects of an ti epileptics. *Canadian J. Clinical Pharmacology* 6(3), 137-148.

McDonald, W.M. (2000). Epidemiology, etiology and treatment of geriatric mania. *J. Clin. Psychiatry* 61 (Suppl. 13), 3-11.

Swann, A.C. (2001). Major system toxicities and side effects of anticonvulsants. *J. Clin. Psychiatry* 62 (Suppl. 14), 16-21.

Yonkers, K.A., Little, B.B., March, D. (1998). Lithium during pregnancy; drug effects and their therapeutic implications. *CNS Drugs* 9(4), 261-269.

Psychostimulanzien

Biederman, J. (1998). Attention-Deficit/Hyperactivity Disorder: A life-span perspective. *J. Clin. Psychiatry* 59 (Suppl. 7), 4-16.

Wender, P.H., Wolf, L.E., Wasserstein, J. (2001). Adults with ADHD. An overview *Ann. N.Y. Acad. Sci.* 931, 1-16.

Antidementiva

Bleich, S. et al. (2003). Glutamate and the glutamate receptor system. A target for drug action. *Int. J. Ger. Psychiatry* 18 (Suppl. 1), S33-40.

Bryson, H.M., Benfield, P. (1997). Donepezil. *Drugs & Aging* 10(3), 234-239.

Flynn, B.L. (1999). Pharmacologic management of Alzheimer Disease. Part I: Hormonal and emerging investigational drug therapies. *The Annals of Pharmacotherapy* 33, 178-187.

Flynn, B.L., Ranno, A.E. (1999). Pharmacologic management of Alzheimer Disease. Part II: Antioxidants, antihypertensives and ergoloid derivatives. *The Annals of Pharmacotherapy* 33, 188-197.

Kornhuber, J., Bleich, S. (1999). Memantin. In: Riederer, P., Laux, G., Pöldinger, W. (Hrsg.) *Neuropsychopharmaka, Band 5*, 2. Aufl. (685-704). Wien: Springer.

McGuffey, E.C. (1997). Alzheimer's disease: An overview for the pharmacist. *J. Am. Pharmaceutical Assoc.* NS 37(3), 347-352.

Naranjo, C.A., Best, T.S. (1998). Advances in the pharmacotherapy of cognitive deficits in dementia. *Can. J. Clin. Pharmacology* 5(2), 98-109.

Reisberg, B. et al. (2003). Memantine in Moderate-to-Severe Alzheimer's Disease. *N. Engl. J. Med.* 348 (4), 1333-1341.

Schneider, L.S. (1998). New therapeutic approaches to cognitive impairment. *J. Clin. Psychiatry* 59 (Suppl. 11), 8-13.

Triebdämpfende Arzneimittel

Bradford, J.M. (2001). The neurobiology neuropharmacology and pharmacological treatment of the paraphilias and compulsive sexual behaviour. *Can. J. Psychiatry* 46(1), 26-34.

Briken, P., Berner, W., Noldus, J., Nika, E., Michl, U. (2000). Therapie mit dem LHRH-Agonisten Leuprorelinacetat bei Paraphilien und sexuell aggressiven Impulshandlungen. *Nervenarzt 71*, 380-385.

Missbräuchlich verwendete Substanzen

Anton, R.F. (2001). Pharmacologic approaches to the management of alcoholism. *J. Clin. Psychiatry 62 (Suppl. 20)*, 11-17.

Buck, M.L. (2000). Managing iatrogenic opioid dependence with methadone. *Pediatric Pharmacotherapy 6(7)*, 1-7.

Naranjo, C.A., Bremner, K.E. (1994). Pharmacotherapy of substance use disorders. *Can. J. Clin. Pharmacology 1(2)*, 55-71.

Schwartz, R.H., Milteer, R. (2000). Drug-facilitated sexual assault („date rape"). *South Medical J. 93(6)*, 558-561.

Soyka, M. (1996). Dual diagnosis in patients with schizophrenia: Issues in pharmacological treatment. *CNS Drugs 5(6)*, 414-425.

Swift, R.M. (2001). Can medication successfully treat substance addiction? *Psychopharmacology Update 12(1)*, 4-5.

Neue, nicht etablierte Behandlungsformen bei psychiatrischen Erkrankungen

Reneric, J.-P., Bouvard, M.P. (1998). Opioid receptor antagonists in psychiatry: Beyond drug addiction. *CNS Drugs 10(5)*, 365-382.

Verschiedenes

Ackerman, S., Nolan, L.S. (1998). Body weight gain induced by psychotropic drugs: Incidence, mechanisms, and management. *CNS Drugs 9(2)*, 135-151.

Bandelow, B., Grohmann, R., Rüther, E. (2000). Unerwünschte Begleitwirkungen der Neuroleptika und ihre Behandlung. In: H.J. Möller (Hrsg.). *Therapie psychiatrischer Erkrankungen.* Stuttgart, Thieme.

Bandelow, B., Rüther, E. (2000). Besonderheiten der Psychopharmaka-Therapie bei psychisch Kranken mit körperlichen Erkrankungen. In: H.J. Möller (Hrsg.). *Therapie psychiatrischer Erkrankungen.* Stuttgart, Thieme.

Cohen, L.S., Rosenbaum, J.F. (1998). Psychotropic drug use during pregnancy: Weighing the risks. *J. Clin. Psychiatry 59 (Suppl. 2)*, 18-28.

Lin, K.-M. (2001). Biological differences in depression and anxiety across races and ethnic groups. *J. Clin. Psychiatry 62 (Suppl. 13)*, 13-19.

Herrmann, N., Lanctot, K.L., Naranjo, C.A. (1996). Behavioural disorders in demented elderly patients. *Current Issues in Pharmacotherapy 6(4)*, 280-300.

Llewellyn, A., Stowe, Z.N. (1998). Psychotropic medication in lactation. *J. Clin. Psychiatry 59 (Suppl. 2)*, 41-52.

Rasmussen, S.A., Eisen, J.L. (1997). Treatment strategies for chronic and refractory obsessive-compulsive disorder. *J. Clin. Psychiatry 58 (Suppl. 13)*, 9-13.

Spigset, O., Hagg, S. (1998). Excretion of psychotropic drugs into breast-milk: Pharmacokinetic overview and therapeutic implications. *CNS Drugs 9(2)*, 111-134.

Szabodi, E., Tavernor, S. (1999). Hypo- and hypersalivation induced by psychoactive drugs. *CNS Drugs 11(6)*, 449-466.

Phytopharmaka

Facts and Comparisons. *The Review of Natural Products (updated loose-leaf binder).* Facts and Comparisons Publ., St. Louis, MO.

Wong, A.H., Smith, M., Boon, M.S. (1998). Herbal remedies in psychiatric practice. *Arch. Gen. Psychiatry 55(11)*, 1033-1044.

Pies, R. (2000). Adverse neuropsychiatric reactions to herbal and over-the-counter „antidepressants". *J. Clin. Psychiatry 61(11)*, 815-820.

INDEX DER MEDIKAMENTE

Handelsnamen sind kursiv gedruckt und durch ® gekennzeichnet

A

Abilify® 105
Acamprosat 235, 253, 256, 257, 258
Adekin® 135
Adumbran® 147
AH 3 N® 165
Akatinol Memantine® 220
Akineton® 93, 135
Allium Plus® 226
Alprazolam 18, 96, 131, 142, 147, 149, 151, 153, 154, 155, 156, 187, 194, 236, 255
Amanta® 135
Amantadin 11, 36, 76, 101, 102, 112, 113, 114, 135, 136, 137, 138, 139, 206, 207, 221, 244
Amantadin-ratiopharm® 135
Ambivalon® 72
Amfetaminil 198, 200, 202, 206, 207
Amineurin® 31
Amioxid-neuraxpharm® 31
Amisulprid® 88, 93, 98, 100, 117, 120
Amitriptylin 16, 31, 33, 35, 40, 41, 65, 72, 73, 74, 95, 101, 181, 187, 192, 197, 206, 247, 255
Amitriptylin Desitin® 31
Amitriptylin-beta® 31
Amitriptylin-neuraxpharm® 31
Amixx® 135
AN-1® 198
Anafranil® 31, 72
Androcur® 228
Aneural® 31
Antabus® 253
Antabuse® 253
Antelepsin® 194

Anxiolit® 147
Aperitia® 7
Aponal® 31, 72
Ardeyceryl P® 222
Ardeytropin® 196
Aricept® 209
Aripiprazol 105, 106, 116, 120, 132, 133, 134
Aristoforat® 283
Arminol® 108
Artane® 135
Arterosan Plus® 226
Atarax® 165
Atosil® 108
Aurorix® 56, 72
Aviligen® 220
Axura® 220

B

Baldrian „Drei Herzblätter"® 285
Baldrian „Merckle"® 285
Baldrian-Dispert® 285
Baldrian-Dragees AMA® 285
Baldrian-Phyton® 285
Baldrianetten® 285
Baldriansedon Mono® 285
Baldrisedon® 285
Bedorma, Schlaftabletten S® 165
Belivon® 98
Benadryl® 135
Benocten® 135, 165
Benperidol 88, 107, 109, 116
Benperidol-neuraxpharm® 107
Benzamid 98
Benzamide® 108, 109, 117
Benzatropin 101, 126, 135, 136, 139, 141
Benzisothiazolylpiperazin 98
Benzisoxazolderivat 98
Bespar® 143
Beta-Tabletten® 135

Bikalm® 161
Biperiden 93, 126, 135, 136, 137, 139, 141, 214
Biperiden-neuraxpharm® 135
Biperidin-ratiopharm® 135
Bornaprin 135
Bromazepam 18, 147, 155, 156
Bromperidol 88, 107, 109, 116, 120
Brotizolam 147, 155, 156
Bupropion 253, 263
Buronil® 107
Buspar® 143
Buspiron 11, 18, 59, 65, 70, 76, 96, 142, 143, 144, 145, 235, 244
Buteridol® 107

C

Calmaben® 165
Campral® 253, 256
Captagon® 198
Carba® 183
carba von ct® 183
Carbabeta® 183
Carbadura® 183
Carbaflux® 183
Carbagamma® 183
Carbamazepin 183
Carbamazepin AL® 183
Carbamazepin AZU® 183
Carbamazepin Heumann® 183
Carbamazepin STADA® 183
Carbamazepin-ABC® 183
Carbamazepin-neuraxpharm® 183
Carbamazepin-ratiopharm® 183
Carbamazepin-RPh® 183
Carbamazepin-TEVA® 183
Carbium® 183
Cerebroforte® 222
Cerebryl® 222
Ceremin® 226, 281

Cerepar N® 222
Cesradyston® 200 Kps. 283
Cesradyston® 200 Tropfen 283
Chloraldurat® 168
Chloralhydrat 20, 146, 168, 169, 236
Chlorazin® 107
Chlordiazepoxid 148, 153, 154, 155, 156, 192, 235, 255
Chlorpromazin 88, 89, 91, 93, 95, 96, 107, 110, 111, 112, 113, 115, 116, 118, 120, 124, 238, 244, 247, 260
Chlorprothixen 108, 117, 120
Chlorprothixen Holsten® 108
Chlorprothixen-neuraxpharm® 108
Ciatyl-Z® 108, 119, 120
Cipralex® 7
Cipram® 7
Cipramil® 7, 72
Circanol® 225
Circo-Maren® 225
Cisordinol® 108
Citalopram 7, 9, 11, 12, 13, 14, 15, 16, 19, 21, 69, 72, 73, 74, 95
Citalopram AZU® 7
Citalopram STADA® 7
Citalopram-biomo® 7
Citalopram-Hexal® 7
Citalopram-neuraxpharm® 7
Clazapin-hexal® 98
Clobazam 148, 155, 187
Clomethiazol 146, 170, 171, 235
Clomicalm® 31
Clomipramin 31, 32, 33, 35, 36, 38, 40, 41, 42, 59, 65, 69, 72, 73, 74, 143
Clomipramin-neuraxpharm 31
Clomipramin-ratiopharm 31
Clonazepam 110, 34, 61, 76, 81, 96, 126, 135, 136, 139, 141, 148, 149, 151, 153, 154, 155, 157, 172, 173, 175, 182, 187, 193, 194, 195
Clopenthixol 120

Clopixol® 108, 120
Closin® 108
Clothiapin 109, 116, 120
Clozapin 19, 22, 66, 77, 83, 88, 90, 91, 92,
    93, 95, 96, 97, 98, 99, 100, 101, 102,
    103, 104, 115, 116, 117, 120, 125, 126,
    128, 129, 130, 154, 182, 188, 193, 257,
    272
Co-dergocrin® 227
Cogentin® 135
Cogentinol® 135
Cognex® 208
Cuxabrain® 223
Cyclandelat 227
Cyclandelat Tripharma® 227
Cyproteron 229, 230, 231

D

D-Amphetamin 197, 198, 199, 203, 204,
    207, 208, 244, 246
Dacoren® 227
Dalmadorm® 148
Dapotum® 107, 119
DCCK® 227
Decentan® 108, 120
Defluina® 227
Dehydrobenzperidol® 107
Deleptin® 184
Demetrin® 148
Demonataur® 282
Demonatur® 227
Deniban® 98
Deroxat® 7, 72
Desidox® 31
Desiflu® 7
Desipramin 16, 31, 32, 33, 35, 37, 39, 40,
    41, 42, 59, 65, 70, 72, 73, 74, 153, 160,
    207, 239, 245, 248, 256
Dexamin® 199
Dexamphetamin 199
Dextroamphetamin 131, 199
Diazepam 18, 20, 21, 38, 76, 83, 96, 126,
    130, 135, 136, 139, 140, 142, 145, 148,
    149, 151, 152, 153, 154, 155, 156, 157,

166, 194, 205, 234, 236, 239, 245, 248,
    256, 258
Dibenzepin 31, 72, 73
Dibenzodiazepin 88, 98
Dibenzothiazepin 88, 98
Dibenzothiazepine 108, 109, 117
Dibenzothiepine 108, 109
Dibondrin® 165
Dikaliumclorazepat 148
Diphenhydramin 126, 135, 136, 138, 139,
    140, 142, 146, 165, 166, 215
Diphenylbutylpiperidine 88, 109, 118
Dipiperon® 107
Distraneurin® 171
Disulfiram 96, 154, 237, 239, 245, 248,
    254, 255, 256, 259
Divinal® Seda 284
Dixeran® 31, 72
Dobacen® 135, 165
Dociton® 135
Dogmatil® 108
Dolestan® 135, 165
Dominal® 108
Donepezil 209, 210, 211, 212, 213, 214,
    215, 216, 217, 218
Dormicum® 147
Dormigoa 165
Dosulepin 31, 72, 73
Doxepin 31, 32, 35, 42, 72, 73, 74, 188, 248
Doxepin-Holsten® 31
Doxepin-neuraxpharm® 31
Doxylamin 146, 165
Droperidol® 88, 107, 110, 116, 120
Duogink® 227, 282
Duracebrol® 227
duralozam® 147

E

Ebixa® 219
Edronax® 27, 72
Efektolol® 135
Efexor® 23, 72, 105
Elbrol® 135
Elcrit® 98

Elroquil N® 165
Encephabol® 223
Ennos® 7
Entumin® 108
Equilibrin® 31, 72
ergobel® 227
Ergocalm 147
Ergodesit® 227
Esbericum® forte Drg. 284
Esbericum® Kps. 284
Escitalopram 7
espa-dom® 161
espa-lepsin® 184
Eunerpan® 107
Euplix® 7
Eusedon mono® 108
Exelon® 210

F

Felixsan® 7
Fenetyllin 199, 201, 204, 207, 208
Fevarin® 7, 72
Finlepsin® 184
Flox-ex® 7
Floxyfral® 7, 72
Fluanxol® 107, 119
Fluctin® 7, 72
Fluctine® 7, 72
Fluneurin® 7
Flunitrazepam 147, 155, 158
Fluocim® 7
Fluox® 7
Fluoxa® 7
Fluoxemerck® 7
Fluoxetin 7, 8, 9, 10, 11, 12, 13, 14, 15, 16,
    17, 18, 19, 20, 21, 22, 41, 59, 65, 68,
    69, 71, 72, 73, 74, 83, 95, 143, 145,
    153, 182, 188, 193, 236, 239, 248
Fluoxetin-Arcana® 7
Fluoxetin-AZU® 7
Fluoxetin-Heumann® 7
Fluoxetin-Kwizda® 7
Fluoxetin-Mepha® 7
Fluoxetin-ratiopharm® 7

Fluoxetine „Lannacher"® 7
Fluoxibene® 7
Fluoxifar® 7
Fluoxistad® 7
Flupentixol 88, 95, 108, 109, 110, 116, 118,
    119, 121, 122, 142, 189, 245
Fluphenazin 19, 21, 88, 96, 107, 110, 116,
    118, 121, 124
Fluphenazin „Strallhofer"® 107
Fluphenazin-neuraxpharm® 10, 19, 21, 88,
    96, 107, 110, 116, 118, 121, 124
Flurazepam 148, 155, 158
Fluroamin-neuraxpharm® 7
Fluroamin-ratiopharm® 7
Fluroxamin Stada® 7
Flusol® 7
Fluspi® 107, 119
Fluspirilen 88, 91, 107, 109, 119, 121, 142
Fluvoxadura® 7
Fluvoxamin 7, 8, 9, 10, 12, 13, 14, 15, 16,
    17, 18, 19, 20, 21, 22, 30, 41, 59, 69,
    72, 73, 74, 95, 146, 154, 188, 198, 248
Fluvoxaminmaleat-Solvay® 7
Flux® 7
Fluxet® 7
Fluxil® 7
Fokalepsin® 184
Fortevital® 227
Frisium® 148
Fysionorm® 7

G

Galentamin 208
Gamonil® 31, 72
Geriaforce® 227, 282
gingko von ct® 282
Gingobeta® 227, 282
Gingopret® 227
Gingosol® 227, 282
Ginkgo® 227
ginkgo ct® 227
Ginkgo Stada® 227, 282
Ginkgo-biloba-Extrakt® 208, 228
Ginkgo-Tonin® 227

I

Idom® 31, 72
Imap® 107, 119

Imipramin 16, 31, 32, 35, 37, 38, 39, 40, 41, 72, 73, 74, 153, 163, 187, 206
Imipramin-neuraxpharm® 31
Imovane® 161
Impromen® 107
Inderal® 135
Insidon® 31, 72
Ivadal® 161

J

Jarsin® 282
Jatrosom N® 60, 72

K

Kalma® 195
Kavert® 226, 281
Kemadrin® 135
Ketalgin® 253, 260
Kira® 282
Kivat® 106, 118
Kneipp Pflanzendrg. Johanniskr. 300 283
Kneipp-Baldrian® 285
Kneipp-Baldrian-Pflanzensaft® 285

L

Laroxyl® 31
Lendorm® 147
Lendorm mite® 147
Leponex® 98
Levanxol® 147
Levium® 107
Levomepromazin 88, 107, 117, 121, 142
Levomepromazin-neuraxpharm® 107
Lexotan® 147
Lexotanil® 147
LI 450 Ziethen® 175
Librium® 148
Limbitrol® 31, 148
Litarex® 176
Lithiofor® 176
Lithium "Apogepha"® 176
Lithium-Asparat® 176
Lithium-Duriles® 176
Lithiumacetat 176
Lithiumaspartat 176
Lithiumcarbonat 70, 176
Lithiumcitrat 176
Lithiumglukonat 176
Lithiumsulfat 176
Lofepramin 31, 72, 73
Loprazolam 147, 155, 158
Loramet® 147
Lorazepam 10, 83, 96, 126, 135, 136, 139, 141, 147, 149, 153, 154, 155, 158, 235, 238, 255
Lorazepam "Genericon"® 147
Lorazepam-ratiopharm® 147
Lorcam® 147
Lormetazepam 147
Lorsifar® 147
L-Polamidon 248, 253, 260
L-Tryptophan 196
Ludiomil® 31, 72
Lyogen® 107, 119
Lyorodin® 107

M

Mapro GRY® 31
Maprotilin 31, 35, 72, 73, 74, 75
Maprotilin CT® 31
Maprotilin von ct® 31
Maprotilin-ratiopharm® 31
Maprotilin-hydrochlorid® 31
Maprotilin-neuraxpharm® 31
Maprotilin-TEVA® 31
Maveren® 31
Medazepam® 148, 155
Medazepam, AWD® 148
Medianox® 168
Mel-Puren® 107
Melitracen 31, 72
Melleretten® 108
Melleril® 108
Melneurin® 107
Melperomerck® 107
Melperon 88, 92, 107, 109, 110, 116, 121, 142
Melperon AL® 107
Melperon AZU® 107
Melperon Stada® 107
Melperon-neuraxpharm® 107
Melperon-ratiopharm® 107
Melperon-RPH® 107
Melperon-Teva® 107
Memantin 208, 220
Memo-Puren® 222
Mereprine® 165
Meril® 147
Methadon 19, 41, 188, 246, 247, 248, 253, 260, 261, 262, 263
Methadon Streuli® 252, 259
Methylphenidat 20, 41, 51, 97, 131, 196, 199, 200, 203, 206, 207, 270
Metixen 135
Metixen Berlin Chemie® 133
Miabene® 43
Mianeurin® 43, 46
Mianserin 21, 43, 45, 46, 47, 48, 72, 73, 75
Mianserin-Arcana 43
Mianserin-CT® 43, 46
Mianserin-Desitin® 43, 46
Mianserin-neuraxpharm 43, 46
Mianserin-neuraxpharm 43
Midazolam 147, 149, 150, 153, 154, 159
Mirtazapin 43, 45, 48, 50, 51, 65, 68, 70, 72, 73, 74, 75
Moclobemid 17, 26, 39, 41, 56, 57, 58, 59, 67, 72, 73, 75, 81, 181, 197, 206
Modafinil 197
Modasomil® 100 198
Mogadan® 148
Mondeal® 161
Moperon 109, 116, 121
Mulium® 148
Munletir® 165
Mutan® 7

N

Naltrexon 235, 246, 253, 258, 259, 260

Ginkgopur® 281
Ginkopur® 226
Gittalun® 165
Gladem® 7, 72
Glianimon® 107

H

Halbmond-Tabletten® 165
Halcion® 141
Haldol® 107, 119
Haldol-Janssen® 107, 119
Haloneural® 107
haloper von ct® 107
Haloperidol 19, 20, 26, 88, 89, 90, 92, 93, 95, 96, 97, 107, 109, 110, 113, 114, 116, 117, 121, 125, 139, 145, 182, 188, 202, 204, 233, 235, 238, 244
Haloperidol Desitin® 107
Haloperidol Stada® 107
Haloperidol-gry® 107
Haloperidol-neuraxpharm® 107
Haloperidol-ratiopharm® 107
Harmomed® 31, 72
Harmosin® 107
Heptadon® 253, 260
Herphonat® 31
Hevert-Dorm® 165
Hewedormir® 165, 285
Hofcoman® 135
Hoggar N® 165
Hopacem® 43, 46
Hydergin® 226
Hydiphen® 31
Hydro-Cebral-Ratiopharm® 226
Hydroxyzin 142, 165, 166
Hyperforat 283
Hyperflex® 198
Hyperplant 283
Hypnorex® 176, 177

Nardyl® 108
Natil® 226
Nehydrin® 226
Nemexin 253, 258
Neogama® 108
Nervifene® 168
Nervipan® 285
Neuril® 107
Neurocil® 107
Neurolepsin® 175
Neurolithium® 175
Neuroplant forte® 283
Neurotisan® 283
Neurotop® 182
Nicergolin 226, 227
Nicergolin Atid® 226
nicergolin ct® 226
Nicergolin-neuraxpharm® 226
Nicergolin-ratiopharm® 226
Nicergolin-TEVA® 226
Nicerium® 226
Nim® 218
Nimodipin 218
Nimotop® 218
Nipolept® 108
Nitrazepam 148, 155, 159
Noctamid® 147
Noctaval® 285
Noctor® 165
Noodis® 222
Nootrop® 222
Nootropil® 222
Norakin® 135
Nordazepam 148, 155
Norflex® 135
Norkotral tema® 147
Normison® 147
Nortrilen® 31, 72
Nortriptylin 31, 32, 33, 35, 39, 41, 59, 72, 73, 74, 192
Noveril® 31, 72
Novoprotect® 31
Nozinan® 107

O

Obsidan® 135
Olanzapin 19, 88, 90, 93, 95, 96, 97, 98, 99, 100, 101, 102, 103, 116, 118, 121, 125, 126, 188
Omca® 107
Opipramol 31, 32, 72, 73
Optidorme® 161
Orap® 107
Orphenadrin 135, 136, 139, 140
Orphol® 226
Osnervan® 135
Oxazepam 147, 150, 154, 155, 156, 157, 159, 160, 235, 255
Oxivel Ginkgo® 226, 281

P

Pantrop® 31, 148
Parkopan 135
Paroxat® 7
paroxedura® 7
Paroxetin 7, 9, 10, 12, 13, 14, 15, 16, 17, 18, 19, 20, 21, 41, 65, 69, 72, 73, 74, 95, 139, 187, 238, 247
Paroxetin beta® 7
Paroxetin-Allen® 7
Paroxetin-Arcana® 7
Paroxetin-ratiopharm® 7
Paroxetin-SKB® 7
Pemolin 11, 20, 76, 198, 199, 200, 201, 205, 207
Penfluridol 88, 90, 107, 109
Perazin 88, 108, 116, 121
Perazin-neuraxpharm® 108
Periciazin 88, 116, 118, 121, 124
Perphenazin 88, 96, 108, 116, 118, 121, 124, 182
Perphenazin-neuraxpharm® 108
Pertofran® 31, 72
Petylyl® 31
Phenothiazine 66, 88, 90, 92, 107, 109, 118, 124, 188, 193, 244, 247, 260
Pimozid 19, 88, 95, 96, 107, 109, 110, 112, 116, 118, 121, 125, 142

Pipamperon® 107, 109
Pipamperon (Floropipamid)® 117
Piportil ® 120
Pipothiazin 88, 116, 121
Pirabene® 222
Piracebral® 222
Piracetam 208, 222, 223, 224, 225
Piracetam AbZ® 222
Piracetam AL® 222
Piracetam „Interpharm"® 222
Piracetam „UCB"® 222
Piracetam-800-Verla® 222
Piracetam-Heumann® 221
Piracetam-neuraxpharm® 222
Piracetam-ratiopharm® 222
Piracetam-STADA® 222
Piracetrop® 222
PK-Merz® 135
*PK-Merz-Schoelle*r® 135
Planum® 147
Praxiten® 147
Prazepam 148, 155, 159
Prazine® 107
Priadel® 173
Prisma® 43, 46
Procyclidin 19, 135, 136, 139, 141
Promazin 88, 108, 117, 120, 121
Prometax® 209
Promethawern® 108
Promethazin 88, 108, 117, 121, 142
Promethazin-liquidum® 108
Promethazin-neuraxpharm® 108
Pronervon T® 147
Proneurin® 108
Propabloc® 135
Propanolol-GRY® 135
Propaphenin 107
Prophylux® 135
propra von ct® 135
Propra-ratiopharm® 135
Propranolol 135
Propranolol AL® 135
Propranolol Stada® 135
Propranur® 135
Protactyl® 108

Prothazin® 108
Prothipendyl 88, 108, 117
Protiaden® 31, 72
Pryleugan® 31
Psychatrin® 283
Psychatrin® N 283
Psychotonin® forte N 283
Psychotonin® M Tinktur 283
Pyritinol 208, 222, 223, 224, 225

Q

Quetiapin 88, 90, 93, 95, 96, 98, 99, 101, 102, 116, 117, 121, 125, 126
Quetiapin 'AstraZeneca'® 98
Quilonorm® 176
Quilonorm retard® 176
Quilonum retard® 176, 177
Quilonum® Oblong-Tbl. 176

R

Radepur® 148
Reboxetin 21, 22, 27, 28, 29, 30, 72, 73, 74, 75
Recvalysat-Bürger® 285
ReDormin® 285
Regivital-Baldrian® 285
Remergil® 43, 48, 72
Remeron® 43, 48, 72
Remestan® 147
Reminyl® 209
Remotiv® 283
Rephahyval® 283
Risperdal® 98
Risperdal Consta® 98
Risperidon 9, 88, 91, 92, 93, 95, 96, 98, 99, 100, 101, 102, 103, 116, 117, 121, 125, 126, 188, 215
Rispolin® 98
Ritalin® 198
Ritaline® 198
Rivastigmin 208, 209, 210, 211, 212, 213, 214, 215, 216, 217
Rivotril® 135, 148, 194

Rudotel® 148
Röhan® 226, 281
Rohypnol® 147

S

Sandepis N® 165
Saroten® 31, 72
Sedativ-Baldrian Valdispert® 285
Sedaplus® 165
Sedazin® 147
Sedopretten® 165
Sedovegan® 165
Selloc® 165
Semap® 107
Sepram® 7
Seralgan® 7, 72
Seresta® 147
Sermion® 225
Seropram® 7
Seroquel® 98
Seroxat® 7, 72
Sertralin 7, 8, 9, 10, 12, 13, 14, 15, 16, 17, 18, 19, 20, 21, 22, 41, 65, 69, 72, 73, 74, 95, 153, 238
Sigaperidol® 107
Sinapsan® 222
Sinequan® 31, 72
Sinophenin® 108
Singuan® 31, 72
Siral® 183
Sleepia® 165
Solian® 98
Somagerol® 147
Somnal® 147
Somnosan® 161
Sonata® 161
Sonin® 147
Sormodren® 135
Spasman® 135
Spasmocyclon® 226
Sponsin® 226
Stangyl® 31, 72
Staurodorm® 148

Stilnox® 161
Stimul® 198
Sirtal® 182
Sulp® 108
Sulpirid 88, 108, 109, 117, 122, 142
Sulpirid AL® 108
sulpirid von ct® 108
Sulpirid-beta® 108
Sulpirid-neuraxpharm® 108
Sulpirid-ratiopharm® 108
Sulpirid-RPH® 108
Sulpirid STADA® 108
Sulpirid TEVA® 108
Sulpivert® 108
Surmontil® 31, 72
Symfon N® 226
Symfona N® 281
Symmetrel® 135
Synedon® 31

T

Tacrin 20, 208, 209, 210, 211, 212, 213, 214, 215, 216, 217, 274, 279
Tafil® 147
Tagonis® 7, 72
Tanakene® 226, 281
Tavor® 135, 147
Taxilan® 108
Teboform® 226, 281
Tebofortin® 226, 281
Tebonin® 226, 281
Teborin® 281
Tegretal® 183
Tegretol® 183
temazep von ct® 147
Temazepam 147, 150, 155, 157, 160, 255
Temesta 135, 147
Tesoprel® 107
Thalamonal® 107
Thienobenzodiazepin 88, 98
Thioridazin 88, 91, 92, 93, 95, 96, 108, 112, 114, 116, 118, 122, 124, 238
Thioridazin-neuraxpharm® 108
Thioxanthene 88, 90, 92, 96, 108, 109, 118, 125

Thombran® 43, 51, 72
Timipramin-neuraxpharm® 31
Timonil® 182
Tisercin® 107
Tofranil® 31, 72
Tolid® 135, 147
Tolvin® 43, 46, 72
Tolvon® 43, 46, 72
Tradon® 197
Tranxilium® 148
Tranxilium N® 148
Tranylcypromin 17, 26, 30, 40, 51, 60, 62, 63, 67, 72, 73, 75, 83, 95, 145, 238
Trazodon 21, 41, 43, 45, 51, 52, 53, 61, 65, 72, 74, 75, 83, 145
Tregor® 135
Tremarit® 135
Tresleen® 7, 72
Trevilor® 23, 72
Triazolam 147, 149, 153, 154, 155, 160, 236, 255
Trifluoperazin 88, 116, 118, 122, 124, 139
Trihexiphenidyl 135
Trilafon® 108
Trimineurin® 31
Trimipramin 31, 32, 35, 41, 72, 73, 74, 95
Triperidol® 88, 109
Tritico® 43, 51, 72
Truxal® 108
Truxaletten® 108
Tryptizol® 31, 72
Turineurin® 283
Tymelyt® 31, 72

U

Urbanyl® 148

V

Valeriana officinalis 281, 285
Valium® 135, 148
Valmane® 285
Valverde® 226, 281, 285
Vegesan® 148

Venlafaxin 21, 23, 24, 25, 26, 59, 65, 72, 73, 74, 75
Vertigo-neogama® 108
Vigil® 197
Viloxazin 43, 45, 53, 54, 72, 73, 75
Vivalan® 43, 53, 72
Vivarint® 53

X

Xanax® 141
Xanor® 141
Xerenal® 31, 72
Ximovan® 161

Z

Zaleplon 146, 161, 162, 163, 164
Zeldor Pulver® 98
Zeldox® 98
Zeller Schlaf-Syrup® 285
Ziprasidon 98
Zoleptil® 108
Zoloft® 7, 72
Zolpidem 20, 146, 161, 162, 163, 164
Zopiclm® 161
Zopiclon 146, 161, 162, 163, 164
Zopiclon von ct® 161
Zotepin® 92, 108, 109, 116, 117, 122
Zuclopenthixol 88, 91, 95, 108, 116, 118, 120, 122
Zyban® 253, 263
Zyprexa® 99
Zyprexa® Pulver 10 mg 98
Zyprexa® Velo Tab® 98

TABELLENVERZEICHNIS

Tabelle 1.	SSRI: Häufigkeit von Nebenwirkungen	13
Tabelle 2.	SSRI: Wechselwirkungen	16
Tabelle 3.	Wechselwirkungen im Cytochrom-P450-System	20
Tabelle 4.	SSNRI: Wechselwirkungen	26
Tabelle 5.	SNRI: Wechselwirkungen	30
Tabelle 6.	Trizyklische Antidepressiva: Häufigkeit von Nebenwirkungen	35
Tabelle 7.	Trizyklische Antidepressiva: Wechselwirkungen	40
Tabelle 8.	Andere Antidepressiva: Häufigkeit der Nebenwirkungen	45
Tabelle 9.	Mirtazapin: Wechselwirkungen	51
Tabelle 10.	RIMA: Wechselwirkungen	59
Tabelle 11.	Irreversibler MAO-Hemmer: Wechselwirkungen	65
Tabelle 12.	MAO-Hemmer: Häufigkeit von Nebenwirkungen	67
Tabelle 13.	Umstellung von Antidepressiva	68
Tabelle 14.	Antidepressiva: Dosierung	72
Tabelle 15.	Antidepressiva: Pharmakokinetik	73
Tabelle 16.	Antidepressiva: Wirkung auf Neurotransmitter und Rezeptoren	74
Tabelle 17.	Antidepressiva: Übersicht über die wichtigsten Nebenwirkungen	75
Tabelle 18.	Antidepressiva: Behandlung von Nebenwirkungen	76
Tabelle 19.	Anästhetika für die Elektrokonvulsionstherapie: Vorteile, Nachteile, Dosierung	80
Tabelle 20.	EKT: Wechselwirkungen	83
Tabelle 21.	rTMS: Wechselwirkungen	83
Tabelle 22.	Lichttherapie: Wechselwirkungen	85
Tabelle 23.	Neuroleptika: Routineuntersuchungen	92
Tabelle 24.	Neuroleptika: Wechselwirkungen	95
Tabelle 25.	Antipsychotika der „dritten Generation": Wechselwirkungen	106
Tabelle 26.	Neuroleptika: Dosierung, antipsychotische Potenz	116
Tabelle 27.	Neuroleptika: Pharmakologie	117
Tabelle 28.	Depotneuroleptika: Übersicht	119
Tabelle 29.	Neuroleptika: Wirkungen auf Neurotransmitter und Rezeptoren	120
Tabelle 30.	Neuroleptika: Häufigkeit der Nebenwirkungen	124
Tabelle 31.	Neuroleptika: Neurologische Nebenwirkungen	126
Tabelle 32.	Neuroleptika: Extrapyramidale Nebenwirkungen	126
Tabelle 33.	Übersicht über atypische Neuroleptika nach Zulassung, Applikationsarten und Zytochrom-Interaktionen	132
Tabelle 34.	Neuroleptika: Differenzialindikation	133
Tabelle 35.	Antiparkinsonmittel: Wechselwirkungen	139
Tabelle 36.	Antiparkinsonmittel: Wirkung auf extrapyramidale Symptome	139
Tabelle 37.	Antiparkinsonmittel: Übersicht	140
Tabelle 38.	Buspiron: Wechselwirkungen	145
Tabelle 39.	Benzodiazepine: Wechselwirkungen	153
Tabelle 40.	Benzodiazepine: Dosierung	155
Tabelle 41.	Benzodiazepine: Übersicht	156
Tabelle 42.	Benzodiazepinähnliche Hypnotika: Wechselwirkungen	163
Tabelle 43.	Benzodiazepinähnliche Hypnotika: Übersicht	163
Tabelle 44.	Phasenprophylaktika: Übersicht	172
Tabelle 45.	Lithiumsalze: Wechselwirkungen	181
Tabelle 46.	Carbamazepin: Wechselwirkungen	187
Tabelle 47.	Valproat: Wechselwirkungen	192
Tabelle 48.	L-Tryptophan: Wechselwirkungen	197
Tabelle 49.	Psychostimulanzien: Dosierung, Nebenwirkungen, Überdosierung	203
Tabelle 50.	Psychostimulanzien: Wechselwirkungen	206
Tabelle 51.	Psychostimulanzien: Pharmakokinetik	207
Tabelle 52.	Cholinesterasehemmer: Wechselwirkungen	214
Tabelle 53.	Cholinesterasehemmer: Übersicht	215
Tabelle 54.	Kalziumantagonist: Wechselwirkungen	219
Tabelle 55.	NMDA-Glutamat-Antagonist: Wechselwirkungen	221
Tabelle 56.	Andere Antidementiva: Übersicht	225
Tabelle 56.	Zerebrale Vasotherapeutika: Übersicht	226
Tabelle 58.	Alkohol: Wechselwirkungen	236
Tabelle 59.	Missbräuchlich verwendete Substanzen: Wechselwirkungen	238
Tabelle 60.	Halluzinogene: Übersicht	238
Tabelle 61.	Psychostimulanzien: Wechselwirkungen	244
Tabelle 62.	Psychostimulanzien: Übersicht	245
Tabelle 63.	Opiate: Wechselwirkungen	247
Tabelle 64.	Opiate: Übersicht	248
Tabelle 65.	Gammahydroxybutyrat (GHB): Wechselwirkungen	252
Tabelle 66.	Disulfiram: Wechselwirkungen	255
Tabelle 67.	Naltrexon: Wechselwirkungen	260
Tabelle 68.	Bupropion: Wechselwirkungen	267
Tabelle 69.	Nicht etablierte Behandlungsformen: Übersicht	268
Tabelle 70.	Johanniskrautpräparate: Übersicht	283

PATIENTENINFORMATIONEN

Dieses Kapitel enthält Patienteninformationen über häufig angewendete Psychopharmaka. Diese Informationsbögen können nicht das ärztliche Gespräch ersetzen, aber eventuell die Compliance und die Sicherheit der Behandlung verbessern helfen. Sie sind ebenfalls kein Ersatz für die Gebrauchsinformationen der jeweiligen Medikamente. Der Arzneimittelmarkt ist ständigen Veränderungen unterworfen. Dadurch können sich Änderungen der Patientenempfehlungen ergeben.

Die Autoren nehmen Rückmeldungen und Verbesserungsvorschläge der Leser gerne an.

Inhalt

Patienteninformation: Selektive Serotonin-Wiederaufnahmehemmer (SSRI)	301
Patienteninformation: Venlafaxin	303
Patienteninformation: Reboxetin	305
Patienteninformation: Trizyklische Antidepressiva	307
Patienteninformation: Mirtazapin	309
Patienteninformation: Trazodon	311
Patienteninformation: Moclobemid	313
Patienteninformation: Irreversibler Monoaminooxidase-Hemmer (MAOH) Tranylcypromin	315
Patienteninformation: Elektrokonvulsionstherapie (EKT)	318
Patienteninformation: Lichttherapie	320
Patienteninformation: Repetitive transkranielle Magnetstimulation (rTMS)	321
Patienteninformation: Antipsychotika (Neuroleptika)	322
Patienteninformation: Clozapin	325
Patienteninformation: Antiparkinsonmittel	328
Patienteninformation: Anxiolytika (angstlösende Medikamente)	330
Patienteninformation: Schlaf- und Beruhigungsmittel	332
Patienteninformation: Lithium	334
Patienteninformation: Carbamazepin	336
Patienteninformation: Valproinsäure (Valproat)	338
Patienteninformation: Psychostimulanzien	340
Patienteninformation: Antidementiva	342
Patienteninformation: Triebdämpfende Arzneimittel	344
Patienteninformation: Disulfiram	346
Patienteninformation: Naltrexon	348
Patienteninformation: Methadon	350

Patienteninformation: Selektive Serotonin-Wiederaufnahmehemmer (SSRI)

Der Name Ihres Medikaments lautet _____ .

Anwendung

SSRI werden zur Behandlung verschiedener psychischer Erkrankungen angewendet:
- Depressionen; depressive Phasen im Rahmen einer manisch-depressiven Erkrankung (bipolare affektive Störung)
- Panikstörung
- Generalisierte Angststörung
- Zwangsstörung
- Soziale Phobie
- Bulimie

Diese Medikamente helfen auch bei Dysthymie, posttraumatischer Belastungsstörung, prämenstrueller Verstimmung und impulsiven Verhaltensstörungen.

Wie schnell beginnt das Medikament zu wirken?

Antidepressiva verbessern Schlaf und Appetit und steigern den Antrieb ca. innerhalb einer Woche; die Verbesserung der depressiven Stimmungslage kann allerdings 2 bis 6 Wochen dauern. **Ohne Rücksprache mit Ihrem Arzt sollten Sie nie die Dosis erhöhen oder das Medikament einfach absetzen, da Antidepressiva bis zu ihrem Wirkungseintritt Zeit brauchen.**
Eine Besserung bei Zwangsstörung, Panikstörung, generalisierter Angststörung, sozialer Phobie und Bulimie tritt ebenfalls erst nach einiger Zeit auf.

Wie lange sollte das Medikament eingenommen werden?

Es wird empfohlen, nach einer ersten Phase einer Depression die antidepressive Behandlung für mindestens ein Jahr fortzuführen; dadurch wird das Risiko eines Rückfalls gesenkt. Danach wird der Arzt die Dosis langsam vermindern und beobachten, ob wieder depressive Symptome auftreten; ist dies nicht der Fall, kann die Medikamenteneinnahme allmählich beendet werden.
Bei manchen Patienten, die bereits mehrere depressive Episoden erlitten haben, sollte das Medikament auf unbestimmte Zeit weitergegeben werden.
Eine Langzeitbehandlung wird manchmal für die Zwangserkrankung, die Panik-

störung, die soziale Phobie, die generalisierte Angststörung und die Bulimie empfohlen.

Nebenwirkungen

Alle Arzneimittel können auch unerwünschte Wirkungen haben. Meist sind sie nicht schwerwiegend und treten auch nicht bei allen Behandelten auf. Die meisten Nebenwirkungen bessern sich mit der Zeit oder verschwinden ganz. Sollte eine Nebenwirkung länger bestehen, sprechen Sie mit Ihrem Arzt über geeignete Maßnahmen.

Häufige Nebenwirkungen, die Sie Ihrem Arzt beim nächsten Besuch mitteilen sollten:
- Antriebssteigerung oder Unruhe: Einige Menschen können sich für einige Tage nach dem Beginn der Behandlung nervös fühlen oder Schlafschwierigkeiten bekommen. Teilen Sie dies Ihrem Arzt mit; er wird Ihnen eventuell raten, die Medikamente morgens einzunehmen.
- Müdigkeit und Antriebsmangel: Diese Symptome bessern sich mit der Zeit. Sie können durch andere Medikamente, die ebenfalls müde machen, verstärkt werden. Bleibt die Müdigkeit länger bestehen, vermeiden Sie Tätigkeiten wie Autofahren oder Bedienen gefährlicher Maschinen.
- Kopfschmerzen: Diese treten in der Regel nur vorübergehend auf und können bei Bedarf mit Schmerzmitteln (Aspirin®, Paracetamol) behandelt werden.
- Übelkeit oder Sodbrennen: Nehmen Sie Ihre Medikamente zusammen mit den Mahlzeiten ein.
- Sexuelle Störungen: Sprechen Sie mit Ihrem Arzt, da dies eine Dosisanpassung erforderlich machen kann.
- Albträume: Nehmen Sie das Medikament nicht nach 17:00 Uhr ein.
- Appetitverlust.

Seltene Nebenwirkungen, bei deren Auftreten Sie **sofort** Ihren Arzt verständigen sollten:
- Halsschmerzen, Mundschleimhautentzündungen oder gestörte Wundheilung
- Hautausschlag oder Juckreiz, Gesichtsschwellung
- Ungewöhnliche blaue Flecken oder Blutungen
- Übelkeit, Erbrechen, Appetitverlust, Antriebsmangel, Schwäche, Fieber oder grippeähnliche Symptome
- Gelbliche Verfärbung der Augen oder der Haut; dunkel gefärbter Urin

Aus: Bandelow, B., Bleich, S. & Kropp, S.: Handbuch Psychopharmaka   © 2004 Hogrefe-Verlag, Göttingen

Vorsichtsmaßnahmen

1. Steigern oder verringern Sie die verordnete Dosis nicht ohne Rücksprache mit Ihrem Arzt.

2. Nehmen Sie Ihr Medikament zusammen mit den Mahlzeiten oder mit Wasser, Milch, Orangen- oder Apfelsaft ein. Vermeiden Sie Grapefruitsaft, da dieser die Wirkung des Medikaments abschwächen kann.

3. Dieses Medikament kann das Reaktionsvermögen so weit verändern, dass die Fähigkeit zur aktiven Teilnahme am Straßenverkehr, zum Bedienen von Maschinen oder zum Arbeiten ohne sicheren Halt beeinträchtigt wird. Vermeiden Sie diese Tätigkeiten, wenn Sie sich müde oder verlangsamt fühlen. Dieses Medikament verstärkt die Wirkung von Alkohol, so dass Symptome wie Müdigkeit, Schwindel und Verwirrtheit verstärken können.

4. Beenden Sie nicht plötzlich die Medikamenteneinnahme, da dies zu Entzugssymptomen wie Muskelschmerzen, Schüttelfrost, Kribbelgefühlen in Händen und Füßen, Übelkeit, Erbrechen und Müdigkeit führen kann.

5. Berichten Sie Ihrem Arzt über auffällige Veränderungen Ihrer Stimmung oder Ihres Verhaltens.

6. Da dieses Medikament mit Medikamenten, die Ihr Zahnarzt Ihnen verschreibt, in Wechselwirkung treten kann, teilen Sie ihm den Namen Ihres Medikamentes mit.

7. Bewahren Sie Ihre Medikamente in einem sauberen, trockenen Raum bei Zimmertemperatur auf. Arzneimittel für Kinder unzugänglich aufbewahren.

Zögern Sie nicht, Ihren Arzt oder Apotheker anzusprechen, wenn Sie Fragen zu Ihrem Medikament haben.

• Unfähigkeit zum Wasserlassen (länger als 24 Stunden)
• Kribbelgefühl in den Händen oder Füßen, starke Muskelzuckungen
• Starke Unruhe oder Erregung
• Umschlag der Stimmung (Glücksgefühle, Erregung, Reizbarkeit, sehr kurze Schlafdauer)

Benachrichtigen Sie Ihren Arzt so früh wie möglich, falls Ihre Periode ausbleibt oder Sie eine Schwangerschaft vermuten.

Wechselwirkungen mit anderen Medikamenten

Da SSRI die Wirkung anderer Medikamente beeinträchtigen oder ihrerseits durch andere Medikamente beeinflusst werden können, besprechen Sie die zusätzliche Einnahme von anderen Medikamenten, einschließlich der nicht-rezeptpflichtigen Medikamente wie z. B. Grippemittel, mit Ihrem Arzt oder Apotheker. Teilen Sie jedem Arzt oder Zahnarzt, den Sie aufsuchen, mit, dass Sie ein Antidepressivum einnehmen.

Patienteninformation: Venlafaxin

Der Name Ihres Medikaments lautet _____ .

Es gehört zu einer Klasse von Antidepressiva, die selektive Serotonin- und Noradrenalinwiederaufnahmehemmer (SSNRI) genannt werden.

Anwendung

Venlafaxin wird hauptsächlich in der Behandlung von Depressionen und depressiven Phasen im Rahmen einer manisch-depressiven Erkrankung (bipolare affektive Störung) sowie bei der generalisierten Angststörung eingesetzt.

Venlafaxin hilft eventuell auch bei der Zwangsstörung, Panikstörung, Sozialphobie sowie bei einer „Aufmerksamkeitsdefizit-Hyperaktivitätsstörung" (ADHS) bei Kindern.

Wie schnell beginnt das Medikament zu wirken?

Venlafaxin verbessert Schlaf und Appetit und steigert den Antrieb ungefähr innerhalb einer Woche; die Verbesserung der depressiven Stimmungslage oder der Angstsymptome kann allerdings 2 bis 6 Wochen dauern. **Da Antidepressiva bis zu ihrem Wirkungseintritt Zeit brauchen, sollten Sie nie ohne Rücksprache mit Ihrem Arzt die Dosis erhöhen oder das Medikament einfach absetzen.** Eine Besserung bei Zwangsstörung, Panikstörungen und Sozialphobie tritt ebenfalls allmählich auf.

Wie lange sollte das Medikament eingenommen werden?

Es wird empfohlen, nach der ersten Phase einer Depression die antidepressive Behandlung für mindestens ein Jahr fortzuführen; dadurch wird das Risiko eines Rückfalls gesenkt. Danach wird der Arzt die Dosis langsam vermindern und beobachten, ob depressive Symptome auftreten. Ist dies nicht der Fall, kann die Medikamenteneinnahme allmählich beendet werden.

Bei manchen Patienten, die bereits mehrere depressive Episoden erlitten haben, sollte das Medikament auf unbestimmte Zeit weitergegeben werden.

Eine Langzeitbehandlung wird manchmal für die generalisierte Angststörung, Zwangserkrankung, die Panikstörung und die Bulimie empfohlen.

Nebenwirkungen

Alle Arzneimittel können auch unerwünschte Wirkungen haben. Meist sind sie nicht schwerwiegend und treten auch nicht bei allen Behandelten auf. Die meisten Nebenwirkungen bessern sich mit der Zeit oder verschwinden ganz. Sollte eine Nebenwirkung länger bestehen, sprechen Sie mit Ihrem Arzt über geeignete Maßnahmen.

Häufige Nebenwirkungen, die Sie Ihrem Arzt beim nächsten Besuch mitteilen sollten:

- Antriebssteigerung oder Erregung: Einige Menschen können sich für einige Tage nach dem Beginn der Behandlung nervös fühlen oder Schlafstörungen bekommen. Teilen Sie dies Ihrem Arzt mit; er wird Ihnen eventuell raten, die Medikamente morgens einzunehmen.
- Kopfschmerzen: Diese treten in der Regel nur vorübergehend auf und können bei Bedarf mit Schmerzmitteln (Aspirin®, Paracetamol) behandelt werden.
- Übelkeit oder Sodbrennen: Nehmen Sie Ihre Medikamente zusammen mit den Mahlzeiten ein.
- Mundtrockenheit: Saure Bonbons und zuckerfreies Kaugummi können die Speichelproduktion anregen. Versuchen Sie, süße, kalorienhaltige Getränke zu vermeiden. Trinken Sie Wasser und putzen Sie Ihre Zähne regelmäßig.
- Verstopfung: Nehmen Sie mehr Ballaststoffe (z. B. Salate, Weizenkleie) und viel Flüssigkeit zu sich. In schwereren Fällen kann ein Abführmittel notwendig sein. Wenn dies nicht hilft, sollten Sie Ihren Arzt oder Apotheker um Rat fragen.
- Schwitzen: Eventuell schwitzen Sie mehr als gewöhnlich; häufiges Duschen, Deodorants und Talkum-Puder können hilfreich sein.
- Blutdruckerhöhung: Durch dieses Medikament kann eine leichte Blutdruckerhöhung hervorgerufen werden. Falls Sie Medikamente gegen zu hohen Blutdruck einnehmen, sprechen Sie darüber mit Ihrem Arzt, da diese Medikamente eventuell neu eingestellt werden müssen.
- Sexuelle Störungen: Sprechen Sie darüber mit Ihrem Arzt.

Seltene Nebenwirkungen, bei deren Auftreten Sie **sofort** Ihren Arzt verständigen sollten:

- Anhaltende, sehr starke Kopfschmerzen
- Halsschmerzen, Mundschleimhautentzündungen oder gestörte Wundheilung
- Hautausschlag oder Juckreiz, Gesichtsschwellung

Aus: Bandelow, B., Bleich, S. & Kropp, S.: Handbuch Psychopharmaka   © 2004 Hogrefe-Verlag, Göttingen

- Übelkeit, Erbrechen, Appetitverlust, Antriebsmangel, Schwäche, Fieber oder grippeähnliche Symptome
- Gelbliche Verfärbung der Augen oder der Haut; dunkel gefärbter Urin
- Kribbelgefühl in den Händen oder Füßen, schwere Muskelzuckungen
- Schwere Unruhe oder Erregung
- Umschlag der Stimmung (Glücksgefühle, Erregung, Reizbarkeit, sehr kurze Schlafdauer)

Benachrichtigen Sie Ihren Arzt **so früh wie möglich**, falls Ihre Periode ausbleibt oder Sie eine **Schwangerschaft** vermuten.

Was sollten Sie tun, wenn Sie eine Medikamenteneinnahme vergessen haben?

Wenn Sie Ihre Gesamtdosis des Medikaments normalerweise morgens einnehmen und dies länger als 6 Stunden vergessen haben, NEHMEN SIE NICHT am nächsten Morgen die vergessene Dosis ein, sondern setzen Sie Ihren Einnahmeplan am nächsten Tag regulär fort.

Wenn Sie das Medikament normalerweise auf mehrere Dosen am Tag verteilt einnehmen und eine davon vergessen haben, nehmen Sie die vergessene Dosis dann ein, wenn Sie sich daran erinnern, und setzen dann Ihren normalen Einnahmeplan fort.

Wechselwirkungen mit anderen Medikamenten

Da Antidepressiva die Wirkung anderer Medikamente beeinträchtigen oder ihrerseits durch andere Medikamente beeinflusst werden können, teilen Sie die zusätzliche Einnahme von anderen Medikamenten Ihrem Arzt oder Apotheker mit.

Informieren Sie jeden Arzt oder Zahnarzt, den Sie aufsuchen, dass Sie ein Antidepressivum einnehmen. einschließlich der nicht-rezeptpflichtigen Medikamente wie z. B. Grippemittel.

Vorsichtsmaßnahmen

1. Steigern oder verringern Sie Ihre Dosis nicht ohne Rücksprache mit Ihrem Arzt.
2. Dieses Medikament kann das Reaktionsvermögen so weit verändern, dass die Fähigkeit zur aktiven Teilnahme am Straßenverkehr, zum Bedienen von Maschinen oder zum Arbeiten ohne sicheren Halt beeinträchtigt wird. Vermeiden Sie diese Tätigkeiten, wenn Sie sich müde oder verlangsamt fühlen.
3. Dieses Medikament verstärkt die Wirkung von Alkohol, so dass sich Symptome wie Müdigkeit, Schwindel und Verwirrtheit verstärken können.
4. Beenden Sie nicht plötzlich die Medikamenteneinnahme, da dies zu Entzugssymptomen wie Muskelschmerzen, Schüttelfrost, Kribbelgefühlen in Händen und Füßen, Übelkeit, Erbrechen und Müdigkeit führen kann.
5. Berichten Sie Ihrem Arzt über auffällige Veränderungen Ihrer Stimmung oder Ihres Verhaltens.
6. Da dieses Medikament mit Medikamenten, die Ihr Zahnarzt Ihnen verschreibt, in Wechselwirkung treten kann, teilen Sie ihm den Namen Ihres Medikamentes mit.
7. Bewahren Sie Ihre Medikamente in einem sauberen, trockenen Raum bei Zimmertemperatur auf. Arzneimittel für Kinder unzugänglich aufbewahren.

Zögern Sie nicht, Ihren Arzt oder Apotheker anzusprechen, wenn Sie Fragen zu Ihrem Medikament haben.

Patienteninformation: Reboxetin

Der Name Ihres Medikaments lautet _____ .
Es wird als selektiver Noradrenalinwiederaufnahmehemmer bezeichnet.

Anwendung

Reboxetin wird in der Behandlung von Depressionen und depressiven Phasen im Rahmen einer manisch-depressiven Erkrankung (bipolare affektive Störung) eingesetzt.

Wie schnell beginnt das Medikament zu wirken?

Reboxetin verbessert Schlaf, Appetit und Antrieb ungefähr innerhalb einer Woche; die Verbesserung der depressiven Stimmungslage kann allerdings 2 bis 6 Wochen dauern. **Da Antidepressiva bis zu ihrem Wirkungseintritt Zeit brauchen, sollten Sie nie ohne Rücksprache mit Ihrem Arzt die Dosierung erhöhen oder das Medikament einfach absetzen.**

Wie lange sollte das Medikament eingenommen werden?

Es wird empfohlen, nach der ersten Phase einer Depression die antidepressive Behandlung für mindestens ein Jahr fortzuführen; dadurch wird das Risiko eines Rückfalls gesenkt. Danach wird der Arzt die Dosierung langsam reduzieren und beobachten, ob depressive Symptome auftreten. Ist dies nicht der Fall, kann die Medikamenteneinnahme allmählich beendet werden.
Bei manchen Patienten, die bereits mehrere depressive Episoden erlitten haben, sollte das Medikament auf unbestimmte Zeit weitergegeben werden.

Nebenwirkungen

Alle Arzneimittel können auch unerwünschte Wirkungen haben. Meist sind sie nicht schwerwiegend und treten auch nicht bei allen Behandelten auf. Die meisten Nebenwirkungen bessern sich mit der Zeit oder verschwinden ganz. Sollte eine Nebenwirkung länger bestehen, sprechen Sie mit Ihrem Arzt über geeignete Maßnahmen.

Häufige Nebenwirkungen, die Sie Ihrem Arzt beim nächsten Besuch mitteilen sollten:
- Schlaflosigkeit (Nehmen Sie die letzte Dosis nicht nach 17:00 Uhr ein).
- Mundtrockenheit: Saure Bonbons und zuckerfreies Kaugummi können die Speichelproduktion anregen. Versuchen Sie, süße, kalorienhaltige Getränke zu vermeiden. Trinken Sie Wasser und putzen Sie Ihre Zähne regelmäßig.
- Verstopfung: hier kann ballaststoffhaltige Nahrung (z. B. Salate, Weizenkleie) helfen. Außerdem sollten Sie viel trinken. In schwereren Fällen kann ein Abführmittel notwendig sein. Wenn dies nicht hilft, sollten Sie Ihren Arzt oder Apotheker um Rat fragen.
- Schwitzen: Eventuell schwitzen Sie mehr als gewöhnlich; häufiges Duschen, Deodorants und Talkum-Puder können hilfreich sein.
- Herzrasen
- Schwindel: Stehen Sie langsam aus dem Liegen oder Sitzen auf; hängen Sie Ihre Beine für ein paar Minuten über die Bettkante, bevor Sie aufstehen. Setzen Sie sich oder legen Sie sich hin, wenn der Schwindel bestehen bleibt oder Sie sich schwach fühlen.

Seltene Nebenwirkungen, bei deren Auftreten Sie **sofort** Ihren Arzt verständigen sollten:
- Beschwerden beim Wasserlassen

Benachrichtigen Sie Ihren Arzt **so früh wie möglich**, falls Ihre Periode ausbleibt oder Sie eine **Schwangerschaft** vermuten.

Was sollten Sie tun, wenn Sie eine Medikamenteneinnahme vergessen haben?

Wenn Sie Ihre Gesamtdosis des Medikaments normalerweise morgens einnehmen und dies länger als 6 Stunden vergessen haben, NEHMEN SIE NICHT am nächsten Morgen die vergessene Dosis ein, sondern setzen Sie Ihren Einnahmeplan am nächsten Tag regulär fort.
Wenn Sie das Medikament normalerweise auf mehrere Dosen am Tag verteilt einnehmen und eine davon vergessen haben, nehmen Sie die vergessene Dosis dann ein, wenn Sie sich daran erinnern und setzen dann Ihren normalen Einnahmeplan fort.

Aus: Bandelow, B., Bleich, S. & Kropp, S.: Handbuch Psychopharmaka
© 2004 Hogrefe-Verlag, Göttingen

Wechselwirkungen mit anderen Medikamenten

Da Antidepressiva die Wirkung anderer Medikamente beeinträchtigen oder ihrerseits durch andere Medikamente beeinflusst werden können, teilen Sie die zusätzliche Einnahme von anderen Medikamenten mit Ihrem Arzt oder Apotheker mit, einschließlich der nicht-rezeptpflichtigen Medikamente wie z. B. Grippemittel. Informieren Sie jeden Arzt oder Zahnarzt, den Sie aufsuchen, dass Sie ein Antidepressivum einnehmen.

Vorsichtsmaßnahmen

1. Steigern oder verringern Sie Ihre Dosis nicht ohne Rücksprache mit Ihrem Arzt.

2. Obwohl Reboxetin nicht müde macht, kann es u.U. das Reaktionsvermögen so weit verändern, dass die Fähigkeit zur aktiven Teilnahme am Straßenverkehr, zum Bedienen von Maschinen oder zum Arbeiten ohne sicheren Halt beeinträchtigt wird. Vermeiden Sie diese Tätigkeiten, wenn Sie sich müde oder verlangsamt fühlen.

3. Da dieses Medikament mit Medikamenten, die Ihr Zahnarzt Ihnen verschreibt, in Wechselwirkung treten kann, teilen Sie ihm den Namen Ihres Medikamentes mit.

4. Bewahren Sie Ihre Medikamente in einem sauberen, trockenen Raum bei Zimmertemperatur auf. Arzneimittel für Kinder unzugänglich aufbewahren.

Zögern Sie nicht, Ihren Arzt oder Apotheker anzusprechen, wenn Sie Fragen zu Ihrem Medikament haben.

Patienteninformation: Trizyklische Antidepressiva

Der Name Ihres Medikaments lautet _____ .

Anwendung

Trizyklische Antidepressiva werden hauptsächlich in der Behandlung der schweren Depression und der Depression im Rahmen einer manisch-depressiven Erkrankung (bipolaren Störung) eingesetzt.

Einige Medikamente dieser Klasse sind auch bei verschiedenen anderen Erkrankungen wie der Zwangsstörung, Panikstörung, generalisierten Angststörung, Bulimie, der Behandlung chronischer Schmerzzustände (z. B. Migräne) und bei Bettnässen wirksam.

Wie schnell beginnt das Medikament zu wirken?

Antidepressiva verbessern Schlaf und Appetit und steigern den Antrieb ungefähr innerhalb einer Woche. Die Verbesserung der depressiven Stimmungslage kann allerdings 2 bis 6 Wochen dauern.

Besserungen bei Zwangsstörung, Panikstörung, generalisierter Angststörung, Bulimie, Schmerzen und Bettnässen treten ebenfalls allmählich auf.

Wie lange sollte das Medikament eingenommen werden?

Es wird empfohlen, nach der ersten Phase einer Depression die antidepressive Behandlung für mindestens ein Jahr fortzuführen; dadurch wird das Risiko eines Rückfalls gesenkt. Danach wird der Arzt die Dosis langsam vermindern und beobachten, ob depressive Symptome auftreten. Ist dies nicht der Fall, kann die Medikamenteneinnahme allmählich beendet werden.

Bei manchen Patienten, die bereits mehrere depressive Phasen erlitten haben, sollte die Medikation auf unbestimmte Zeit weitergegeben werden.

Eine Langzeitbehandlung wird oft für die Zwangsstörung, Panikstörung und Bulimie sowie für die Therapie von Schmerzen und Bettnässen empfohlen.

Nebenwirkungen

Alle Arzneimittel können auch unerwünschte Wirkungen haben. Meist sind sie nicht schwerwiegend und treten auch nicht bei allen Behandelten auf. Die meisten Nebenwirkungen bessern sich mit der Zeit oder verschwinden ganz. Sollte eine Nebenwirkung länger bestehen, sprechen Sie mit Ihrem Arzt über geeignete Maßnahmen.

Häufige Nebenwirkungen, die Sie Ihrem Arzt beim nächsten Besuch mitteilen sollten:

- Müdigkeit und Antriebsmangel: Diese Symptome bessern sich mit der Zeit. Sie können durch andere Medikamente, die ebenfalls müde machen, verstärkt werden. Bleibt die Müdigkeit länger bestehen, vermeiden Sie Tätigkeiten wie Autofahren oder Bedienen gefährlicher Maschinen.
- Antriebssteigerung oder Erregung: Einige Menschen können sich für einige Tage nach dem Beginn der Behandlung nervös fühlen oder Schlafschwierigkeiten bekommen. Teilen Sie dies Ihrem Arzt mit; er wird Ihnen eventuell raten, die Medikamente morgens einzunehmen.
- Verschwommensehen: Dies tritt üblicherweise zu Beginn der Behandlung auf und ist meistens vorübergehend. Das Lesen kann durch helles Licht oder größere Leseentfernung verbessert werden; eventuell kann auch ein Vergrößerungsglas genutzt werden. Fragen Sie Ihren Arzt, falls das Problem fortbesteht.
- Mundtrockenheit: Saure Bonbons und zuckerfreies Kaugummi können die Speichelproduktion anregen; versuchen Sie, süße, kalorienhaltige Getränke zu vermeiden. Trinken Sie Wasser und putzen Sie Ihre Zähne regelmäßig.
- Verstopfung: hier kann ballaststoffhaltige Nahrung (z. B. Salate, Weizenkleie) helfen. Außerdem sollten Sie viel trinken. In schwereren Fällen kann ein Abführmittel notwendig sein. Wenn dies nicht hilft, sollten Sie Ihren Arzt oder Apotheker um Rat fragen.
- Kopfschmerzen: Diese treten in der Regel nur vorübergehend auf und können bei Bedarf mit Schmerzmitteln (Aspirin®, Paracetamol) behandelt werden.
- Übelkeit oder Sodbrennen: Nehmen Sie Ihre Medikamente zusammen mit den Mahlzeiten ein.
- Schwindel: Stehen Sie langsam aus dem Liegen oder Sitzen auf; hängen Sie Ihre Beine für ein paar Minuten über die Bettkante, bevor Sie aufstehen. Setzen Sie sich oder legen Sie sich hin, wenn der Schwindel bestehen bleibt oder Sie sich schwach fühlen. Wenn der Schwindel nicht besser wird, benachrichtigen Sie Ihren Arzt.

Aus: Bandelow, B., Bleich, S. & Kropp, S.: Handbuch Psychopharmaka   © 2004 Hogrefe-Verlag, Göttingen

- Schwitzen: Eventuell schwitzen Sie mehr als gewöhnlich; häufiges Duschen, Deodorants und Talkum-Puder können hilfreich sein.
- Muskelzittern, -zucken: Sprechen Sie mit Ihrem Arzt, da dies eine Dosisanpassung erforderlich machen kann.
- Sexuelle Störungen: Sprechen Sie darüber mit Ihrem Arzt.
- Alpträume: Nehmen Sie das Medikament nicht nach 17:00 Uhr ein.

Seltene Nebenwirkungen, bei deren Auftreten Sie **sofort** Ihren Arzt verständigen sollten, können sein:

- Halsschmerzen, Mundschleimhautentzündungen oder gestörte Wundheilung
- Hautausschlag oder Juckreiz, Gesichtsschwellung
- Übelkeit, Erbrechen, Appetitverlust, Antriebsmangel, Schwäche, Fieber oder grippeähnliche Symptome
- Gelbliche Verfärbung der Augen oder der Haut; dunkel gefärbter Urin
- Harnverhalt (länger als 24 Stunden)
- Stuhlverhalt (länger als 2 bis 3 Tage)
- Kribbelgefühle in den Händen oder Füßen, schwere Muskelzuckungen
- Umschlag der Stimmung (Glücksgefühle, Erregung, Reizbarkeit, sehr kurze Schlafdauer)

Benachrichtigen Sie Ihren Arzt **so früh wie möglich**, falls Ihre Periode ausbleibt oder wenn Sie eine **Schwangerschaft** vermuten.

Was sollten Sie tun, wenn Sie eine Medikamenteneinnahme vergessen haben?

Wenn Sie Ihre Gesamtdosis des Antidepressivums normalerweise abends einnehmen und dies einmal vergessen haben, nehmen Sie nicht am nächsten Morgen die vergessene Dosis ein, sondern setzen Sie Ihren Einnahmeplan den nächsten Tag regulär fort.

Wenn Sie das Medikament normalerweise auf mehrere Dosen am Tag verteilt einnehmen und eine davon vergessen haben, nehmen Sie die vergessene Dosis dann ein, wenn Sie sich daran erinnern, und setzen dann Ihren normalen Einnahmeplan fort.

Wechselwirkungen mit anderen Medikamenten

Da Antidepressiva die Wirkung anderer Medikamente beeinträchtigen oder ihrerseits durch andere Medikamente beeinflusst werden können, besprechen Sie die zusätzliche Einnahme von anderen Medikamenten, einschließlich der nicht-rezeptpflichtigen Medikamente wie z. B. Grippemittel, mit Ihrem Arzt oder Apotheker. Informieren Sie jeden Arzt oder Zahnarzt, den Sie aufsuchen, dass Sie ein Antidepressivum einnehmen.

Vorsichtsmaßnahmen

1. Steigern oder verringern Sie Ihre Dosis nicht ohne Rücksprache mit Ihrem Arzt.
2. Nehmen Sie Ihr Medikament zusammen mit Mahlzeiten oder Wasser, Milch, Orangen- oder Apfelsaft ein. Vermeiden Sie Grapefruitsaft, da dadurch die Wirkung des Medikamentes abgeschwächt werden kann.
3. Dieses Medikament kann das Reaktionsvermögen so weit verändern, dass die Fähigkeit zur aktiven Teilnahme am Straßenverkehr, zum Bedienen von Maschinen oder zum Arbeiten ohne sicheren Halt beeinträchtigt wird. Vermeiden Sie diese Tätigkeiten, wenn Sie sich müde oder verlangsamt fühlen. Dieses Medikament verstärkt die Wirkung von Alkohol, so dass sich Symptome wie Müdigkeit, Schwindel und Verwirrtheit verstärken können.
4. Vermeiden Sie es, sich extremer Hitze und Feuchtigkeit (z. B. Sauna) auszusetzen, da durch das Medikament die Temperaturregulationsfähigkeit des Körpers gestört werden kann.
5. Beenden Sie nicht plötzlich Ihre Medikamenteneinnahme, da dies zu Entzugssymptomen wie Muskelschmerzen, Schüttelfrost, Kribbelgefühl in Händen und Füßen, Übelkeit, Erbrechen und Müdigkeit führen kann.
6. Berichten Sie Ihrem Arzt über auffällige Veränderungen Ihrer Stimmung oder Ihres Verhaltens.
7. Da dieses Medikament mit Medikamenten, die Ihr Zahnarzt Ihnen verordnet, in Wechselwirkung treten kann, teilen Sie ihm den Namen Ihres Medikamentes mit.
8. Bewahren Sie Ihre Medikamente in einem sauberen, trockenen Raum bei Zimmertemperatur auf. Arzneimittel für Kinder unzugänglich aufbewahren.

Zögern Sie nicht, Ihren Arzt oder Apotheker anzusprechen, wenn Sie Fragen zu Ihrem Medikament haben.

Patienteninformation: Mirtazapin

Der Name Ihres Medikaments lautet _____ .

Es wird als NaSSA (Noradrenalin- und spezifischer Serotoninantagonist) bezeichnet.

Anwendung

Mirtazapin wird in der Behandlung von Depressionen und depressiven Phasen im Rahmen einer manisch-depressiven Erkrankung (bipolaren affektiven Störung) eingesetzt.

Wie schnell beginnt das Medikament zu wirken?

Mirtazapin verbessert Schlaf, Appetit und Antrieb ungefähr innerhalb einer Woche; die Verbesserung der depressiven Stimmungslage kann allerdings 2 bis 6 Wochen dauern. **Da Antidepressiva bis zu ihrem Wirkungseintritt Zeit brauchen, sollten Sie nie ohne Rücksprache mit Ihrem Arzt die Dosierung erhöhen oder das Medikament einfach absetzen.**

Wie lange sollte das Medikament eingenommen werden?

Es wird empfohlen, nach der ersten Phase einer Depression die antidepressive Behandlung für mindestens ein Jahr fortzuführen; dadurch wird das Risiko eines Rückfalls gesenkt. Danach wird der Arzt die Dosierung langsam reduzieren und beobachten, ob depressive Symptome auftreten. Ist dies nicht der Fall, kann die Medikamenteneinnahme allmählich beendet werden.

Bei manchen Patienten, die bereits mehrere depressive Episoden erlitten haben, sollte das Medikament auf unbestimmte Zeit weitergegeben werden.

Nebenwirkungen

Alle Arzneimittel können auch unerwünschte Wirkungen haben. Meist sind sie nicht schwerwiegend und treten auch nicht bei allen Behandelten auf. Die meisten Nebenwirkungen bessern sich mit der Zeit oder verschwinden ganz.

Sollte eine Nebenwirkung länger bestehen, sprechen Sie mit Ihrem Arzt über geeignete Maßnahmen.

Häufige Nebenwirkungen, die Sie Ihrem Arzt beim nächsten Besuch mitteilen sollten:
- Müdigkeit oder Benommenheit (Sie sollten nicht die Dosis verringern, ohne den Arzt zu fragen, da dadurch die Wirkung in Frage gestellt werden kann, ohne dass die Müdigkeit geringer wird)
- Mundtrockenheit: Saure Bonbons und zuckerfreies Kaugummi können die Speichelproduktion anregen. Versuchen Sie, süße, kalorienhaltige Getränke zu vermeiden. Trinken Sie Wasser und putzen Sie Ihre Zähne regelmäßig.
- Verstärkter Appetit oder Gewichtszunahme: Achten Sie darauf, nicht unkontrolliert zu essen. Versuchen Sie, Nahrungsmittel mit hohem Kohlehydrat- oder Fettgehalt zu vermeiden (z. B. Kuchen und Süßwaren).

Seltene Nebenwirkungen, bei deren Auftreten Sie **sofort** Ihren Arzt verständigen sollten:
- Umschlag der Stimmung mit Glücksgefühlen, Erregung oder Reizbarkeit oder eine sehr kurze Schlafdauer
- „Blackouts" oder Krampfanfälle
- Muskelzuckungen
- Schwellungen z. B. der Füße und damit verbundene Gewichtszunahme
- Halsschmerzen, Mundschleimhautentzündungen oder gestörte Wundheilung
- Hautausschlag oder Juckreiz, Gesichtsschwellung
- Gelbliche Verfärbung der Augen oder der Haut; dunkel gefärbter Urin

Benachrichtigen Sie Ihren Arzt **so früh wie möglich**, falls Ihre Periode ausbleibt oder Sie eine **Schwangerschaft** vermuten.

Was sollten Sie tun, wenn Sie eine Medikamenteneinnahme vergessen haben?

Wenn Sie Ihre Gesamtdosis des Medikaments normalerweise morgens einnehmen und dies länger als 6 Stunden vergessen haben, NEHMEN SIE NICHT am nächsten Morgen die vergessene Dosis ein, sondern setzen Sie Ihren Einnahmeplan am nächsten Tag regulär fort.

Aus: Bandelow, B., Bleich, S. & Kropp, S.: Handbuch Psychopharmaka

Wenn Sie das Medikament normalerweise auf mehrere Dosen am Tag verteilt einnehmen und eine davon vergessen haben, nehmen Sie die vergessene Dosis dann, wenn Sie sich daran erinnern und setzen dann Ihren normalen Einnahmeplan fort.

Wechselwirkungen mit anderen Medikamenten

Da Antidepressiva die Wirkung anderer Medikamente beeinträchtigen oder ihrerseits durch andere Medikamente beeinflusst werden können, teilen Sie die zusätzliche Einnahme von anderen Medikamenten mit Ihrem Arzt oder Apotheker mit, einschließlich der nicht-rezeptpflichtigen Medikamente wie z. B. Grippemittel. Informieren Sie jeden Arzt oder Zahnarzt, den Sie aufsuchen, dass Sie ein Antidepressivum einnehmen.

Vorsichtsmaßnahmen

1. Steigern oder verringern Sie Ihre Dosis nicht ohne Rücksprache mit Ihrem Arzt.

2. Dieses Medikament kann das Reaktionsvermögen so weit verändern, dass die Fähigkeit zur aktiven Teilnahme am Straßenverkehr, zum Bedienen von Maschinen oder zum Arbeiten ohne sicheren Halt beeinträchtigt wird. Vermeiden Sie diese Tätigkeit, wenn Sie sich müde oder verlangsamt fühlen.
3. Dieses Medikament verstärkt die Wirkung von Alkohol, so dass sich Symptome wie Müdigkeit, Schwindel und Verwirrtheit verstärken können.
4. Beenden Sie nicht plötzlich die Medikamenteneinnahme, da dies zu Entzugssymptomen wie Schwindel, Kopfschmerzen oder Unwohlsein führen kann.
5. Berichten Sie Ihrem Arzt über ungewöhnliche Stimmungs- oder Verhaltensänderungen.
6. Da dieses Medikament mit Medikamenten, die Ihr Zahnarzt Ihnen verschreibt, in Wechselwirkung treten kann, teilen Sie ihm den Namen Ihres Medikamentes mit.
7. Bewahren Sie Ihre Medikamente in einem sauberen, trockenen Raum bei Zimmertemperatur auf. Arzneimittel für Kinder unzugänglich aufbewahren.

Zögern Sie nicht, Ihren Arzt oder Apotheker anzusprechen, wenn Sie Fragen zu Ihrem Medikament haben.

Patienteninformation: Trazodon

Der Name Ihres Medikaments lautet _____ .

Anwendung

Trazodon ist ein Mittel zur Behandlung von Depressionen bzw. von depressiven Phasen innerhalb einer manisch-depressiven Erkrankung (auch „bipolare affektive Störung" genannt). Das Mittel kann auch bei anderen Erkrankungen, wie z. B. bei „Dysthymie" (langanhaltende, leichtere depressive Verstimmung), beim prämenstruellen Syndrom oder bei impulsiven Verhaltensstörungen angewendet werden, obwohl es nicht für diese Anwendungen zugelassen ist.

Wann tritt die Wirkung des Medikaments ein?

Antidepressiva können Schlafstörungen, Appetitverlust oder Energiemangel innerhalb einer Woche bessern. Allerdings kann es sein, dass sich die Depression erst nach 2 bis 6 Wochen bessert. Da die Wirkung der Antidepressiva erst nach einigen Wochen einsetzt, sollten Sie niemals die Dosis vermindern, erhöhen oder das Medikament absetzen, ohne dies vorher mit Ihrem Arzt besprochen zu haben. Auch die Besserung der Symptome eines prämenstruellen Syndroms oder der impulsiven Verhaltensstörung tritt erst nach und nach ein.

Wie lange sollten Sie Ihr Medikament einnehmen?

Es wird empfohlen, dass die Antidepressiva nach einer ersten depressiven Episode für mindestens ein Jahr weitergenommen werden. Dadurch sinkt das Risiko, dass die Krankheit erneut auftritt. Der Arzt wird dann die Dosis langsam vermindern und genau überwachen, ob Symptome einer Depression wieder auftauchen. Wenn dies nicht der Fall ist, kann das Mittel abgesetzt werden. Bei manchen Patienten, die sehr viele depressive Episoden hatten, werden die Antidepressiva manchmal über Jahre verordnet.

Nebenwirkungen

Alle Arzneimittel können auch unerwünschte Wirkungen haben. Meist sind sie nicht schwerwiegend und treten auch nicht bei allen Behandelten auf. Die meisten Nebenwirkungen bessern sich mit der Zeit oder verschwinden ganz.

Sollte eine Nebenwirkung länger bestehen, sprechen Sie mit Ihrem Arzt über geeignete Maßnahmen.

Die folgenden **häufig oder gelegentlich** auftretenden Nebenwirkungen sollten Sie mit Ihrem Arzt beim nächsten Besuch besprechen:
- Schläfrigkeit, Antriebsarmut: Diese Symptome bessern sich mit der Zeit. Wenn Sie noch andere Medikamente einnehmen, die müde machen, wird es zu einer gegenseitigen Verstärkung dieser Wirkung kommen. Das Medikament kann das Reaktionsvermögen so weit verändern, dass die Fähigkeit zur aktiven Teilnahme am Straßenverkehr, zum Bedienen von Maschinen oder zum Arbeiten ohne sicheren Halt beeinträchtigt wird.
- Antriebssteigerung oder Unruhe: Manche Patienten fühlen sich nach der Tabletteneinnahme nervös und haben Schwierigkeiten einzuschlafen.
- Kopfschmerzen: Diese treten nur zeitweilig auf und können durch Kopfschmerzmittel (z. B. Aspirin®) behandelt werden, wenn es notwendig erscheint.
- Übelkeit oder Magenbeschwerden: Wenn diese Symptome auftreten, sollten Sie das Medikament mit der Nahrung einnehmen.
- Muskelzittern oder Muskelzuckungen: teilen Sie dies Ihrem Arzt mit, denn möglicherweise muss die Dosis reduziert werden.
- Sexuelle Störungen (selten): besprechen Sie dieses Problem mit Ihrem Arzt.
- Mundtrockenheit: saure Lutschbonbons und zuckerfreies Kaugummi können den Speichelfluss fördern. Vermeiden Sie süße, stark kalorienhaltige Getränke. Trinken Sie öfter einen kleinen Schluck Wasser und putzen Sie sich die Zähne regelmäßig.
- Appetitverlust

Seltene Nebenwirkungen, die Sie Ihrem Arzt **sofort** mitteilen sollten:
- Mundschleimhautentzündungen
- Ausschlag, Juckreiz, geschwollenes Gesicht
- Ungewöhnliches Auftreten von blauen Flecken oder Blutungen
- Übelkeit, Erbrechen, Appetitverlust, Antriebsarmut, Schwäche, Fieber oder grippeähnliche Symptome
- Gelbliche Verfärbung der Augen oder der Haut, dunkler Urin
- Kribbelgefühle in den Händen und Füßen, starke Muskelzuckungen
- Starke Unruhe oder Erregung
- Umschlag der Stimmung (Glücksgefühle, Erregung, Reizbarkeit, sehr kurze Schlafdauer)
- langanhaltende und ungewöhnliche Peniserektionen

Aus: Bandelow, B., Bleich, S. & Kropp, S.: Handbuch Psychopharmaka   © 2004 Hogrefe-Verlag, Göttingen

Vorsichtsmaßnahmen

1. Erhöhen oder vermindern Sie niemals die Dosis, ohne Ihren Arzt zu fragen.
2. Nehmen Sie das Arzneimittel mit den Mahlzeiten oder mit Wasser, Milch, Orangen- oder Apfelsaft ein. Vermeiden Sie Grapefruitsaft, da er die Wirkung des Medikaments beeinflussen kann.
3. Das Medikament kann das Reaktionsvermögen so weit verändern, dass die Fähigkeit zur aktiven Teilnahme am Straßenverkehr, zum Bedienen von Maschinen oder zum Arbeiten ohne sicheren Halt beeinträchtigt wird.
4. Dieses Medikament kann die Wirkung von Alkohol verstärken, wodurch Schläfrigkeit, Schwindelgefühl oder Benommenheit noch verstärkt werden können.
5. Setzen Sie das Medikament nicht plötzlich ab, da es sonst zu Absetzsymptomen kommen kann, wie Muskelschmerzen, Kälteschauern, Kribbelgefühlen in den Händen oder Füßen, Übelkeit, Erbrechen oder Schwindel.
6. Teilen Sie Ihrem Arzt alle Veränderungen Ihrer Stimmung oder Ihres Verhaltens mit.
7. Dieses Medikament kann mit anderen Medikamenten, die Ihr Zahnarzt Ihnen verschreibt, Wechselwirkungen haben. Teilen Sie daher auch Ihrem Zahnarzt mit, welches Medikament Sie einnehmen.
8. Bewahren Sie Ihr Medikament an einem sauberen und trockenen Ort bei Raumtemperatur auf. Arzneimittel für Kinder unzugänglich aufbewahren.

Wenn Sie Fragen zu diesem Medikament haben, zögern Sie bitte nicht, Ihren Arzt oder Apotheker zu fragen.

Benachrichtigen Sie Ihren Arzt **so früh wie möglich**, falls Ihre Periode ausbleibt oder Sie eine **Schwangerschaft** vermuten.

Was sollten Sie tun, wenn Sie einmal die Einnahme Ihres Medikamentes vergessen haben?

Wenn Sie vergessen haben, Ihr Medikament morgens einzunehmen und es auch in den nächsten sechs Stunden nicht eingenommen haben, lassen Sie bitte die vergessene Gabe weg und fahren Sie am nächsten Tag mit dem üblichen Schema fort. **Bitte verdoppeln Sie nicht die Dosis.** Wenn Sie ein Arzneimittel mehrmals am Tag nehmen müssen, nehmen Sie bitte die vergessene Dosis dann ein, wenn Sie sich daran erinnern und setzen Sie das Schema regulär fort.

Wechselwirkungen mit anderen Medikamenten

Da Trazodon die Wirkung anderer Arzneimittel beeinflussen oder umgekehrt durch andere Arzneimittel beeinflusst werden kann, sprechen Sie bitte jedesmal mit Ihrem Arzt oder Apotheker, bevor Sie andere Medikamente einnehmen (einschließlich der rezeptfreien Medikamente). Sie sollten jeden Arzt oder Zahnarzt, den Sie aufsuchen, informieren, dass Sie ein Antidepressivum einnehmen.

Patienteninformation: Moclobemid

Der Name Ihres Medikaments lautet _____ .

Es handelt sich dabei um einen „reversiblen Hemmer der Monoaminooxidase A" (RIMA).

Anwendung

Moclobemid wird hauptsächlich in der Behandlung von schweren Depressionen und depressiven Phasen im Rahmen einer manisch-depressiven Erkrankung (bipolar-affektiven Störung) und Sozialphobie eingesetzt, außerdem bei Dysthymie und Frühjahr/Herbst-Depression.

Wie schnell beginnt das Medikament zu wirken?

Moclobemid verbessert Schlaf und Appetit und steigert den Antrieb ungefähr innerhalb einer Woche. Die Verbesserung der depressiven Stimmungslage kann allerdings 2 bis 6 Wochen dauern. Sie sollten daher nicht die Dosis verringern oder erhöhen oder das Medikament absetzen, ohne einen Arzt zu fragen. Besserungen bei Frühjahr/Herbst-Depression und Sozialphobie treten ebenfalls allmählich auf.

Wann sollte das Medikament eingenommen werden?

Moclobemid wird meistens zweimal täglich eingenommen, morgens und abends. Nehmen Sie das Medikament nach den Mahlzeiten ein, um das Auftreten von Nebenwirkungen zu vermeiden. Wenn Sie einmal eine Mahlzeit auslassen, sollten Sie das Medikament trotzdem einnehmen, aber danach für mindestens eine Stunde keine große Mahlzeit zu sich nehmen. Die letzte Einnahme sollte nicht nach 17:00 Uhr stattfinden.

Wie lange sollte das Medikament eingenommen werden?

Es wird empfohlen, nach der ersten Phase einer Depression die antidepressive Behandlung für mindestens ein Jahr fortzuführen; dadurch wird das Risiko eines Rückfalls gesenkt. Danach wird der Arzt die Dosis langsam vermindern und beobachten, ob wieder depressive Symptome auftreten; ist dies nicht der Fall, kann die Medikamenteneinnahme allmählich beendet werden.

Bei Kranken, die bereits mehrere depressive Episoden erlitten haben, sollte das Medikament auf unbestimmte Zeit weitergegeben werden.

Nebenwirkungen

Alle Arzneimittel können auch unerwünschte Wirkungen haben. Meist sind sie nicht schwerwiegend und treten auch nicht bei allen Behandelten auf. Die meisten Nebenwirkungen bessern sich mit der Zeit oder verschwinden ganz. Sollte eine Nebenwirkung länger bestehen, sprechen Sie mit Ihrem Arzt über geeignete Maßnahmen.

Häufige Nebenwirkungen, die Sie Ihrem Arzt beim nächsten Besuch mitteilen sollten:

- Antriebssteigerung oder Unruhe: Einige Menschen können sich für einige Tage nach dem Beginn der Behandlung nervös fühlen oder Schlafstörungen bekommen. Teilen Sie dies Ihrem Arzt mit. Er wird Ihnen eventuell raten, die Medikamente morgens und nachmittags (statt abends) einzunehmen.
- Kopfschmerzen: Diese treten in der Regel nur vorübergehend auf und können bei Bedarf mit Schmerzmitteln (Aspirin®, Paracetamol) behandelt werden. Falls die Kopfschmerzen andauern oder sehr beunruhigend sind, suchen Sie Ihren Arzt auf.
- Schwindel: Stehen Sie langsam aus dem Liegen oder Sitzen auf. Hängen Sie Ihre Beine für ein paar Minuten über die Bettkante, bevor Sie aufstehen. Setzen Sie sich oder legen Sie sich hin, wenn der Schwindel bestehen bleibt oder Sie sich schwach fühlen. Wenn der Schwindel sich nicht bessert, benachrichtigen Sie Ihren Arzt.
- Übelkeit oder Sodbrennen: Nehmen Sie das Medikament zusammen mit den Mahlzeiten ein.
- Schwitzen: Eventuell schwitzen Sie mehr als gewöhnlich. Häufiges Duschen, Deodorants und Talkum-Puder können hilfreich sein.

Seltene Nebenwirkungen, bei deren Auftreten Sie **sofort** Ihren Arzt verständigen sollten:

- Anhaltende, pulsierende Kopfschmerzen
- Halsschmerzen, Mundschleimhautentzündungen oder gestörte Wundheilung

Aus: Bandelow, B., Bleich, S. & Kropp, S.: Handbuch Psychopharmaka   © 2004 Hogrefe-Verlag, Göttingen

- Hautausschlag oder Juckreiz, Gesichtsschwellung
- Übelkeit, Erbrechen, Appetitverlust, Antriebsmangel, Schwäche, Fieber oder grippeähnliche Symptome
- Gelbliche Verfärbung der Augen oder der Haut; dunkel gefärbter Urin
- Schwere Unruhe oder Erregung
- Umschlag der Stimmung (Glücksgefühle, Erregung, Reizbarkeit, sehr kurze Schlafdauer)

Benachrichtigen Sie Ihren Arzt **so früh wie möglich,** falls Ihre Periode ausbleibt oder Sie eine **Schwangerschaft** vermuten.

Die Behandlung mit Moclobemid erfordert KEINE spezielle Diät, wie das bei anderen Monoaminoxidasehemmern nötig ist. Trotzdem sollten Sie das Essen großer Mengen alten überreifen Käses oder von Hefeextrakten vermeiden. Die Symptome einer Blutdrucksteigerung, die auftreten kann, zeigen sich meistens plötzlich. Achten Sie daher auf folgende Zeichen:

- Starke, pulsierende Kopfschmerzen, die am Hinterkopf beginnen und nach vorn ausstrahlen. Oft sind diese Kopfschmerzen von Übelkeit und Erbrechen begleitet
- Nackensteifheit
- Herzklopfen, schneller Herzschlag, Brustschmerzen
- Schwitzen, kalte und feuchte Haut
- Erweiterte Pupillen
- Plötzliches, unerklärliches Nasenbluten

Wenn diese Symptome auftreten, **benachrichtigen Sie sofort Ihren Arzt;** wenn Ihnen das nicht möglich ist, suchen Sie die Notfallabteilung des nächstgelegenen Krankenhauses auf.

Moclobemid sollte immer nach den Mahlzeiten eingenommen werden, um etwaige nahrungsabhängige Nebenwirkungen (wie z. B. Kopfschmerzen) zu vermeiden.

Was sollten Sie tun, wenn Sie eine Medikamenteneinnahme vergessen haben?

Wenn Sie die Gesamtdosis Ihres Antidepressivums morgens einnehmen und dies länger als 6 Stunden vergessen haben, überspringen Sie die vergessene Einnahme und setzen Sie Ihr normales Einnahmeschema am nächsten Tag fort. **Verdoppeln Sie nicht die Dosis.**

Wenn Sie das Medikament auf mehrere Dosen am Tag verteilt einnehmen und eine davon vergessen haben, nehmen Sie die vergessene dann ein, wenn Sie sich daran erinnern, und setzen dann Ihren normalen Einnahmeplan fort.

Wechselwirkungen mit anderen Medikamenten

Da Antidepressiva die Wirkung anderer Medikamente beeinträchtigen oder ihrerseits durch andere Medikamente beeinflusst werden können, teilen Sie die zusätzliche Einnahme von anderen Medikamenten Ihrem Arzt oder Apotheker mit, einschließlich der nicht-rezeptpflichtigen Medikamente wie z. B. Grippemittel. Informieren Sie jeden Arzt oder Zahnarzt, den Sie aufsuchen, dass Sie ein Antidepressivum einnehmen.

Vorsichtsmaßnahmen

1. Steigern oder verringern Sie Ihre Dosis nicht ohne Rücksprache mit Ihrem Arzt.
2. Beenden Sie nicht plötzlich Ihre Medikamenteneinnahme, da dies zu Entzugssymptomen wie Muskelschmerzen, Schüttelfrost, Kribbelgefühl in Händen und Füßen, Übelkeit, Erbrechen und Müdigkeit führen kann.
3. Berichten Sie Ihrem Arzt über auffällige Veränderungen Ihrer Stimmung oder Ihres Verhaltens.
4. Da dieses Medikament mit Medikamenten, die Ihr Zahnarzt Ihnen verordnet, in Wechselwirkung treten kann, teilen Sie ihm den Namen Ihres Medikamentes mit.
5. Bewahren Sie Ihre Medikamente in einem sauberen, trockenen Raum bei Zimmertemperatur auf. Arzneimittel für Kinder unzugänglich aufbewahren

Zögern Sie nicht, Ihren Arzt oder Apotheker anzusprechen, wenn Sie Fragen zu Ihrem Medikament haben.

Patienteninformation: Irreversibler Monoaminooxidase-Hemmer (MAOH) Tranylcypromin

Der Name Ihres Medikaments lautet _____ .

Anwendung

Ihr Medikament wird hauptsächlich bei Depressionen und bei depressiven Phasen einer manisch-depressiven Störung (bipolar-affektiven Erkrankung) eingesetzt. Es ist außerdem für die Behandlung atypischer Depressionen, sozialer Phobie, Dysthymie und Zwangserkrankungen geeignet.

Wie schnell beginnt das Medikament zu wirken?

MAO-Hemmer verbessern den Schlaf, den Appetit und den Antrieb schon meistens in der ersten Woche nach Einnahme. Der Einfluss auf die anderen Symptome einer Depression kann z. T. erst 2 bis 6 Wochen nach der ersten Einnahme des Medikamentes spürbar sein. Da Antidepressiva eine gewisse Zeit bis Wirkungseintritt benötigen, sollten Sie die eingenommene Dosis nicht ohne Rücksprache mit Ihrem behandelnden Arzt verändern oder die Medikament absetzen.
Die Besserung bei atypischen Depressionen, Panikstörungen und Zwangserkrankungen treten ebenfalls nach und nach ein.

Wie lange sollte das Medikament eingenommen werden?

Bei einer erstmals aufgetretenen Depression wird meist eine sechsmonatige Therapie empfohlen; dies verhindert in der Regel einen Rückfall. Danach wird Ihr Arzt die Dosis in der Regel langsam vermindern und gleichzeitig sorgfältig auf eventuell wiederkehrende Symptome einer Depression achten. Wenn diese nicht auftreten, kann das Medikament langsam absetzt werden. Patienten, die schon mehrere Depressionen durchgemacht haben, wird oft eine ständige Weiterbehandlung empfohlen. Die Langzeitbehandlung ist im Allgemeinen bei atypischen Depressionen, Angsterkrankungen oder sozialer Ängsten, bei Verstimmungen, Panikstörungen oder Zwangserkrankungen angezeigt.

Nebenwirkungen

Alle Arzneimittel können auch unerwünschte Wirkungen haben. Meist sind sie nicht schwerwiegend und treten auch nicht bei allen Behandelten auf. Die meisten Nebenwirkungen bessern sich mit der Zeit oder verschwinden ganz. Sollte eine Nebenwirkung länger bestehen, sprechen Sie mit Ihrem Arzt über geeignete Maßnahmen.

Häufige Nebenwirkungen, die Sie bei Ihrem nächsten Besuch mit Ihrem Arzt besprechen sollten:
- Müdigkeit und Antriebsmangel: Diese Symptome bessern sich meist mit der Zeit. Andere Medikamente, die müde machen, können bei gleichzeitiger Einnahme das Symptom verstärken. Fahren Sie kein Auto und bedienen Sie keine Maschinen, wenn die Müdigkeit anhält.
- Antriebssteigerung oder Unruhe: Manche Patienten fühlen sich in den ersten Tagen nervös oder haben Schlafstörungen. Teilen Sie dies Ihrem Arzt mit. Eventuell wird er Ihnen empfehlen, die Medikation eher morgens oder nachmittags als abends einzunehmen.
- Kopfschmerzen: Diese treten in der Regel nur vorübergehend auf und können bei Bedarf mit Schmerzmitteln (Aspirin®, Paracetamol) behandelt werden. Sollten die Kopfschmerzen nicht zurückgehen oder Sie stark beeinträchtigen, wenden Sie sich an Ihren Arzt.
- Schwindel: Stehen Sie langsam aus dem Liegen oder Sitzen auf. Bleiben Sie einige Zeit an der Bettkante sitzen, bevor Sie aufstehen. Setzen Sie sich oder legen Sie sich hin, wenn der Schwindel bestehen bleibt oder Sie sich schwach fühlen. Wenn der Schwindel nicht besser wird, benachrichtigen Sie Ihren Arzt.
- Übelkeit oder Sodbrennen: Nehmen Sie Ihre Medikamente zusammen mit den Mahlzeiten ein.
- Mundtrockenheit: Saure Bonbons und zuckerfreies Kaugummi können die Speichelproduktion anregen. Versuchen Sie, süße, kalorienhaltige Getränke zu vermeiden. Trinken Sie Wasser und pflegen Sie Ihre Zähne regelmäßig.
- Verschwommensehen: Dies tritt üblicherweise zu Beginn der Behandlung auf und kann 1 bis 2 Wochen andauern. Das Lesen kann durch eine helle Lampe oder eine gewisse Entfernung zum Buch verbessert werden. Evtl. kann auch ein Vergrößerungsglas benutzt werden. Sprechen Sie mit Ihrem Arzt, falls das Symptom fortbesteht.
- Verstopfung: hier kann ballaststoffhaltige Nahrung (z. B. Salate, Weizenkleie) helfen. Außerdem sollten Sie viel trinken. In schwereren Fällen kann ein Ab-

führmittel notwendig sein. Wenn dies nicht hilft, sollten Sie Ihren Arzt oder Apotheker um Rat fragen.

• Muskelzittern, -zucken: Sprechen Sie mit Ihrem Arzt, da dies eine Dosisanpassung erforderlich machen kann.
• Schwitzen: Eventuell schwitzen Sie mehr als gewöhnlich; Duschen, Deodorants und Talkum-Puder können hilfreich sein.
• Appetitverlust

Gelegentlich auftretende Nebenwirkungen, bei deren Auftreten Sie sofort Ihren Arzt verständigen sollten:

• Ungewöhnlich starke Kopfschmerzen
• Halsschmerzen, Mundschleimhautentzündungen oder gestörte Wundheilung
• Hautausschlag oder Juckreiz, Gesichtsschwellung
• Übelkeit, Erbrechen, Appetitverlust, Lethargie, Schwäche, Fieber oder grippeähnliche Symptome
• Gelbliche Verfärbung der Augen oder der Haut; dunkel gefärbter Urin
• Harnverhalt (länger als 24 Stunden)
• Starke Unruhe
• Umschlag der Stimmung (Glücksgefühle, Erregung, Reizbarkeit, sehr kurze Schlafdauer)

Benachrichtigen Sie Ihren Arzt **so früh wie möglich**, falls Ihre Periode ausbleibt oder Sie eine **Schwangerschaft** vermuten.

Vorsichtshinweis

Bestimmte Nahrungsmittel und Medikamente enthalten Stoffe, die durch das Enzym Monoaminooxidase abgebaut werden. Da das Medikament dieses Enzym hemmt, können sich diese Stoffe im Körper anreichern und zu erhöhtem Blutdruck führen. In schweren Fällen kann es auch zu einer Blutdruckkrise kommen. Nachfolgend finden Sie eine Auflistung der Nahrungsmittel und Inhaltsstoffe, die vermieden werden sollen.

Vermeiden Sie die daher folgende Nahrungsmittel:

• Alle reifen oder gealterten Käsesorten (Brie, Camembert, Schimmelkäse, Gouda, Roquefort, Gorgonzola, Cheddar, etc.)
• Bohnen (besonders Fava-Bohnen)
• Hefeextrakt
• fermentierte Wurstsorten (Salami, Mortadella u.a.)
• getrockneter Salzfisch (Stockfisch, bacalão)
• Sauerkraut

Da MAO-Hemmer durch rezeptfreie Medikamente beeinflusst werden können, nehmen Sie die folgenden Medikamente nicht ohne Rücksprache mit Ihrem Arzt oder Apotheker ein:

• Erkältungs- und Hustenmittel
• Schmerzmittel
• Schlafmittel
• Diätmittel (z. B. Optifast®)

Vergewissern Sie sich, dass alle Nahrungsmittel frisch, ordnungsgemäß aufbewahrt werden (Kühlschrank) und in angemessener Zeit nach dem Kauf verzehrt werden. Vermeiden Sie Saucen und Suppen in Restaurants.

Folgende Nahrungsmittel können in frischer Form ohne Bedenken eingenommen werden:

• Hüttenkäse, Frischkäse, Ricotta
• frische Leber, frisches Fleisch
• hochprozentige Alkoholika in angemessener Menge
• Sojamilch
• Worcester-Sauce
• Brot aus Hefe- bzw. Sauerteig

Bei den folgenden Nahrungsmitteln wurden in Einzelfällen Blutdrucksteigerungen festgestellt. Nehmen Sie daher zuerst geringe Mengen zu sich, um einschätzen zu können, wie Sie auf diese reagieren:

• Matjes, geräucherter Fisch, Kaviar, Schnecken, Fischkonserven, Krabbenpaste
• Mozzarella, Parmesan, Emmentaler, Feta, Münster, Gruyère
• saure Sahne, Yoghurt
• Fleischzartmacher
• Rotwein, Flaschenbier, Sherry, Champagner
• Tee, Kaffee, Cola
• Fleischextrakte
• Würstchen
• überreife Früchte, Avocados, Himbeeren, Bananen, Pflaumen, Rosinen
• asiatische Lebensmittel
• Spinat, überreife Tomaten, Auberginen
• Nüsse
• Fassbier, auch alkoholfreies
• Sojasauce, Sojabohnenzubereitungen, Tofu

Zwischen dem Absetzen der Medikation und dem Verzehr der obigen Nahrungsmittel sollten Sie 14 Tage verstreichen lassen.

Ohne Bedenken können Sie folgende Medikamente einnehmen:
- Acetylsalizylsäure (Aspirin®), Ibuprofen
- Mittel, die die Magensäure binden
- Halsschmerzmittel

Um eine plötzlich auftretende Blutdrucksteigerung erkennen zu können, achten Sie auf folgende Symptome:
- Anhaltende, pochende Kopfschmerzen, die am Hinterkopf beginnen und nach vorne ausstrahlen. Oftmals sind diese Kopfschmerzen von Übelkeit und Erbrechen begleitet
- Nackensteifheit
- Herzklopfen, schneller Herzschlag, Brustschmerzen
- Schwitzen, kalte und feuchte Haut
- Vergrößerte Pupillen
- Plötzliches, unerklärliches Nasenbluten

Sollten mehrere dieser Symptome auftreten, informieren Sie **sofort** einen Arzt oder einen Notfalldienst.

Was Sie unternehmen sollten, wenn Sie Ihre Medikation einmal vergessen haben

Wenn Sie die Gesamtdosis Ihres Antidepressivums normalerweise morgens einnehmen und dies länger als 6 Stunden vergessen haben, überspringen Sie die vergessene Einnahme und setzen Sie Ihr übliches Einnahmeschema am nächsten Tag fort. **Verdoppeln Sie nicht die Dosis.**

Wenn Sie das Medikament normalerweise auf mehrere Einzeldosen am Tag verteilt einnehmen und eine davon vergessen haben, nehmen Sie die vergessene dann ein, wenn Sie sich daran erinnern, und setzen dann Ihren üblichen Einnahmeplan fort.

Wechselwirkungen mit anderen Medikamenten

Da Antidepressiva die Wirkung anderer Medikamente beeinflussen oder ihrerseits durch andere Medikamente beeinflusst werden können, besprechen Sie die zusätzliche Einnahme von anderen Medikamenten (einschließlich der rezeptfreien Medikamente wie z. B. Grippemittel) mit Ihrem Arzt oder Apotheker. Informieren Sie jeden Arzt oder Zahnarzt, den Sie aufsuchen, dass Sie ein Antidepressivum einnehmen.

Vorsichtsmaßnahmen

1. Steigern Sie Ihre Dosis nicht ohne Rücksprache mit Ihrem Arzt.
2. Besprechen Sie die zusätzliche Einnahme von anderen Medikamenten (einschließlich der rezeptfreien Medikamente wie z. B. Grippemittel) mit Ihrem Arzt oder Apotheker.
3. Dieses Medikament kann das Reaktionsvermögen so weit verändern, dass die Fähigkeit zur aktiven Teilnahme am Straßenverkehr, zum Bedienen von Maschinen oder zum Arbeiten ohne sicheren Halt beeinträchtigt wird. Vermeiden Sie diese Tätigkeiten, wenn Sie sich müde oder verlangsamt fühlen.
4. Beenden Sie nicht plötzlich Ihre Medikamenteneinnahme, da dies zu Entzugssymptomen wie Muskelschmerzen, Schüttelfrost, Kribbeln in Händen und Füßen, Übelkeit, Erbrechen und Müdigkeit führen kann.
5. Berichten Sie Ihrem Arzt über auffällige Veränderungen Ihrer Stimmung oder Ihres Verhaltens.
6. Da dieses Medikament mit Medikamenten, die Ihr Zahnarzt Ihnen verordnet, in Wechselwirkung treten kann, teilen Sie ihm den Namen Ihres Medikamentes mit.
7. Bewahren Sie Ihre Medikamente in einem sauberen, trockenen Raum bei Zimmertemperatur auf. Arzneimittel für Kinder unzugänglich aufbewahren.

Haben Sie Fragen zu Ihrem Medikament, dann sprechen Sie mit Ihrem Arzt oder Apotheker.

Patienteninformation: Elektrokonvulsionstherapie (EKT)

Anwendung

Die EKT wird in der Regel in der Behandlung sehr schwerer Depressionen ange-wendet. Sie ist ebenfalls bei manischen Phasen im Rahmen einer manisch-depressiven Erkrankung und bei einigen Patienten mit Schizophrenie wirksam.

Wie wird EKT durchgeführt?

Vor der EKT-Behandlung wird der Patient mit einem Narkosemittel, das mit einer Spritze verabreicht wird, in den Schlaf versetzt. Außerdem wird ein Mittel verab-reicht, das die Muskeln während der EKT-Behandlung ruhigstellt.

Bei der EKT wird über zwei Metallplatten, die an der Schädeloberfläche angelegt werden, ein kleiner Stromstoß verabreicht. Bei der einseitigen EKT werden die Platten auf einer Seite des Kopfes, bei der zweiseitigen auf beiden Seiten ange-legt. Wenn der elektrische Strom durch das Gehirn fließt, kommt es zu einem Krampfanfall, der zwischen 20 und 90 Sekunden dauert. Von der Gabe des Nar-kosemittels an gerechnet dauert die gesamte Prozedur etwa 10 Minuten. Während der Narkose wird Sauerstoff verabreicht, und der Patient wird ständig durch einen Arzt überwacht. Die Behandlung ist nicht mit Schmerzen verbunden. Der elektri-sche Stromstoß und der Krampfanfall wird vom Patienten nicht bemerkt.

Wie funktioniert die EKT?

Wie auch bei anderen medizinischen Behandlungen ist der genaue Wirk-mechanismus der EKT nicht bekannt. Man nimmt an, dass die EKT auf bestimm-te Botenstoffe wirkt, die für die Nervenübertragung im Gehirn zuständig sind. Dabei ist die Wirkung der EKT auf die Vorgänge im Gehirn möglicherweise ähn-lich wie bei den Medikamenten. Die Wirkung kann aber rascher und stärker ein-treten. Die Behandlung kann einige biochemische Veränderungen im Gehirn wieder herstellen, die durch die Krankheit verursacht sind.

Wie wirksam ist EKT?

Studien, die die Wirksamkeit der EKT und der medikamentösen Therapie bei Depressionen verglichen haben, konnten zeigen, dass EKT eine sehr wirksame Behandlung für Depressionen ist; dies gilt insbesondere für Patienten, die auf eine medikamentöse Therapie nicht angesprochen haben.

Die Gesamtzahl der für eine komplette Wirkung erforderlichen Behandlungen variiert zwischen 6 und 20. Dies hängt von der Diagnose des Patienten und von dem Ansprechen auf die Therapie ab. Bei manchen Patienten kann eine Wirkung schon bereits nach 3 Behandlungen eintreten; dennoch ist es erforderlich, eine komplette Behandlung durchzuführen, um eine vollständige und dauerhafte Wir-kung zu erreichen. Bei manchen Patienten ist es erforderlich, die Behandlung in gewissen Abständen zu wiederholen, um eine dauerhafte Besserung zu erreichen.

Wie sicher ist die EKT-Behandlung? Welche Nebenwirkungen können auftreten?

Die EKT gilt als eine sichere Behandlung, wenn sie nach modernen Standards durch-geführt wird. Es konnte gezeigt werden, dass die EKT-Behandlung auch bei älteren Patienten und während der Schwangerschaft sicher ist, wenn eine ausreichende Überwachung gewährleistet wird. Manche Nebenwirkungen können auftreten:

• Gedächtnis: eine häufige Nebenwirkung nach der EKT ist ein gewisser Gedächtnisverlust. Die Besserung dieses Gedächtnisverlustes beginnt einige Wochen nach der Behandlung und ist in der Regel nach 6-9 Monaten abge-schlossen. Bei wenigen Patienten kann es zu einem kompletten Verlust des Gedächtnisses für bestimmte Ereignisse kommen, insbesondere für diejenigen in den Wochen vor und nach der Behandlung. Kurz nach der EKT kann es auch zu Lern- und Erinnerungsstörungen kommen. Die Lern- und Gedächtnisfunktion wird jedoch spätestens in einigen Monaten wieder völlig hergestellt. Nur bei sehr wenigen Patienten kommt es zu schweren Gedächtnisproblemen, die monate- oder jahrelang anhalten können

• Verwirrtheit: bei manchen Patienten kommt es zu einer kurzen Verwirrtheits-periode nach dem Aufwachen aus der Narkose

• Kopfschmerzen sind häufig, aber selten schwerwiegend

• Muskelschmerzen sind in der Regel vorübergehend

• Ein Anstieg des Pulses und des Blutdrucks können während der Behandlung auftreten und einige Minuten anhalten. Während der EKT-Behandlung werden Temperatur, Puls, Blutdruck und EKG überwacht

• Verlängerte Krampfdauer: dies tritt selten ein; die Krampfaktivität wird wäh-rend der Behandlung durch ein EEG überwacht. In seltenen Fällen kann es zu einem spontanen Krampfanfall nach der EKT kommen

- Folgeschäden (z. B. gebrochene Zähne) oder Knochenbrüche treten sehr selten auf
- Das Risiko eines Todesfalls ist gering (2-4 auf 100.000 Behandlungen) und entspricht dem Risiko einer Vollnarkose

Was muss ich sonst noch über EKT wissen?

1. Lassen Sie sich von Ihrem Arzt genau die Vorgänge bei der EKT-Behandlung erklären.
2. In den letzten 8 Stunden vor der Behandlung sollten Sie wegen der Narkose nicht essen oder trinken
3. Es kann sein, dass Sie bestimmte Medikamente, die Sie regelmäßig einnehmen, vor der EKT-Behandlung einnehmen dürfen. Besprechen Sie dies mit Ihrem Arzt
4. Falls Sie Medikamente einnehmen müssen (z. B. für Bluthochdruck), die nach Auskunft Ihres Arztes vor der EKT eingenommen werden müssen, sollten Sie diese nur mit einer sehr geringen Menge Wasser schlucken

Patienteninformation: Lichttherapie

Anwendung

Die Lichttherapie bei einer bestimmten Depressionsform angewendet, die als „jah-reszeitlich bedingte affektive Störung" bezeichnet wird. Dabei handelt es sich um die Depressionen, die vorwiegend in den dunklen Jahreszeiten auftreten. Die Licht-therapie wird auch beim prämenstruellen Syndrom und bei manchen Schlaf-störungen angewendet.

Wie wird die Lichttherapie angewendet?

Es gibt verschiedene Lichttherapiegeräte auf dem Markt. Diese Geräte haben in der Regel eine Lichtstärke von bis zu 10.000 Lux. Es ist sehr wichtig, dass das UV-Licht durch das Gerät ausgefiltert wird. Das Gerät wird in der Regel für die Dauer von 20-60 Minuten täglich während der Jahreszeit angewendet, in der Sie typischerweise jahreszeitlich bedingte Depressionen haben. Ihr Arzt wird Ihnen mitteilen, wann Sie mit der Lichttherapie beginnen und ob Sie sie am frühen Morgen oder am Abend anwenden. Es ist nicht notwendig, direkt in das Licht zu sehen. Sie können während der Lichttherapie lesen, essen oder andere Aktivitäten durch-führen.

Wie wirkt die Lichttherapie?

Wie auch bei anderen medizinischen Behandlungen, ist der genaue Wirk-mechanismus der Lichttherapie noch nicht bekannt. Manche Theorien gehen davon aus, dass die Lichttherapie über das Hormon Melatonin, das den Tag-Nacht-Rhyth-mus steuert, wirkt oder dass die Lichttherapie die „innere Uhr" des Körpers neu einstellt.

Wie wirksam ist die Lichttherapie?

Bei Studien, in denen die Lichttherapie und medikamentöse Therapie verglichen wurden, konnte gezeigt werden, dass die Lichttherapie eine sehr wirksame Me-thode für die jahreszeitlich bedingte affektive Störung ist. Bei den meisten Patien-ten tritt die Besserung der Symptome bei täglicher Anwendung nach 1–3 Wochen ein.

Wie sicher ist die Lichttherapie, welche Nebenwirkungen können auftreten?

Die Lichttherapie wird als eine sichere Methode angesehen. Studien über 6 Jahre konnten keine Augenschäden durch die Lichttherapie nachweisen. Da das UV-Licht bei den Geräten herausgefiltert wird, treffen die schädlichen Auswirkungen einer Sonnenbank-Bestrahlung nicht für die Lichttherapie zu. Folgende Nebenwirkun-gen können auftreten.

- Übelkeit: bei schwerer Übelkeit kann ein Medikament gegen Übelkeit vor der Lichttherapie eingenommen werden
- Kopfschmerzen können durch Schmerzmittel behandelt werden
- Ein Jucken oder Stechen in den Augen kann zu Beginn der Behandlung auftre-ten und verschwindet mit der Zeit. Wenn Sie diese Nebenwirkung als störend empfinden, sollten Sie sich weiter von der Lichtquelle wegsetzen oder weniger Zeit vor der Lichtquelle verbringen
- Hauterscheinungen können bei Menschen mit empfindlicher Haut (z. B. bei Blonden und Rothaarigen) auftreten. Sie sollten die Dauer der Lichtbehand-lung vermindern und dann nur langsam steigern
- Nervosität: wenn dies auftritt, sollten sie Ihren Arzt verständigen. Wenn Ihnen Ihre Stimmung ungewöhnlich gut (oder zu gut) erscheint, sollten Sie Ihren Arzt verständigen, bevor Sie die Behandlung fortsetzen

Was muss ich noch über die Lichttherapie wissen?

1. Die Lichttherapie sollte unter Überwachung eines Arztes angewendet werden
2. Lassen Sie sich von Ihrem Arzt erklären, wie, wann und wie lange sie die Licht-therapie anwenden
3. Eine übertriebene Verwendung der Lichttherapie ist nicht anzuraten. Da es bei manchen Medikamenten zu Lichtempfindlichkeit kommen kann, sollten Sie Ihrem Arzt mitteilen, welche Medikamente Sie einnehmen. Dies gilt auch für rezeptfreie Medikamente und pflanzliche Präparate (wie z. B. Johanniskraut)

Patienteninformation: Repetitive transkranielle Magnetstimulation (rTMS)

Anwendung

Die rTMS wird vorwiegend bei Patienten mit Depressionen angewendet

Wie wird die rTMS durchgeführt?

Eine isolierte Magnetspule wird über den Kopf gehalten, ohne ihn zu berühren und von einem elektrischen Strom durchflossen. Dieser Strom erzeugt ein magnetisches Feld, das zur Stimulation des Gehirns führt. Eine Narkose ist für diese Behandlung nicht erforderlich. Die Methode wird in der Regel zwischen 15 und 45 Minuten lang angewendet und über 10–20 Tage täglich wiederholt.

Wie funktioniert rTMS?

Wie auch bei anderen medizinischen Behandlungen ist der genaue Wirkmechanismus der rTMS noch nicht bekannt. Man geht davon aus, dass die rTMS bestimmte Botenstoffe (z.B. Serotonin und Dopamin) beeinflusst, die wichtig für eine ausgeglichene Stimmung sind.

Wie wirksam ist die rTMS?

Die rTMS ist zurzeit noch als eine experimentelle Methode zu bezeichnen. Studien, die die Wirksamkeit von rTMS und anderen Behandlungen für Depressionen verglichen haben (z. B. die Elektrokonvulsionstherapie) konnten zeigen, dass rTMS bei einigen Patienten mit Depressionen wirksam war. Bei den meisten Patienten tritt die Besserung nach einigen Anwendungen ein.

Wie sicher ist rTMS, welche Nebenwirkungen können auftreten?

rTMS wird als sichere Behandlungsmethode angesehen. Wie bei allen Behandlungen können jedoch Nebenwirkungen auftreten:
- Kopfschmerzen: diese können mit Kopfschmerzmitteln behandelt werden
- Schmerzen an der Stelle der Anwendung bei besonders starker Stimulation: dies sollten Sie Ihrem Arzt mitteilen
- Vorübergehende Einschränkung des Hörvermögens: benutzen Sie Ohrstopfen
- Verschlimmerung einer Depression oder Auftreten einer „Hypomanie" (übertrieben gute Stimmung): sprechen Sie sofort mit Ihrem Arzt, wenn dies auftritt
- Bei der Anwendung einer besonders starken Stimulation sind in seltenen Einzelfällen Krampfanfälle aufgetreten
- Die Langzeiteffekte der rTMS sind nicht bekannt. Da aber die magnetische Feldstärke der rTMS der eines Kernspintomographen entspricht, geht man davon aus, dass die Anwendung nicht gefährlich ist, da bei Menschen, die in ihrem Arbeitsfeld magnetischen Feldern eines Kernspintomographen ausgesetzt sind, keine Gesundheitsschäden bekannt sind

Was muss ich noch über rTMS wissen?

1. Bitten Sie ihren Arzt, Ihnen die Vorgänge bei der rTMS genau zu erklären
2. Teilen Sie Ihrem Arzt mit, welche Medikamente Sie einnehmen. Dies gilt auch für rezeptfreie und pflanzliche Präparate. Manche Medikamente können das Risiko von Krampfanfällen bei der intensiven Anwendung von rTMS steigern

Aus: Bandelow, B., Bleich, S. & Kropp, S.: Handbuch Psychopharmaka

Patienteninformation: Antipsychotika (Neuroleptika)

Der Name Ihres Medikaments lautet _____ .

Anwendung

Dieses Medikament wird hauptsächlich in der Behandlung von akuten oder chronischen Psychosen eingesetzt. Dazu gehören Schizophrenie, Manie, wahnhafte Störungen und organische Psychosen. Es kann auch zur Rückfallverhinderung bei bipolaren Störungen eingesetzt werden. Es gibt zusätzlich noch mehrere andere Anwendungsbereiche (z. B. Angst- und Unruhezustände, Schlafstörungen, Tourette-Syndrom, impulsives und aggressives Verhalten etc.).

Welche Symptome bessern sich durch dieses Medikament?

Folgende Symptome können sich durch das Medikament bessern:

- Halluzinationen (z. B. Stimmenhören, merkwürdige Gerüche oder Körpergefühle)
- Wahnhafte Überzeugungen (z. B. als ob man verfolgt oder gejagt würde; als ob Fremde über einen sprechen)
- Ungeordnetes Denken (Schwierigkeiten, einen Gedanken zu fassen) oder zu schnelles Denken
- Reizbarkeit, Unruhe, Erregung, extrem gehobene oder gereizte Stimmung
- Angstzustände, Schlafstörungen

Einige Neuroleptika können auch bei Symptomen wie sozialem Rückzug, Interessenverlust und Antriebsminderung helfen.

Wie schnell beginnt das Medikament zu wirken?

Manche Wirkungen des Medikaments können schon innerhalb kurzer Zeit eintreten. So kann es innerhalb von Minuten oder Stunden zu einer Besserung von Unruhe, Erregung, psychotischer Angst und anderen Symptomen kommen. Manche Symptome bessern sich aber erst nach längerer Zeit. So kann es manchmal 2 – 8 Wochen dauern, bis sich Symptome wie Halluzinationen oder Wahnvorstellungen bessern.

Ohne Rücksprache mit Ihrem Arzt sollten Sie nie die Dosis erhöhen oder das Medikament einfach weglassen, da Neuroleptika bis zu ihrem Wirkungseintritt Zeit brauchen.

Wie lange sollte dieses Medikament eingenommen werden?

Es wird empfohlen, dass nach der ersten Episode einer Psychose die neuroleptische Behandlung für 1 bis 2 Jahre fortgeführt werden sollte; dadurch wird das Risiko eines erneuten Ausbruchs der Krankheit gesenkt.

Manchen Patienten, bei denen die psychotische Krankheit mehrere Jahre besteht, sollte das Medikament auf unbestimmte Zeit weitergegeben werden. Der Arzt wird von Zeit zu Zeit die Dosis neu einstellen, um die Notwendigkeit einer weiteren Behandlung festzulegen.

Zubereitungsformen der Neuroleptika

Neuroleptika sind in verschiedenen Darreichungsformen verfügbar:

- Schnell wirksame Injektionen: Sie werden gegeben, wenn der Patient stark leidet, um die Symptome rasch unter Kontrolle zu bringen.
- Tropfen: Für Patienten, die Schwierigkeiten haben, Tabletten zu schlucken.
- Tabletten: Die am häufigsten angewendete Darreichungsform.
- Langwirksame (Depot-)Injektion: Geeignet für Patienten, die stabil auf ein Neuroleptikum eingestellt sind. Eine Injektion wird je nach Depotmedikament alle 2 – 3 Tage bis alle 4 Wochen gegeben. Dies ist eine Erleichterung für den Patienten, da er nicht ständig an seine Tabletteneinnahme denken muss, und senkt erwiesenermaßen das Risiko einer erneuten Erkrankung.

Nebenwirkungen

Alle Arzneimittel können auch unerwünschte Wirkungen haben. Meist sind sie nicht schwerwiegend und treten auch nicht bei allen Behandelten auf. Die meisten Nebenwirkungen bessern sich mit der Zeit oder verschwinden ganz. Sollte eine Nebenwirkung länger bestehen, sprechen Sie mit Ihrem Arzt über geeignete Maßnahmen.

Nebenwirkungen, die Sie sofort Ihrem Arzt mitteilen sollten:

- Muskelkrämpfe, Steifheit der Gliedmaßen, starkes Zittern. Diese Symptome können mit Antiparkinsonmitteln behandelt werden (z. B. Akineton® u.a.)
- Spätdyskinesien können bei einigen Patienten auftreten, die mit Neuroleptika behandelt werden, besonders bei jahrelanger Behandlung. Dazu gehören un-

willkürliche Bewegungen bestimmter Muskeln, z. B. der Lippen und der Zunge, manchmal auch der Hände, des Halses und anderer Körperteile. Diese Bewegungen werden zunächst im Lauf der Jahre mehr, stabilisieren sich aber dann und bessern sich bei vielen Patienten auch wieder. Bei einigen wenigen Patienten können sie noch schlimmer werden. Ein Absetzen des Medikaments beim Auftreten von Spätdyskinesien oder der Wechsel auf ein atypisches Neuroleptikum erhöht die Wahrscheinlichkeit, dass diese Nebenwirkungen mit der Zeit verschwinden. Dies muss gegen das Risiko des erneuten Rückfalls abgewogen werden.

Häufige Nebenwirkungen, die Sie Ihrem Arzt beim nächsten Besuch mitteilen sollten:

- Müdigkeit und Antriebsmangel: Diese Symptome bessern sich mit der Zeit. Sie können durch andere Medikamente, die ebenfalls müde machen, verstärkt werden. Bleibt die Müdigkeit länger bestehen, vermeiden Sie Tätigkeiten wie Autofahren oder Bedienen gefährlicher Maschinen.
- Schwindel: Stehen Sie langsam aus dem Liegen oder Sitzen auf; hängen Sie Ihre Beine für ein paar Minuten über die Bettkante, bevor Sie aufstehen. Setzen Sie sich oder legen Sie sich hin, wenn der Schwindel bestehen bleibt oder Sie sich schwach fühlen. Wenn sich der Schwindel nicht bessert, benachrichtigen Sie Ihren Arzt.
- Mundtrockenheit: Saure Bonbons und zuckerfreies Kaugummi können die Speichelproduktion anregen; versuchen Sie, süße, kalorienhaltige Getränke zu vermeiden. Trinken Sie Wasser und putzen Sie Ihre Zähne regelmäßig.
- Verschwommensehen: Dies tritt manchmal zu Beginn der Behandlung auf und kann 1 bis 2 Wochen andauern. Das Lesen kann durch eine helle Lampe oder eine größere Entfernung verbessert werden. Eventuell kann auch ein Vergrößerungsglas benutzt werden. Fragen Sie Ihren Arzt, falls das Problem fortbesteht.
- Verstopfung: hier kann ballaststoffhaltige Nahrung (z. B. Salate, Weizenkleie) helfen. Außerdem sollten Sie viel trinken. In schwereren Fällen kann ein Abführmittel notwendig sein. Wenn dies nicht hilft, sollten Sie Ihren Arzt oder Apotheker um Rat fragen.
- Verstopfte Nase: Erhöhen Sie die Luftfeuchtigkeit. Zeitweiser Gebrauch eines abschwellenden Nasensprays (z. B. Otriven®) kann hilfreich sein.
- Gewichtszu- oder -abnahme: Achten Sie darauf, nicht unkontrolliert zu essen. Es kann sein, dass Sie ein starkes Verlangen nach Kohlenhydraten (z. B. Süßigkeiten, Kartoffeln, Reis, Nudeln) bemerken. Versuchen Sie, Nahrungsmittel mit einem hohen Fettgehalt zu vermeiden (z. B. Kuchen und Süßwaren).
- Übelkeit oder Sodbrennen: Nehmen Sie Ihre Medikamente zusammen mit den Mahlzeiten ein.
- Spannungsgefühl in den Brüsten, Flüssigkeitsabsonderung aus den Brüsten oder ausbleibende Menstruation.

Seltene Nebenwirkungen, die Sie Ihrem Arzt **sofort** berichten sollten, sind u. a.:

- Hautausschlag oder Juckreiz
- Ungewöhnlich starke Kopfschmerzen, anhaltende Müdigkeit oder Benommenheit, Übelkeit, Erbrechen, Appetitverlust, Antriebsmangel, Schwäche, Fieber oder grippeähnliche Symptome
- Halsschmerzen, Mundschleimhautentzündungen oder gestörte Wundheilung
- Gelbliche Verfärbung der Augen oder der Haut; dunkel gefärbter Urin
- Harnverhalt (länger als 24 Stunden)
- Stuhlverhalt (länger als 2 bis 3 Tage)
- Fieber mit Muskelsteifheit
- Plötzliche Schwäche, Taubheitsgefühle (Gesicht, Arme, Beine), Sprachstörungen

Benachrichtigen Sie Ihren Arzt **so früh wie möglich**, falls Ihre Periode ausbleibt oder Sie eine **Schwangerschaft** vermuten.

Was sollten Sie tun, wenn Sie eine Medikamenteneinnahme vergessen haben?

Wenn Sie Ihre Gesamtdosis des Neuroleptikums normalerweise abends einnehmen und dies einmal vergessen haben, nehmen Sie nicht am nächsten Morgen die vergessene Dosis ein, sondern setzen Sie Ihren Einnahmeplan den nächsten Tag regulär fort.
Wenn Sie das Medikament normalerweise auf mehrere Dosen am Tag verteilt einnehmen und eine davon vergessen haben, nehmen Sie die vergessene Dosis dann ein, wenn Sie sich daran erinnern, und setzen dann Ihren normalen Einnahmeplan fort.

Wechselwirkungen mit anderen Medikamenten

Da Neuroleptika die Wirkung anderer Medikamente beeinträchtigen oder ihrerseits durch andere Medikamente beeinflusst werden können, besprechen Sie die zusätzliche Einnahme von anderen Medikamenten mit Ihrem Arzt oder Apotheker, einschließlich der nicht-rezeptpflichtigen Medikamente wie z. B. Grippemittel. Informieren Sie jeden Arzt oder Zahnarzt, den Sie aufsuchen, dass Sie ein Neuroleptikum einnehmen.

Vorsichtsmaßnahmen

1. Verringern oder steigern Sie Ihre Dosis nicht ohne Rücksprache mit Ihrem Arzt.

2. Nehmen Sie Ihr Medikament zusammen mit Mahlzeiten oder Wasser, Milch oder Orangensaft ein. Vermeiden Sie Apfel- oder Grapefruitsaft, da dadurch die Wirkung des Medikaments abgeschwächt werden kann.

3. Dieses Medikament kann das Reaktionsvermögen so weit verändern, dass die Fähigkeit zur aktiven Teilnahme am Straßenverkehr, zum Bedienen von Maschinen oder zum Arbeiten ohne sicheren Halt beeinträchtigt wird. Vermeiden Sie diese Tätigkeiten, wenn Sie sich müde oder verlangsamt fühlen.

4. Dieses Medikament verstärkt die Wirkung von Alkohol, so dass sich Wirkungen wie Müdigkeit, Schwindel und Verwirrtheit steigern können.

5. Setzen Sie sich nicht extremer Hitze und Feuchtigkeit (z. B. Sauna) aus, da durch das Medikament die dem Körper eigene Temperaturregulationsfähigkeit gestört sein kann.

6. Mittel gegen erhöhte Magensäure (Antazida, z. B. Maaloxan® etc.) behindern die Aufnahme dieses Medikamentes im Magen und setzen dadurch seine Wirkung herab. Nehmen Sie daher das Antazidum mindestens 2 Stunden vor oder 1 Stunde nach dem Neuroleptikum ein.

7. Einige Patienten können schon bei geringer Sonneneinstrahlung einen schweren Sonnenbrand bekommen. Vermeiden Sie die direkte Sonne, tragen Sie schützende Kleidung und benutzen Sie Sonnenschutzcremes.

8. Übermäßiger Genuss koffeinhaltiger Getränke (Kaffee, Tee, Coca-Cola) kann Angst und Erregung hervorrufen und so den positiven Wirkungen Ihres Medikaments entgegenwirken.

9. Zigarettenrauchen kann den Blutspiegel des Neuroleptikums herabsetzen.

10. Setzen Sie das Medikament nicht plötzlich ab, da dies zu Entzugssymptomen wie Übelkeit, Müdigkeit, Schwitzen, Kopfschmerzen, Schlafstörungen, Unruhe und Zittern und außerdem zu einem Wiederauftreten der psychotischen Symptome führen kann.

11. Bewahren Sie Ihre Medikamente in einem sauberen, trockenen Raum bei Zimmertemperatur auf. Arzneimittel für Kinder unzugänglich aufbewahren.

Zögern Sie nicht, Ihren Arzt oder Apotheker anzusprechen, wenn Sie Fragen zu Ihrem Medikament haben.

Patienteninformation: Clozapin

Der Name Ihres Medikaments lautet _____ .

Clozapin gehört zu der Medikamentengruppe der Neuroleptika (Antipsychotika).

Anwendung

Dieses Medikament wird hauptsächlich in der Behandlung von akuten oder chronischen Schizophrenien angewendet. Oft wird es bei Patienten angewendet, bei denen andere Neuroleptika nicht gewirkt haben. Clozapin ist auch bei anderen psychotischen Störungen wirksam (z. B. Psychosen bei Morbus Parkinson), bei organischen Psychosen oder impulsivem und aggressivem Verhalten. Für diese Anwendungsgebiete ist Clozapin jedoch nicht zugelassen, kann aber in begründeten Fällen vom Arzt verordnet werden.

Welche Symptome bessern sich durch dieses Medikament?

Symptome einer Psychose zeigen sich bei verschiedenen Patienten ganz unterschiedlich. Die folgenden Symptome können sich unter Neuroleptika bessern:
- Halluzinationen (z. B. Stimmen hören, Geruchswahrnehmungen, ungewöhnliche Körpergefühle)
- Wahnideen, die sich oft als Verfolgungswahn äußern (z. B. dass Sie jemand verfolgt oder beobachtet oder dass andere Menschen über Sie reden)
- Verworrene Gedanken (Schwierigkeiten, sich auf einen Gedanken zu konzentrieren) oder Gedankenrasen
- Reizbarkeit, Erregung, gehobene Stimmung
- Clozapin kann auch Symptome wie sozialen Rückzug, Antriebsmangel und Interessenverlust bessern

Wann tritt die Wirkung des Medikaments ein?

Clozapin bessert Erregungzustände innerhalb einiger Tage, die Stimmungsveränderungen innerhalb von 2 Wochen und die Denkstörungen innerhalb von 6 – 8 Wochen. Stimmenhören (Halluzinationen) bessert sich innerhalb von 2 – 8 Wochen. Bei manchen Patienten tritt die Besserung unter Clozapin erst nach einigen Monaten ein. Da das Medikament eine gewisse Zeit braucht, bis die Wirkung einsetzt, sollten Sie nicht die Dosis erhöhen oder vermindern oder das Medikament absetzen, ohne dies mit Ihrem Arzt zu besprechen.

Wie lange sollten Sie das Medikament einnehmen?

Manche Patienten, die seit mehreren Jahren unter einer psychotischen Erkrankung leiden, sollten Clozapin mehrere Jahre, möglicherweise unbegrenzt einnehmen. Der Arzt wird von Zeit zu Zeit die Dosis verändern, abhängig von den Blutwerten oder von dem Behandlungserfolg.

Warum sind bei der Behandlung mit Clozapin Blutkontrollen notwendig?

Eine seltene Nebenwirkungen, die bei weniger als 1 % der Behandelten auftritt, ist die sogenannte **Agranulozytose.** Bei dieser Nebenwirkung wird die Zahl der weißen Blutkörperchen vermindert, wodurch der Körper Infektionserkrankungen weniger gut bekämpfen kann. Dies kann schwerwiegende Folgen haben. Wenn die Agranulozytose früh erkannt wird, kann sie durch Absetzen des Clozapins gebessert werden. Es ist daher notwendig, die Zahl der weißen Blutkörperchen in gewissen Abständen zu überprüfen (in den ersten 18 Wochen wöchentlich, später 4-wöchentlich), um festzustellen, bei welchen Patienten ein Risiko für eine Agranulozytose besteht.

Nebenwirkungen

Alle Arzneimittel können auch unerwünschte Wirkungen haben. Meist sind sie nicht schwerwiegend und treten auch nicht bei allen Behandelten auf. Die meisten Nebenwirkungen bessern sich mit der Zeit oder verschwinden ganz. Sollte eine Nebenwirkung länger bestehen, sprechen Sie mit Ihrem Arzt über geeignete Maßnahmen.

Häufige oder **gelegentlich** auftretende Nebenwirkungen, die Sie mit Ihrem Arzt bei Ihrem nächsten Besuch besprechen sollten:
- Benommenheit oder Antriebsmangel: Diese Symptome bessern sich mit der Zeit. Die gleichzeitige Gabe anderer Arzneimittel, die ebenfalls Benommenheit verursachen, können zu einer Verstärkung des Symptoms führen. Vermeiden Sie das Autofahren und das Bedienen gefährlicher Maschinen, wenn die Benommenheit weiter besteht.

- Schwindel: Vermeiden Sie rasches Aufstehen. Bevor Sie aufstehen, sollten Sie die Beine einige Minuten über den Bettrand hängen. Wenn der Schwindel weiter besteht, sollten Sie sich hinsetzen. Wenn der Schwindel nicht besser wird, sollten Sie einen Arzt verständigen.
- Verstopfung: Hier kann ballaststoffhaltige Nahrung (z. B. Salate, Weizenkleie) helfen. Außerdem sollten Sie viel trinken. In schwereren Fällen kann ein Abführmittel notwendig sein. Wenn dies nicht hilft, sollten Sie Ihren Arzt oder Apotheker um Rat fragen.
- Sehstörungen: Dieses Symptom tritt manchmal zu Beginn der Behandlung auf und kann 1 – 2 Wochen anhalten. Sollte dies beim Lesen stören, sollten Sie bei hellem Licht lesen oder das Buch etwas weiter weg halten. Auch eine Lupe kann hilfreich sein. Wenn das Symptom länger anhält, sollten Sie Ihren Arzt fragen.
- Mundtrockenheit: Saure Bonbons oder zuckerfreies Kaugummi können den Speichelfluss erhöhen. Vermeiden Sie süße, stark kalorienhaltige Getränke. Trinken Sie Wasser und putzen Sie Ihre Zähne regelmäßig.
- Verstärkter Speichelfluss: Dies tritt oft nachts auf. Legen sie ein Handtuch auf Ihr Kopfkissen. Wenn dies häufig während der Wachzeiten auftritt, besprechen Sie dies mit Ihrem Arzt.
- Gewichtszunahme: Kontrollieren Sie Ihre Nahrungsaufnahme. Möglicherweise haben Sie ein Verlangen nach Kohlenhydraten (z. B. Süßigkeiten, Kartoffeln, Reis, Nudeln). Vermeiden Sie Nahrungsmittel mit hohem Fettgehalt (z. B. Kuchen und Torten).
- Übelkeit und Sodbrennen: Wenn dies auftritt, sollten Sie Ihr Arzneimittel während des Essens einnehmen.

Seltene Nebenwirkungen, die Sie Ihrem Arzt **sofort** mitteilen sollten:

- Halsschmerzen, Mundschleimhautentzündungen oder gestörte Wundheilung
- Antriebsmangel, Schwäche, Fieber, grippeähnliche Symptome oder andere Zeichen einer Entzündung
- Hautausschlag oder Juckreiz
- Ungewöhnliche Kopfschmerzen
- „Blackouts" oder Krampfanfälle
- Starker Schwindel oder Ohnmachtsanfälle
- Häufiges Wasserlassen oder Verlust der Blasenkontrolle
- Gelbfärbung der Augen oder der Haut, Dunkelfärbung des Urins
- Beschleunigter Herzschlag
- Ausbleiben des Stuhlganges für mehr als 2 – 3 Tage
- Verschlechterung einer Zwangsstörung
- Spätdyskinesien – dies ist eine Nebenwirkung, die bei manchen Patienten auftreten kann, die Neuroleptika erhalten haben (meistens mehrere Jahre lang). Das

Risiko bei Clozapin ist recht gering; Clozapin kann sogar in manchen Fällen zur Besserung der Spätdyskinesie führen. Unter einer Spätdyskinesie versteht man unfreiwillige Bewegungen bestimmter Muskeln, meistens der Lippen und der Zunge, seltener der Hände, des Halses oder anderer Körperteile.

Verständigen Sie bitte **sofort** Ihren Arzt, wenn Ihre Periode ausgeblieben ist oder wenn Sie den Verdacht haben, dass Sie **schwanger** sind.

Was sollten Sie tun, wenn Sie einmal die Einnahme Ihres Medikamentes vergessen haben?

Wenn Sie Ihre Gesamtdosis Ihres Neuroleptikums vor dem Zubettgehen einnehmen sollten und es vergessen haben, nehmen Sie bitte nicht am nächsten Morgen diese Dosis ein, sondern setzen Sie das normale Schema am nächsten Abend fort. Wenn Sie das Medikament mehrmals am Tag einnehmen sollen, nehmen Sie bitte die vergessene Dosis dann ein, wenn Sie sich daran erinnern, und setzen Sie dann das reguläre Schema fort. **Bitte verdoppeln Sie nicht die Dosis.**

Wechselwirkungen mit anderen Medikamenten

Da Clozapin die Wirkung anderer Arzneimittel verändern kann oder umgekehrt durch andere Arzneimittel beeinflusst werden kann, sprechen Sie bitte jedesmal mit Ihrem Arzt oder Apotheker, bevor Sie andere Medikamente einnehmen (einschließlich der rezeptfreien Medikamente). Sie sollten jeden Arzt oder Zahnarzt, den Sie aufsuchen, informieren, dass Sie ein Neuroleptikum einnehmen.

Vorsichtsmaßnahmen

1. Erhöhen oder vermindern Sie niemals die Dosis, ohne Ihren Arzt zu fragen.
2. Nehmen Sie das Arzneimittel mit den Mahlzeiten oder mit Wasser, Milch, Orangensaft ein. Vermeiden Sie Grapefruitsaft, da er die Wirkung des Medikaments beeinflussen kann.
3. Das Medikament kann das Reaktionsvermögen so weit verändern, dass die Fähigkeit zur aktiven Teilnahme am Straßenverkehr, zum Bedienen von Maschinen oder zum Arbeiten ohne sicheren Halt beeinträchtigt wird.
4. Dieses Medikament kann die Wirkung von Alkohol verstärken, wodurch Schläfrigkeit, Schwindelgefühl oder Benommenheit noch verstärkt werden können.
5. Vermeiden Sie extreme Hitze oder Feuchtigkeit (z. B. Sauna), da dies Medikament die Fähigkeit Ihres Körpers beeinflussen kann, die Körpertemperatur zu steuern.

6. Antazida (Mittel, die die Magensäure blockieren) können die Aufnahme dieses Medikaments im Magen beeinflussen und somit seine Wirkung vermindern. Um dies zu vermeiden, sollten Sie das Antazidum mindestens 2 Stunden vor oder 1 Stunde nach der Einnahme von Clozapin einnehmen.

7. Der übermäßige Genuss von koffeinhaltigen Getränken (Kaffee, Tee, Cola etc.) kann Angst oder Unruhe hervorrufen und den Blutspiegel Ihres Medikaments beeinflussen.

8. Rauchen kann die Wirkung des Neuroleptikums herabsetzen. Informieren Sie bitte Ihren Arzt, wenn sich Ihre Rauchgewohnheiten deutlich verändert haben.

9. Setzen Sie das Medikament nicht plötzlich ab, da es sonst zu Entzugssymptomen kommen kann, z. B. Übelkeit, Schwindel, Schwitzen, Kopfschmerzen, Schlafstörungen, Unruhe oder Zittern. Außerdem kann es zu einem Wiederauftreten der psychotischen Symptome kommen.

10. Bewahren Sie Ihr Medikament an einem sauberen und trockenen Ort bei Raumtemperatur auf. Arzneimittel für Kinder unzugänglich aufbewahren.

Wenn Sie Fragen zu diesem Medikament haben, zögern Sie bitte nicht, Ihren Arzt oder Apotheker zu fragen.

Patienteninformation: Antiparkinsonmittel

Der Name Ihres Medikaments lautet _____ .

Anwendung

Diese Medikamente werden hauptsächlich angewendet, um die folgenden Nebenwirkungen zu behandeln, die einige Menschen bei einer antipsychotischen (neuroleptischen) Therapie bekommen ("extrapyramidale Nebenwirkungen"):

• Muskelkrämpfe (z. B. am Hals, den Augen oder der Zunge)
• Steifheit der Muskeln, Zittern oder ein kleinschrittiger Gang
• Unruhe, Unfähigkeit, still zu sitzen, Bewegungsdrang
• Schwäche der Muskeln oder Verlangsamung der Bewegung

Wie schnell beginnt das Medikament zu wirken?

Antiparkinsonmittel können die oben angeführten Nebenwirkungen normalerweise innerhalb einer Stunde bessern. Manchmal müssen sie gespritzt werden, um eine schnellere Wirkung zu erzielen.

Wie lange sollten diese Medikamente eingenommen werden?

Oft wird ein Antiparkinsonmittel während der ersten Zeit der Behandlung mit einem Neuroleptikum (d. h. für 2–3 Wochen) verordnet. Danach wird der Arzt die Dosis des Antiparkinsonmittels vermindern, um zu sehen, ob erneut extrapyramidale Symptome auftauchen. Wenn nicht, wird das Medikament nicht weiter eingenommen. **Ohne Rücksprache mit Ihrem Arzt sollten Sie nie die Dosis erhöhen oder das Medikament einfach weglassen.**

Manche Patienten brauchen die Behandlung mit Antiparkinsonmitteln länger, weil sie empfindlicher für extrapyramidale Nebenwirkungen durch Neuroleptika sind. Manche benötigen diese Behandlung auch nur bei Bedarf (z. B. eine Woche nach einer Depot-Neuroleptika-Injektion).

Nebenwirkungen

Alle Arzneimittel können auch unerwünschte Wirkungen haben. Meist sind sie nicht schwerwiegend und treten auch nicht bei allen Behandelten auf. Die meisten Nebenwirkungen bessern sich mit der Zeit oder verschwinden ganz. Sollte eine Nebenwirkung länger bestehen, sprechen Sie mit Ihrem Arzt über geeignete Maßnahmen.

Häufige Nebenwirkungen, die unter einer Behandlung mit Antiparkinsonmitteln auftreten können:

• Mundtrockenheit: Saure Bonbons und zuckerfreies Kaugummi können die Speichelproduktion anregen. Vermeiden Sie süße, stark kalorienhaltige Getränke. Trinken Sie Wasser und putzen Sie Ihre Zähne regelmäßig.
• Verschwommensehen: Dies tritt üblicherweise zu Beginn der Behandlung auf und kann 1–2 Wochen andauern. Das Lesen kann durch helles Licht oder eine gewisse Entfernung verbessert werden; eventuell kann auch ein Vergrößerungsglas benutzt werden. Fragen Sie Ihren Arzt, falls das Problem fortbesteht.
• Verstopfung: Nehmen Sie Ballaststoffe (z. B. Salat, Weizenkleie) und viel Flüssigkeit zu sich. Manchmal ist ein Abführmittel notwendig. Wenn diese Maßnahmen nicht helfen, fragen Sie Ihren Arzt oder Apotheker.
• Müdigkeit und Antriebsmangel: Diese Symptome bessern sich mit der Zeit. Sie können durch andere Medikamente, die ebenfalls müde machen, verstärkt werden. Bleibt die Müdigkeit länger bestehen, vermeiden Sie Tätigkeiten wie Autofahren oder Bedienen gefährlicher Maschinen.
• Übelkeit oder Sodbrennen: Wenn diese Symptome auftreten, nehmen Sie Ihre Medikamente zusammen mit den Mahlzeiten ein.

Weniger häufige Nebenwirkungen, bei deren Auftreten Sie **sofort** Ihren Arzt verständigen sollten:

• Orientierungsstörungen, Verwirrtheit, Verschlechterung der Gedächtnisleistung.
• Zunahme psychotischer Symptome
• Stuhlverhalt (länger als 2 bis 3 Tage)
• Harnverhalt (länger als 24 Stunden)
• Hautausschlag

Benachrichtigen Sie Ihren Arzt **so früh wie möglich**, falls Ihre Periode ausbleibt oder Sie eine **Schwangerschaft** vermuten.

Vorsichtsmaßnahmen

1. Steigern oder verringern Sie die Dosis nicht ohne Rücksprache mit Ihrem Arzt.
2. Sprechen Sie mit Ihrem Arzt oder Apotheker, bevor Sie andere Medikamente einnehmen, einschließlich der rezeptfreien Medikamente.
3. Vermeiden Sie Autofahren oder das Bedienen gefährlicher Maschinen, wenn Sie sich müde oder verlangsamt fühlen.
4. Dieses Medikament verstärkt die Wirkung von Alkohol, so dass Symptome wie Müdigkeit, Schwindel und Verwirrtheit auftreten können.
5. Vermeiden Sie es, sich extremer Hitze und Feuchtigkeit (z. B. Sauna) auszusetzen, da durch das Medikament die Temperaturregulationsfähigkeit gestört sein kann.
6. Bewahren Sie Ihre Medikamente in einem sauberen, trockenen Raum bei Zimmertemperatur auf. Arzneimittel für Kinder unzugänglich aufbewahren.

Wenn Sie Fragen zu diesem Medikament haben, zögern Sie bitte nicht, Ihren Arzt oder Apotheker zu fragen.

Patienteninformation: Anxiolytika (angstlösende Medikamente)

Der Name Ihres Medikaments lautet _____ .

Anwendung

Dieses Medikament wird zur Besserung von Angstsymptomen eingesetzt. Angst ist eine Reaktion auf Stress und wird als lebensnotwendig angesehen. Anderer- seits kann Angst Symptom einer seelischen oder körperlichen Erkrankung sein. Es gibt verschiedene Formen der Angsterkrankungen, die auch unterschiedlich behandelt werden. Anxiolytika können die Symptome der Angst erträglicher wer- den lassen, deren Ursache jedoch nicht bekämpfen. In üblicher Dosis beruhigen diese Medikamente, in höherer Dosis können sie auch schlaffördernd wirken.

Wie schnell beginnt das Medikament zu wirken?

Die Wirkung tritt meist innerhalb einer Stunde ein. Um eine noch schnellere Wir- kung zu erreichen, können sie auch gespritzt oder unter der Zunge aufgelöst wer- den.

Wie lange sollten diese Medikamente eingenommen werden?

Angsterkrankungen bessern sich nicht selten von selbst. Oft bessern sich die Sym- ptome, wenn die Ursache der Angst behandelt oder ausgeschaltet wird. Aus die- sem Grund werden Anxiolytika in der Regel nur für eine begrenzte Zeit verord- net. Viele Menschen nehmen diese Medikamente bei Bedarf (z. B. bei starkem Stress), jedoch nicht regelmäßig ein. Zu einer Gewöhnung und Abnahme der Wir- kung kann es kommen, wenn das Medikament durchgehend länger als ca. 4 Mo- nate eingenommen wird. Sollten Sie dieses Medikament schon eine gewisse Zeit eingenommen haben, wird Ihr Arzt die Dosis langsam verringern und gleichzeitig auf Entzugssymptome achten. Treten keine Entzugssymptome auf, kann die Do- sis weiter verringert oder das Medikament abgesetzt werden. **Verringern Sie nicht die Dosis oder setzen Sie das Medikament nicht ab, ohne Rücksprache mit Ihrem Arzt zu halten.** Einige Patienten benötigen ein Anxiolytika für einen län- geren Zeitraum, abhängig von ihrer Angsterkrankung. Andere brauchen das Me- dikament nur bei Bedarf.

Nebenwirkungen

Alle Arzneimittel können auch unerwünschte Wirkungen haben. Meist sind sie nicht schwerwiegend und treten auch nicht bei allen Behandelten auf. Die meisten Nebenwirkungen bessern sich mit der Zeit oder verschwinden ganz. Sollte eine Nebenwirkung länger bestehen, sprechen Sie mit Ihrem Arzt über geeignete Maßnahmen.

Häufige Nebenwirkungen, die unter einer Behandlung mit Anxiolytika auftreten können:

- Müdigkeit und Antriebsmangel: Diese Symptome bessern sich mit der Zeit oder bei Verringerung der Dosis. Sie können durch andere Medikamente, die eben- falls müde machen, verstärkt werden. Anxiolytika können das Reaktions- vermögen so weit verändern, dass die Fähigkeit zur aktiven Teilnahme am Stra- ßenverkehr, zum Bedienen von Maschinen oder zum Arbeiten ohne sicheren Halt beeinträchtigt wird.
- Gangunsicherheit, Schwäche, Schwindel: Sprechen Sie mit Ihrem Arzt, da evtl. eine Dosisanpassung erforderlich werden kann.
- Merkfähigkeitsstörungen, Erinnerungslücken: Sprechen Sie mit Ihrem Arzt.
- Verwaschene Sprache: Es könnte eine Dosisanpassung erforderlich sein.
- Übelkeit oder Sodbrennen: Wenn diese Symptome auftreten, nehmen Sie Ihre Medikamente mit den Mahlzeiten zusammen ein.

Gelegentlich auftretende Nebenwirkungen, bei deren Auftreten Sie **sofort** Ihren Arzt verständigen sollten:

- Orientierungsstörungen, Verwirrtheit, Verschlechterung des Gedächtnisses, "Blackouts" oder Erinnerungslücken
- Nervosität, Erregung
- Gangunsicherheit mit Fallneigung
- Hautausschlag

Benachrichtigen Sie Ihren Arzt **so früh wie möglich**, falls Ihre Periode ausbleibt oder Sie eine **Schwangerschaft** vermuten.

Vorsichtsmaßnahmen

1. Steigern Sie Ihre Dosis nicht ohne Rücksprache mit Ihrem Arzt.
2. Besprechen Sie die zusätzliche Einnahme anderer Medikamenten mit Ihrem Arzt oder Apotheker, einschließlich der rezeptfreien Medikamente wie z. B. Grippemittel.
3. Anxiolytika können das Reaktionsvermögen so weit verändern, dass die Fähigkeit zur aktiven Teilnahme am Straßenverkehr, zum Bedienen von Maschinen oder zum Arbeiten ohne sicheren Halt beeinträchtigt wird. Dieses Medikament verstärkt die Wirkung von Alkohol, so dass Symptome wie Müdigkeit, Schwindel oder Verwirrtheit verstärkt werden können.
4. Manche Anxiolytika können bei längerer Einnahme zu Abhängigkeit führen.
5. Setzen Sie das Medikament nicht plötzlich ab, besonders wenn Sie es schon länger einnehmen oder eine hohe Dosis verordnet bekommen haben. Anxiolytika müssen schrittweise abgesetzt werden, um Entzugssymptome zu vermeiden.
6. Vermeiden Sie übermäßiges Trinken koffeinhaltiger Getränke (mehr als 4 Tassen Kaffee, 6 Tassen Tee oder 6 Gläser Cola pro Tag), da diese die Wirkung der Anxiolytika aufheben können.
7. Bewahren Sie Ihre Medikamente in einem sauberen, trockenen Raum bei Zimmertemperatur auf. Arzneimittel für Kinder unzugänglich aufbewahren.

Wenn Sie Fragen zu diesem Medikament haben, zögern Sie bitte nicht, Ihren Arzt oder Apotheker zu fragen.

Aus: Bandelow, B., Bleich, S. & Kropp, S.: Handbuch Psychopharmaka

Patienteninformation: Schlaf- und Beruhigungsmittel

Der Name Ihres Medikaments lautet
_____ .

Anwendung

Dieses Medikament wird zur Behandlung von Schlafstörungen (Einschlaf- oder Durchschlafstörungen) eingesetzt. Bei jedem Menschen können einmal Schlafprobleme auftreten, ohne dass dies Zeichen einer Erkrankung ist; länger andauernde Schlafstörungen können jedoch auch Symptom einer körperlichen oder seelischen Erkrankung sein.

Einschlafstörungen treten z. B. auf, wenn Sie während des Tages viel Stress hatten, bei Schmerzen, bei körperlichen Erkrankungen oder beim Wechsel von Tagesgewohnheiten (z. B. lange Flugreisen, Schichtarbeit, Nachtdienst). Jede Erkrankung, die mit Schmerzen oder Atemstörungen verbunden ist (wie z. B. ein Magengeschwür, Asthma, Grippe) kann den Schlaf beeinflussen. Anregende Substanzen, wie z. B. koffeinhaltige Getränke können zu Einschlafstörungen führen; einige Medikamente führen beim Absetzen zu Veränderungen des Schlafmusters (z. B. Antidepressiva oder Neuroleptika). In den meisten Fällen kann der Schlaf auf einfache Weise wieder verbessert werden.

Im Alter kommt es zu einem veränderten Schlafverhalten; generell schlafen ältere Menschen nachts weniger. Erkrankungen wie z. B. Depressionen können den Schlaf negativ beeinflussen.

Benzodiazepine werden auch bei Angsterkrankungen angewendet, außerdem als Muskelrelaxantien, zur Epilepsiebehandlung und bei zahlreichen anderen Erkrankungen.

Wie schnell beginnt das Medikament zu wirken?

Die Wirkung tritt meist innerhalb einer Stunde ein. Da einige Medikamente sehr schnell wirken, sollten sie erst direkt vor dem Zubettgehen eingenommen werden.

Wie lange sollten diese Medikamente eingenommen werden?

Schlafstörungen treten oft nur vorübergehend auf. Meist bessern sich die Symptome, wenn die zugrunde liegende Ursache der Schlafstörung ausgeschaltet wird. Aus diesem Grund werden Schlaf- und Beruhigungsmittel in der Regel nur eine

begrenzte Zeit verordnet. Viele Menschen nehmen diese Medikamente bei Bedarf (z. B. bei Schlaflosigkeit), jedoch nicht regelmäßig ein. Nach 2 bis 3 gut durchschlafenen Nächten sollten Sie versuchen, das Medikament schrittweise abzusetzen. Zur Gewöhnung an das Medikament und damit zu einer abnehmenden Wirksamkeit kann es kommen, wenn das Medikament kontinuierlich über einen Zeitraum von ca. 4 Monaten hinaus eingenommen wird. Sollten Sie dieses Medikament schon eine gewisse Zeit eingenommen haben, wird Ihr Arzt die Dosis langsam verringern und gleichzeitig auf erneut auftretende Schlafstörungen achten. Treten diese nicht auf, kann die Dosis des Medikaments meist weiter verringert oder ganz abgesetzt werden. **Verändern Sie die Dosis nicht ohne Rücksprache mit Ihrem Arzt.** Einige Patienten benötigen Schlaf- oder Beruhigungsmittel für einen längeren Zeitraum, z. B. weil sie unter einer besonderen Form der Schlafstörung leiden. Andere brauchen das Medikament nur zeitweise bei Bedarf.

Nebenwirkungen

Alle Arzneimittel können auch unerwünschte Wirkungen haben. **Meist sind sie nicht schwerwiegend und treten auch nicht bei allen Behandelten auf. Die meisten Nebenwirkungen bessern sich mit der Zeit oder verschwinden ganz. Sollte eine Nebenwirkung länger bestehen, sprechen Sie mit Ihrem Arzt über geeignete Maßnahmen.**

Häufige Nebenwirkungen, die unter einer Behandlung mit Schlaf- und Beruhigungsmittel auftreten können, sind:

- Morgendliche Müdigkeit und Antriebsmangel: Diese Symptome bessern sich meist rasch; informieren Sie sonst Ihren Arzt. Es kann durch andere Medikamente, die ebenfalls müde machen, verstärkt werden. Bleibt die Müdigkeit länger bestehen, vermeiden Sie Tätigkeiten wie Autofahren oder Bedienen gefährlicher Maschinen
- Bewegungsstörungen, Schwäche, Schwindel: Sprechen Sie mit Ihrem Arzt, da dies eine Änderung der Dosis erforderlich machen kann
- Merkfähigkeitsstörungen, Erinnerungslücken: Teilen Sie dies Ihrem Arzt mit.
- Verwaschene Sprache: Evtl. ist eine Anpassung der Dosis erforderlich
- Übelkeit oder Sodbrennen: Nehmen Sie Ihre Medikamente während der Mahlzeiten ein
- Bitterer Geschmack: Tritt bei einigen Medikamenten auf (z. B. Zopiclon). Vermeiden Sie dann Milch

---

Aus: Bandelow, B., Bleich, S. & Kropp, S.: Handbuch Psychopharmaka · 332 · © 2004 Hogrefe-Verlag, Göttingen

Gelegentlich auftretende Nebenwirkungen, bei deren Auftreten Sie **sofort** Ihren Arzt verständigen sollten:

- Orientierungsstörungen, Verwirrtheit, Verschlechterung des Gedächtnisses oder Erinnerungslücken
- Nervosität, Erregung oder andere Verhaltensänderungen
- Gangunsicherheit oder Fallneigung
- Hautausschlag

Benachrichtigen Sie Ihren Arzt **so früh wie möglich**, falls Ihre Periode ausbleibt oder Sie eine **Schwangerschaft** vermuten.

Vorsichtsmaßnahmen

1. Steigern Sie Ihre Dosis nicht ohne Rücksprache mit Ihrem Arzt.
2. Besprechen Sie die zusätzliche Einnahme anderer Medikamente mit Ihrem Arzt oder Apotheker, einschließlich der rezeptfreien Medikamente wie z. B. Grippemittel.
3. Dieses Medikament kann das Reaktionsvermögen so weit verändern, dass die Fähigkeit zur aktiven Teilnahme am Straßenverkehr, zum Bedienen von Maschinen oder zum Arbeiten ohne sicheren Halt beeinträchtigt wird. Vermeiden Sie diese Tätigkeiten, wenn Sie sich müde oder verlangsamt fühlen.
4. Dieses Medikament verstärkt die Wirkung von Alkohol, so dass Müdigkeit, Schwindel oder Verwirrtheit auftreten können.
5. Nehmen Sie das Medikament eine halbe Stunde vor dem Schlafengehen ein. Rauchen Sie dann auch nicht mehr im Bett.
6. Manche Schlaf- und Beruhigungsmittel können bei längerer Einnahme zu Abhängigkeit führen.
7. Setzen Sie das Medikament nicht plötzlich ab, besonders wenn Sie dieses schon einen längeren Zeitraum einnehmen oder eine hohe Dosis verordnet bekommen haben. Schlaf- und Beruhigungsmittel müssen schrittweise abgesetzt werden, um Entzugssymptome zu vermeiden.

8. Vermeiden Sie häufiges Trinken koffeinhaltiger Getränke (mehr als 4 Tassen Kaffee, oder 6 Tassen Tee oder 6 Gläser Cola pro Tag), da diese die Wirkung der Medikamente zum Teil aufheben oder vermindern.
9. Bewahren Sie Ihre Medikamente in einem sauberen, trockenen Raum bei Zimmertemperatur auf. Arzneimittel für Kinder unzugänglich aufbewahren.

Einige nicht-medikamentöse Einschlafhilfen:

1. Vermeiden Sie koffeinhaltige Getränke nach 18 Uhr (auch Schokolade) und große Mahlzeiten einige Stunden vor dem Schlafengehen. Einigen Menschen hilft ein Glas warme Milch vor dem Zubettgehen.
2. Ein Nachmittagsschlaf wirkt sich ungünstig auf dem Nachtschlaf aus.
3. Entspannen Sie sich vor dem Zubettgehen, z. B. durch Lesen, Musik hören oder Baden. Anstrengende Tätigkeiten vor dem Schlafengehen (z. B. Jogging) sollten vermieden werden, sie wirken sich ungünstig auf den Schlaf aus.
4. Gewöhnen Sie sich an feste Wach- und Schlafenszeiten.
5. Legen Sie sich nicht auf das Bett, wenn Sie nicht schlafen wollen.
6. Vermeiden Sie störende Einflüsse wie z. B. ein Telefon im Schlafzimmer. Benutzen Sie Rollos bei zu hellem Außenlicht oder Ohrpfropfen bei zu hohem Lärmpegel.
7. Sorgen Sie für eine angenehme Atmosphäre im Bett (angemessene Temperatur), benutzen Sie eine feste Matratze.
8. Es ist kein Grund zur Beunruhigung, wenn Sie von Tag zu Tag unterschiedlich lang schlafen. Je mehr Sorgen Sie sich darüber machen, umso angespannter können Sie werden; dies kann die Einschlafstörungen eher noch verstärken.

Wenn Sie Fragen zu diesem Medikament haben, zögern Sie bitte nicht, Ihren Arzt oder Apotheker zu fragen.

Patienteninformation: Lithium

Der Name Ihres Medikaments lautet _____.

Mittel zur Verhinderung von Rückfällen bei Patienten mit manisch-depressiven und anderen psychischen Erkrankungen.

Anwendung

Lithium wird hauptsächlich zur Langzeitvorbeugung manisch-depressiver Erkran-kungen (bipolar-affektiver Erkrankungen) und zur Behandlung der akuten Manie eingesetzt.

Zusätzlich kann es die Behandlung von Depressionen und Zwangserkrankungen mit Antidepressiva unterstützen. Belegt ist außerdem die Wirksamkeit auch beim Cluster-Kopfschmerz, bei chronischer Aggressivität oder Impulskontrollstörungen.

Wonach richtet sich die Dosis?

Die Dosis ist für jeden Patienten unterschiedlich und richtet sich nach dem Lithium-spiegel. Innerhalb der ersten Behandlungsmonate wird Ihr Arzt Ihren Lithium-spiegel regelmäßig bestimmen lassen. Der bei den meisten Patienten wirksame Lithiumspiegel liegt zwischen 0,6 und 1,2 mmol/l. Zu Beginn kann eine mehr-mals tägliche Einnahme des Lithiums erforderlich sein (2- bis 3-mal). Später kann auch die einmal tägliche Gabe ausreichend sein. Auf eine ausreichende Trink-menge ist zu achten.

Wenn morgens eine Blutabnahme zur Lithiumbestimmung geplant ist, nehmen Sie Ihre Lithiumtablette **nach** der Blutabnahme ein; nur so erhält Ihr Arzt ein aussagefähiges Ergebnis.

Wie schnell beginnt das Medikament zu wirken?

Bei der Rückfallverhütung manisch-depressiver Erkrankungen müssen Sie das Medikament etwa ein halbes Jahr einnehmen, bis ein ausreichender Schutz vor-handen ist.

Bei der Behandlung einer akuten Manie setzt die Wirkung nach 8 – 14 Tagen ein. Da die Wirkung nicht sofort eintritt, verändern Sie die verordnete Dosis nicht und setzen Sie das Medikament auch nicht ohne Rücksprache mit Ihrem Arzt ab.

Die Besserung der Symptome bei Depressionen, Zwangserkrankungen, Aggres-sivität und Impulsivität tritt ebenso nach einigen Tagen bis Wochen ein.

Wie lange sollten diese Medikamente eingenommen werden?

Bei einer erstmals aufgetretenen (akuten) Manie wird meist eine einjährige The-rapie empfohlen; dies vermindert in der Regel einen Rückfall. Danach wird Ihr Arzt die Dosis in der Regel langsam vermindern und gleichzeitig sorgfältig auf Symptome einer erneuten Manie achten. Wenn diese nicht auftreten, kann das Medikament langsam abgesetzt werden.

Patienten, die schon mehrere manische oder depressive Phasen erlitten haben, wird manchmal eine ständige (jahrelange) Weiterbehandlung empfohlen. Die Lang-zeitbehandlung ist manchmal auch bei atypischen Depressionen, Zwangs-erkrankungen, Cluster-Kopfschmerz und Verhaltensstörungen mit Aggressivität und Impulsivität angezeigt.

Nebenwirkungen

Alle Arzneimittel können auch unerwünschte Wirkungen haben. Meist sind sie nicht schwerwiegend und treten auch nicht bei allen Behandelten auf. Die meisten Nebenwirkungen bessern sich mit der Zeit oder verschwinden ganz. Sollte eine Nebenwirkung länger bestehen, sprechen Sie mit Ihrem Arzt über geeignete Maßnahmen.

Häufige Nebenwirkungen, die Sie bei Ihrem nächsten Besuch mit Ihrem Arzt besprechen sollten:

- Antriebsmangel und Konzentrationsstörungen: Diese Symptome bessern sich mit der Zeit. Es kann durch andere Medikamente, die ebenfalls müde machen, verstärkt werden. Bleibt die Müdigkeit länger bestehen, vermeiden Sie Tätig-keiten wie Autofahren oder Bedienen gefährlicher Maschinen.
- Übelkeit oder Sodbrennen: Nehmen Sie Ihre Medikamente zusammen mit den Mahlzeiten ein. Wenn Durchfall oder Erbrechen länger als 24 Stunden anhal-ten, sollten Sie Ihren Arzt verständigen.
- Muskelzittern, -zucken: Sprechen Sie mit Ihrem Arzt, da dies eine Dosisan-passung erforderlich machen kann.
- Sexuelle Störungen: Sprechen Sie mit Ihrem Arzt.
- Gewichtszunahme: Kontrollieren Sie Ihr Essverhalten, vermeiden Sie fetthalti-ge Speisen (z. B. Kekse, Kuchen).
- Gesteigerter Durst, häufiges Wasserlassen: Sprechen Sie mit Ihrem Arzt.
- Hautveränderungen, wie z. B. trockene Haut, Akne.

Nebenwirkungen, die Sie **sofort** einem Arzt melden sollten, da sie auf einen zu hohen Lithiumspiegel hinweisen könnten:
- Gangunsicherheit
- Sprechstörungen
- Sehstörungen (besonders Doppelbilder)
- Übelkeit, Erbrechen, Bauchschmerzen
- Wässrige Stühle, Durchfälle (mehr als zweimal täglich)
- Ungewöhnliche allgemeine Schwäche
- Zittern (z. B. beim Halten einer Tasse), Muskelzuckungen

Sollten Sie bei Auftreten dieser Symptome Ihren Arzt nicht erreichen können, setzen Sie das Medikament ab. Sollten sich die Beschwerden verschlechtern und sich auch nach 12 Stunden nicht bessern, wenden Sie sich an die nächste Notfallsprechstunde oder an das nächste Krankenhaus. Eine ärztliche Untersuchung und eine Lithiumbestimmung wird die Ursache der Beschwerden meist rasch klären können.

Gelegentlich auftretende Nebenwirkungen, bei deren Auftreten Sie **sofort** Ihren Arzt verständigen sollten:
- Halsschmerzen, Mundschleimhautentzündungen oder gestörte Wundheilung
- Hautausschlag oder Juckreiz, Gesichtsschwellung
- Übelkeit, Erbrechen, Appetitverlust, Antriebsmangel, Schwäche, Fieber oder grippeähnliche Symptome
- Halsschwellung (Kropf)
- Häufiges Wasserlassen und starker Durst

Benachrichtigen Sie Ihren Arzt **so früh wie möglich**, falls Ihre Periode ausbleibt oder Sie eine **Schwangerschaft** vermuten.

Was Sie unternehmen sollten, wenn Sie Ihre Medikation einmal vergessen haben

Wenn Sie die Gesamtdosis des Lithiums in der Regel morgens einnehmen und dies länger als 6 Stunden vergessen haben, überspringen Sie die vergessene Einnahme und setzen Sie Ihr normales Einnahmeschema am nächsten Tag fort. **Verdoppeln Sie nicht die Dosis**.

Wenn Sie das Medikament in der Regel auf mehrere Dosen am Tag verteilt einnehmen und eine davon vergessen haben, nehmen Sie die vergessene Dosis dann ein, wenn Sie sich daran erinnern, und setzen dann Ihren normalen Einnahmeplan fort.

Wechselwirkungen mit anderen Medikamenten

Da Lithium die Wirkung anderer Medikamente beeinträchtigen kann oder seinerseits durch andere Medikamente beeinflusst werden kann, besprechen Sie die zusätzliche Einnahme von anderen Medikamenten (einschließlich der rezeptfreien Medikamente wie z. B. Grippemittel) mit Ihrem Arzt oder Apotheker. Informieren Sie jeden Arzt oder Zahnarzt, den Sie aufsuchen, dass Sie Lithium einnehmen.

Vorsichtsmaßnahmen

1. Steigern Sie die Dosis nicht ohne Rücksprache mit Ihrem Arzt.
2. Dieses Medikament kann das Reaktionsvermögen so weit verändern, dass die Fähigkeit zur aktiven Teilnahme am Straßenverkehr, zum Bedienen von Maschinen oder zum Arbeiten ohne sicheren Halt beeinträchtigt wird. Haben Sie Zweifel, ob Sie ein Fahrzeug führen oder eine Maschine bedienen können, halten Sie Rücksprache mit Ihrem Arzt.
3. Beenden Sie nicht plötzlich Ihre Medikamenteneinnahme, da dies zu Entzugssymptomen wie Angst, Unruhe und emotionaler Labilität führen kann.
4. Berichten Sie Ihrem Arzt über auffällige Veränderungen Ihrer Stimmung oder Ihres Verhaltens.
5. Auf eine ausreichende Flüssigkeitseinnahme ist zu achten.
6. Ändern Sie nicht ihre übliche Salzaufnahme (vermeiden Sie insbesondere salzarme Kost oder salzreduzierte Speisen).
7. Bei Krankheiten, die mit Übelkeit, Erbrechen und Durchfällen einhergehen, sollten Sie auf den Ersatz der verlorenen Flüssigkeit achten. Lassen Sie dann auch ihren Lithiumspiegel außer der Reihe bestimmen.
8. Beachten Sie auch, dass Sie bei heißer Witterung oder bei körperlicher Aktivität stärker schwitzen als sonst (besonders bei heißen Bädern, in der Sauna, Sport). Wasser- und Salzverlust kann zu einem erhöhten Lithiumspiegel im Blut führen.
9. Kapseln oder Tabletten sollten unzerteilt eingenommen werden.
10. Bewahren Sie Ihre Medikamente in einem sauberen, trockenen Raum bei Zimmertemperatur auf. Arzneimittel für Kinder unzugänglich aufbewahren.

Wenn Sie Fragen zu diesem Medikament haben, zögern Sie bitte nicht, Ihren Arzt oder Apotheker zu fragen.

Aus: Bandelow, B., Bleich, S. & Kropp, S.: Handbuch Psychopharmaka

Patienteninformation: Carbamazepin

Der Name Ihres Medikaments lautet _____ .

Mittel zur Rückfallvorbeugung bei manisch-depressiven Erkrankungen und zur Epilepsiebehandlung.

Anwendung

Carbamazepin wird hauptsächlich zur Langzeitbehandlung oder Rückfallvor-beugung einer manisch-depressiven Störung (bipolar-affektiven Erkrankung), bei der akuten Manie, bei Anfallsleiden und Schmerzsyndromen (besonders der Tri-geminus-Neuralgie) angewendet. Außerdem kann es bei durch Alkohol oder Beruhigungs- und Schlafmitteln hervorgerufenen Entzugssymptomen sowie bei chronischer Aggressivität und Impulsivität eingesetzt werden.

Wonach richtet sich die Dosis?

Die Dosis ist für jeden Patienten individuell und richtet sich nach dem Anspre-chen des Medikaments und dem Blutspiegel des Carbamazepins. Innerhalb der ersten Behandlungsmonate wird der Arzt Ihren Carbamazepinspiegel regelmäßig bestimmen lassen. Zu Beginn kann eine mehrmals tägliche Einnahme des Carba-mazepins erforderlich sein (z. B. 2- bis 3-mal). Später kann auch die einmal täg-liche Gabe ausreichend sein.
Wenn morgens eine Blutabnahme zur Carbamazepinbestimmung geplant ist, neh-men Sie Ihre Medikation **nach** der Blutabnahme ein, um das Ergebnis nicht zu verfälschen.

Wie schnell beginnt das Medikament zu wirken?

Die rückfallverhütende Wirkung des Carbamazepins setzt erst nach einigen Mona-ten ein. Die Besserung einer Manie benötigt bis zu 14 Tagen. Da sich die Wirkung des Carbamazepins nicht immer sofort einstellt, **verändern Sie die verordnete Dosis nicht und setzen Sie das Medikament auch nicht ohne Rücksprache mit Ihrem Arzt ab.**
Die Verbesserung der Symptome bei Anfallsleiden, Schmerzsyndromen, chroni-scher Aggressivität und Impulsivität wird nicht sofort, sondern auch im Verlauf der regelmäßigen Behandlung eintreten.

Wie lange sollte das Medikament eingenommen werden?

Patienten, die schon mehrere manische oder depressive Episoden erlitten haben, wird eine ständige (jahrelange) Weiterbehandlung empfohlen. Die Langzeit-behandlung ist auch manchmal bei atypischen Depressionen und Verhaltenssto-rungen mit Aggressivität und Impulsivität notwendig.
Bei einer erstmals aufgetretenen (akuten) Manie wird meist eine einjährige The-rapie empfohlen; dies verhindert bei den meisten Patienten einen Rückfall. Da-nach wird Ihr Arzt die Dosis in der Regel langsam vermindern und gleichzeitig sorgfältig auf Symptome einer erneuten Manie achten. Wenn diese nicht auftre-ten, kann das Medikament langsam abgesetzt werden.

Nebenwirkungen

Alle Arzneimittel können auch unerwünschte Wirkungen haben. Meist sind sie nicht schwerwiegend und treten auch nicht bei allen Behandelten auf. Die meisten Nebenwirkungen bessern sich mit der Zeit oder verschwinden ganz. Sollte eine Nebenwirkung länger bestehen, sprechen Sie mit Ihrem Arzt über geeignete Maßnahmen.

Häufige Nebenwirkungen, die Sie bei Ihrem nächsten Besuch mit Ihrem Arzt besprechen sollten:

• Müdigkeit und Antriebsmangel: Diese Symptome bessern sich im Laufe der weiteren Behandlung. Andere Medikamente, die müde machen, können bei gleichzeitiger Einnahme die Müdigkeit verstärken. Fahren Sie kein Auto und bedienen Sie keine gefährlichen Maschinen, wenn die Müdigkeit anhält.

• Schwindel: Stehen Sie aus dem Liegen oder Sitzen langsam auf; sitzen Sie für ein paar Minuten an der Bettkante, bevor Sie aufstehen. Setzen Sie sich oder legen Sie sich hin, wenn der Schwindel bestehen bleibt oder Sie sich schwach fühlen. Wenn der Schwindel sich nicht bessert, benachrichtigen Sie Ihren Arzt.

• Gangunsicherheit: Sprechen Sie mit Ihrem Arzt, da dies eine Dosisanpassung erforderlich machen kann.

• Verschwommensehen: Dies tritt üblicherweise zu Beginn der Behandlung auf und kann 1 bis 2 Wochen andauern. Das Lesen kann durch eine helle Lampe oder eine gewisse Entfernung zum Buch verbessert werden. Evtl. kann auch ein Vergrößerungsglas benutzt werden. Sprechen Sie mit Ihrem Arzt, falls das Symptom fortbesteht.

- Mundtrockenheit: Saure Bonbons und zuckerfreies Kaugummi können die Speichelproduktion anregen; versuchen Sie, süße, stark kalorienhaltige Getränke zu vermeiden. Trinken Sie Wasser und pflegen Sie Ihre Zähne regelmäßig.
- Übelkeit oder Sodbrennen: Nehmen Sie Ihre Medikamente während der Mahlzeiten ein.
- Muskelzittern, -zucken: Sprechen Sie mit Ihrem Arzt, da dies eine Dosisanpassung erforderlich machen kann.
- Sexuelle Störungen: Sprechen Sie mit Ihrem Arzt.
- Gewichtszu- oder -abnahme: Beobachten Sie Ihre Nahrungsaufnahme; vermeiden Sie fetthaltige Speisen (z. B. Kekse, Kuchen).

Gelegentlich auftretende Nebenwirkungen, bei deren Auftreten Sie **sofort** Ihren Arzt verständigen sollten:
- Halsschmerzen, Mundschleimhautentzündungen oder gestörte Wundheilung
- Hautausschlag oder Juckreiz, Gesichtsschwellung
- Übelkeit, Erbrechen, Appetitverlust, Antriebsmangel, Schwäche, Fieber oder grippeähnliche Symptome
- Auftreten von Blutergüssen („blauen Flecken"), Blutungen, Farbveränderungen der Haut
- Verwirrtheit oder Orientierungsstörungen

Benachrichtigen Sie Ihren Arzt **so früh wie möglich**, falls Ihre Periode ausbleibt oder Sie eine **Schwangerschaft** vermuten.

Was Sie unternehmen sollten, wenn Sie Ihre Medikation einmal vergessen haben

Wenn Sie die Gesamtdosis des Carbamazepins normalerweise morgens einnehmen und dies länger als 6 Stunden vergessen haben, überspringen Sie die vergessene Einnahme und setzen Sie Ihr normales Einnahmeschema am nächsten Tag fort. **Verdoppeln Sie nicht die Dosis.**
Wenn Sie das Medikament auf mehrere Dosen am Tag verteilt einnehmen und eine davon vergessen haben, nehmen Sie die Dosis dann ein, wenn Sie sich daran erinnern, und setzen dann Ihren normalen Einnahmeplan fort.

Wechselwirkungen mit anderen Medikamenten

Da Carbamazepin die Wirkung anderer Medikamente beeinträchtigen kann oder seinerseits durch andere Medikamente beeinflusst werden kann, besprechen Sie die zusätzliche Einnahme von anderen Medikamenten (einschließlich der rezeptfreien Medikamente wie z. B. Grippemittel) mit Ihrem Arzt oder Apotheker. Informieren Sie jeden Arzt oder Zahnarzt, den Sie aufsuchen, dass Sie Carbamazepin einnehmen.

Vorsichtsmaßnahmen

1. Steigern Sie Ihre Dosis nicht ohne Rücksprache mit Ihrem Arzt.
2. Nehmen Sie nicht Carbamazepin gleichzeitig mit Grapefruitsaft ein, da der Blutspiegel des Medikaments dadurch verändert werden kann.
3. Sollten Sie eine Carbamazepinlösung einnehmen, mischen Sie diese nicht mit anderen flüssigen Arzneimitteln.
4. Dieses Medikament kann das Reaktionsvermögen so weit verändern, dass die Fähigkeit zur aktiven Teilnahme am Straßenverkehr, zum Bedienen von Maschinen oder zum Arbeiten ohne sicheren Halt beeinträchtigt wird. Vermeiden Sie diese Tätigkeiten, wenn Sie sich müde oder verlangsamt fühlen.
5. Beenden Sie nicht plötzlich Ihre Medikamenteneinnahme, da dies zu Entzugssymptomen wie Angst, Unruhe und Stimmungsschwankungen führen kann.
6. Berichten Sie Ihrem Arzt über auffällige Veränderungen Ihrer Stimmung oder Ihres Verhaltens.
7. Kapseln oder Tabletten sollten im Ganzen heruntergeschluckt werden (nicht zerteilen oder auflösen)
8. Bewahren Sie Ihre Medikamente in einem sauberen, trockenen Raum bei Zimmertemperatur auf. Arzneimittel für Kinder unzugänglich aufbewahren.

Wenn Sie Fragen zu diesem Medikament haben, zögern Sie bitte nicht, Ihren Arzt oder Apotheker zu fragen.

Patienteninformation: Valproinsäure (Valproat)

Der Name Ihres Medikaments lautet _____ .

Mittel zur Rückfallvorbeugung bei manisch-depressiver Störung, Antiepileptikum.

Anwendung

Valproinsäure wird hauptsächlich bei der Langzeitbehandlung oder Rückfallvorbeugung einer manisch-depressiven Störung (bipolar-affektiven Erkrankung), bei akuter Manie, Epilepsie und Migränekopfschmerzen angewendet. Weiterhin wird es als zusätzliches Medikament bei der Antidepressivabehandlung bei Depressionen, bei der Neuroleptikabehandlung von Schizophrenien und bei Verhaltensstörungen (chronische Aggressivität und Impulsivität) angewendet.

Wonach richtet sich die Dosis?

Die Dosis ist für jeden Patienten individuell und richtet sich nach dem Ansprechen des Medikaments und dem Blutspiegel der Valproinsäure. Innerhalb der ersten Behandlungsmonate wird der Arzt Ihren Valproinsäurespiegel regelmäßig bestimmen lassen. Zu Beginn kann eine mehrmals tägliche Einnahme der Valproinsäure erforderlich sein (2- bis 3-mal). Später kann auch die einmal tägliche Gabe ausreichend sein.

Wenn morgens eine Blutabnahme zur Valproinsäurebestimmung geplant ist, nehmen Sie Ihre Medikation **nach** der Blutabnahme ein, um das Ergebnis nicht zu verfälschen.

Wie schnell beginnt das Medikament zu wirken?

Die rückfallverhütende Wirkung des Medikaments setzt erst nach einigen Monaten ein. Die Wirkung bei akuter Manie setzt erst nach bis zu 14 Tagen ein. Da sich die Wirkung der Valproinsäure nicht sofort einstellt, **verändern Sie die verordnete Dosis nicht und setzen Sie das Medikament auch nicht ohne Rücksprache mit Ihrem Arzt ab.**

Die Besserung der Symptome bei Anfallsleiden, chronischer Aggressivität und Impulsivität wird nicht sofort, sondern erst im Verlauf der weiteren regelmäßigen Behandlung eintreten.

Wie lange sollte das Medikament eingenommen werden?

Bei einer erstmals aufgetretenen Manie wird meist eine einjährige Therapie empfohlen; dies vermindert in der Regel einen Rückfall in dieser Zeit. Danach wird Ihr Arzt die Dosis in der Regel langsam vermindern und gleichzeitig sorgfältig auf Symptome einer erneuten Manie achten. Wenn diese nicht auftreten, kann das Medikament langsam abgesetzt werden. Patienten, die schon mehrere Episoden einer Manie oder Depression durchgemacht haben, wird eine ständige Weiterbehandlung empfohlen. Die Langzeitbehandlung ist im Allgemeinen bei atypischen Depressionen, Anfallsleiden und Aggressivität/Impulsivität indiziert.

Nebenwirkungen

Alle Arzneimittel können auch unerwünschte Wirkungen haben. Meist sind sie nicht schwerwiegend und treten auch nicht bei allen Behandelten auf. Die meisten Nebenwirkungen bessern sich mit der Zeit oder verschwinden ganz. Sollte eine Nebenwirkung länger bestehen, sprechen Sie mit Ihrem Arzt über geeignete Maßnahmen.

Häufige Nebenwirkungen, die Sie bei Ihrem nächsten Besuch mit Ihrem Arzt besprechen sollten:

• Müdigkeit und Antriebsmangel: Diese Symptome bessern sich im Verlauf der weiteren Behandlung. Andere Medikamente, die müde machen, können bei gleichzeitiger Einnahme das Symptom verstärken. Fahren Sie kein Auto und bedienen Sie keine gefährlichen Maschinen, wenn die Müdigkeit anhält.

• Schwindel: Stehen Sie aus dem Liegen oder Sitzen langsam auf; bleiben Sie für ein paar Minuten an der Bettkante sitzen, bevor Sie aufstehen. Setzen Sie sich oder legen Sie sich hin, wenn der Schwindel bestehen bleibt oder Sie sich schwach fühlen. Wenn der Schwindel sich nicht bessert, benachrichtigen Sie ggf. Ihren Arzt.

• Gangunsicherheit, Koordinationsstörungen: Sprechen Sie mit Ihrem Arzt, da dies eine Dosisanpassung erforderlich machen kann.

• Verschwommensehen: Dies tritt üblicherweise zu Beginn der Behandlung auf und ist meist nur vorübergehend. Das Lesen kann durch eine helle Lampe oder eine größere Entfernung zum Buch verbessert werden. Evtl. kann auch ein Vergrößerungsglas genutzt werden. Sprechen Sie Ihren Arzt an, falls das Symptom fortbesteht.

- Übelkeit oder Sodbrennen, Erbrechen, Bauchkrämpfe: Nehmen Sie Ihre Medikamente zu den Mahlzeiten ein.
- Muskelzittern, -zucken: Sprechen Sie mit Ihrem Arzt, da dies eine Dosisanpassung erforderlich machen kann.
- Haarausfall
- Gewichtsveränderungen: Beobachten Sie Ihre Nahrungsaufnahme; vermeiden Sie fetthaltige Speisen (z. B. Kekse, Kuchen).
- Veränderungen des Menstruationszyklus

Gelegentlich auftretende Nebenwirkungen, bei deren Auftreten Sie **sofort** Ihren Arzt verständigen sollten:
- Halsschmerzen, Mundschleimhautentzündungen oder gestörte Wundheilung
- Hautausschlag oder Juckreiz, Gesichtsschwellung
- Übelkeit, Erbrechen, Appetitverlust, Antriebsmangel, Schwäche, Fieber oder grippeähnliche Symptome
- Auftreten von Blutergüssen, Blutungen, Farbveränderungen der Haut
- Gelbliche Verfärbung der Augen oder der Haut; dunkel gefärbter Urin
- Augenbewegungsstörungen
- Starker Schwindel

Benachrichtigen Sie Ihren Arzt **so früh wie möglich**, falls Ihre Periode ausbleibt oder Sie eine **Schwangerschaft** vermuten.

Was Sie unternehmen sollten, wenn Sie Ihre Medikation einmal vergessen haben

Wenn Sie die Gesamtdosis der Valproinsäure normalerweise morgens einnehmen und dies länger als 6 Stunden vergessen haben, überspringen Sie die vergessene Einnahme und setzen Sie Ihr normales Einnahmeschema am nächsten Tag fort. **Verdoppeln Sie nicht die Dosis.**
Wenn Sie das Medikament auf mehrere Dosen am Tag verteilt einnehmen und eine davon vergessen haben, nehmen Sie die vergessene dann ein, wenn Sie sich daran erinnern, und setzen dann Ihren normalen Einnahmeplan fort.

Wechselwirkungen mit anderen Medikamenten

Da Valproinsäure die Wirkung anderer Medikamente beeinträchtigen kann oder seinerseits durch andere Medikamente beeinflusst werden kann, besprechen Sie die zusätzliche Einnahme von anderen Medikamenten (einschließlich der rezeptfreien Medikamente wie z. B. Grippemittel) mit Ihrem Arzt oder Apotheker. Informieren Sie jeden Arzt oder Zahnarzt, den Sie aufsuchen, dass Sie Valproinsäure einnehmen.

Vorsichtsmaßnahmen

1. Ändern Sie Ihre Dosis nicht ohne Rücksprache mit Ihrem Arzt.
2. Dieses Medikament kann das Reaktionsvermögen so weit verändern, dass die Fähigkeit zur aktiven Teilnahme am Straßenverkehr, zum Bedienen von Maschinen oder zum Arbeiten ohne sicheren Halt beeinträchtigt wird. Vermeiden Sie diese Tätigkeiten, wenn Sie sich müde oder verlangsamt fühlen.
3. Kapseln oder Tabletten sollten im Ganzen heruntergeschluckt werden. Zerteilen oder lösen Sie diese nicht vor Einnahmen auf; dies könnte zu einem unangenehmen Gefühl an der Mundschleimhaut führen.
4. Sollten Sie eine Valproinsäurelösung einnehmen, mischen Sie diese nicht mit kohlensäurehaltigen Getränken. Der Geschmack kann unangenehm sein, oder es kann zur Reizungen der Mundschleimhaut kommen.
5. Vermeiden Sie die Einnahme von Acetylsalicylsäure und verwandten Mitteln, da der Blutspiegel der Valproinsäure beeinflusst werden kann. Nehmen Sie stattdessen z. B. Ibuprofen.
6. Berichten Sie Ihrem Arzt über auffällige Veränderungen Ihrer Stimmung oder Ihres Verhaltens.
7. Bewahren Sie Ihre Medikamente in einem sauberen, trockenen Raum bei Zimmertemperatur auf. Arzneimittel für Kinder unzugänglich aufbewahren.

Wenn Sie Fragen zu diesem Medikament haben, zögern Sie bitte nicht, Ihren Arzt oder Apotheker zu fragen.

Patienteninformation: Psychostimulanzien

Der Name Ihres Medikaments lautet _____ .

Anwendung

Psychostimulanzien werden vorwiegend bei der Behandlung der "Aufmerk-samkeitsdefizit-Hyperaktivitätsstörung" ("ADHS") bei Kindern und in seltenen Fällen bei Erwachsenen verordnet. Diese Medikamente können auch bei Morbus Parkinson, Narkolepsie oder therapieresistenter Depression verordnet werden.

Wann tritt die Wirkung des Medikaments ein?

In der Regel tritt eine gewisse Wirkung der Psychostimulanzien innerhalb der ersten Woche der Behandlung des ADHS ein; die Wirkung nimmt in den nächsten 3 Wochen zu.

Wonach richtet sich die Dosis?

Die Dosis richtet sich nach dem Körpergewicht. Nehmen Sie das Medikament genauso ein, wie es verordnet wurde; erhöhen oder vermindern Sie nicht die Do-sis, ohne mit Ihrem Arzt zu sprechen.

Wie lange sollten Sie Ihr Medikament einnehmen?

Psychostimulanzien werden meistens mehrere Jahre lang verordnet. Es kann sein, dass Ihr Arzt sich entscheidet, manchmal "Medikamentenferien" einzuführen, d. h. dass das Medikament während der Wochenenden oder während der Ferien nicht ge-nommen wird.

Nebenwirkungen

Alle Arzneimittel können auch unerwünschte Wirkungen haben. Meist sind sie nicht schwerwiegend und treten auch nicht bei allen Behandelten auf. Die meisten Nebenwirkungen bessern sich mit der Zeit oder verschwinden ganz.

Die folgenden **häufig** oder **gelegentlich** auftretenden Nebenwirkungen sollten Sie mit Ihrem Arzt beim nächsten Besuch besprechen:

- Antriebssteigerung, Erregung: Bei einigen Patienten kann es mehrere Tage nach Beginn der Behandlung zu Nervosität und Schlafstörungen kommen. Wenn Sie das Arzneimittel abends einnehmen, wird vielleicht Ihr Arzt die Einnahme früher am Tag vorschlagen.
- Schneller Herzschlag, erhöhter Blutdruck: sprechen Sie mit Ihrem Arzt.
- Kopfschmerzen: Diese treten nur zeitweilig auf und können durch Kopfschmerz-mittel (z. B. Aspirin) behandelt werden, wenn es notwendig erscheint. Der Blut-druck sollte überprüft werden.
- Übelkeit und Sodbrennen: Wenn dies auftritt, sollten Sie Ihr Medikament wäh-rend der Mahlzeiten oder mit Milch einnehmen.
- Mundtrockenheit: Saure Bonbons oder zuckerfreies Kaugummi kann den Speichelfluss verstärken. Vermeiden Sie süße, stark kalorienhaltige Getränke. Trinken Sie Wasser und putzen Sie Ihre Zähne regelmäßig.
- Appetit- oder Gewichtsabnahme: Nehmen Sie das Medikament während der Mahlzeiten ein, essen Sie häufiger kleine Mahlzeiten oder trinken Sie stark kalorienhaltige Getränke.
- Sehstörungen: Diese treten in der Regel zu Beginn der Behandlung auf und können 1–2 Wochen anhalten. Wenn Sie beim Lesen Schwierigkeiten haben, sollten Sie bei hellem Licht lesen oder das Buch weiter entfernt halten. Auch eine Lupe könnte helfen. Wenn dieses Symptom länger anhält, sollten Sie Ihren Arzt befragen.
- Haarausfall (meist geringfügig): sprechen Sie mit Ihrem Arzt.
- Psychostimulanzien können bei längerer Einnahme zu Abhängigkeit und ei-nem Verlangen nach Dosissteigerung führen. Besprechen Sie dieses Problem mit Ihrem Arzt.

Seltene Nebenwirkungen, die Sie Ihrem Arzt **sofort** mitteilen sollten:

- Zuckungen, "Tics" oder Bewegungsstörungen
- Schneller oder unregelmäßiger Herzschlag
- Anhaltende klopfende Kopfschmerzen
- Halsschmerzen, Mundschleimhautentzündungen oder gestörte Wundheilung
- Hautausschlag oder Juckreiz, Gesichtsschwellung

Sollte eine Nebenwirkung länger bestehen, sprechen Sie mit Ihrem Arzt über geeignete Maßnahmen.

- Ungewöhnliches Auftreten von blauen Flecken oder Blutungen, fleckige dunkelrote Verfärbung der Haut
- Übelkeit, Erbrechen, Appetitverlust, Antriebsmangel, Schwäche, Fieber oder grippeähnliche Symptome
- Gelbfärbung der Augen oder der Haut, dunkelgefärbter Urin
- Schwere Erregung oder Unruhe
- Umschlag der Stimmung (Glücksgefühle, Erregung, Reizbarkeit, sehr kurze Schlafdauer)

Berichten Sie Ihrem Arzt so **rasch wie möglich**, wenn Ihre Periode ausgeblieben ist oder wenn Sie den Verdacht haben, dass Sie **schwanger** sind.

Was sollten Sie tun, wenn Sie die Einnahme Ihres Medikaments vergessen haben?

Wenn Sie Ihr Psychostimulans 2- bis 3-mal am Tag einnehmen und eine Dosis länger als 4 Stunden vergessen haben, lassen Sie bitte die vergessene Dosis weg und fahren Sie mit dem normalen Schema fort. **Verdoppeln Sie nicht die Dosis**.

Wechselwirkungen mit anderen Medikamenten

Da Psychostimulanzien die Wirkung anderer Arzneimittel verändern können oder umgekehrt durch andere Arzneimittel beeinflusst werden können, sprechen Sie bitte jedesmal mit Ihrem Arzt oder Apotheker, bevor Sie andere Medikamente einnehmen (einschließlich der rezeptfreien Medikamente). Sie sollten jeden Arzt oder Zahnarzt, den Sie aufsuchen, informieren, dass Sie ein Psychostimulans einnehmen.

Vorsichtsmaßnahmen

1. Erhöhen oder vermindern Sie niemals die Dosis, ohne Ihren Arzt zu fragen.
2. Berichten Sie Ihrem Arzt über auffällige Veränderungen hinsichtlich Schlaf, Essverhalten, Stimmung oder Verhalten.
3. Setzen sie das Medikament nicht plötzlich ab, da dies zu Veränderungen im Verhalten oder der Konzentration führen kann.
4. Das Medikament kann mit Arzneimitteln, die Ihr Zahnarzt verordnet, Wechselwirkungen haben. Informieren Sie daher Ihren Zahnarzt über das Medikament, das Sie einnehmen.
5. Bewahren Sie Ihr Medikament an einem sauberen und trockenen Ort bei Raumtemperatur auf. Arzneimittel für Kinder unzugänglich aufbewahren.

Wenn Sie Fragen zu diesem Medikament haben, zögern Sie bitte nicht, Ihren Arzt oder Apotheker zu fragen.

Patienteninformation: Antidementiva

Der Name Ihres Medikaments lautet _____ .

Anwendung

Antidementiva sind Arzneimittel, die hauptsächlich bei der Behandlung von geringgradigen und mittelschweren Formen der Alzheimer-Demenz und anderen Demenzformen eingesetzt werden.

Wann tritt die Wirkung ein?

Eine Verbesserung der Konzentration und Aufmerksamkeit kann nach mehreren Wochen eintreten. Da das Arzneimittel einige Zeit braucht, bis die Wirkung einsetzt, sollten Sie die Dosis weder erhöhen noch vermindern, ohne dies mit Ihrem Arzt zu besprechen.

Wonach richtet sich die Dosis?

Um Nebenwirkungen zu vermeiden, wird mit einer niedrigen Dosis begonnen. Die Dosis wird dann nach einigen Wochen erhöht, wenn eine minimale Besserung beobachtet wird. Die Dosis von Tacrin wird außerdem von den Leberwerten abhängig gemacht, die Ihr Arzt regelmäßig bestimmt.

Wie lange sollten Sie dieses Arzneimittel einnehmen?

Antidementiva werden in der Regel über einige Jahre eingenommen.

Nebenwirkungen

Alle Arzneimittel können auch unerwünschte Wirkungen haben. Meist sind sie nicht schwerwiegend und treten auch nicht bei allen Behandelten auf. Die meisten Nebenwirkungen bessern sich mit der Zeit oder verschwinden ganz. Sollte eine Nebenwirkung länger bestehen, sprechen Sie mit Ihrem Arzt über geeignete Maßnahmen.

Die folgenden **häufig** oder **gelegentlich** auftretenden Nebenwirkungen sollten Sie mit Ihrem Arzt beim nächsten Besuch besprechen:

- Antriebssteigerung, Erregbarkeit: Einige Tage nach Beginn der Behandlung kann es zu Nervosität oder Schlafstörungen kommen. Wenn Sie das Arzneimittel abends einnehmen, wird der Arzt möglicherweise die letzte Gabe früher am Tag anordnen.
- Kopfschmerzen: Diese treten nur zeitweilig auf und können durch Kopfschmerzmittel (z. B. Aspirin) behandelt werden, wenn es notwendig erscheint.
- Übelkeit, Erbrechen, Sodbrennen: Wenn diese Symptome auftreten, können Sie das Arzneimittel während der Mahlzeiten oder mit Milch einnehmen.
- Durchfall, Verstopfung, Blähungen.
- Appetitmangel, Gewichtsverlust: Abhilfe: Nehmen Sie das Medikament nach den Mahlzeiten, essen Sie häufiger kleinere Mahlzeiten oder trinken Sie Getränke mit hohem Kaloriengehalt.
- Muskelschmerzen oder -krämpfe: Wenn notwendig, können diese Symptome mit Schmerzmitteln behandelt werden.
- Verstopfte Nase.
- Hitzewallungen, Gesichtsrötungen.

Seltene Nebenwirkungen, die Sie Ihrem Arzt **sofort** melden sollten:

- Gelbfärbung der Augen oder Haut, dunkelgefärbter Urin
- Halsschmerzen, Mundschleimhautentzündungen oder gestörte Wundheilung
- Hautausschlag, Juckreiz, Gesichtsschwellung
- Übelkeit, Erbrechen, Appetitverlust, Antriebsmangel, Schwäche, Fieber, grippeähnliche Symptome
- Schwere Erregungs- oder Unruhezustände

Was sollten Sie tun, wenn Sie einmal die Einnahme Ihres Medikamentes vergessen haben?

Wenn Sie die Gesamtdosis am Morgen einnehmen sollten und über sechs Stunden lang vergessen haben, lassen Sie die vergessene Dosis weg und setzen Sie das normale Einnahmeschema am nächsten Tag fort. **Verdoppeln Sie nicht die Dosis.** Wenn Sie das Medikament mehrmals am Tag einnehmen, nehmen Sie die vergessene Dosis dann, wenn Sie sich wieder daran erinnert haben, und fahren Sie mit dem regulären Schema fort.

Wechselwirkungen mit anderen Medikamenten

Da die Medikamente die Wirkung anderer Arzneimittel verändern können oder umgekehrt durch andere Arzneimittel beeinflusst werden können, sprechen Sie bitte jedesmal mit Ihrem Arzt oder Apotheker, bevor Sie andere Arzneimittel einnehmen (einschließlich der rezeptfreien Medikamente). Sie sollten jeden Arzt oder Zahnarzt, den Sie aufsuchen, informieren, dass Sie ein Antidementivum einnehmen.

Vorsichtsmaßnahmen

1. Erhöhen der vermindern Sie niemals die Dosis, ohne Ihren Arzt zu fragen.
2. Berichten Sie Ihrem Arzt über auffällige Veränderungen hinsichtlich Schlaf, Essverhalten, Stimmung oder Verhalten.
3. Setzen Sie das Medikament nicht plötzlich ab, da dies zu Veränderungen im Verhalten oder Konzentrationsstörungen führen kann.
4. Dieses Medikament kann mit anderen Medikamenten, die Ihr Arzt Ihnen verschreibt, Wechselwirkungen haben. Teilen Sie daher auch Ihrem Zahnarzt mit, welches Medikament Sie einnehmen.
5. Bewahren Sie das Medikament an einem sauberen und trockenen Ort bei Raumtemperatur auf. Arzneimittel für Kinder unzugänglich aufbewahren.

Wenn Sie Fragen zu diesem Medikament haben, zögern Sie bitte nicht, Ihren Arzt oder Apotheker zu fragen.

Aus: Bandelow, B., Bleich, S. & Kropp, S.: Handbuch Psychopharmaka

Patienteninformation: Triebdämpfende Arzneimittel

Der Name Ihres Medikaments lautet _____ .

Anwendung

Dieses Medikament wird vorwiegend zur Dämpfung des sexuellen Triebes einge-setzt.

Wann tritt die Wirkung des Medikaments ein?

Dieses Medikament beeinflusst die Bildung des Hormons Testosteron im Körper. Die Wirkung auf den sexuellen Trieb tritt nach einigen Wochen ein. Wenn Sie das Medikament in Tablettenform einnehmen, sollten Sie niemals die Dosis vermin-dern, erhöhen oder das Medikament absetzen, ohne dies vorher mit Ihrem Arzt besprochen zu haben.

Wonach richtet sich die Höhe der Dosis?

Das Medikament ist in Tablettenform und als langwirksame Depotspritze verfüg-bar. Bei der Tablettenform wird die Dosis schrittweise erhöht, bis eine ausrei-chende Wirkung eingetreten ist. Die erforderliche Dosis kann entweder durch Ihre Angaben oder durch einen Testosterontest ermittelt werden.

Wie lange sollten Sie das Medikament einnehmen?

Das Medikament wird in der Regel für mehrere Jahre verordnet.

Nebenwirkungen

Alle Arzneimittel können auch unerwünschte Wirkungen haben. Meist sind sie nicht schwerwiegend und treten auch nicht bei allen Behandelten auf. Die meisten Nebenwirkungen bessern sich mit der Zeit oder verschwinden ganz. Sollte eine Nebenwirkung länger bestehen, sprechen Sie mit Ihrem Arzt über geeignete Maßnahmen.

Häufige oder gelegentlich auftretende Nebenwirkungen, die Sie Ihrem Arzt beim nächsten Besuch mitteilen sollten:

- Schwitzen, Hitzewallungen
- Impotenz
- Muskelschmerzen oder Muskelkrämpfe: diese können, wenn notwendig, mit Schmerzmitteln behandelt werden
- Brustvergrößerung
- Verminderung der Körperbehaarung
- Antriebsmangel, depressive Verstimmung
- Nervosität, Schlaflosigkeit

Seltene Nebenwirkungen, die Sie **sofort** Ihrem Arzt melden sollten:

- Gelbfärbung der Augen oder der Haut, Dunkelfärbung des Urins
- Mundschleimhautentzündungen
- Hautrötung oder Juckreiz, Gesichtsschwellung
- Übelkeit, Erbrechen, Appetitverlust, Antriebsmangel, Schwäche, Fieber, grippe-ähnliche Symptome
- Einschränkung der geistigen oder körperlichen Leistungsfähigkeit
- Schwellungen oder Schmerzen in den Beinen

Was sollten Sie tun, wenn Sie einmal die Einnahme Ihres Medikamentes vergessen haben?

Wenn Sie Ihr Medikament normalerweise morgens einnehmen müssen und es mehr als 6 Stunden vergessen haben, lassen Sie die vergessene Dosis weg und fahren Sie am nächsten Tag mit dem normalen Schema fort. **Verdoppeln Sie nicht die Dosis.** Wenn Sie eine Depotspritze bekommen und die fällige Injektion ver-gessen haben, sprechen Sie möglichst bald mit Ihrem Arzt und versuchen Sie, so rasch wie möglich diese Injektion nachzuholen.

Wechselwirkungen mit anderen Medikamenten

Da Ihr Medikament die Wirkung anderer Arzneimittel verändern kann oder um-gekehrt durch andere Arzneimittel beeinflusst werden kann, sprechen Sie bitte jedesmal mit Ihrem Arzt oder Apotheker, bevor Sie andere Arzneimittel einneh-men (einschließlich der rezeptfreien Medikamente). Sie sollten jeden Arzt oder

Zahnarzt, den Sie aufsuchen, informieren, dass Sie dieses Medikament einnehmen.

Vorsichtsmaßnahmen

1. Erhöhen oder vermindern Sie niemals die Dosis, ohne Ihren Arzt zu fragen.
2. Wenn Sie das Medikament eigenmächtig absetzen oder die Dosis vermindern, kann die durch das Medikament verursachte Dämpfung des Sexualtriebs aufgehoben werden. Dies kann u.U. schwerwiegende Folgen haben; es kann zu Straftaten kommen.

3. Berichten Sie Ihrem Arzt über auffällige Veränderungen hinsichtlich Schlaf, Essverhalten, Stimmung oder Verhalten.
4. Dieses Medikament kann mit anderen Medikamenten, die Ihr Zahnarzt Ihnen verschreibt, Wechselwirkungen haben. Teilen Sie daher auch Ihrem Zahnarzt mit, welches Medikament Sie einnehmen.
5. Bewahren Sie das Medikament an einem sauberen und trockenen Ort bei Raumtemperatur auf. Arzneimittel für Kinder unzugänglich aufbewahren.

Wenn Sie Fragen zu diesem Medikament haben, zögern Sie bitte nicht, Ihren Arzt oder Apotheker zu fragen.

Patienteninformation: Disulfiram

Der Name Ihres Medikaments lautet _____ .

Anwendung

Disulfiram wird als Entwöhnungsmittel bei Alkoholmissbrauch oder -abhängigkeit angewendet.

Wann tritt die Wirkung des Medikaments ein?

Disulfiram beeinflusst den Abbau des Alkohols im Körper, wodurch eine chemische Substanz (Acetaldehyd) entsteht. Daher kommt es zu einem unangenehmen Gefühl, wenn sie Alkohol einnehmen. Dieses unangenehme Gefühl beginnt ca. 10 – 20 Minuten nach der Einnahme von Alkohol und hält bis zu 2 Stunden an. Es kommt zu folgenden Symptomen: Hautrötung, Erstickungsgefühl, Übelkeit, Erbrechen, Herzrasen und Blutdrucksenkung mit Schwindelgefühl.

Wie lange sollten Sie das Medikament einnehmen?

Disulfiram wird in der Regel für eine längere Zeit verordnet, um Alkoholrückfälle zu vermeiden. Erhöhen oder vermindern Sie nicht die Dosis, ohne Ihren Arzt zu fragen.

Nebenwirkungen

Alle Arzneimittel können auch unerwünschte Wirkungen haben. Meist sind sie nicht schwerwiegend und treten auch nicht bei allen Behandelten auf. Die meisten Nebenwirkungen bessern sich mit der Zeit oder verschwinden ganz. Sollte eine Nebenwirkung länger bestehen, sprechen Sie mit Ihrem Arzt über geeignete Maßnahmen.

Häufige oder **gelegentliche** Nebenwirkungen, die Sie Ihrem Arzt beim nächsten Besuch mitteilen sollten:

• Benommenheit, Antriebsmangel, Depression: Diese Symptome bessern sich mit der Zeit. Wenn Sie andere Medikamente einnehmen, die ebenfalls benommen machen, kann es zu einer gegenseitigen Wirkungsverstärkung kommen. Vermeiden Sie das Autofahren oder Bedienen gefährlicher Maschinen, wenn diese Benommenheit länger anhält.

• Antriebssteigerung, Erregung: Bei manchen Patienten können einige Tage nach Beginn der Behandlung Nervosität und Schlafstörungen auftreten.

• Kopfschmerzen: Diese treten nur zeitweilig auf und können durch Kopfschmerzmittel (z. B. Aspirin®) behandelt werden, wenn es notwendig erscheint.

• Hautrötung: Verständigen Sie Ihren Arzt.

• Knoblauchähnlicher Geschmack im Mund.

Seltene Nebenwirkungen, die Sie Ihrem Arzt **sofort** mitteilen sollten:

• Gelbfärbung der Augen oder der Haut, dunkel gefärbter Urin

• Halsschmerzen, Mundschleimhautentzündungen oder gestörte Wundheilung

• Hautrötung oder Juckreiz, Gesichtsschwellung

• Übelkeit, Erbrechen, Appetitverlust, Antriebsmangel, Schwäche, Fieber oder grippeähnliche Symptome

Wechselwirkungen mit anderen Medikamenten

Da Disulfiram die Wirkung anderer Arzneimittel verändern kann oder umgekehrt durch andere Arzneimittel beeinflusst werden kann, sprechen Sie bitte jedesmal mit Ihrem Arzt oder Apotheker, bevor Sie andere Arzneimittel einnehmen (einschließlich der rezeptfreien Medikamente). Sie sollten jeden Arzt oder Zahnarzt, den Sie aufsuchen, informieren, dass Sie Disulfiram einnehmen.

Was sollten Sie tun, wenn sie einmal die Einnahme Ihres Medikamentes vergessen haben?

Wenn Sie vergessen haben, Ihr Medikament morgens einzunehmen und es auch in den nächsten 6 Stunden nicht eingenommen haben, lassen Sie bitte die vergessene Gabe weg und fahren Sie am nächsten Tag mit dem üblichen Schema fort. **Bitte verdoppeln Sie nicht die Dosis.**

Vorsichtsmaßnahmen

1. Vermindern oder erhöhen Sie nicht die Dosis, ohne Ihren Arzt zu fragen.
2. Berichten Sie Ihrem Arzt über auffällige Veränderungen hinsichtlich Schlaf, Essverhalten, Stimmung oder Verhalten.
3. Vermeiden Sie alle Nahrungsmittel oder Medikamentenlösungen, die Alkohol enthalten, z. B. auch Stärkungsmittel, Hustensäfte, Mundspülungen oder alkoholhaltige Soßen.
4. Auch 24 Stunden nach der Einnahme kann noch eine unangenehme Reaktion auftreten. Auch die Verwendung von alkoholhaltigen Einreibungen oder Lösungsmitteln (z. B. Aftershave) kann die Reaktion auslösen.
5. Tragen Sie eine Karte bei sich, auf der der Name des Medikamentes steht.
6. Bewahren Sie das Medikament an einem sauberen und trockenen Ort bei Raumtemperatur auf. Arzneimittel für Kinder unzugänglich aufbewahren.

Wenn Sie Fragen zu diesem Medikament haben, zögern Sie bitte nicht, Ihren Arzt oder Apotheker zu fragen.

Patienteninformation: Naltrexon

Der Name Ihres Medikaments lautet _____ .

Anwendung

Naltrexon wird hauptsächlich bei Alkohol- oder Opiatabhängigkeit angewendet. Naltrexon wird außerdem bei Verhaltensstörungen, Impulskontrollstörungen oder Zwangsstörungen eingesetzt, obwohl für diese Anwendungsgebiete keine Zulassung besteht.

Wann tritt die Wirkung des Medikaments ein?

Naltrexon vermindert das Verlangen nach Alkohol oder Opiaten. Es unterdrückt nicht die Entzugserscheinungen, die bei Opiatabhängigen auftreten können, und sollte bei niemandem angewendet werden, der in den letzten 10 Tagen Opiate eingenommen hat. Diese Patienten müssen ein Entgiftungsprogramm absolvieren, bevor sie mit der Naltrexonbehandlung anfangen. Die Behandlung wird mit einer niedrigen Dosis begonnen und bis zum gewünschten Wirkungseintritt gesteigert. Die Wirkung tritt rasch ein (innerhalb 1 Stunde).

Wie lange sollten Sie das Medikament einnehmen?

Naltrexon wird in der Regel für eine gewisse Zeit verordnet, um Rückfälle zu vermeiden. Bei der Behandlung von Verhaltens-, Impulskontroll- oder Zwangsstörungen wird Naltrexon in der Regel für eine längere Zeit verordnet. Erhöhen oder vermindern Sie nicht die Dosis, ohne mit Ihrem Arzt zu sprechen.

Nebenwirkungen

Alle Arzneimittel können auch unerwünschte Wirkungen haben. Meist sind sie nicht schwerwiegend und treten auch nicht bei allen Behandelten auf. Die meisten Nebenwirkungen bessern sich mit der Zeit oder verschwinden ganz. Sollte eine Nebenwirkung länger bestehen, sprechen Sie mit Ihrem Arzt über geeignete Maßnahmen.

Die folgenden **häufig** oder **gelegentlich** auftretenden Nebenwirkungen sollten sie mit Ihrem Arzt beim nächsten Besuch besprechen:

- Benommenheit, Antriebsmangel, Verwirrtheit, Depression: Diese Symptome bessern sich mit der Zeit. Wenn Sie andere Medikamente einnehmen, die zu Benommenheit führen, kann es zu einer Wirkungsverstärkung kommen. Vermeiden Sie Autofahren oder das Bedienen gefährlicher Maschinen, wenn die Benommenheit länger anhält.
- Nervosität, Angst, Schlaflosigkeit: Bei einigen Patienten kann es einige Tage nach Beginn der Behandlung zu Nervosität oder Schlafstörungen kommen.
- Kopfschmerzen: Diese treten nur zeitweilig auf und können durch Kopfschmerzmittel (z. B. Aspirin®) behandelt werden, wenn es notwendig erscheint.
- Muskel- oder Gelenkschmerzen: Diese können mit Schmerzmitteln behandelt werden.
- Bauchschmerzen oder -krämpfe, Übelkeit oder Erbrechen: Wenn dies eintritt, können Sie das Medikament mit Nahrung oder Milch einnehmen.
- Gewichtsabnahme.

Seltene Nebenwirkungen, die Sie **sofort** Ihrem Arzt mitteilen sollten:

- Gelbfärbung der Augen oder der Haut, Dunkelfärbung des Urins
- Halsschmerzen, Mundschleimhautentzündungen oder gestörte Wundheilung
- Hautrötung oder Juckreiz, Gesichtsschwellung
- Übelkeit, Erbrechen, Appetitverlust, Antriebsmangel, Schwäche, Fieber oder grippeähnliche Symptome

Was sollten Sie tun, wenn Sie einmal die Einnahme Ihres Medikaments vergessen haben?

Wenn Sie in der Regel Ihr Medikament morgens einnehmen und Sie es mehr als 6 Stunden vergessen haben, lassen sie die vergessene Dosis weg und fahren Sie am nächsten Tag mit dem regulären Schema fort. **Verdoppeln sie bitte nicht die Dosis.** Wenn Sie das Medikament mehrmals am Tag einnehmen, nehmen Sie die vergessene Dosis, wenn sie sich wieder daran erinnern, und fahren Sie dann mit dem regulären Schema fort.

Wechselwirkungen mit anderen Medikamenten

Da Naltrexon die Wirkung anderer Medikamente verändern kann oder durch andere Arzneimittel beeinflusst werden kann, sprechen Sie jedesmal mit Ihrem Arzt oder Apotheker, bevor Sie andere Mittel einnehmen (einschließlich der rezept-freien Medikamente). Sie sollten jeden Arzt oder Zahnarzt, den Sie aufsuchen, informieren, dass Sie Naltrexon einnehmen.

Vorsichtsmaßnahmen

1. Die Naltrexoneinnahme darf erst begonnen werden, wenn Sie mindestens 10 Tage lang keine Drogen eingenommen haben.
2. Opiatabhängigkeit: Durch die längere Naltrexon-Einnahme hat sich Ihr Körper von den Opiaten entwöhnt. Wenn Sie die Naltrexonbehandlung abbrechen und ein Opiat in der gleichen Dosis zu sich nehmen, wie Sie es vor der Naltrexonbehandlung getan haben, kann sich dies wie eine extreme Überdosis auswirken. **Dies kann zu schwerwiegenden Gesundheitsschäden oder zum Tod führen.**

3. Erhöhen oder vermindern Sie nicht die Dosis, ohne dies mit Ihrem Arzt zu besprechen.
4. Berichten Sie Ihrem Arzt über auffällige Veränderungen hinsichtlich Schlaf, Essverhalten, Stimmung oder Verhalten.
5. Tragen Sie eine Karte bei sich, auf der der Name des eingenommenen Medikaments steht.
6. Bewahren Sie Ihr Medikament an einem sauberen und trockenen Ort bei Raumtemperatur auf. Arzneimittel für Kinder unzugänglich aufbewahren.

Wenn Sie Fragen zu diesem Medikament haben, zögern Sie bitte nicht, Ihren Arzt oder Apotheker zu fragen.

Patienteninformation: Methadon

Der Name Ihres Medikaments lautet _____.

Anwendung

Methadon wird hauptsächlich als Ersatzmedikament in der Behandlung einer Opiatabhängigkeit bei Patienten, die eine Erhaltungstherapie wünschen, angewendet. Es unterdrückt die Entzugssymptome sowie das Verlangen nach Opiaten.

Wann tritt die Wirkung des Medikaments ein?

Methadon blockiert das Verlangen nach Opiaten sowie die Entzugssymptome sofort. Methadon wird mit einer niedrigen Dosis begonnen, dann wird die Dosis, abhängig von der Wirkung, schrittweise bis zu einer Erhaltungsdosis gesteigert. Es wird dann einmal täglich verordnet.

Warum wird Methadon einmal täglich angewendet?

Methadon ist ein Betäubungsmittel; der Vertrieb und die Anwendung wird durch gesetzliche Bestimmungen geregelt. Es wird in der Regel als Flüssigkeit, mit Orangensaft vermischt, verabreicht. Die meisten Patienten erhalten Methadon täglich von einem Arzt oder dem Pflegepersonal und müssen den Inhalt der Flasche in Anwesenheit des Pflegepersonals einnehmen, um zu vermeiden, dass die Methadondosis an Dritte weitergegeben wird.

Einige Patienten, die sich unter der Methadongabe stabilisiert haben, erhalten die Erlaubnis, einmal pro Woche eine Verschreibung über die für bis zu 7 Tagen benötigte Menge ausgehändigt zu bekommen und eigenverantwortlich einzunehmen.

Wie lange sollten Sie das Medikament einnehmen?

Die Dauer der Methadoneinnahme ist bei den Patienten sehr unterschiedlich und hängt von einer Anzahl von Faktoren ab, wie z. B. Fortschritte in der Behandlung. Die meisten Patienten erhalten Methadon für mehrere Monate, manche für mehrere Jahre. Jede Dosisverminderung sollte schrittweise erfolgen. Es könnte gezeigt werden, dass Methadon für Patienten mit illegalem Opiatmissbrauch sehr hilfreich sein kann und ihre soziale Stabilität erhalten kann.

Nebenwirkungen

Alle Arzneimittel können auch unerwünschte Wirkungen haben. Meist sind sie nicht schwerwiegend und treten auch nicht bei allen Behandelten auf. Die meisten Nebenwirkungen bessern sich mit der Zeit oder verschwinden ganz. Sollte eine Nebenwirkung länger bestehen, sprechen Sie mit Ihrem Arzt über geeignete Maßnahmen.

Die folgenden **häufig** oder **gelegentlich** auftretenden Nebenwirkungen sollten Sie mit Ihrem Arzt beim nächsten Besuch besprechen:

- Antriebsmangel, Verwirrtheit, Depression: Diese Symptome bessern sich mit der Zeit. Andere Medikamente, die zu Benommenheit führen können, können diese Wirkungen verstärken. Vermeiden Sie Autofahren und das Bedienen gefährlicher Maschinen, wenn die Benommenheit länger anhält.
- Antriebssteigerung, Schlaflosigkeit: Bei einigen Patienten kann es wenige Tage nach Beginn der Behandlung zu Nervosität oder Schlafstörungen kommen.
- Schwindel, Benommenheit oder Schwäche: Diese Symptome bessern sich mit der Zeit.
- Gelenk- und Muskelschmerzen: Kurzfristige Anwendung von Schmerzmitteln kann hier helfen.
- Übelkeit und Erbrechen: Nehmen Sie bitte Ihr Medikament nach den Mahlzeiten ein.
- Appetitverlust, Gewichtsverlust: Einnahme des Medikaments nach den Mahlzeiten, häufigere kleinere Mahlzeiten oder Trinken stark kalorienhaltiger Getränke können Abhilfe schaffen.
- Sexuelle Störungen: Sprechen Sie mit Ihrem Arzt.
- Schwitzen, Hautrötung: Häufiges Duschen, die Anwendung von Deodorants oder Talkumpuder können hilfreich sein.
- Verstopfung: Nehmen Sie ballaststoffreiche Nahrung zu sich (z. B. Salate, Weizenkleie) und trinken Sie viel Flüssigkeit. In manchen Fällen muss ein Abführmittel genommen werden. Wenn diese Mittel nicht helfen, sollten Sie Ihren Arzt oder Apotheker um Rat fragen.

Seltene Nebenwirkungen, bei denen Sie Ihren Arzt **sofort** verständigen müssen:

- Gelbfärbung der Augen oder der Haut, Dunkelfärbung des Urins
- Halsschmerzen, Mundschleimhautentzündungen oder gestörte Wundheilung
- Hautrötung oder Juckreiz, Gesichtsschwellung

- Übelkeit, Erbrechen, Appetitverlust, Antriebsarmut, Schwäche, Fieber oder grippeähnliche Symptome

Was sollten Sie tun, wenn Sie die Einnahme Ihres Medikamentes vergessen haben?

Es ist wichtig, dass das Medikament einmal pro Tag ungefähr zur gleichen Zeit eingenommen wird. Das Auslassen einer Dosis kann zu Entzugssymptomen führen, die sich als Unruhe, Schlaflosigkeit, Übelkeit, Erbrechen, Kopfschmerzen, vermehrtem Schwitzen, Verstopfung, Gänsehaut, Bauchkrämpfen, Muskel- und Knochenschmerzen äußern können.

Wechselwirkungen mit anderen Medikamenten

- Da Methadon die Wirkung anderer Arzneimittel verändern kann oder umgekehrt durch andere Arzneimittel beeinflusst werden kann, sprechen Sie bitte jedesmal mit Ihrem Arzt oder Apotheker, bevor Sie andere Medikamente einnehmen (einschließlich der rezeptfreien Medikamente). Sie sollten jeden Arzt oder Zahnarzt, den Sie aufsuchen, informieren, dass Sie ein Methadon einnehmen.

- Die gleichzeitige Einnahme anderer Drogen oder Alkohol kann schwerwiegende Gesundheitsschäden zur Folge haben. Beachten Sie auch, dass die Einnahme weiterer Drogen während einer Methadonbehandlung zur Beendigung der Methadonverordnung führt.

Vorsichtsmaßnahmen

1. Geben Sie niemals Methadon an Dritte weiter.
2. Wenn Sie in Ausnahmefällen Methadon mit nach Hause nehmen dürfen, bewahren Sie es für Kinder unzugänglich auf. Methadon kann für Menschen, die keine Opiate einnehmen, sehr gefährlich sein.
3. Berichten Sie Ihrem Arzt über auffällige Veränderungen hinsichtlich Schlaf, Essverhalten, Stimmung oder Verhalten.
4. Tragen Sie eine Karte mit dem Namen des Medikaments bei sich.

Wenn Sie Fragen zu diesem Medikament haben, zögern Sie bitte nicht, Ihren Arzt oder Apotheker zu fragen.

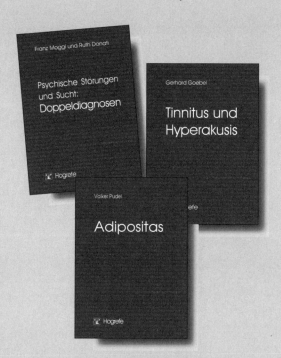

Aus der erfolgreichen Reihe:
»Fortschritte der Psychotherapie«

hrsg. von Dietmar Schulte, Klaus Grawe, Kurt Hahlweg und Dieter Vaitl

Band 21 Moggi / Donati:
Psychische Störungen und Sucht: Doppeldiagnosen

Band 20 Goebel:
Tinnitus und Hyperakusis

Band 19 Pudel:
Adipositas

Bezugsmöglichkeiten:
Der Preis pro Band beträgt € 19,95 / sFr. 33,90.
Wenn Sie die Reihe *»Fortschritte der Psychotherapie«* zur Fortsetzung bestellen, erhalten Sie alle Bände automatisch nach Erscheinen (3-4 Bände jährlich) zum Vorzugspreis von je € 15,95 / sFr. 27,80. **Sie sparen 20%** gegenüber dem Einzelpreis.

Weitere Bände der Reihe

Band 1 Rief/Hiller: Somatisierungsstörung und Hypochondrie • **Band 2** Hahlweg/Dose: Schizophrenie • **Band 3** Schneider/Margraf: Agoraphobie und Panikstörung • **Band 4** Hautzinger: Depression • **Band 5** Petermann: Asthma bronchiale • **Band 6** Lindenmeyer: Alkoholabhängigkeit • **Band 7** Backhaus/Riemann: Schlafstörungen • **Band 8** Ehlers: Posttraumatische Belastungsstörung • **Band 9** Kockott/Fahrner: Sexualstörungen des Mannes • **Band 10** Kröner-Herwig: Rückenschmerz • **Band 11** Emmelkamp/van Oppen: Zwangsstörungen • **Band 12** Elsesser/Sartory: Medikamentenabhängigkeit • **Band 13** Vaitl: Hypertonie • **Band 14** Bohus: Borderline-Störung • **Band 15** Stangier: Hautkrankheiten und Körperdysmorphe Störung • **Band 16** Gromus: Sexualstörungen der Frau • **Band 17** Fiedler: Dissoziative Störungen • **Band 18** Jungnitsch: Rheumatische Erkrankungen

Hogrefe

Hogrefe-Verlag
Rohnsweg 25 • 37085 Göttingen
Tel.: 05 51 - 4 96 09-0 • Fax: -88
E-Mail: verlag@hogrefe.de

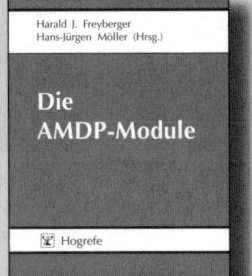

Georg Kerkhoff

Neglect und assoziierte Störungen

(Reihe: Fortschritte der Neuropsychologie, Band 1)
2004, VIII/108 Seiten,
€ 19,95 / sFr. 33,90
(Im Reihenabonnement
€ 15,95 / sFr. 27,80)
ISBN 3-8017-1663-5

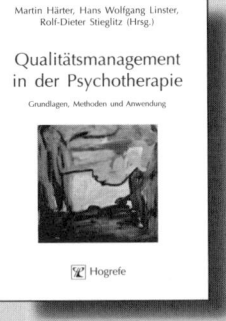

Harald Jürgen Freyberger
Hans-Jürgen Möller (Hrsg.)

Die AMDP-Module

2004, 179 Seiten,
€ 24,95 / sFr. 42,80
ISBN 3-8017-1758-5

Martin Härter
Hans Wolfgang Linster
Rolf-Dieter Stieglitz (Hrsg.)

Qualitäts- management in der Psychotherapie

Grundlagen, Methoden
und Anwendung

2003, 401 Seiten,
€ 39,95 / sFr. 67,–
ISBN 3-8017-1176-5

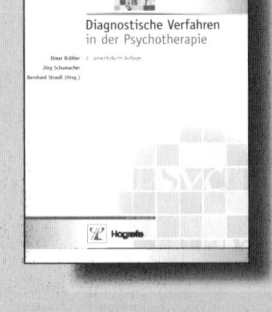

Elmar Brähler
Jörg Schumacher
Bernhard Strauß (Hrsg.)

Diagnostische Verfahren in der Psychotherapie

(Reihe: Diagnostik für Klinik
und Praxis, Band 1)
2., unveränderte Auflage 2003,
396 Seiten, Großformat,
€ 59,95 / sFr. 99,–
ISBN 3-8017-1289-3

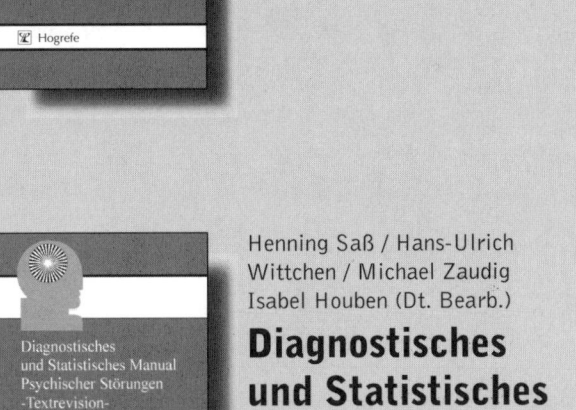

Henning Saß / Hans-Ulrich
Wittchen / Michael Zaudig
Isabel Houben (Dt. Bearb.)

Diagnostisches und Statistisches Manual Psychischer Störungen – Textrevision – DSM-IV-TR

2003, XXVI/1001 Seiten, geb.,
€ 129,– / sFr. 204,–
ISBN 3-8017-1660-0

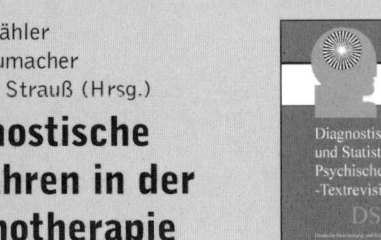

Eva-Maria Fahrner
Götz Kockott

Sexualtherapie

Ein Manual zur Behandlung
sexueller Funktionsstörungen
bei Männern

(Reihe: Therapeutische Praxis)
2003, XII/168 Seiten,
Großformat,
€ 32,95 / sFr. 55,–
ISBN 3-8017-1456-X

Besuchen Sie uns im Internet
www.buchreihe.de

Hogrefe

Hogrefe-Verlag

GmbH & Co. KG
Rohnsweg 25 • 37085 Göttingen
Tel.: 05 51 - 4 96 09-0, Fax: -88
E-Mail: verlag@hogrefe.de